Palpationsatlas

Springer Nature More Media App

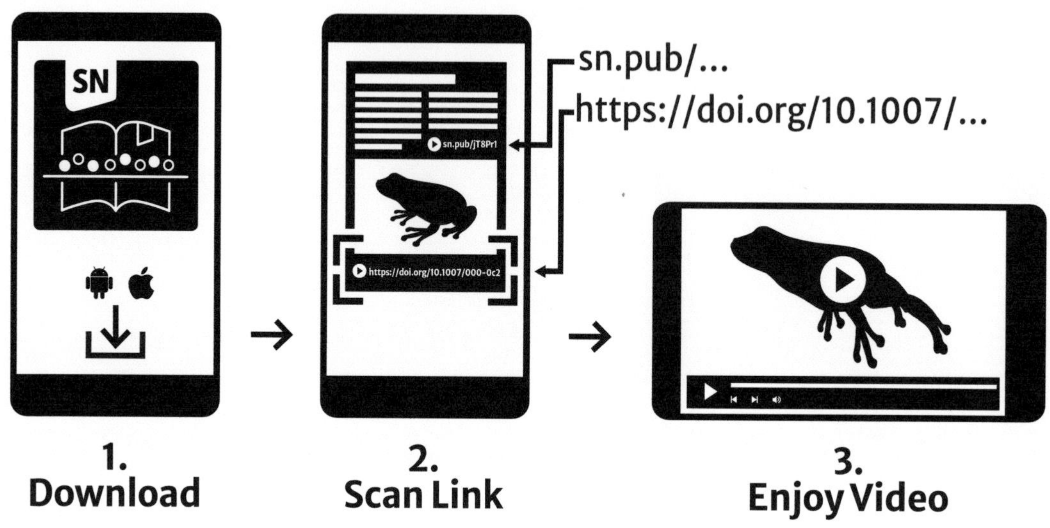

Support: customerservice@springernature.com

Robin Bauer • Sandro Wolfram

Palpationsatlas

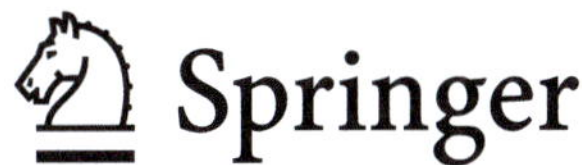

Robin Bauer
BWS-Education GmbH
Thalheim, Deutschland

Sandro Wolfram
BWS-Education GmbH
Thalheim, Deutschland

Die Online-Version des Buches enthält digitales Zusatzmaterial, das durch ein Play-Symbol gekennzeichnet ist. Die Dateien können von Lesern des gedruckten Buches mittels der kostenlosen Springer Nature „More Media" App angesehen werden. Die App ist in den relevanten App-Stores erhältlich und ermöglicht es, das entsprechend gekennzeichnete Zusatzmaterial mit einem mobilen Endgerät zu öffnen.

ISBN 978-3-662-64240-5 ISBN 978-3-662-64241-2 (eBook)
https://doi.org/10.1007/978-3-662-64241-2

Die Deutsche Nationalbibliothek verzeichnet diese Publikation in der Deutschen Nationalbibliografie; detaillierte bibliografische Daten sind im Internet über http://dnb.d-nb.de abrufbar.

Planung/Lektorat: Eva-Maria Kania

Springer ist ein Imprint der eingetragenen Gesellschaft Springer-Verlag GmbH, DE und ist ein Teil von Springer Nature.
Die Anschrift der Gesellschaft ist: Heidelberger Platz 3, 14197 Berlin, Germany

Vorwort

Liebe Leserinnen und Leser,

das wohl Faszinierendste am therapeutischen Sektor ist der Facettenreichtum. Unter den verschiedensten Untersuchungs- und Therapieansätzen ist auch die Palpation zu finden.

Ein Ziel dieses Buches ist es, diese Technik in den Vordergrund zu stellen und möglichst genau zu beleuchten, ohne sie dabei über den Stellenwert anderer Vorgehensweisen zu heben.

Als Physiotherapeuten, welche über eine wissenschaftliche Denkweise verfügen, liegt es uns am Herzen, die Digitalisierung im Bereich der Therapie voranzutreiben und diesbezüglich vorwegzugehen. Da Sie im jetzigen Moment diese Zeilen lesen, freuen wir uns sehr, Sie auf diese spannende Reise mitnehmen zu dürfen.

Dieses Buch wird auf den ersten Blick wie ein gewöhnliches Fachbuch erscheinen. Bei genauerem Hinsehen wird Ihnen jedoch klar werden, dass es interaktiv und multimedial aufgebaut ist. Neben zeitgemäßen Fachtexten und Bilddarstellungen erwarten Sie rund 270 Videos, in denen die praktischen Durchführungen der Palpationstechniken demonstriert werden. Mit der entsprechenden App können Sie diese über das Einscannen von Codes abrufen. Letztendlich wird die Palpation durchaus häufiger in der Praxis am Menschen als mit Lesebrille im Wohnzimmersessel durchgeführt.

Ein weiteres Ziel ist es, Sie in die Situation zu versetzen, das präsentierte Wissen praktisch anwenden zu können. Auf diesem Weg kann Ihnen das Buch die entsprechenden Ansätze und Vorgehensweisen aufzeigen. Mindestens genauso wichtig ist jedoch Ihre Motivation, sich weiterentwickeln zu wollen. Die Palpation ist keine Fertigkeit, die schnell erlernt wird und dann verfügbar bleibt. Sie muss theoretisch fundiert erlernt und stetig im praktischen Handeln verfeinert werden. Der Prozess des Trainings ist vergleichbar mit einer Pyramide. Die breite Basis bildet Ihr anatomisches Wissen. Das Üben praktischer Palpationstechniken baut auf dieser Basis auf und lässt Sie über die Jahre zur Expertin bzw. zum Experten heranreifen und auf ihrer individuellen Pyramidenspitze ankommen.

Wenn Sie diese Art der Wissensvermittlung inspiriert, laden wir Sie recht herzlich auf die von uns gegründete Medplattform® (www.medplattform.com) ein. Über Wissensboxen werden verschiedenste medizinisch-therapeutische Inhalte evidenzbasiert aufbereitet und multimedial präsentiert. Aufgrund des täglichen Wachstums kommen wir unserer Vision, den medizinisch-therapeutischen Sektor mit den innovativsten Technologien unserer Zeit zu verschmelzen, täglich näher.

Nun wünschen wir viel Freude und größtmögliche Erfolge mit dem Buch.

Bleiben Sie neugierig.

Robin & Sandro

Robin Bauer
Sandro Wolfram

Inhaltsverzeichnis

Über die Autoren

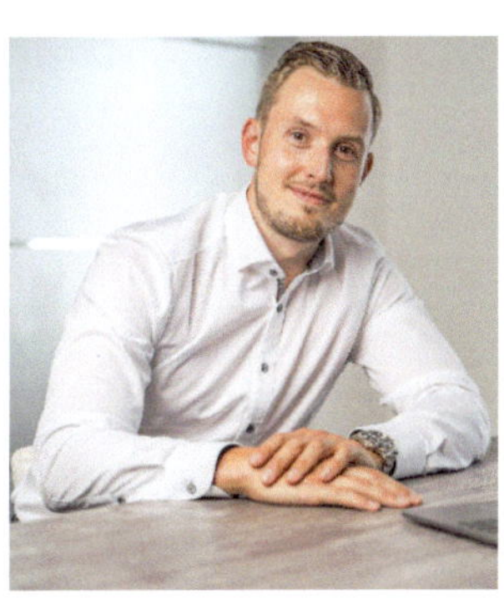

Robin Bauer

- Physiotherapeut
- B.Sc. Health Care Studies
- Manualtherapeut
- Sportphysiotherapeut DOSB
- sektoraler Heilpraktiker Physio
- Ausbilder für medizinisch-therapeutisches Personal
- Prüfer für Examen für medizinisch-therapeutisches Personal
- Kursleiter
- Dozent für Fortbildungen
- Gesellschafter BWS-Education GmbH
- Geschäftsführer BWS-Education GmbH
- Gründer und Erfinder der www.medplattform.com
- Inhaber Sport- und Buchshop Thalheim

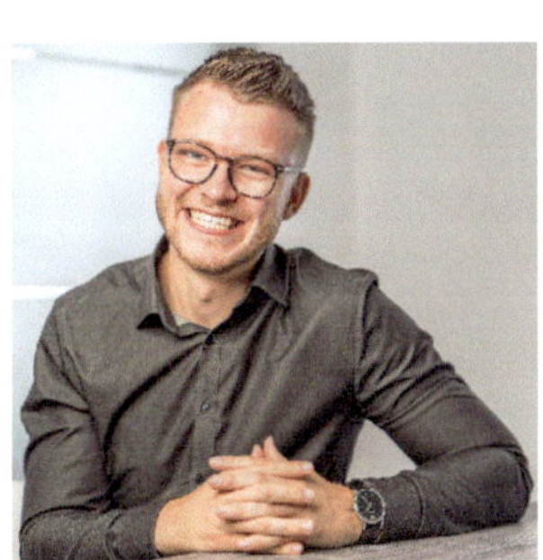

Sandro Wolfram

- Physiotherapeut
- Manualtherapeut
- M.Sc. Musculoskeletal Physiotherapy stud.
- Sportphysiotherapeut DOSB
- Sportosteopath stud.
- Ausbilder für medizinisch-therapeutisches Personal
- Prüfer für Examen für medizinisch-therapeutisches Personal
- Kursleiter
- Dozent für Fortbildungen
- Gesellschafter BWS-Education GmbH
- Geschäftsführer BWS-Education GmbH
- Gründer und Erfinder der www.medplattform.com

Abkürzungen

A.	Arterie
ACG	Acromioclaviculargelenk
Art.	Articulatio
C1	Cervicales Segment 1
Dt.	Deutsch
Engl.	Englisch
HWS	Halswirbelsäule
ISG	Iliosacralgelenk
L1	Lumbales Segment 1
Lig.	Ligamentum
Ligg.	Ligamenta
M.	Musculus
MCP	Metacarpophalangealgelenk
Mm.	Musculi
N.	Nervus
Nn.	Nervi
Proc.	Processus
Procc.	Processi
Rr.	Rami
SCG	Sternoclaviculargelenk
S.I.A.S.	Spina iliaca anterior superior
S.I.A.I.	Spina iliaca anterior inferior
S.I.P.I.	Spina iliaca posterior inferior
S.I.P.S.	Spina iliaca posterior superior
Th1	Thoracales Segment 1
UEX	Untere Extremität
V.	Vene
Vv.	Venen

Grundlagen der Palpation

1

Inhaltsverzeichnis

1.1 Einleitung

Was mit den eigenen Augen nicht gesehen werden kann, wird mit den Händen ertastet. Diesen Grundsatz betrifft jeden, der im medizinisch-therapeutischen Sektor am Menschen tätig ist. Keiner technischen Gerätschaft ist es auch nur annähernd möglich, eine qualitativ hochwertige Palpation durchzuführen. Dieser Fakt zeigt die elementare Bedeutung der menschlichen Hand, als unverzichtbares Instrument für die suffiziente Befundung des zu untersuchenden Klienten. Über eine zahlreiche und sehr differenzierte Rezeptorenanlage (Johnson, 2001) im Bereich der Hände, ist es möglich Informationen präzise abgestuft zu erfühlen und die aufgenommen Erkenntnisse zu interpretieren. Blinde Menschen lesen mit ihren Fingern Blindenschrift. Ähnlich müssen Körperstrukturen mit den Händen gelesen werden. Einen wichtigen Faktor bei der Interpretation der Palpationsergebnisse stellt der Abgleich mit Erfahrungswerten dar. Die Palpationsfertigkeit des Klinikers ist also zu jedem Zeitpunkt in der Lage, sich durch die Dienste der Neuroplastizität zu verbessern bzw. zu verfeinern. Auch hier gilt also wie so oft: „Übung macht den Meister".

Absolute Grundvoraussetzung für ein sicheres Ertasten von Strukturen am menschlichen Körper ist ein detailliertes Wissen über die Anatomie. Treten wir an den Untersuchenden heran, sollten wir eine präzise Landkarte vor unserem inneren Auge sehen, die alle Strukturen von der Oberfläche bis in die Tiefe der Gewebe beinhaltet. Das Wort „Palpation" stammt ursprünglich aus dem lateinischen und wird von Wort „palpare" abgeleitet. Dieser Begriff steht für abtasten bzw. betasten. Während der Durchführung des Betastens sollte der Fokus ausschließlich auf das Erfühlen der Beschaffenheit der jeweiligen Strukturen gerichtet sein. Versuchen Sie während der Durchführung eine Atmosphäre zu schaffen, in der eine Konzentration auf das Wesentliche möglich wird.

Ergänzende Information Die elektronische Version dieses Kapitels enthält Zusatzmaterial, auf das über folgenden Link zugegriffen werden kann [https://doi.org/10.1007/978-3-662-64241-2_1]. Die Videos lassen sich durch Anklicken des DOI Links in der Legende einer entsprechenden Abbildung abspielen, oder indem Sie diesen Link mit der SN More Media App scannen.

R. Bauer, S. Wolfram, *Palpationsatlas*, https://doi.org/10.1007/978-3-662-64241-2_1

Eine gute Palpation ist vergleichbar mit einer Spurensicherung an einem Tatort, nachdem ein Verbrechen stattgefunden hat. Ziel ist es, möglichst viele Beweismittel zu sichern, um diese Mosaikstücke zu einem Gesamtbild zusammensetzen zu können. Ähnlich ist es in der Palpation. Auch hier gibt es viele „Beweismittel", die nur darauf warten entdeckt und interpretiert zu werden. Wir sprechen unter anderem auch hier von der sogenannten klinischen Beweisführung (engl. „clinical reasoning"). Es wäre suboptimal, wenn während unserer Palpation Hinweise verloren gehen. Es ist daher sehr wichtig, das Ertasten von Strukturen in der Oberfläche zu beginnen, um sich dann langsam weiter in tiefere Gewebeschichten vorzuarbeiten. Neben der behutsamen Vorgehensweise ist es ebenso von großer Bedeutung, die gefundenen Strukturen immer im Seitenvergleich zu testen. Somit werden keine Spuren verwischt. An dieser Stelle ist es uns wichtig hervorzuheben, dass die Palpation zwar ein wichtiges Werkzeug in der Befunderhebung darstellt, aber dennoch nur ein Teil dieser ist. Auch wenn wir uns in diesem Buch stark auf ein Thema konzentrieren, sollten wir nie den Blick für den Holismus verlieren.

Dieses Werk dient dazu, ihnen eine zielgerichtete Palpation von ausgewählten Strukturen des menschlichen Körpers zu ermöglichen. Ist das Ertasten möglich, wird der nächste Schritt eine Aufnahme und Interpretation von Informationen sein. Sie werden dadurch in die Lage versetzt von Ihnen aufgestellte Hypothesen in Bezug auf das klinische Bild des Klienten zu bekräftigen oder auch zu verwerfen. Durch diesen ständigen Denkprozess erlernen Sie die Fertigkeit aufgrund eines präzisen Befundes eine adäquate Therapie ableiten zu können. Diese können Sie durch subjektive bzw. objektive Wiederbefunde (engl. „Retests") evaluieren und sind damit in der Lage sich durch eine immer wiederkehrende Selbstreflektion stetig in ihrem therapeutischen Handeln zu verbessern. Lassen Sie uns also nun gemeinsam tiefer in die spannende Welt der Palpation eintauchen.

1.2 Palpation der Haut

Der Haut mit ihren Anhangsgebilden kommt als größtes Organ des menschlichen Körpers eine Reihe an wichtigen Funktionen zu. Neben immunologischen Aufgaben sollte an dieser Stelle die enorme Informationsvielfalt, die von der Haut an das zentrale Nervensystem geschickt wird, in den Vordergrund gestellt werden. So ermöglicht uns dieses Organ mit differenzierten Rezeptoren, die in den drei Schichten (Epidermis, Dermis, Subcutis) zu finden sind, eine Vielzahl an Reizen aus der Umwelt aufzunehmen. Durch die Aufnahme von Reizen im Bereich Druck, Berührung, Vibration und Temperatur wird eine funktionierende Oberflächensensibilität gewährleistet. Alle Schichten sind dabei untereinander verbunden. Sie sind nicht nur untereinander verbunden, sondern gehen auch über fasziale Strukturen mit dem umliegenden Gewebe eine enge Verbindung ein.

Die Haut ist bei der Palpation das Gewebe, mit dem der Untersuchende direkt in Kontakt steht. Mit den Fingerbeeren der Langfinger werden diverse Informationen aufgenommen. Zu beachten ist hier, dass jedes Ertasten von Strukturen zunächst in der Oberfläche beginnt, um die Palpation anschließend in tiefer liegenden Gewebeschichten fortzuführen. So sollten, durch leichtes Bestreichen der Haut mit dem Handrücken, zunächst Informationen über die Temperatur sowie die Schweißbildung im untersuchenden Areal evaluiert werden. Danach wird sich in der Befundung, der Mobilität der einzelnen Hautschichten in sich und zueinander gewidmet. Hierbei nimmt der Turgor (Spannungszustand) der Haut eine zentrale Rolle ein. Bei der Palpation der Cutis wird ein weiches sowie elastisches Palpationsgefühl erwartet. Von hoher Relevanz für den Palpierenden ist hier die Empfindung der Oberflächensensibilität des Klienten. Es sollten auf Hyper- bzw. Hyposensibilitätssymptomatiken geachtet werden. Weiterhin sind auch hier Dermatomgebiete von Flächen der Area nervina zu unterscheiden

Neben der klassischen Haut können auch Narben, die zunächst nur auf der Haut sichtbar sind, bis in die Tiefe palpiert werden. Mit den Fingerbeeren von Zeige- und oder Mittelfinger wird dieses Bindegewebe ertastet. Das Ersatzgewebe sollte gut verschieblich, glatt und nicht zu fest sein. Auf Grund der Tatsache, dass Narben nicht nur oberflächig gelegen sind, sondern bis tief in das Gewebe ziehen und dort mit weiteren Strukturen faszial in Verbindung stehen, sind sie häufig als feste Struktur zu spüren und können für Einschränkungen der Mobilität sorgen.

Durch den Dellentest wird es dem Kliniker möglich ein eiweißreiches Ödem zu erkennen. Hierbei wird mit einer Fingerbeere in dem zu befundenden Areal eine Delle ins Gewebe gedrückt. Bleibt diese Delle auch nach Beendigung der Druckapplikation sichtbar bestehen, spricht dies für einen eiweißreichen ödematösen Prozess. Neben dem beschriebenen Dellentest kann auch die sogenannte „stehende Hautfalte" getestet werden. So wird mit Daumen und Zeigefinger die Haut zu einer abgehobenen Falte zusammengedrückt. Besteht die Falte auch nach Beendigung des Zusammenpressens weiter, geht also nicht elastisch in den ursprünglichen Zustand über, deutet dies auf eine Dehydration des zu Untersuchenden hin. Ist die Mobilität zwischen den einzelnen Hautschichten eingeschränkt, äußert sich dies während des Beweglichkeitstests der Haut im Sinne von Schmerzen und einem unharmonischen Palpationsgefühl (Abb. 1.1).

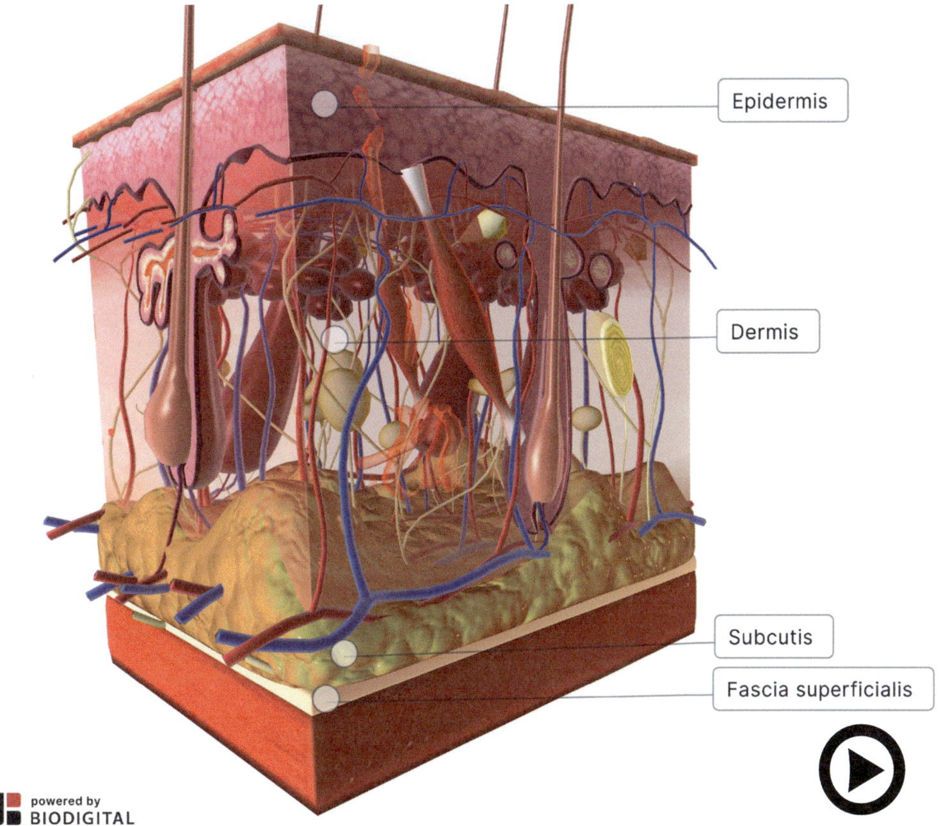

Abb. 1.1 Palpation der Haut (© BioDigital) und Video 1.1 Palpation der Haut (▶ https://doi.org/10.1007/000-5t0)

1.3 Palpation der Knochen

In der Vergangenheit wurde ossäres Material häufig nur als rein passives Stützgewebe abgetan. Inzwischen wurde die enorme Relevanz des durchaus beweglichen viskoelastischen Materials als ein Bestandteil des Tensegrity-Modells (Wendling et al., 2002), nachdem unser Organismus aufgebaut ist, deutlich. Neben dem Schutz für Organe und die Beteiligung an Bewegungen, kann sich diese Art Gewebe an zahlreichen zusätzlichen Funktionen beteiligen. Hierzu zählen beispielsweise die Hämopoese (Groarke und Young, 2019) oder auch die Speicherfunktion für Calcium und Phosphor (Nordin, 1997). Von außen umhüllt das Periost, als schützende Schicht (Bisseret et al., 2015), das Knochengewebe. Bei der ossären Palpation sind hauptsächlich die Areale interessant, an denen ein Muskel über seine Ursprungs- bzw. Ansatzsehne in einer periostal-diaphysären oder chondral-apophysären Übergangszone in den Knochen mündet. Durch die Korrespondenz mit dem myofaszialen System kann es häufig zu Reizzuständen (Moen et al., 2009) in der jeweiligen Übergangszone kommen. Diese zeichnen sich meist im Sinne einer Schmerzsymptomatik aus. Somit nehmen sämtliche Referenzpunkte einen hohen Stellenwert in der knöchernen Palpation ein.

Knöchernes Gewebe fühlt sich bei Palpation (Abb. 1.2) im Vergleich zu anderen Strukturen hart und unelastisch an. Wie erwähnt, kann während des Betastens eine Schmerzsymptomatik auftreten, dessen Ursache meist in einer Reizung der Ursprungs- bzw. Ansatzsehne oder auch des Periosts selbst zu suchen ist. Neben druckdolenten Stellen, wird auch auf die Beschaffenheit des Knochens geachtet. Dieser kann an der Oberfläche glatt oder rau sein, sowie Erhebungen oder Vertiefungen aufzeigen. Während Sie sich in die Tiefe des Gewebes einfühlen, sollten Sie auf diese Gegebenheiten achten. Je nach Körperregion werden Knochen über die flach angelegten oder steil aufgestellten Langfingerbeeren in der Oberfläche sowie in der Tiefe palpiert. Einige Bereiche, vor allem die der kleinen Knochen, werden häufig im Pinzetten- oder auch Zangengriff ertastet.

Besteht der Verdacht auf eine Fraktur, so kann diese Hypothese mit dem sogenannten Perkussionstest (Roberts, 1979) bekräftig oder abgeschwächt werden. Der Kliniker beklopft den Bereich, in dem ein eventueller Bruch vermutet wird. Kommt es nach der Perkussion zu einer langsam ansteigenden Schmerzsymptomatik, die als hell und intensiv beschrieben wird und über einen Zeitraum von 20–30 Sekunden persisitiert, ist die Wahrscheinlichkeit einer vorliegenden Fraktur bzw. Fissur sehr hoch. Ähnliche Sympto-

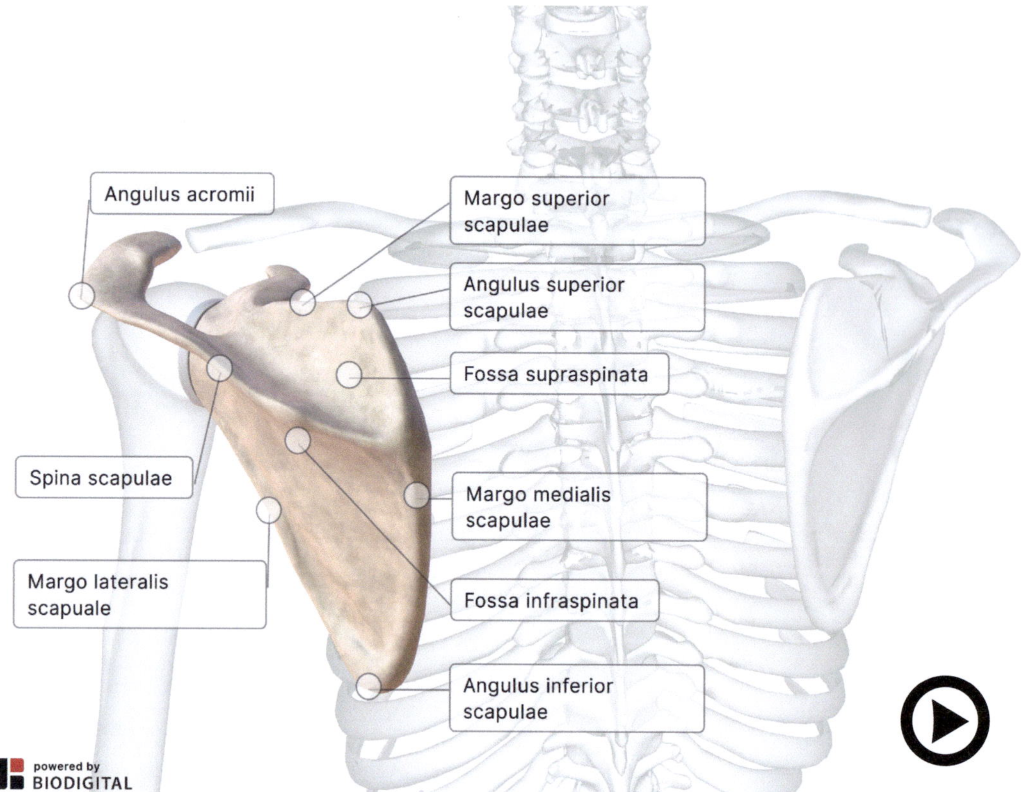

Abb. 1.2 Palpation der Knochen (© BioDigital) und Video 1.2 Palpation der Haut (► https://doi.org/10.1007/000-5sy)

matiken können jedoch auch bei tumorösen Prozessen beobachten werden. Je nach Frakturlinie kann diese unter Umständen in Kombination mit Krepitation palpiert werden. Beim Vorhandensein dieser Untersuchungsergebnisse wird eine nähere ärztliche Abklärung im Sinne von bildgebenden Verfahren dringend empfohlen.

1.4 Palpation der Gelenke

Gelenke entstehen immer dann, wenn zwei Knochen aufeinandertreffen und miteinander artikulieren. Die Konstruktion der Gelenkpartner unterscheidet sich je nach Gelenkart voneinander. Bewegungen sollten harmonisch und schmerzlos ablaufen, sodass sie für die Aktivitäten des täglichen Lebens genutzt werden können. Bei der Untersuchung der Klienten müssen auch die Gelenke palpatorisch erschlossen werden. Es werden sowohl der Gelenkspalt als auch die Gelenkkapsel und die Bänder betastet.

1.4.1 Palpation des Gelenkspaltes

Die Erschließung beginnt mit dem Ertasten des Gelenkspaltes (Abb. 1.3). Dieser kann bei gleichzeitiger Bewegung der Gelenkpartner am besten gefunden werden. Während der Gelenkspalt bei gleichzeitiger Mobilisierung des entsprechenden Gelenks getastet wird, konzentriert sich der Klinker auf eventuell auftretende Auffälligkeiten, die von einer harmonischen Bewegung der Gelenkpartner zueinander abweichen. Kleine Gelenke, wie zum Beispiel in Hand- oder Fußwurzel werden dabei im Pinzettengriff umfasst, indem jeweils ein Gelenkpartner mit Zeige- und Mittelfinger fixiert wird. Bei größeren Gelenken muss eine geeignete Grifftechnik genutzt werden, um die Palpation durchführen zu können. Gelenke, die durch den Einfluss des myofaszialen Systems mobilisiert werden, ermöglichen unserem Organismus Bewegung. Es sollten also speziell hier alle periartikulären Strukturen in den Palpationsbefund einbezogen werden. Hierzu zählen unter anderem einflussnehmende myofasziale, ligamentäre, kapsuläre und natürlich auch ossäre Strukturen.

1.4.2 Palpation der Gelenkkapsel

Mit dreidimensional angelegten Faserzügen (Iwanaga et al., 2000) umhüllen Gelenkkapseln nahezu jedes Gelenk des menschlichen Körpers. Sie bestehen aus einer außenliegenden Membrana (Stratum) fibrosa und einer innenliegenden Membrana (Stratum) synoviale. Während die Membrana fibrosa durch ihre stabilere Anlage eher einer bewegungslimitierenden Anforderung nachkommt, beteiligt sich die Membrana

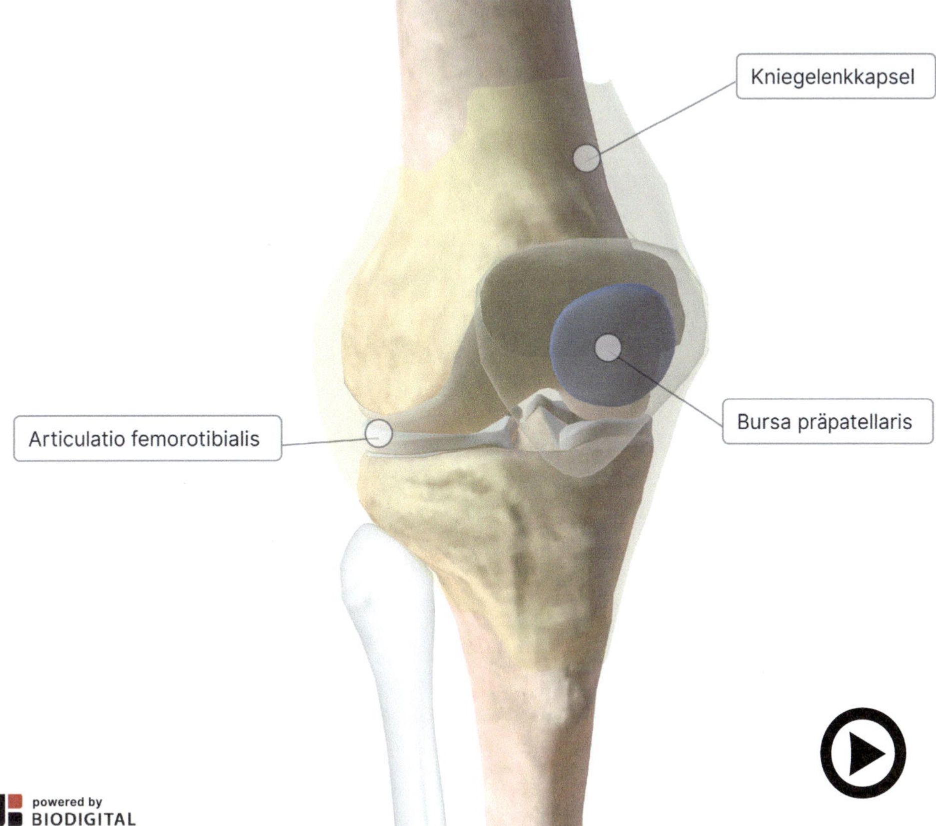

Abb. 1.3 Palpation der Gelenke (© BioDigital) und Video 1.3 Palpation der Gelenke (▶ https://doi.org/10.1007/000-5sz)

synovialis mit ihren Synovialzotten, über die Produktion der thixotropen Synovia (Gelenkschmiere) (Hlavácek, 2001), reibungsmindernd und ernährend am Gelenkstoffwechsel. Mechanozeptoren, die sich gemeinsam mit Nozizeptoren in der Gelenkkapsel befinden, bilden die Relation zum propriozeptiven System (Witherspoon et al., 2014).

Je nach Lage des Gelenks ist die Palpation der kapsulären Struktur mehr bzw. weniger gut möglich. Aufgrund der tiefen Lage der gelenkumhüllenden Kapsel ist es schwierig, ein spezifisches Palpationsgefühl zu beschreiben. Im Sinne des Ertastens ist eine mögliche Druckdolenz in der Tiefe das wichtigste Befundkriterium. Am ehesten können Gelenkkapseln ertastet werden, wenn sie gereizt oder entzündet sind, da sie in diesem Stadium vermehrt Flüssigkeit in sich tragen (Awerbuch, 2008) und somit als eine Art gespannter Ballon flächig in der Tiefe mit den flachen Fingerbeeren spürbar sind. Hohe Beachtung sollte den Strukturen, die mit der Gelenkkapsel verwachsen sind, geschenkt werden. So gibt es neben muskulären Einflüssen, die in der Lage sind, die Spannung der Kapsel an die aktuellen Erfordernisse zu adaptieren, auch Bänder, die in den Schichten der gelenkumgebenden Struktur verankert sind.

Im Laufe bestimmter Erkrankungen kann es zu strukturellen Veränderungen der Kapsel kommen. Dabei schrumpft das dreidimensionale Gewebe und schränkt dadurch die Mobilität des Gelenks in bestimmte Richtungen zunehmend ein (Gagey und Boisrenoult, 2004). Das Entstehen von Bewegungseinschränkungen in einer speziellen Reihenfolge, verstärkt die Hypothese einer kapsulären Symptomatik (Abb. 1.3).

1.4.3 Palpation der Schleimbeutel

Bursae bilden natürliche Gleitlager, die Reibung zwischen verschiedenen Strukturen minimieren (Ruangchaijatuporn et al., 2017). Ihnen wird somit eine ökonomisierende sowie harmonisierende Aufgabe bei Bewegung zugeschrieben. Im Aufbau von Schleimbeuteln lässt sich die außenliegende Membrana fibrosa von der innenliegenden Membrana synovialis unterscheiden. Während die außenliegende Schicht mit einer festeren Anlage für ausreichend Stabilität sorgt, ist die innenliegende Schicht für die Produktion der Synovialflüssigkeit zuständig. Durch die im Gewebesack befindliche Synovia, haben Schleimbeutel die Möglichkeit sich einwirkenden Kräften puffernd und fein abgestuft anzupassen.

Aufgrund des ähnlichen Aufbaus, sowie der meist tiefen Lage sind Bursae mit Gelenkkapseln vergleichbar. Die Palpation von Schleimbeuteln gestaltet sich daher eher schwierig. Ein klassisches Palpationsgefühl kann somit nicht angegeben werden, umso wichtiger wird die Identifizierung einer möglichen Druckdolenz im Areal eines Schleimbeutels. Wird ein Schleimbeutel überreizt kommt es häufig zu entzündlichen Veränderungen. Palpable Bursae erscheinen dann meist teigig und sind während des Ertastens im Palpationsgefühl vergleichbar mit dem Kneten eines Schneeballs (s. Abb. 1.3 und Video 1.3).

1.5 Palpation der Bänder

Die Hauptaufgabe unseres ligamentären Systems besteht darin, gemeinsam mit der Gelenkkapsel Bewegungen endgradig zu limitieren. Um dieser Eigenschaft nachkommen zu können, bestehen sie aus straffem kollagenem Bindegewebe (Mienaltowski und Birk, 2014). Durch eine mechanozeptive und auch nozizeptive Rezeptorenversorgung (Ikeuchi et al., 2012) können Bänder über gezielte Afferenzen mit dem zentralen Nervensystem kommunizieren. Unser Körper wird dadurch in die Lage versetzt, die propriozeptiven Botschaften zu verarbeiten und über die Reaktion des motorischen Systems den sogenannten sensomotorischen Kreislauf zu schließen. Eine hohe anatomische Bedeutsamkeit kommt den Stellen zu, an denen ein Band mit Knochengewebe, Kapsel oder auch Muskelgewebe korrespondiert (Jadhav et al., 2014). Auch durch diese externen Einflüsse kann die ligamentäre Spannung verändert werden.

Das Gefühl während der Palpation (Abb. 1.4) von Ligamenta erinnert an das von Sehnen. Der Kliniker sucht daher eher nach festen sowie scharf umgrenzten Gewebe. Grundlegend wichtig ist erneut die anatomische Kenntnis über die Lage der einzelnen Bänder, um sie von umliegenden Strukturen differenzieren zu können. Oberflächige Ligamenta können mit dem Pinzetten- oder Zangengriff umfasst werden. Bei der direkten Palpation über die Fingerbeeren wird die Struktur quer zum Faserverlauf getastet. Tiefe Bänder lassen sich am besten über den Zeige- bzw. Mittelfinger erfühlen. Zusätzlich kann während der Palpation das Gelenk bewegt werden, um die Bänder zu spannen und sie somit besser spürbar zu machen.

Sind Bänder palpabel, kann im Seitenvergleich die Tonussituation und auch eventuell vorhandene Druckdolenzen evaluiert werden. Wird ein nozizeptiver Impuls, ausgelöst durch den Druck auf ligamentäre Strukturen, cortikal bewusst, wird dieser meist als lokaler Schmerz empfunden.

Bei Verletzungen des kapsuloligamentären Systems versucht unser Körper häufig das entstandene Defizit mittels einer Überprogrammierung von nicht in Mitleidenschaft gezogenen Strukturen auszugleichen (Shanbehzadeh et al., 2017). Bei der Palpation lassen sich diese Auffälligkeiten neben direkt lokal entstandenen negativen Veränderungen beobachten.

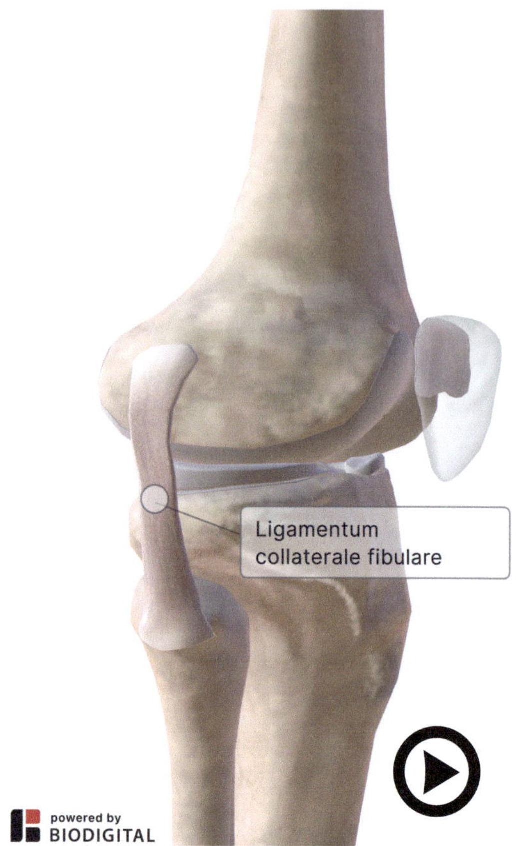

Abb. 1.4 Palpation der Bänder (© BioDigital) und Video 1.4 Palpation der Bänder (▶ https://doi.org/10.1007/000-5sx)

1.6 Palpation der Muskulatur

Ursprungs- und Ansatzsehne stellen zusammen mit dem Muskelbauch die kontraktilen Elemente und somit die Motoren unseres Bewegungsapparates dar. Je nach Betrachtungsweise, wird der Ursprung als proximaler Anteil bzw. als punctum fixum definiert. Der distale Anteil bzw. das punctum mobile wird dementsprechend als Ansatz angesehen. Es wird hier auch vom sogenannten myofaszialen System gesprochen. Dies beschreibt den unmittelbaren Zusammenhang zwischen Muskel-, und Bindegewebe. Das kollagene Bindegewebe bettet in sich alle Strukturen, die für die Ver- und Entsorgung des entsprechenden Muskels relevant sind, ein. So laufen vaskuläre, lymphatische und auch nervale Strukturen hauptsächlich im faszialen Gewebe (Stecco et al., 2016). Beide Gewebearten sind also untrennbar miteinander verflochten und stehen in gegenseitiger Abhängigkeit. Zudem besitzt das Bindegewebe eine Versorgung mit Nozizeptoren (Tesarz et al., 2011). Die Rezeptoren der Muskulatur werden durch die Muskelspindeln sowie die Sehnenspindeln repräsentiert. Hierbei übernimmt die Muskelspindel die Aufgabe eines Längenkontrollsystems, wohingegen die Sehnen-

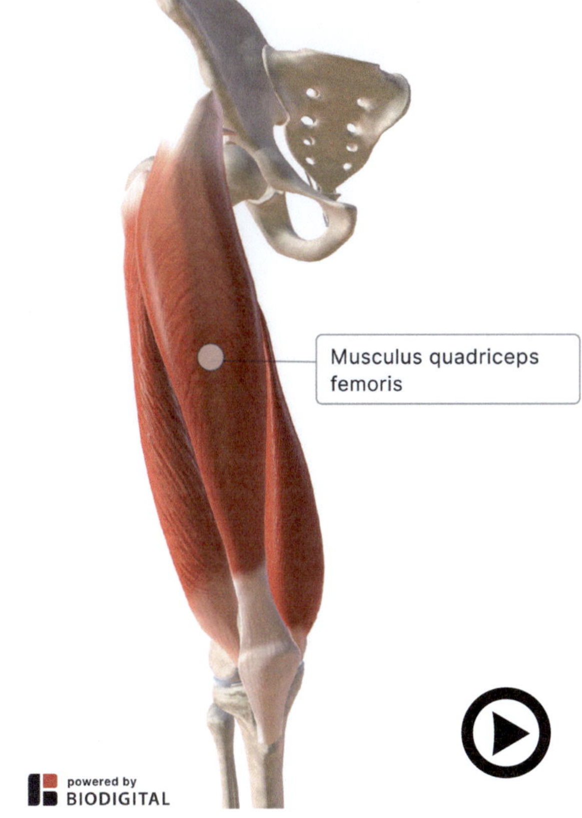

Abb. 1.5 Palpation der Muskulatur (© BioDigital) und Video 1.5 Palpation der Muskulatur (▶ https://doi.org/10.1007/000-5t1)

spindel für das Messen der aktuellen Spannungssituation zuständig ist (Kistemaker et al., 2013; Macefield und Knellwolf, 2018). Aus dieser ständigen Diskrepanz der beiden Systeme und der daraus entstehenden Konkurrenzsituation bildet sich der Muskeltonus aus. Nahezu jeder Muskel korrespondiert, wie bereits beschrieben, über seine Ursprungs- bzw. Ansatzsehne mit dem skelettalen System.

Durch den hohen Flüssigkeitsgehalt im muskulären Gewebe (Lorenzo et al., 2019) setzt uns dieses bei Palpation (Abb. 1.5) einen weichen und elastischen Widerstand entgegen. Bei der Palpation ist es ratsam, den Muskel zunächst in angenäherter Ausgangstellung zu tasten. Am einfachsten lässt sich dieses Gewebe erfühlen, wenn es quer zu seinem Verlauf palpiert und während der Palpation in seine Funktion angespannt wird. Oberflächige Muskeln werden mit der Handfläche aber auch über die Langfingerbeeren ertastet. Bei tiefliegenden kontraktilen Strukturen müssen zunächst die darüberliegenden Muskeln zur Seite geschoben werden, bevor dann, mit eher steil aufgestellten Langfingern oder dem Daumen, in die Tiefe palpiert wird. Schmale Muskeln können mit dem Pinzettengriff am besten umfasst werden. Eine Sehne erscheint bei Betastung fester als Muskelgewebe aber dennoch weicher als Knochengewebe. Oberflächige Sehnen lassen sich sehr gut mit dem Pollex (Daumen) und dem Zeigefinger umgreifen, während tiefe Sehnen am besten mit der Radialseite des Index (dt. Zeigefinger) erfühlt werden.

Der Kliniker fokussiert sich auf Faktoren wie den Tonus der Muskulatur und das eventuelle Vorhandensein einer Druckdolenz. Eine Schmerzsymptomatik, die aus dem myofaszialen System hervorgeht, kann sich entweder lokal oder auch im Sinne eines übertragenen Schmerzes (engl. „referred pain“) darstellen. Das Wissen über hinreichend beobachtete und bekannte Ausstrahlungsgebiete von Schmerz oder anderen übertragenen Symptomen bei Palpation von Muskulatur, sollte der Untersuchende richtig deuten können. Über die Entstehungsmechanismen und die Unterschiede eines übertragenen bzw. lokalen Schmerzes gibt es verschiedene Erklärungsmodelle sowie Theorien (Masuda et al., 2018). An dieser Stelle ist jedoch nicht die Pathophysiologie, die zur Entstehung einer myofaszialen Dysfunktion führt, das Entscheidende, sondern vielmehr das an den Tag gelegte klinische Bild.

Besteht posttraumatisch der Verdacht auf eine Einblutung, die durch eine Verletzung des vaskulären Systems entsteht, kann dies im Palpationsbefund mit dem sogenannten „matschigen Zeichen“ (engl. „mushy-sign“) häufig erkannt werden. Der Untersuchende fühlt unter seinen Fingern auf dem symptomatischen Areal ein nicht physiologisches Flüssigkeitskissen. Dieses ist auf das entstandene Hämatom zurückzuführen. Nach Muskelfaser- bzw. Muskelbündelrissen kann zusätzlich häufig eine Delle im Muskelbauch gefühlt werden. Bei Sehnenrupturen kommt es zusätzlich zu einer Verlagerung des Muskelbauchs, wie z.B. bei Ursprungssehnenabriss des M. biceps brachii nach distal. Diese Punkte zeigen unter welcher enormen Spannung das unverletzte Muskelgewebe steht.

1.7 Palpation der Nerven

Für den Informationsaustausch zwischen dem zentralen Nervensystem und den Strukturen unseres Körpers spielt das periphere Nervensystem eine elementare Rolle. Jede Afferenz bzw. Efferenz wird aufgenommen und anschließend über sensible, motorische oder auch vegetative Nervenfasern weitergeleitet (Garcia und Stippich, 2013). Ohne diese Weiterleitung elektrischer Impulse würden keine Prozesse im menschlichen Körper stattfinden. In Fett- und Bindegewebe eingehüllt werden in den Nervenfasern gezielt Daten vom Entstehungsort des Reizes zum Zielort über den Fluss von Axoplasma transportiert (Moro et al., 1983). Fließt Axoplasma optimal in einem Nerv, wird eine physiologische Leitungsgeschwindigkeit erreicht (Podnar et al., 2017). Es ist somit von hoher Relevanz, dass ein peripherer Nerv eine ausreichende Mobilität zu seinem umliegenden Gewebe aufweist.

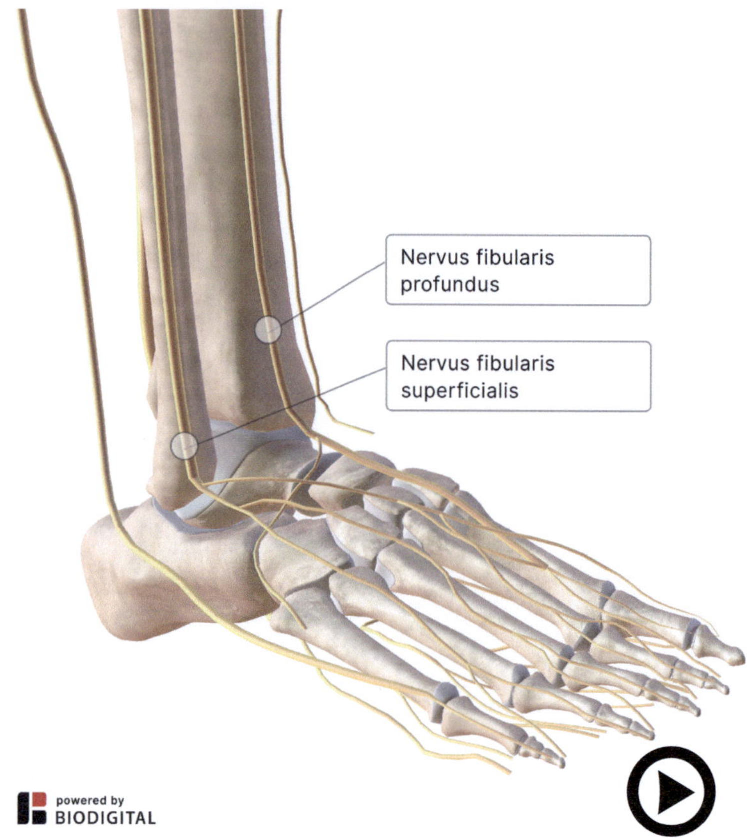

Abb. 1.6 Palpation der Nerven (© BioDigital) und Video 1.6 Palpation der Nerven (► https://doi.org/10.1007/000-5t2)

Durch Ihren Verlauf sind einige periphere Nerven an bestimmten Positionen zu tasten. Das Palpationsgefühl ist hierbei vergleichbar mit einer bissfesten Spaghetti oder einer Gitarrenseite. Palpable Nerven werden je nach Lage mit den Langfingerbeeren zunächst quer zu ihrem Verlauf vom umliegenden Gewebe differenziert. Hierfür ist ein Tasten mit dem Zeige- oder Mittelfinger empfehlenswert. Die speziellen Regionen, an denen Nerven gut palpabel sind, erfordern genaue anatomische Kenntnisse und werden im Kapitel der Nervenpalpation genaustens aufgezeigt. Gehen Sie bei der Palpation zunächst sanft vor, da Nerven aufgrund des Drucks auch symptomatisch mit Parästhesien, Taubheitsgefühlen oder Schmerz reagieren können (Spies et al., 2016). Grund hierfür ist die Verminderung des Axoplasmaflusses bei Kompression dieser Struktur.

Nerven sind im Vergleich mit Muskulatur von ihrer Anlage eher fester konstruiert. In der Region des Nervs sollten aber auch die Strukturen in die Palpation (Abb. 1.6) miteinbezogen werden, die eine nahe Lagebeziehung zur untersuchenden neuralen Struktur aufweisen. Ein präzises anatomisches Wissen über natürliche Engstellen (engl. Entrapments) im Nervenverlauf trägt dementsprechend einem suffizienten Untersuchungsgang enorm bei. Während der Befundung im Seitenvergleich sollte der Kliniker auf Unterschiede in der Reizbarkeit bzw. der Empfindlichkeit der neuralen Struktur achten. Unter anderem ist es wichtig, dass Symptomatiken im Bereich der Hypersensibilität und Hyposensibilität registriert werden. Störungen, die sich im Bereich der Hypersensibilität äußern, deuten zunächst auf eine leichte Irritation hin, wohingegen Hyposensibilitäten auf eine eher stärkere Symptomatik hinweisen, die auf einen mangelnden Axonplasmafluss zurückzuführen sind. Schmerzsymptomatiken können sich hierbei lokal aber auch projiziert im Nervenverlauf äußern. Im Sinne der Innervationsflächen der Haut sollte das Dermatomareal von der Area nervina unterschieden werden. Hierbei stellt das Dermatomgebiet das sensible Einzugsgebiet eines Spinalnerven in die Haut dar, wobei die Area nervina das sensible Einzugsgebiet eines peripheren Nervs in die Haut kennzeichnet (Kachlik et al., 2017). Diese Unterscheidung lässt Rückschlüsse auf die symptomauslösende Struktur zu.

1.8 Palpation der Gefäße

Um einen funktionierenden Metabolismus zu gewährleisten, sind die in unserem Gefäßsystem zirkulierenden Flüssigkeiten unabdingbar. Für die Versorgung der entsprechenden Zielzellen kommt dem arteriellen System eine entscheidende Rolle zu. Die daraus resultierende Entsorgung wird durch

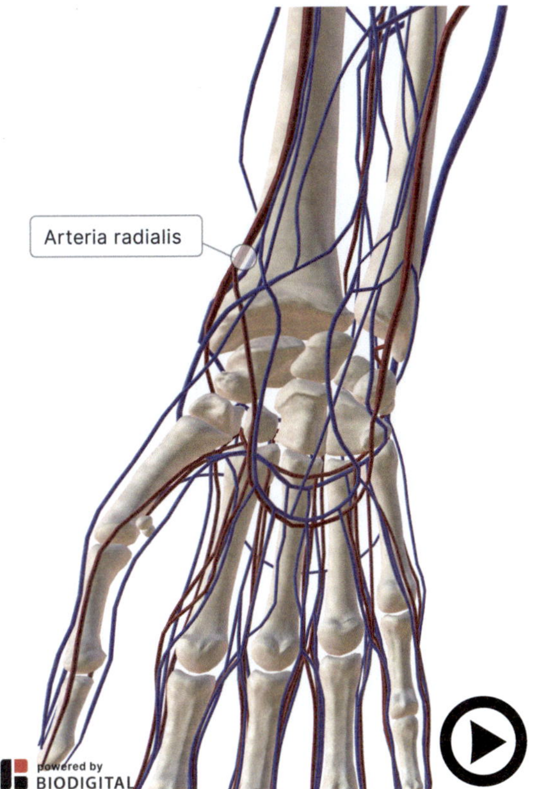

Abb. 1.7 Palpation der Gefäße (© BioDigital) und Video 1.7 Palpation der Gefäße (▶ https://doi.org/10.1007/000-5t3)

das venöse sowie zusätzlich durch das lymphatische System realisiert. Größere sowie mehrschichtig angelegte Gefäße übernehmen hierbei eine Transportfunktion, in den kleineren kapillären Strukturen finden sich die Gebiete des eigentlichen Stoffaustausches (Haber et al., 2013). Der Fluss von Blut und Lymphe muss also für eine uneingeschränkte Funktion zwangsläufig möglich sein.

Arterien führen Blut, im Körperkreislauf sauerstoffreich, im Lungenkreislauf sauerstoffarm, vom Herzen weg. Sie sind dreiwandig aufgebaut und die innerste Schicht, die in direkten Kontakt mit dem Blut steht, wird als Tunica intima bezeichnet. Nach diesem glattem Plattenepithel folgt als mittlere Muskelschicht die Tunica media. Die äußerste Schicht wird als Tunica externa oder auch Adventitia betitelt, welche aus straffem Bindegewebe besteht. Es gibt Arterien, die eine dünne Muskelschicht besitzen, diese befinden sich eher herznah. In der Peripherie haben diese Gefäße eine stärkere Muskelschicht, um einen optimalen Blutfluss zu gewährleisten. An einigen Arealen des menschlichen Körpers wird es uns möglich, Bestandteile unserer Gefäßsysteme zu ertasten. Bei der Palpation (Abb. 1.7) von größeren, arteriellen Gefäßen ist es möglich eine rhythmisch pulsierende Druckwelle zu fühlen. Die Anlage der Arterien ist hierbei rundlich und aufgrund einer ausgeprägteren Muskelschicht fester als jene von venösen Strukturen. Blutgefäße rufen generell ein weicheres Palpationsgefühl hervor als beispielsweise nervale Strukturen. Arterien lassen sich zum umliegenden Gewebe verschieben. Für die Palpation wird der Zeige- oder Mittelfinger gewählt, um zunächst oberflächig die Pulswelle zu erspüren. Langsam und aufmerksam kann anschließend in die Tiefe palpiert werden, falls kein Puls spürbar ist. Die Gefäßstraßen des Körpers müssen in ihrem Verlauf, ähnlich wie Nerven, viele Engstellen passieren. Der Klinker sollte sich also den Strukturen bewusst sein, die direkten Einfluss auf das vaskuläre System nehmen.

Venen transportieren Blut, im Körperkreislauf sauerstoffarmes und im Lungenkreislauf sauerstoffreiches, zum Herzen hin. Sie sind ebenso wie die Arterien dreiwandig aufgebaut, mit dem Unterschied, dass die Muskelschicht nicht so stark ausgeprägt ist. Venen haben in sich Klappen eingelagert, die ein Rückfließen des Blutes verhindern. Wenn diese Gefäße palpatorisch erschlossen werden, können oberflächig gelegene Venen häufig über die Augen, als bläulich, rundlich und langgezogene Strukturen, wahrgenommen werden. Anschließend wird direkt über die Zeig- oder Mittelfingerbeere das jeweilige Gefäß ertastet. Hierbei wird eine rundliche Form deutlich, die weich und elastisch ist. Das weichere Palpationsgefühl ist auf die dünnere Muskelschicht zurückzuführen. Es ist kein Puls spürbar, jedoch können auch venöse Gefäße zum umliegenden Gewebe leicht verschoben werden. Bei einer oberflächigen Kompression dieses Netzwerkes an Venen, kommt es zu einer Anstauung von Blut, was sich zum Teil in einer lividen Färbung dieser Region widerspiegeln kann.

Literatur

Awerbuch, M. (2008). The clinical utility of ultrasonography for rotator cuff disease, shoulder impingement syndrome and subacromial bursitis. *The Medical Journal of Australia, 188*(1), 50–53. https://doi.org/10.5694/j.1326-5377.2008.tb01507.x

Bisseret, D., Kaci, R., Lafage-Proust, M.-H., Alison, M., Parlier-Cuau, C., Laredo, J.-D., & Bousson, V. (2015). Periosteum: Characteristic imaging findings with emphasis on radiologic-pathologic comparisons. *Skeletal Radiology, 44*(3), 321–338. https://doi.org/10.1007/s00256-014-1976-5

Gagey, O., & Boisrenoult, P. (2004). Shoulder capsule shrinkage and consequences on shoulder movements. *Clinical Orthopaedics and Related Research, 419*, 218–222. https://doi.org/10.1097/00003086-200402000-00036

Garcia, M., & Stippich, C. (2013). Functional neuroanatomy: Sensorimotor system. *Der Radiologe, 53*(7), 584–591. https://doi.org/10.1007/s00117-013-2483-8

Groarke, E., & Young, N. (2019). Aging and hematopoiesis. *Clinics in Geriatric Medicine, 35*(3), 285–293. https://doi.org/10.1016/j.cger.2019.03.001

Haber, S., Clark, A., & Tawhai, M. (2013). Blood flow in capillaries of the human lung. *Journal of Biomechanical Engineering, 135*(10), 101006–101011. https://doi.org/10.1115/1.4025092

Hlavácek, M. (2001). The thixotropic effect of the synovial fluid in squeeze-film lubrication of the human hip joint. *Biorheology, 38*(4), 319–334.

Ikeuchi, M., Wang, Q., Izumi, M., & Tani, T. (2012). Nociceptive sensory innervation of the posterior cruciate ligament in osteoarthritic knees. *Archives of Orthopaedic and Trauma Surgery, 132*(6), 891–895. https://doi.org/10.1007/s00402-012-1478-7

Iwanaga, T., Shikichi, M., Kitamura, H., Yanase, H., & Nozawa-Inoue, K. (2000). Morphology and functional roles of synoviocytes in the joint. *Archives of Histology and Cytology, 63*(1), 17–31. https://doi.org/10.1679/aohc.63.17

Jadhav, S., More, S., Riascos, R., Lemos, D., & Swischuk, L. (2014). Comprehensive review of the anatomy, function, and imaging of the popliteus and associated pathologic conditions. *Radiographics, 34*(2), 496–513. https://doi.org/10.1148/rg.342125082

Johnson, K. (2001). The roles and functions of cutaneous mechanoreceptors. *Current Opinion in Neurobiology, 11*(4), 455–461. https://doi.org/10.1016/s0959-4388(00)00234-8

Kachlik, D., Musil, V., & Baca, V. (2017). Contribution to the anatomical nomenclature concerning upper limb anatomy. *Surgical and Radiologic Anatomy, 39*(4), 405–417. https://doi.org/10.1007/s00276-016-1749-z

Kistemaker, D., Knoek Van Soest, A., Wong, J., Kurtzer, I., & Gribble, P. (2013). Control of position and movement is simplified by combined muscle spindle and Golgi tendon organ feedback. *Journal of Neurophysiology, 109*(4), 1126–1139. https://doi.org/10.1152/jn.00751.2012

Lorenzo, I., Serra-Prat, M., & Yébenes, J. (2019). The role of water homeostasis in muscle function and frailty: A review. *Nutrients, 11*(8), 1857. https://doi.org/10.3390/nu11081857

Macefield, V., & Knellwolf, T. (2018). Functional properties of human muscle spindles. *Journal of Neurophysiology, 120*(2), 452–467. https://doi.org/10.1152/jn.00071.2018

Masuda, M., Lida, T., Exposto, F., Baad-Hansen, L., Kawara, M., Komiyama, O., & Svensson, P. (2018). Referred pain and sensations evoked by standardized palpation of the masseter muscle in healthy participants. *Journal of Oral & Facial Pain and Headache, 32*(2), 159–166. https://doi.org/10.11607/ofph.2019

Mienaltowski, M., & Birk, D. (2014). Structure, physiology, and biochemistry of collagens. *Advances in Experimental Medicine and Biology, 802*, 5–29. https://doi.org/10.1007/978-94-007-7893-1_2

Moen, M., Tol, J., Weir, A., Steunebrink, M., & De Winter, T. (2009). Medial tibial stress syndrome: A critical review. *Sports Medicine, 39*(7), 523–546. https://doi.org/10.2165/00007256-200939070-00002

Moro, F., Alberghina, M., & Amantia, L. (1983). Axoplasmatic transport. The optic nerve and the retina. *Klinische Monatsblätter für Augenheilkunde, 182*(1), 2–6. https://doi.org/10.1055/s-2008-1054696

Nordin, B. (1997). Calcium and osteoporosis. *Nutrition, 13*(7-8), 664–686. https://doi.org/10.1016/s0899-9007(97)83011-0

Podnar, S., Omejec, G., & Bodor, M. (2017). Nerve conduction velocity and cross-sectional area in ulnar neuropathy at the elbow. *Muscle & Nerve, 56*(6), E65–E72. https://doi.org/10.1002/mus.25655

Roberts, P. (1979). The axial percussion test for fracture. *Canadian Family Physician, 25*, 749–751.

Ruangchaijatuporn, T., Gaetke-Udager, K., Jacobson, J., Yablon, C., & Morag, Y. (2017). Ultrasound evaluation of bursae: Anatomy and pathological appearances. *Skeletal Radiology, 46*(4), 445–462. https://doi.org/10.1007/s00256-017-2577-x

Shanbehzadeh, S., Bandpei, M., & Ehsani, F. (2017). Knee muscle activity during gait in patients with anterior cruciate ligament injury: A systematic review of electromyographic studies. *Knee Surgery, Sports Traumatology, Arthroscopy, 25*(5), 1432–1442. https://doi.org/10.1007/s00167-015-3925-9

Spies, C., Müller, L., Oppermann, J., Neiss, W., Hahn, P., & Unglaub, F. (2016). Surgical decompression of the superficial radial nerve: Wartenberg syndrome. *Operative Orthopädie und Traumatologie, 28*(2), 145–152. https://doi.org/10.1007/s00064-015-0431-7

Stecco, A., Stern, R., Fantoni, I., De Caro, R., & Stecco, C. (2016). Fascial disorders: Implications for treatment. *PM & R: The Journal of Injury, Function, and Rehabilitation, 8*(2), 161–168. https://doi.org/10.1016/j.pmrj.2015.06.006

Tesarz, J., Hoheisel, U., Wiedenhöfer, B., & Mense, S. (2011). Sensory innervation of the thoracolumbar fascia in rats and humans. *Neuroscience, 194*, 302–308.

Wendling, S., Canadas, P., Oddou, C., & Meunier, A. (2002). Interrelations between elastic energy and strain in a tensegrity model: Contribution to the analysis of the mechanical response in living cells. *Computer Methods in Biomechanics and Biomedical Engineering, 5*(1), 1–6. https://doi.org/10.1080/10255840290032162

Witherspoon, J., Smirnova, I., & McIff, T. (2014). Neuroanatomical distribution of mechanoreceptors in the human cadaveric shoulder capsule and labrum. *Journal of Anatomy, 225*(3), 337–345. https://doi.org/10.1111/joa.12215

2 Palpation knöcherner Referenzpunkte

Inhaltsverzeichnis

Ergänzende Information Die elektronische Version dieses Kapitels enthält Zusatzmaterial, auf das über folgenden Link zugegriffen werden kann [https://doi.org/10.1007/978-3-662-64241-2_2]. Die Videos lassen sich durch Anklicken des DOI Links in der Legende einer entsprechenden Abbildung abspielen, oder indem Sie diesen Link mit der SN More Media App scannen.

R. Bauer, S. Wolfram, *Palpationsatlas*, https://doi.org/10.1007/978-3-662-64241-2_2

2.1 Grundlagen knöcherne Palpation

Der passive Stützapparat gibt dem Menschen Halt und Stabilität. Weiterhin bieten Knochen genügend Fläche für Muskelansätze sowie Ursprünge und prägen somit die Basis unseres aktiven Bewegungssystems. In der Palpation der Knochen wird bei kleineren Knochen der Pinzettengriff mit Zeigefinger und Mittelfinger genutzt. Größere Knochen und spezielle Knochenpunkte werden über die Fingerbeeren der Langfinger zwei und drei ertastet. Hierbei wird langsam von der Oberfläche in die Tiefe palpiert und eine harte Struktur erwartet, die in sich nicht verschiebbar ist. Bevor der Knochen erspürt werden kann, muss zunächst Kontakt mit der Haut aufgenommen werden. Um anschließend ossäres Material fühlen zu können, muss häufig durch weitere Gewebe, wie z.B. Muskulatur oder Bindegewebe hindurchpalpiert werden. Hierbei ist es wichtig mit Bedacht vorzugehen, um die unterschiedlichen Gewebearten zu erkennen. Auf dem Knochen angekommen, besteht direkt Kontakt zum Periost, der Knochenhaut, die nahezu den gesamten Knochen umhüllt. Dieses sogenannte „magische Gewebe" ist zahlreich mit Rezeptoren bestückt und kann aufgrund dessen auch symptomatisch mit nozizeptiven Aktionspotentialen reagieren. Aufgenommene Informationen sollten vom Kliniker sorgfältig analysiert und interpretiert werden.

Palpatorisch werden in den folgenden Kapiteln verschiedene Knochen mit den tastbaren Referenzpunkten vorgestellt. Hierbei wird am Becken begonnen, um die knöcherne Palpation dann an der unteren Extremität, Thorax sowie an der oberen Extremität und dem Kopf durchzuführen.

2.2 Palpation knöcherner Referenzpunkte am Pelvis

Das Becken bildet ein knöchernes Gebilde, welches biomechanisch so konstruiert ist, dass sich zwei entscheidende Kräfte genau hier treffen. Die Gewichtskraft des Oberkörpers trifft auf die Bodenreaktionskraft, die über die Beine nach cranial geleitet wird (Vleeming und Schuenke, 2019). Somit ist das Becken Dreh- und Angelpunkt des Kräftegleichgewichts. Es wird daher von zahlreichen Bändern und Muskeln als Ursprungsstelle bzw. Ansatzstelle genutzt. Die wichtigsten knöchernen Referenzpunkte werden im folgenden Text palpatorisch erschlossen und im dazugehörigen Lehrvideo als Anleitung präsentiert. Alle Referenzpunkte werden mit den Fingerbeeren getastet. Für die Palpationsreise wird eine angenehme Ausgangsstellung in Rücken- bzw. Bauchlage gewählt.

Die Palpationsreise am Becken beginnt an der Crista iliaca, die über die Fingerbeeren auf der kontralateralen Seite erfühlt wird. Ein direkter knöcherner Kamm wird an der Seite des Bauches, etwa in Höhe des Bauchnabels spürbar. Wandern die Fingerbeeren nach medial, fallen sie in die Fossa iliaca. Diese Grube ist nahezu über den gesamten Verlauf der Crista iliaca tastbar. Wandern die Fingerbeeren von der Crista iliaca nach ventral, treffen sie direkt auf die Spina iliaca anterior superior (S.I.A.S.). Unter der S.I.A.S. befindet sich die Spina iliaca anterior inferior (S.I.A.I.). Wird flächig weiter in Richtung Körpermitte entlang des Pecten ossis pubis palpiert, schließt sich der Ramus superior ossis pubis an, welcher über einen kleinen Höcker, dem Tuberculum pubicum, an der Symphyse endet. Dieser Knorpel bildet die bewegliche Verbindung zwischen den beiden Ossa coxae und ist damit auch

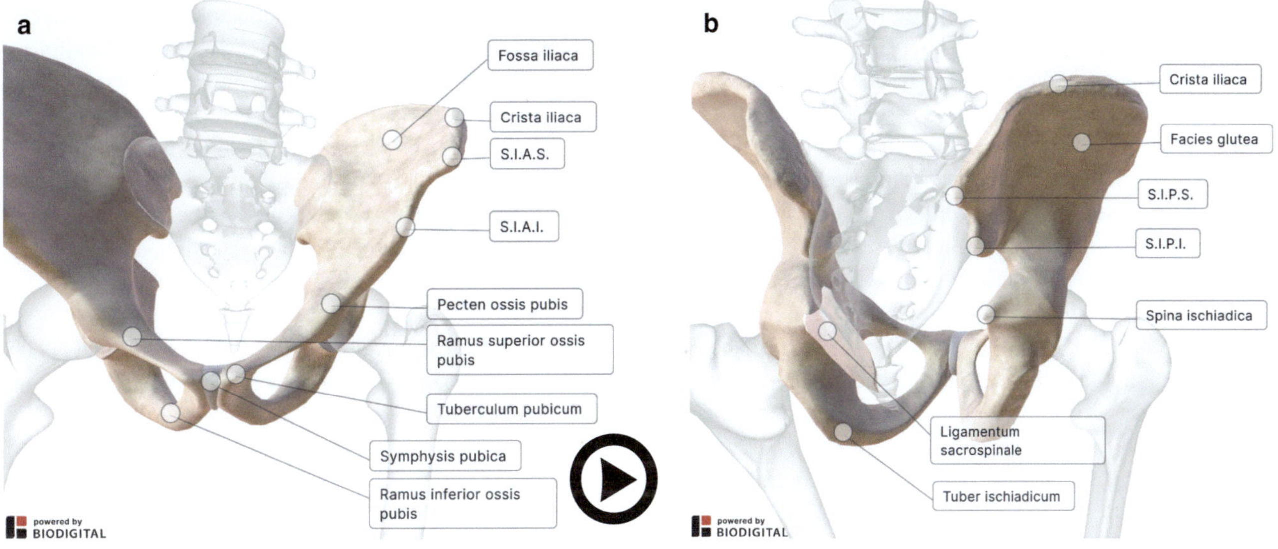

Abb. 2.1 **a**, **b** Pelvis (© BioDigital) und Video 2.1 Palpation Pelvis (▶ https://doi.org/10.1007/000-5v9)

ein wichtiger Punkt im Kräftegleichgewicht zwischen rechter und linker Beckenseite. Distalwärts folgt der Symphyse der Ramus inferior ossis pubis, der am Ende dorsal im Tuber ischiadicum endet. Diese Struktur kann sehr gut am Gesäß in der Tiefe palpiert werden. Der Sitzbeinhöcker ist ein wichtiger Ort für den Origo der ischiocruralen Muskulatur. Cranial vom Tuber ischiadicum befindet sich in der Tiefe eine kleine knöcherne Spitze, die Spina ischiadica, die am besten über das Ligamentum sacrospinale ertastet werden kann. Der nächste Palpationspunkt ist die Spina iliaca posterior inferior (S.I.P.I.), welche über die Fingerbeeren eher oberflächig cranial der Spina ischiadica tastbar ist. Direkt oberhalb der S.I.P.I. befindet sich die Spina iliaca posterior superior (S.I.P.S.), die ebenso oberflächig gut palpabel ist. Medial dieser Spitzen befindet sich das Os sacrum, welches über das Iliosacralgelenk (ISG) in Verbindung mit dem Os ilium steht. Der so wörtlich „heilige Knochen" wird im Kapitel der Wirbelsäule palpatorisch näher erschlossen. Die S.I.P.S. geht direkt in den Beckenkamm über. Lateral der Crista iliaca befindet sich die Ala ossis ilii mit der Facies glutea. Diese wird flächig mit den Langfingerbeeren palpiert.

▶ **Durchführungshinweis** Folgende Punkte können bei der Palpation verstärkt symptomatisch reagieren. Gehen Sie daher besonders vorsichtig vor (Abb. 2.1).

- S.I.A.S/S.I.A.I: Muskelursprung: M. sartorius (S.I.A.S), M. rectus femoris (S.I.A.I)
- Ramus superior/inferior ossis pubis/Tuberculum pubicum: Muskelursprung: Mm. adductores
- Spina ischiadica: anatomische Nähe zum M. piriformis und dem N. ischiadicus

2.3 Palpation knöcherne Referenzpunkte am Femur

Der längste Röhrenknochen des menschlichen Körpers sorgt dafür, dass die Bodenreaktionskräfte gut in das Becken abgeleitet werden können (Vleeming u. Schuenke, 2019). Palpatorisch lassen sich an diesem Knochen folgende Referenzpunkte erschließen. Für die Ertastung wird der Klient in einer Rücken- bzw. Bauchlage gelagert.

Proximolateral am Oberschenkel befindet sich der Trochanter major. Dieser prominente Vorsprung ist der Startpunkt der Palpation, die zunächst aus der Rückenlage heraus durchgeführt wird. Die Fingerbeeren befinden sich außen am Oberschenkel etwa in Höhe der der Symphyse. In Kombination mit einer Rotationskomponente des Hüftgelenkes wird der große Rollhügel ertastet. Bei einer Innenrotation wird dieser Punkt prominenter, bei einer Außenrotation verschwindet er. Medial des Trochanter major, am Übergang zum Collum femoris, wandern die Fingerbeeren über die Linea intertrochanterica sowie die Fossa trochanterica. Gegenüberliegend des großen Höckers, an der Innenseite und etwas distal, befindet sich das Pendant, der Trochanter minor. Palpatorisch ist der Trochanter minor am besten aus der Seitlage zu erschließen. Hierbei liegt der Patient auf der Seite, auf der palpiert wird. Da in dieser Region zahlreiche Weichteile die Palpation stark erschweren, bietet es sich an, dass der Klient das untenliegende Bein in Abduktion und Flexion spannt. Mittels der Spannung in Abduktion wird eine reziproke Hemmung der Adduktoren des Hüftgelenks erreicht, welche zu einer Spannungsminderung führt. Durch die Flexionskomponente wird eine Spannungszunahme des M. psoas major erreicht, welcher im Insertionsgebiet zum Trochanter minor leitet.

Hierbei verfolgen die steil aufgestellten Fingerbeeren den Muskel bis zur Insertion und wandern nach der Relaxation in die Tiefe auf den knöchernen Vorsprung. Die posterior befindliche Crista intertrochanterica, welche beide Höcker verbindet, lässt sich nicht direkt ertasten. Lediglich ein Reiz kann in dieser Region über die steil aufgestellten Langfingerbeeren aus der Seit-/ bzw. Rückenlage erzeugt werden. Proximal lassen sich knöchern kaum weitere Referenzpunkte ertasten, da zahlreiche Muskeln den Knochen überdecken. Über den Corpus femoris kann posterior des Schaftes die Linea aspera in der Tiefe, longitudinal als raue Erhabenheit, mit den steil aufgestellten Langfingerbeeren über eine Reizsetzung erfasst werden. Hierfür befindet sich der Patient in Bauchlage und die Fingerbeeren wandern zwischen den Bäuchen des M. biceps femoris und des M. semimtendinosus etwa in der Mitte des Oberschenkels in die Tiefe. Sie treffen direkt auf den Caput breve des M. biceps femoris und erzeugen einen Reiz auf die Linea aspera.

Der distale Anteil des Femurs wird in Rückenlage palpatorisch erschlossen. Die Betastung beginnt von lateral ausgehend über die flach aufgelegten Langfingerbeeren. In dieser Region kann eine Erhebung wahrgenommen werden. Dieser prominente Referenzpunkt ist der Epicondylus lateralis femoris, der auf dem lateralen Condylus femoris lokalisiert ist. Gegenüberliegend, medial am Femur, kann mit gleicher Technik der Epicondylus medialis femoris bzw. der Condylus medialis femoris palpiert werden. Etwas proximaler des medialen Epicondylus ist das Tuberculum adductorium zu erschließen, indem über die steil aufgestellten Zeige- und Mittelfingerbeeren in der Tiefe eine kleine Erhabenheit ertastet wird. Anterior zwischen den Femurcondylen ist die Patella gelegen. Während der Ertastung kann bei diesem Knochen distal die Apex patellae und proximal die Basis patellae, sowie die Margo medialis et lateralis der Kniescheibe erschlossen werden. Hierbei wird erneut die Palpationstechnik über die Langfingerbeeren von Zeige- sowie Mittelfinger verwendet.

▶ **Durchführungshinweis** Folgende Punkte können bei der Palpation verstärkt symptomatisch reagieren. Gehen Sie daher hier besonders vorsichtig vor (Abb. 2.2).

- Trochanter major
  - Insertionsstelle: M. glutaeus medius et minimus und M. piriformis
  - anatomische Nähe zur Bursa trochanterica
- Trochanter minor
  - Insertionsstelle: M. psoas major und M. iliacus
  - anatomische Nähe zu den Mm. adductores im Speziellen M. adductor magnus und minimus
- Apex patellae
  - anatomische Nähe zum Ansatzsehne des M. quadriceps femoris
- Tuberculum adductorium
  - anatomische Nähe zum Adduktorenkanal

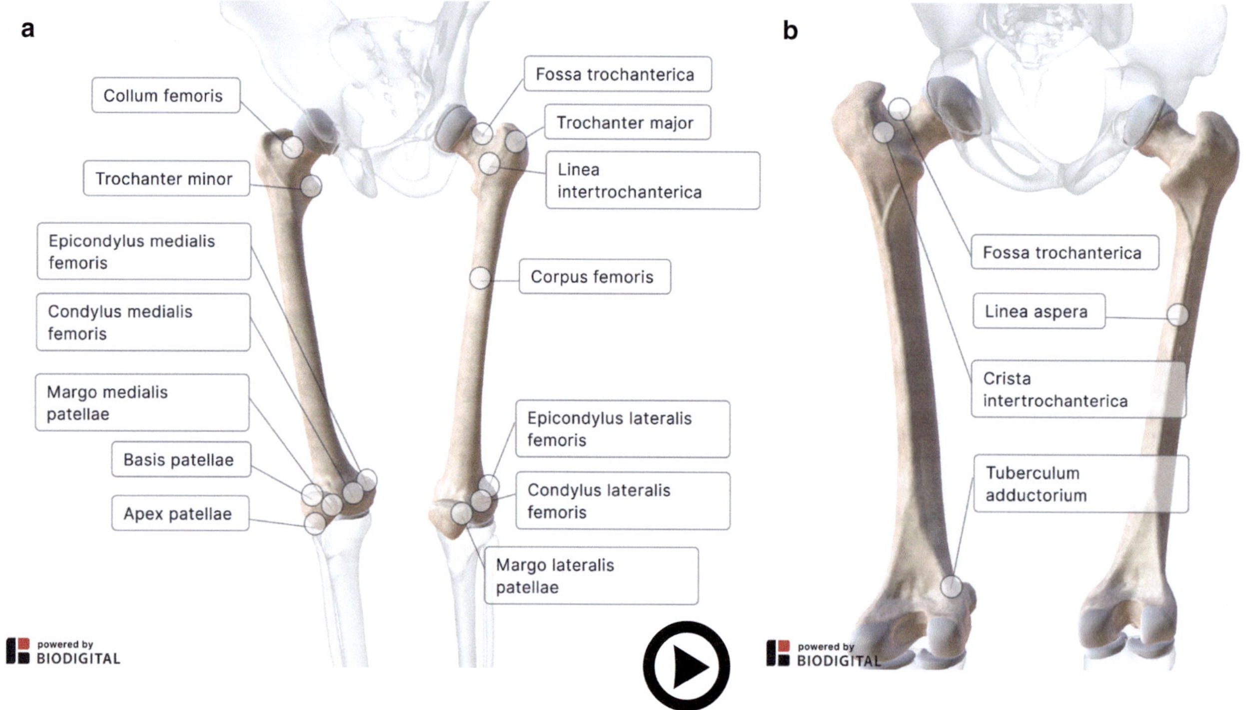

Abb. 2.2 **a**, **b** Femur (© BioDigital) und Video 2.2 Palpation Femur (▶ https://doi.org/10.1007/000-5t5)

2.4 Palpation knöcherner Referenzpunkte am Cruris

Der Unterschenkel besteht, wie auch der Unterarm, aus zwei Knochen, die über die Membrana interossea cruris und Ligamenta miteinander verbunden sind. Dieser Verbund zwischen Tibia und Fibula dient dazu, die Kräfte zwischen Fuß und Oberschenkel zu übertragen und bildet zusätzlich zahlreiche Gelenke, die für Aktivitäten, wie zum Beispiel das Gehen von großer Bedeutung sind. Von proximal beginnend, lassen sich am Crus folgende Referenzpunkte palpatorisch erschließen. Die Ausgangsstellung in Rückenlage ist dafür zu wählen.

2.4.1 Palpation der Tibia

Wird dem Lig. patellae mit den Langfingerbeeren gefolgt, endet dieses distal in der Tuberositas tibiae. Ausgehend von dieser Rauigkeit kann nach lateral ein Vorsprung ertastet werden, welcher als Condylus lateralis tibiae bezeichnet wird. Wichtig ist hierbei, dass die erste Erhebung nicht übergangen wird, da sich ganz lateral das Caput fibulae befindet. Auf halbem Weg zu diesem Condyl kann mit flach angelegten Fingerbeeren das Tuberculum gerdy mit einem Reiz versehen werden, das als Rauhaftigkeit spürbar wird. Medial auf Höhe der Tuberositas tibiae ist als rundlich erhabene Struktur der Condylus medialis tibiae über die flach aufgelegten Fingerbeeren palpabel. Distal der Tibiaapophyse schließt sich eine scharf abgegrenzte, longitudinal verlaufende Kante an. Die beschriebene Margo anterior tibiae ist nahezu über den gesamten Verlauf der Tibia tastbar. Medial und lateral dieser prominenten Kante sind die Faciesmedialis bzw. lateralis der Tibia lokalisiert, die mit aufgestelltem Zeige- bzw. Mittelfinger in der Tiefe spürbar sind. An die Facies medialis schließt sich nach innen eine weitere deutliche tastbare, längsverlaufende Kante, die Margo medialis tibiae an. Distal verläuft die Tibia im Malleolus medialis aus. Der Innenknöchel des Fußes kann deutlich über die Fingerbeeren als rundliche Struktur wahrgenommen werden.

▶ **Durchführungshinweis** Bei der Symptomatik shin splints kann die Region um die Margo anterior druckdolent reagieren (Abb. 2.3).

2.4.2 Palpation der Fibula

Das Wadenbein ist proximolateral am Unterschenkel über eine deutliche Erhebung palpabel. Das Caput fibulae befindet sich lateral am Kniegelenk und kann direkt mit den Fingerbeeren oder über einen Zangengriff ertastet werden.

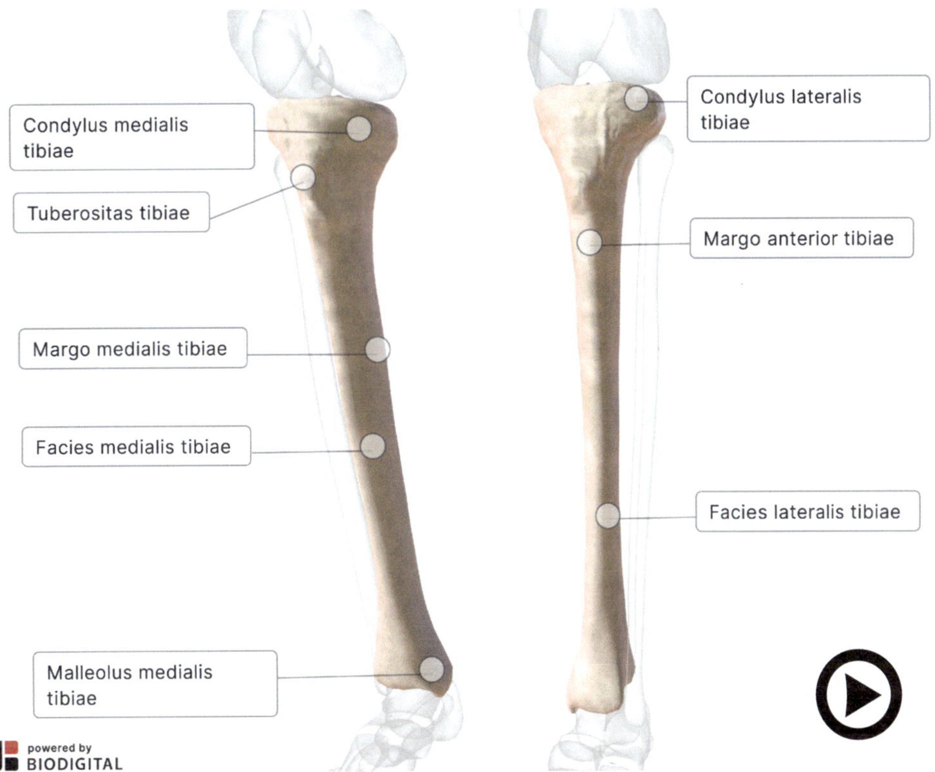

Abb. 2.3 Tibia (© BioDigital) und Video 2.3 Palpation Tibia (▶ https://doi.org/10.1007/000-5t6)

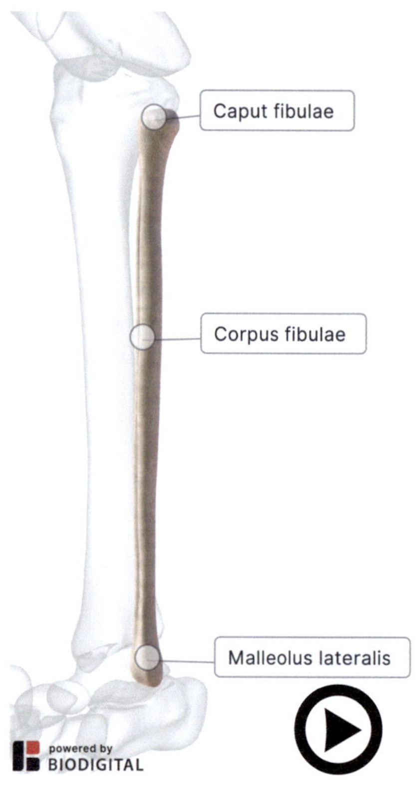

Abb. 2.4 Fibula (© BioDigital) und Video 2.4 Palpation Fibula (▶ https://doi.org/10.1007/000-5t7)

Der Corpus der Fibula ist nur schwer zu palpieren, da er von verschiedenen Weichteilen wie z. B. dem M. fibularis longus et brevis umgeben ist. Distal läuft die Fibula im Malleolus lateralis aus. Als Außenknöchel des Fußes ist dieser mit den Fingerbeeren sehr gut zu palpieren.

▶ **Durchführungshinweis** Folgende Punkte können bei der Palpation verstärkt symptomatisch reagieren. Gehen Sie daher hier besonders vorsichtig vor (Abb. 2.4).

- Tuberositas tibiae
  - Insertionsstelle des M. quadriceps femoris
- → Margo medialis tibiae, vor allem im proximalen Drittel
  - Facies posterior tibiae, Insertionsgebiet des M. popliteus

2.5 Palpation knöcherner Referenzpunkte am Pes

Der Fuß trägt den Menschen durch das Leben. Jeden Tag müssen zahlreiche Kilometer zurückgelegt werden, um den Alltag bewältigen zu können. Neben der Anpassung an verschiedenste Untergründe, wird er zum Zwecke der Optimierung des Gangbildes oder der Ästhetik in unterschiedliches Schuhwerk gezwungen. Der Mensch ist für eine tägliche Gehstrecke von mindestens 10 km konstruiert (Friedrichsen, 2007), daher ist es folglich klar, dass es in der heutigen, bewegungsarmen Gesellschaft viele Deformitäten und Fehlstellungen am Fuß gibt. Der Knick-Senk-Fuß, um nur eine typische Diagnose zu nennen, ist allmählich zur „Volkskrankheit" geworden (Maciałczyk-Paprocka et al., 2017). Trägt ein fehlbelasteter Fuß eine Person durch das Leben, ist es folglich auch nachvollziehbar, warum es so viele weiterlaufende orthopädische Probleme gibt, die auf den Pes zurückzuführen sind (Iijima et al., 2017). Um den Fuß therapeutisch gut untersuchen und behandeln zu können, ist es von höchster Priorität, alle 28 Knochen zu kennen und palpatorisch zu erschließen. Hierfür bietet sich eine entspannte Ausgangsstellung in Rückenlage des Klienten an.

Die Palpationsreise am Fuß beginnt mit dem Knochen, der eine Art Relaisstation am Fuß einnimmt und zugleich ein Knochen am menschlichen Körper ist, an dem keine Muskeln ansetzen oder entspringen.

2.5.1 Palpation des Talus

Der Talus (Abb. 2.5), der den „Gipfel" des Fußes prägt ist palpatorisch am besten zu erspüren, indem am Malleolus medialis mit den Langfingerbeeren ein kleines Stück nach distal getastet wird, bis eine kleine Vertiefung wahrnehmbar ist. Bei aktiver Supination des unteren Sprunggelenkes, in Kombination mit Plantarflexion des oberen Sprunggelenkes, sollte unter den Fingern, unmittelbar distal des medialen Malleolus, die Sehne des M. tibialis posterior deutlich zu fühlen sein. Unmittelbar anterior und posterior dieses Sehnenabschnittes befindet sich der Talus. Eine zusätzliche Palpationsstelle existiert anterior zwischen der Sehne des M. tibialis anterior und des M. extensor hallucis longus. Ausgehend von der Fußhebersehne, die bei Dorsalextension und Supination deutlich zum Vorschein kommt, wird der steil aufgestellte Zeigefinger lateral dieser Sehne in Höhe des oberen Sprunggelenkes aufgelegt. Lateral des Fingers ist zusätzlich die Sehne des M. extensor hallucis longus tastbar. Exakt in dieser Region wird in der Tiefe, fersenwärts der Talus palpiert. Im Ganzen betrachtet wird der Talus von vielen Weichteilstrukturen umhüllt. Dadurch ist eine allumfassende, freie knöcherne Palpation schwierig umzusetzen.

2.5.2 Palpation des Os naviculare

Wird an der medialen Seite des Talus weiter nach distal palpiert, kann ein Gelenkspalt und eine darauffolgende deutliche Erhebung wahrgenommen werden. Diese Erhebung ist die Tuberositas ossis navicularis, welche Bestandteil des Os naviculare (Abb. 2.6) ist. An dieser Stelle kann der Knochen

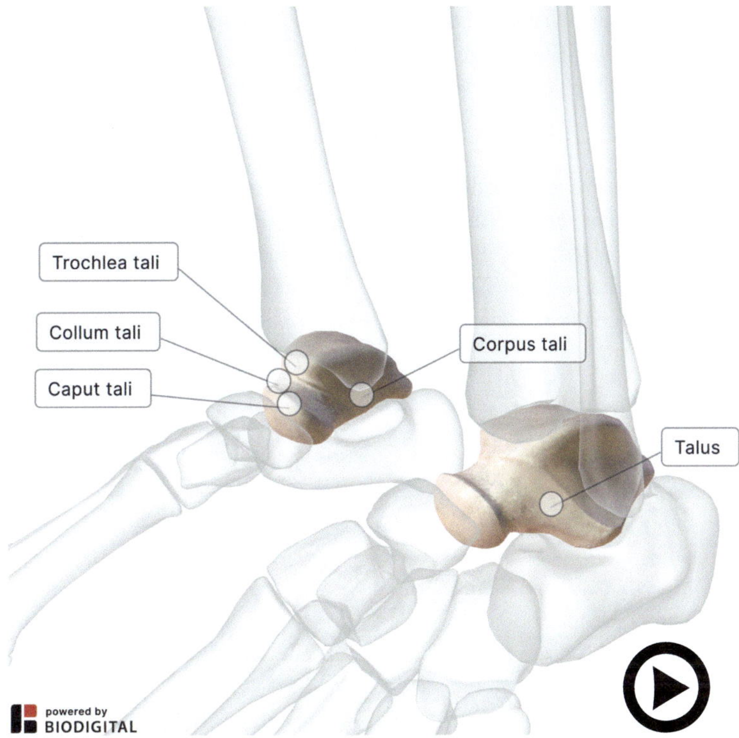

Abb. 2.5 Talus (© BioDigital) und Video 2.5 Palpation Talus (► https://doi.org/10.1007/000-5t8)

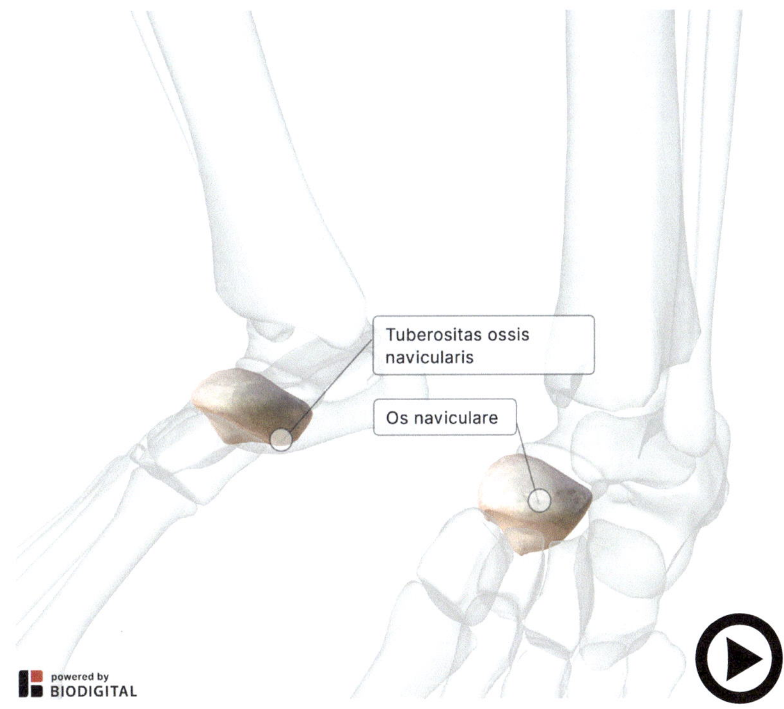

Abb. 2.6 Os naviculare (© BioDigital) und Video 2.6 Palpation Os naviculare (► https://doi.org/10.1007/000-5t9)

im Zangengriff von plantar und dorsal zwischen Daumen und Zeigefinger sehr gut palpiert werden. Eine weitere Methode existiert über den Zugang der Metatarsale I von medial. Folgt die Fingerbeere dem ersten Mittelfußknochen nach proximal wird das erste Gelenk zum Os cuneiforme mediale und anschließend nach proximal ebenfalls die Tuberositas ossis navicularis deutlich spürbar. Durch Bewegung gegenüber benachbarter Knochen können die Knochenränder des Os naviculare klar abgegrenzt werden. Der dabei bewegliche Rand nach lateral bildet die Grenze zum Os cuboideum, welches als nächstes dargestellt wird.

2.5.3 Palpation des Os cuboideum

Für die Betastung des Würfelbeins nehmen die Fingerbeeren mittig an der Fußaußenseite Kontakt auf und wandern an diesem fünften Mittelfußknochen nach proximal. Eine deutliche Erhabenheit, die Tuberositas ossis metatarsalis V, ist dabei zu verzeichnen. Proximal dieser Prominenz ist das Os cuboideum (Abb. 2.7) lokalisiert, welches anschließend direkt über die Fingerbeeren oder im direkten Zangengriff umfasst werden kann. Über eine Fixation des Os naviculare kann über eine Bewegung der Knochenrand noch deutlicher erfasst werden. Weiterhin kann der Untersuchende seine Zehen II bis V in Extension bewegen. Dadurch wird eine Kontraktion des M. extensor digitorum brevis erreicht, dessen Muskelbauch direkt über dem Os cuboideum liegt.

2.5.4 Palpation der Ossa cuneiformia

Ausgehend vom distalen Rand des Os naviculare können drei kleine Knochen, die Ossa cuneiformia (Abb. 2.8), palpiert werden. Es wird das Os cuneiforme mediale, vom Os cuneiforme intermediale und dem Os cuneiforme laterale unterschieden. Bei der Betastung wird die Tuberositas ossis navicularis als Ausgangspunkt erfühlt, das Os naviculare fixiert und anschließend am medialen Fußrand weiter nach distal palpiert, bis der Rand des Knochens und danach ein Gelenkspalt erscheint. Vom medialen Rand aus können diese drei Keilbeine mit dem Zangengriff, über den Daumen von plantar und dem Zeigefinger von dorsal fixiert und gegen das bereits fixierte Os naviculare bewegt werden. Auf diese Weise können die Knochenränder der Ossa cuneiformia am besten gespürt werden. Das Os cuneiforme mediale ist in dieser Gruppe am stärksten ausgeprägt.

2.5.5 Palpation der Ossa metatarsalia

Ausgehend vom Os cuneiforme mediale kann, am medialen Fußrand weiterlaufend nach distal, die sich anschließende Basis der Os metatarsale I erschlossen werden. Hierfür wird das Os cuneiforme I distal im Zangengriff umfasst, um dann die sich anschließende Basis der Metatarsale I zu palpieren. Mit den Langfingerbeeren wird nun dieser längliche Röhrenknochen, von plantar, jedoch noch besser von medial und

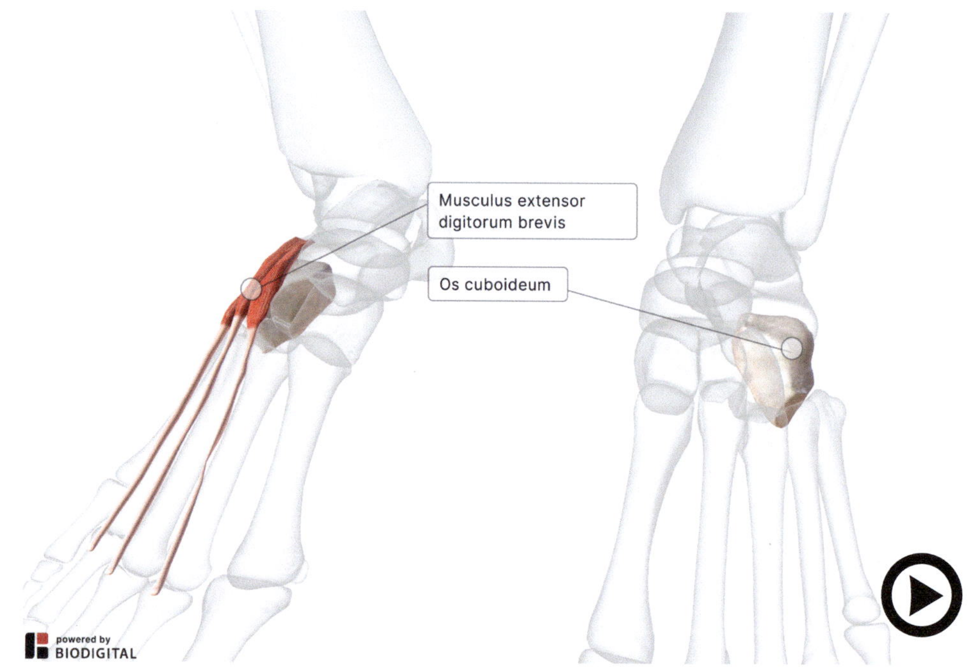

Abb. 2.7 Os cuboideum (© BioDigital) und Video 2.7 Palpation Os cuboideum (▶ https://doi.org/10.1007/000-5ta)

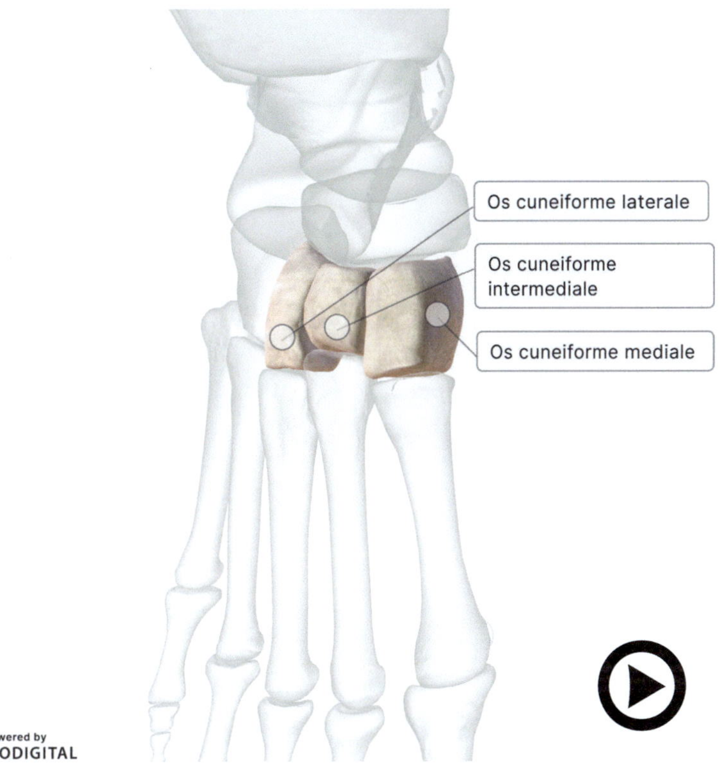

Abb. 2.8 Ossa cuneiformia (© BioDigital) und Video 2.8 Palpation Ossa cuneiformia (▶ https://doi.org/10.1007/000-5tb)

dorsal der Palpation zugänglich. Eine Besonderheit an der Metatarsale I befindet sich distal plantar an diesem Knochen. Hier existieren zwei kleine Ossa sesamoidea, die über eine tiefe Palpation mit der Zeigefingerbeere, als kleine, harte, erbsengroße Strukturen wahrgenommen werden können. Die Metatarsale I kann generell in ihrem kompletten Verlauf mit dem Zangengriff, sowie medial mittels flächiger Palpation getastet werden. Ähnlich kann für die weiteren Metatarsalia vorgegangen werden. Die Metatarsale II und III schließen sich dem Os cuneiformeintermediale bzw. laterale an, die Metatarsale IV und V folgen nach distal dem Os cuboideum. Die Mittelfußknochen des zweiten, dritten und vierten Strahls lassen sich lediglich von plantar und dorsal im Zangengriff palpieren. Die Metatarsale fünf kann zusätzlich noch von lateral flächig erspürt werden. Hierzu wird mit den Langfingerbeeren, ausgehend vom Os cuboideum, nach distal palpiert, um anschließend nach einer kleinen Vertiefung eine äußerst prominente Erhebung zu erfühlen. Diese Erhebung ist die Tuberositas ossis metatarsalis V. Dieser deutlich tastbare Referenzpunkt ist zum Teil von außen am Fuß sichtbar. Alle Metatarsalia enden in einem jeweiligen Caput am Zehengrundgelenk. Diese Region kann sehr gut mit den Langfingerbeeren oder auch im Zangengriff palpiert werden (Abb. 2.9).

2.5.6 Palpation der Ossa phalangeales pedis

Distal der Metatarsalköpfchen wird das Art. metatarsophalangeales mittels der Basis der proximalen Phalanx gebildet (Abb. 2.10). Diese beiden knöchernen Referenzpunkte, Caput der Metatarsale und Basis der Phalanx, können über den Zangengriff fixiert und anschließend gegeneinander bewegt werden. An diese Basis schließt sich der Corpus und weiterlaufend das Caput der Phalanx an. An den proximalen Phalangen schließen sich jeweils eine weitere Phalanx an, die palpatorisch zunächst über den Zangengriff und anschließend über die Langfingerbeeren flächig erschlossen werden kann. Hierbei ist zu beachten, dass am großen Zeh lediglich zwei Phalangen existieren, wohingegen die Zehen zwei bis fünf jeweils drei Phalangen aufzeigen, die über Interphalangealgelenke miteinander verbunden sind.

2.5.7 Palpation des Os calcaneus

Das Fersenbein kann über die Langfingerbeeren palpiert werden. Dieser Knochen kann anhand einiger Referenzpunkte getastet werden. Der erste Punkt, der Tuber

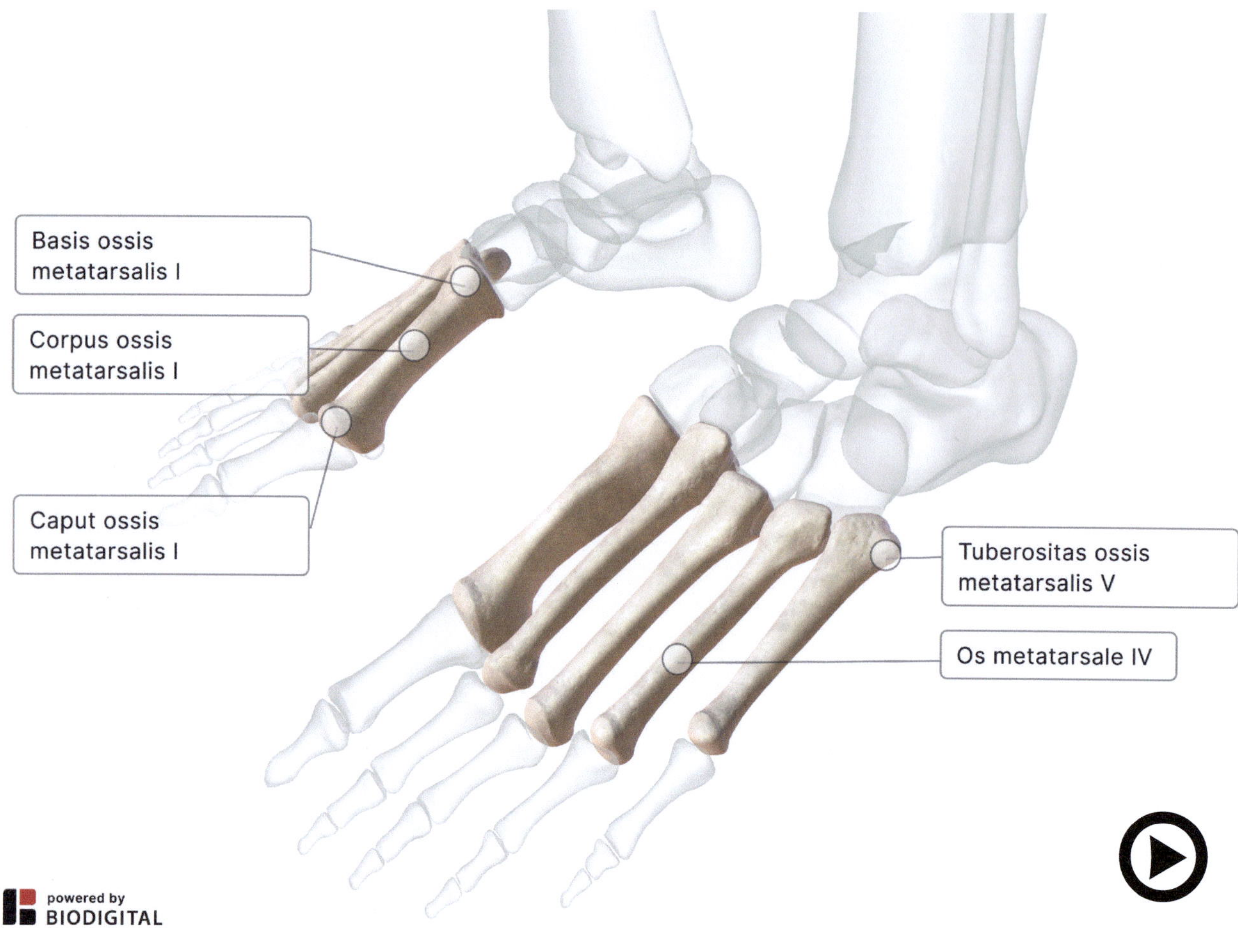

Abb. 2.9 Ossa metatarsalia (© BioDigital) und Video 2.9 Palpation Ossa metatarsalia (▶ https://doi.org/10.1007/000-5tc)

calcanei, kann palpatorisch gefunden werden, indem der Achillessehne nach distal gefolgt wird, bis sie in eine knöcherne Struktur übergeht. Diese ist der Tuber calcanei, der jeweils lateral und medial der Sehne als eine Erhebung tastbar ist. Medial am Calcaneus befindet sich das Sustentaculum tali, welches über die Langfingerbeeren in der Tiefe palpiert werden kann. Hierfür dient der Malleolus medialis als Orientierungsstelle. Ausgehend vom Innenfußknöchel wird weiter nach distal zum Übergang zwischen Talus und Calcaneus getastet. Dort, als kleiner Vorsprung zu ertasten, befindet sich das Sustentaculum tali. Unterhalb dieses sogenannten Balkons befindet sich die A. plantaris medialis, die deutlich durch eine wiederkehrende Pulswelle tastbar ist. Ein weiterer Referenzpunkt kann an der Facies lateralis calcanei palpiert werden. Hierfür werden die Langfingerbeeren zunächst flächig auf den Malleolus lateralis gelegt. Anschließend wird distalwärts palpiert. Hierbei fallen die Finger als erstes in eine Vertiefung, die den Übergang zum Calcaneus bildet. Etwa eine Querfingerbreite weiter existiert die Trochlea fibularis als spürbare Erhebung.

▶ **Durchführungshinweis** Folgende Punkte können bei der Palpation verstärkt symptomatisch reagieren. Gehen Sie daher hier besonders vorsichtig vor (Abb. 2.11).

- Talus
  - Insertion der Ligg. fibulo- et tiobiotalaris anterius et posterius
- Tuberositas ossis metatarsalis V
  - Insertion des M. fibularis brevis
  - Gefahr knöcherner Ausrisse
- Calcaneus
  - Insertionsstellen Ligg. fibulo- bzw. tibiocalcaneare
- Os cuneiforme I sowie Basis Os metatarsale I von plantar
  - Insertionsstelle des M. tibialisanterior et posterior sowie M. fibularis longus

2.5.8 Palpation der Ossa sesamoidea pedis

Distal am Caput der Os metatarsale I befinden sich plantar zwei Sesambeine. Über die Fingerbeere des Zeigefingers las-

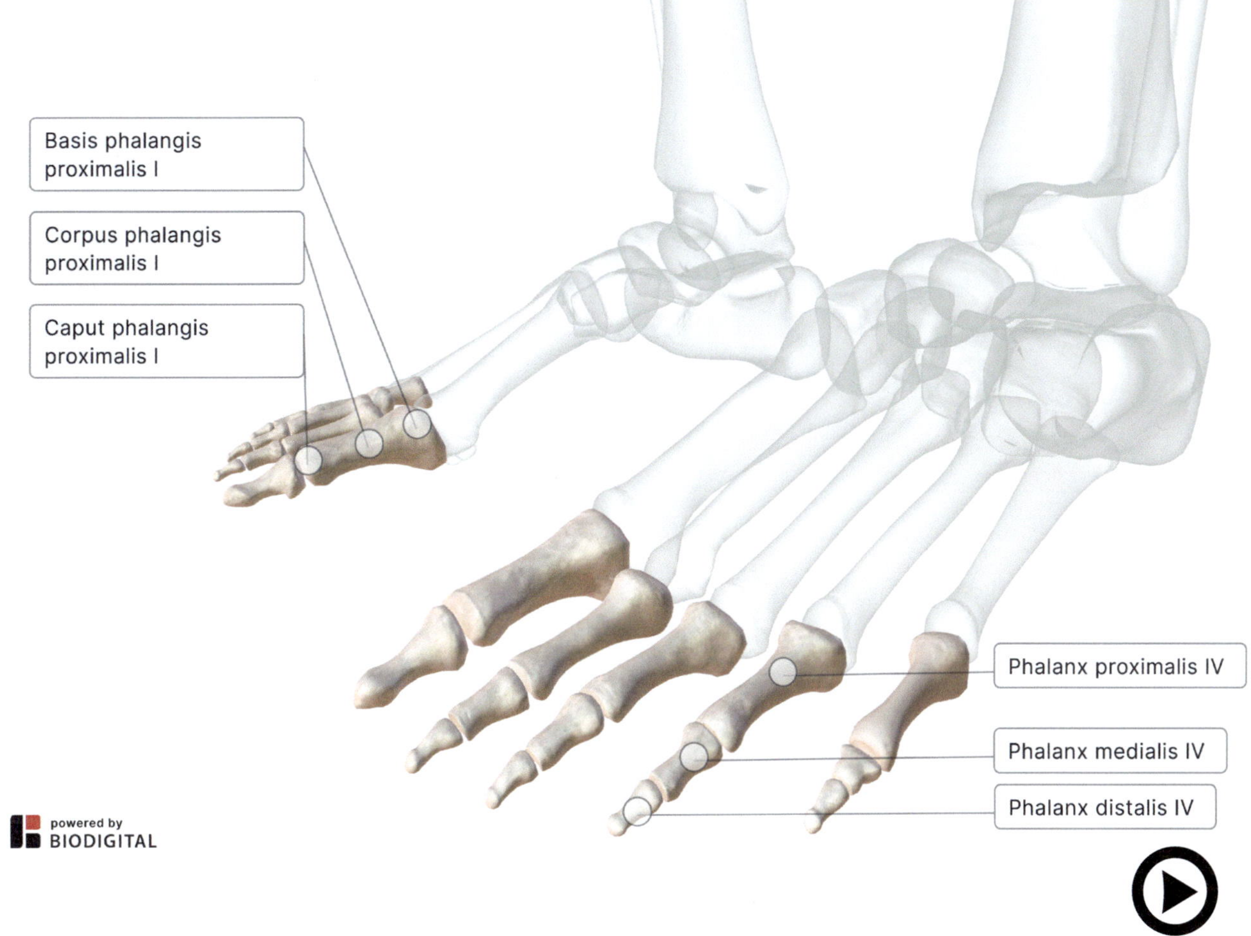

Abb. 2.10 Ossa phalangeales (© BioDigital) und Video 2.10 Palpation Ossa phalangeales (► https://doi.org/10.1007/000-5td)

sen sich die direkt nebeneinander liegenden Ossa sesamoidea pedis (Abb. 2.12) bestmöglich identifizieren. Hierfür wird die flach aufgelegte Zeigefingerbeere direkt in Höhe des Großzehengrundgelenks von plantar aufgelegt und in die Tiefe getastet.

2.6 Palpation knöcherner Referenzpunkte an der Columna vertebralis

Die Wirbelsäule bildet nicht nur das stabile Rückgrat des Menschen, sie schützt zusätzlich das in ihr befindliche, hochsensible Rückenmark und sorgt zudem für ausreichende Mobilität. Aus 24 Wirbelkörpern und 23 Bandscheiben bestehend, befindet sich die als „Doppel-S" gebogene Säule dorsal am Rumpf. Der Halswirbelsäule mit sieben Wirbelkörpern, der Brustwirbelsäule mit zwölf Wirbelkörpern und der Lendenwirbelsäule mit fünf Wirbelkörpern, schließt sich noch das Os sacrum mit fünf und das Os coccygis mit drei bis fünf verschmolzenen Wirbelkörpern an (Cheng u. Song, 2003; Shams et al., 2021). Das Os sacrum bildet hierbei die Verbindungsstelle zum Becken und ist somit, aus biomechanischer Betrachtungsweise, ein wichtiger Kraftüberträger (Yoshihara, 2012). Das Os coccygis, welches mit dem Os sacrum in direkter Verbindung steht, bildet das kaudale Ende der Columna vertebralis. In der Gesamtheit ist die Wirbelsäule, sowohl aus orthopädischer als auch aus neurologischer Sicht, ein hochkomplexes Gebilde. Grundlegend ist hierbei wichtig, sich palpatorisch in dieser Region auszukennen, um gezielte Therapieansätze ableiten zu können. Folgend wird die knöcherne Palpation der Wirbelsäule aus der Ausgangsstellung Bauchlage dargestellt.

Die Palpationsreise, bei der sich der Klient in Bauchlage befindet, beginnt am Os sacrum. Die caudale Hand wird hierfür, mit den Fingerspitzen nach cranial zeigend, flächig in Verlängerung der Analfalte auf diesen Knochen gelegt. Während der Patient tief ein- und ausatmet, sollten kleine Bewegungsausschläge spürbar sein. Diese bieten eine grobe Orientierungshilfe für die Lage des Kreuzbeins. Direkt in der

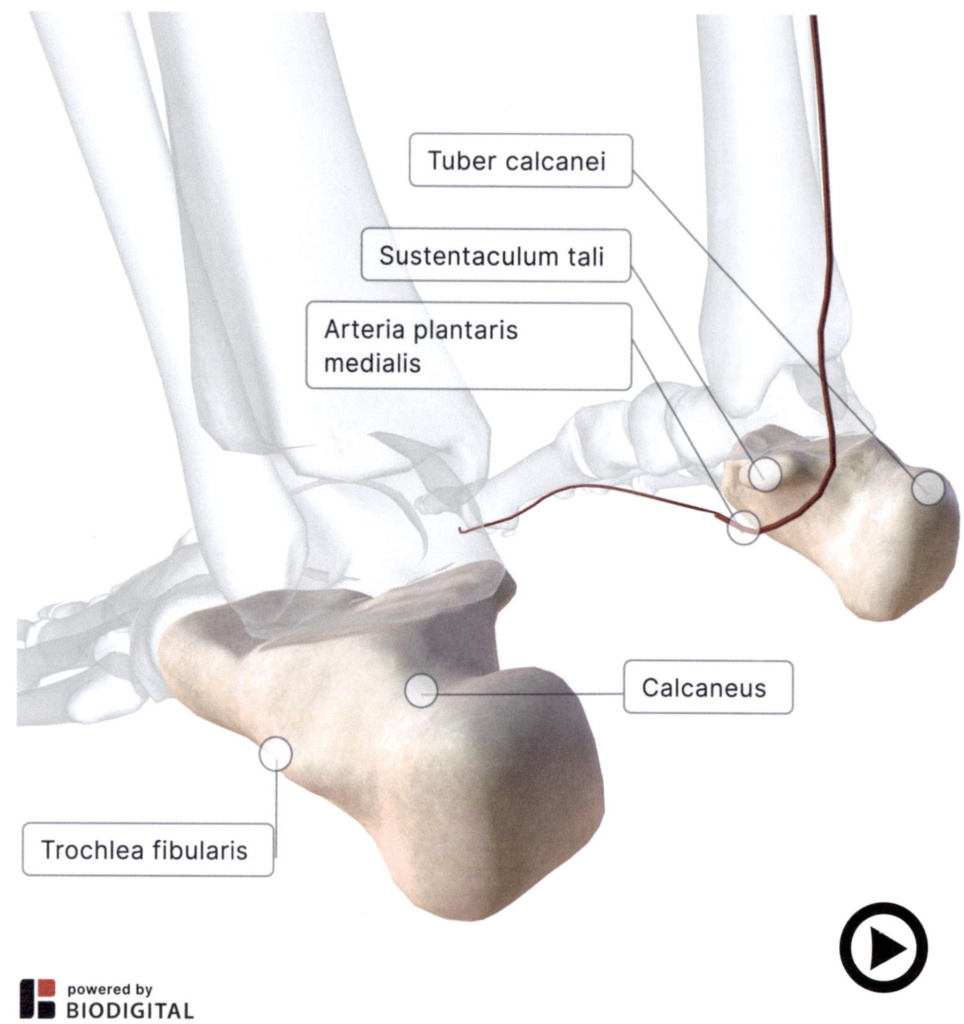

Abb. 2.11 Calcaneus (© BioDigital) und Video 2.11 Os calcaneus (▶ https://doi.org/10.1007/000-5te)

Mitte des Os sacrums befindet sich die Crista sacralis mediana. Nach posterior bildet diese prominente Vorsprünge aus, die als verschmolzene Dornfortsätze des Kreuzbeins am besten über die Langfingerbeeren als harte Erhebungen palpiert werden können. Jeweils lateral, am caudalen Ende des Os sacrums, befindet sich der Angulus inferioris lateralis des Sacrums, der ebenfalls in der Tiefe über die Langfingerbeeren ertastbar ist. Zwischen den beiden Anguli laterales inferiores befindet sich die Spitze des Os sacrums, die sogenannte Apex ossis sacri. An diese Spitze schließt sich nach caudal das Os coccygis an, welches global über den Handballen und lokal über die Fingerbeeren des Zeige- bzw. Mittelfingers palpiert werden kann. Cranial des Os sacrums sind aufsteigend, mittig an der Wirbelsäule, die Processi spinosi als kleine Erhebung tastbar. Zur groben Orientierung werden zunächst alle Dornfortsätze cranialwärts palpiert. Der letzte Processus spinosus, der palpiert werden kann, ist derjenige vom zweiten Halswirbel. Ausgehend von der Halswirbelsäule wird im Folgenden die Ertastung der Processi spinosi nach caudal beschrieben. Der erste palpable Processus spinosus von cranial ist der des Axis. Hierfür wird cranial, mittig an der Halswirbelsäule mit den Langfingerbeeren im Verlauf nach caudal getastet, bis die erste prominente Erhöhung spürbar ist. Weiter nach caudal palpierend ist zwischen den knöchernen Erhebungen der Processi spinosi jeweils der Interspinalraum als Vertiefung zu tasten. Der siebte Halswirbel wird aufgrund seines langen und deutlich hervorstehenden Processus spinosus häufig auch als Vertebra prominens bezeichnet. Der Dornfortsatz des sechsten Halswirbels ist nur etwas kürzer angelegt als jener von C7. Der Kliniker wird durch eine extensorische Bewegung der Halswirbelsäule in die Lage versetzt zwischen den beiden Processi spinosi des sechsten und siebten Halswirbels zu differenzieren. Wird der Processus spinosus von C6, palpiert verschwindet dieser palpatorisch während der Extension aufgrund einer Verlagerung nach anterior. Der Dornfortsatz von C7 bleibt hingegen auch während der Extension für den Untersuchenden deutlich spürbar (Shin et al., 2011). Weiter-

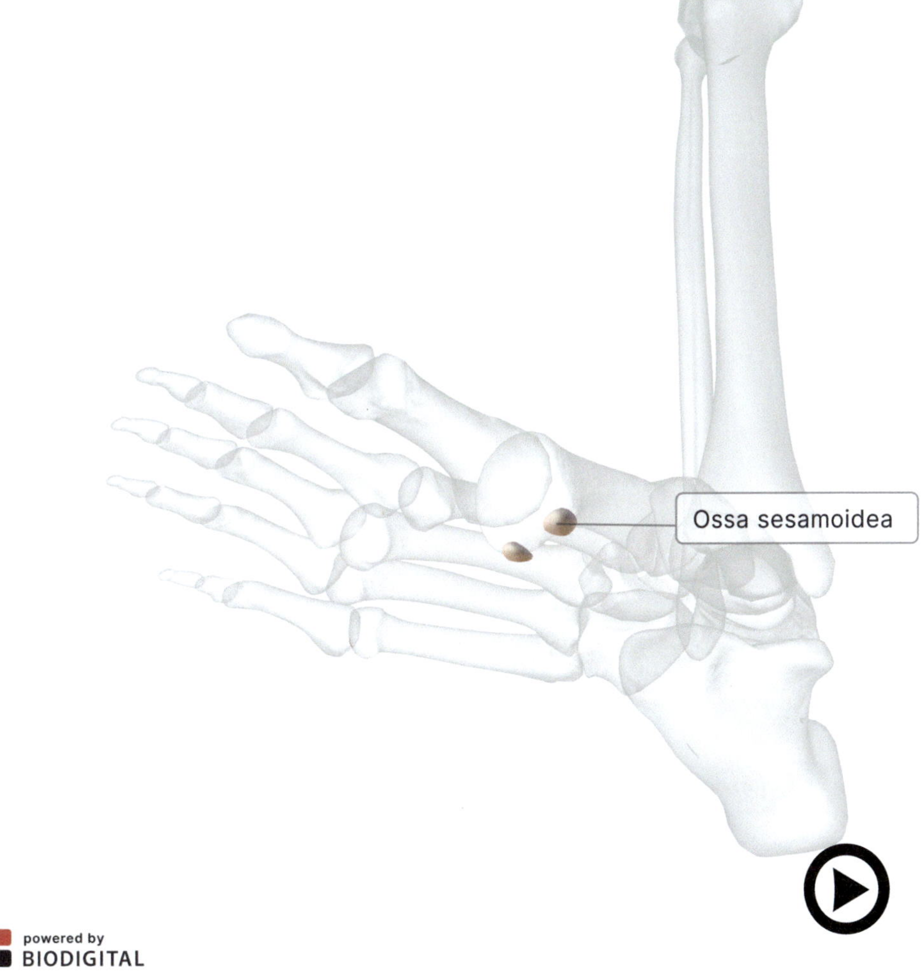

Abb. 2.12 Ossa sesamoidea (© BioDigital) und Video 2.12 Ossa sesamoidea (▶ https://doi.org/10.1007/000-5tf)

führend können unmittelbar lateral der Dornfortsätze der Halswirbelsäule der jeweils superior gelegene Processus articularis inferior sowie der mit diesem artikulierende inferior gelegene Processus articularis superior über die steil aufgestellten Zeige- oder Mittelfinger getastet werden. Neben den Procc. articulares kann der Querfortsatz des Atlas an der HWS erfühlt werden. Unmittelbar vor dem M. sternocleidomastoideus kann mit steil aufgestellten Langfingerbeeren in Höhe des Caput mandibulae in der Tiefe beidseits der Proc. transversus von C1 palpiert werden.

In der Brustwirbelsäule können über Orientierungslinien die Dornfortsätze schneller gefunden werden, als sie einzeln abzuzählen. In Höhe der Fossa jugularis befindet sich der Dorn des zweiten Brustwirbels. In einer gedachten Verbindungslinie zwischen den beiden Spinae scapulae befindet sich mittig der Processus spinosus von Th3. Gleiches gilt für die Anguli inferiores der Scapula und Th7. Der Dorn von Th9 findet sich topographisch auf Höhe des Processus xiphoideus. Wird der zwölften Rippe in Richtung Columna vertebralis gefolgt, endet diese in Höhe des Dorns von Th12. Hierbei ist zu berücksichtigen, dass der Interspinalraum zwischen Th11 und Th12 wesentlich größer als jener zwischen Th12 und L1 erscheint. Wichtig ist es zu beachten, dass sich die Processi spinosi der Brustwirbelsäule dachziegelartig überragen. Daraus lässt sich schlussfolgern, dass der jeweilige Dornfortsatz immer caudal der zugehörigen Processi transversi liegt. Um ausgehend vom Dornforsatz die dazugehörigen Processi transversi palpieren zu können, wird zwischen Th1–3 einen Querfinger, von Th4–6 zwei Querfinger, von Th7–9 drei Querfinger, von Th10–Th11 zwei Querfinger und von Th12 einen Querfinger nach cranial und jeweils zwei Querfinger nach lateral getastet.

In der Lendenwirbelsäule verlaufen die massiven Dornfortsätze in einer anteroposterioren Richtung. Sie können als prominente Erhebungen gut getastet werden. Eine gedachte Verbindungslinie der beidseitig höchsten Punkte der Cristae iliacae führt den Klinker mittig zum Dornforsatz von L3 bzw. L4. Diese Variabilität ist einem steil oder flach entwickeltem Becken zuzuschreiben. Während das steil aufgestellte, männliche Becken eher zu L3 führt, ist beim weib-

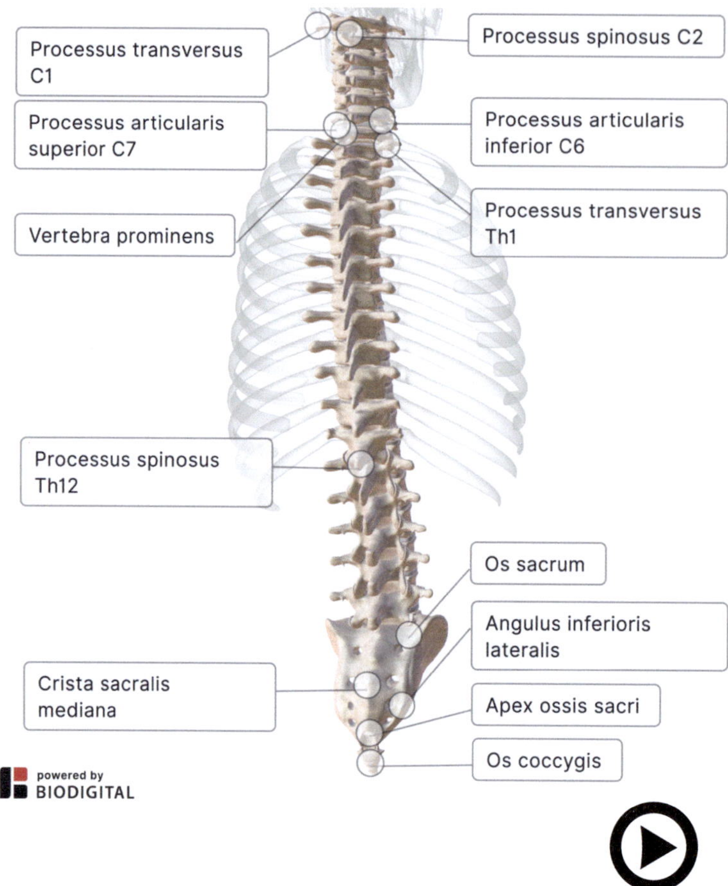

Abb. 2.13 Columna vertebralis (© BioDigital) und Video 2.13 Palpation Columna vertebralis (▶ https://doi.org/10.1007/000-5tg)

lichen eher flach entwickelten Becken die Referenzlinie in Höhe von L4 lokalisiert (Pysyk et al., 2010). Der Mittelpunkt einer horizontalen Verbindungslinie zwischen den beiden S.I.P.S führt den Klinker auf den Dornfortsatz von S2.

▶ **Durchführungshinweis** Folgende Punkte können bei der Palpation verstärkt symptomatisch reagieren. Gehen Sie daher hier besonders vorsichtig vor (Abb. 2.13).

- Processi spinosi
  - Muskelursprünge und Ansätze
- Generell im Gebiet der HWS
  - vermehrtes Auftreten neurovaskulärer Strukturen

2.7 Palpation knöcherner Referenzpunkte am Thorax

Innere Organe werden im menschlichen Körper überwiegend von knöchernen Strukturen geschützt. Diese wichtige Schutzfunktion wird im Rumpfbereich durch den Brustkorb gewährleistet. Zusätzlich bildet der Thorax, der aus 24 Costae und dem Sternum besteht, auch die direkte Verbindungsstelle zur oberen Extremität. Neben der Schutzfunktion, die eine gewisse Stabilität erfordert, muss der Brustkorb auch die nötige Mobilität gewährleisten, um sich bei Bewegungen der Brustwirbelsäule sowie den Anforderungen der Atmung optimal anpassen zu können. Diese Kombination aus Stabilität und Beweglichkeit erhöht das Risiko negativer lokaler Veränderungen am Thorax, aber auch der mit diesem korrespondierenden Strukturen. Aus diesem Grund ist es wichtig, knöcherne Referenzpunkte zu palpieren, um in der Folge eine zielgerichtete Befundung bzw. Therapie zu kreieren. Im Folgenden werden die wichtigsten palpatorischen Referenzpunkte an Sternum und den Costae beschrieben. Hierbei wird überwiegend flächig mit den Langfingerbeeren gearbeitet. Der Klient befindet sich je nach Region in Rücken- bzw. Seitlage.

Die Palpation beginnt am Sternum, dass von cranial nach caudal in Manubrium sterni, Corpus sterni sowie den inkonstanten Processus xiphoideus klassifiziert werden kann. Am cranialsten Punkt des Manubriums befindet sich die

Incisura jugularis, diese Vertiefung kann sehr gut mit steil aufgestellten Fingerbeeren palpiert werden. Jeweils rechts und links dieser Vertiefung bildet das Manubrium eine Gelenkfläche zur Clavicula über die Incisura clavicularis aus. Diese Einkerbung kann mit den flachen Fingerbeeren am Übergang zum Schlüsselbein erspürt werden. Mittig des Manubriums befindet sich am unteren Rand der Angulus sterni, der als kleine Erhöhung im Verlauf tastbar ist. Anschließend geht das Manubrium fließend in den Corpus sterni über. An diesem Mittelstück des Brustbeins können an den lateralen Rändern kleine, ringförmige Erhöhungen ertastet werden. Diese prominenten Stellen sind die Verdickungen der Incisurae costales der zweiten bis siebten Rippe. Hier inserieren die Rippen über die Cartilago costae am Sternum. Am caudalen Ende des Corpus schließt sich der inkonstante Processus xiphoideus an. Dieser Schwertfortsatz kann als einfache oder doppelt gefiederte Spitze palpiert werden.

Den mobilsten Teil des Brustkorbs bilden die Rippen. Die zwölf Rippenpaare erstrecken sich hierbei vom Sternum bis zur Wirbelsäule und müssen sich während jedes Atemzuges mitbewegen. Diese Bewegung erstreckt sich vom Sternum bis hin zur Wirbelsäule. Aufgrund ihrer Anatomie können die Rippen in Costae verae 1–7 (echte), Costae affixae 8–10 (unechte) sowie Costae fluctuantes 11–12 (freie Rippen) untergliedert werden. Teilweise kann die Palpationsmöglichkeit der Rippen stark eingeschränkt sein, da zahlreiche Muskeln sowohl ventral als auch dorsal über große Teile der Rippen ziehen. Begonnen wird mit der Ertastung der ersten Rippe. Die Costa prima kann lateral der Incisura costalis I am Übergang zum Manubrium palpiert werden. Weiterhin ist es möglich die cranialste Rippe mit aufgestellten Fingerbeeren in der Tiefe zwischen dem M. trapezius pars descendens und der Clavicula, in der Fossa clavicularis zu palpieren. Bei alledem wird der Corpus costae zum Teil palpabel. Die zweite bis siebte Rippe kann ventral über die Cartilago costae am Übergang zum Corpus sterni, jeweils lateral dessen palpiert werden. Dieser knorpelige Anteil ist als eine flexible Struktur tastbar, die bei Druck in die Tiefe nach dorsal leicht beweglich ist. An die Cartilago costae schließt sich, auch hier nach dorsal, der Corpus costae an. Diese Körper der Rippen können über die flachen Fingerbeeren bzw. des radialen Randes des Zeigefingers im Verlauf, an der konvexen Facies externa, sehr gut getastet werden. Hierbei ist es deutlich, dass die Rippen eine gebogene Form einnehmen. Über die Margo superior sowie inferior costalis wird die Rippe cranial bzw. caudal begrenzt. Diese Kanten könnten über die steil aufgestellten Fingerbeeren ertastet werden. An den Corpus costae schließt sich nach dorsal der jeweilige Angulus costae an. Dieser kann auf die gleiche Art und Weise wie der Corpus costae palpiert werden. Die knorpeligen Ausläufe der Rippen acht bis zehn ziehen nach ventral in den Cartilago costae der siebten Rippe und besitzen so keinen direkten Kontakt zum Sternum. Durch ihren Verlauf bilden sie den in der Palpation gut abgrenzbaren Arcus costalis aus. Der weitere Verlauf kann wie gewohnt über Corpus und Angulus costae palpiert werden. Die elfte und zwölfte Rippe zählen zu den freien Rippen und können lediglich am Corpus sowie dem Angulus costae palpiert werden.

▶ **Durchführungshinweis** Folgende Punkte können bei der Palpation verstärkt symptomatisch verstärkt reagieren. Gehen Sie daher hier besonders vorsichtig vor (Abb. 2.14).

- Incisura jugularis
  - unmittelbare Nähe zum Plexus brachialis
- Proc. xiphoideus
  - unmittelbare Nähe zum Plexus solaris
  - kann nach Herzdruckmassagen disloziert sein
- Angulus costae
  - im Bereich der Articulationes costotransversales treten vermehrt Fehlstellungen auf

2.8 Palpation knöcherner Referenzpunkte am Cingulum membri thoracici

Der Schultergürtel bildet eine hochkomplexe, funktionelle Einheit, die sich in ihrer Gesamtheit untereinander bedingt. Er verbindet mittels dem Articulatio sternoclavicularis nicht nur den Rumpf mit der oberen Extremität, sondern sorgt auch dafür, dass der Mensch die Alltagsfunktionen, bei denen die Arme benötigt werden, einwandfrei absolvieren kann. Gebildet wird diese Funktionseinheit aus der Clavicula und der Scapula. Für die Befundung und Therapie des Schultergürtels ist es unabdingbar sich palpatorisch über knöcherne Referenzpunkte orientieren zu können, da an den knöchernen Punkten unter anderem zahlreiche Muskeln entspringen bzw. ansetzen. Für die Palpation bietet es sich an, dass der Patient im Sitz gelagert wird. Alternativ ist die ventrale Palpation der Clavicula auch in Rückenlage, sowie die dorsale Palpation der Scapula in Bauchlage des Patienten durchführbar.

2.8.1 Palpation der Clavicula

Der ossäre Palpationskreis des Schultergürtels beginnt in dieser Beschreibung mit der Clavicula. Medial am Schlüsselbein kann über die flächig aufgelegten Langfingerbeeren der Übergang vom Manubrium zur Extremitas sternalis der Clavicula über eine kleine Erhabenheit palpiert werden. Häufig ist dieser Übergang bereits visuell wahrnehmbar, da dieser Referenzpunkt beidseitig prominent nach ventral ausgerichtet ist. Im intermediären Drittel verschmälert sich das Schlüsselbein im Verlauf nach lateral. Dies kann vom Kliniker mittels der Fingerbeeren aber auch im Zangengriff von

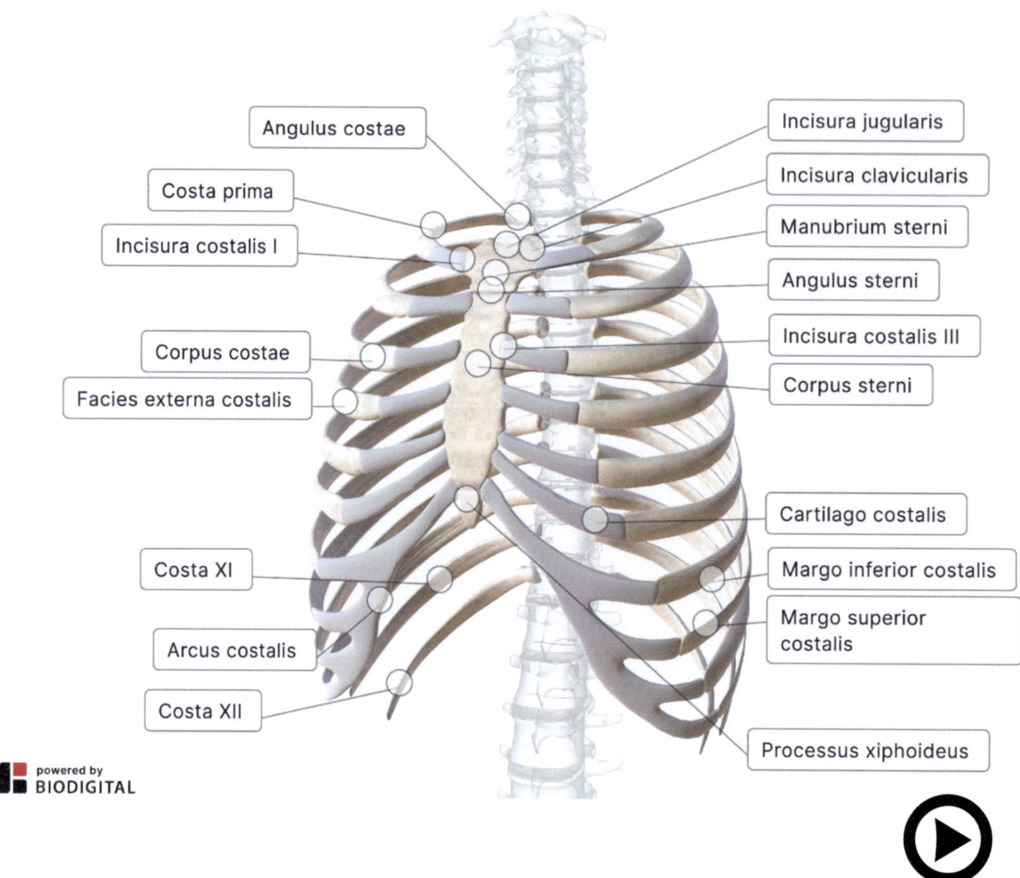

Abb. 2.14 Thorax (© BioDigital) und Video 2.1 Palpation Thorax (▶ https://doi.org/10.1007/000-5th)

ventral, dorsal und cranial erfühlt werden. Hierbei wird die S-Form dieses Knochens sehr anschaulich deutlich. Ventral ist die Margo anterior, mit der Facies anterior und cranial die Margo superior lokalisiert. Weiter nach lateral endet die Clavicula über eine breite Fläche in der Extremitas acromialis. Im Übergang des Corpus claviculae zur Extremitas acromialis ist von dorsal eine kleine Erhabenheit, das sogenannte Tuberculum conoideum, palpabel. Dieses kann optimal von cranial und dorsal über flach aufgelegte Langfinger gespürt werden.

▶ **Durchführungshinweis** Folgende Punkte können bei der Palpation verstärkt symptomatisch reagieren. Gehen Sie daher hier besonders vorsichtig vor (Abb. 2.15).

- Extremitas sternalis claviculae
  - Ursprung des M. sternocleidomastoideus
- Corpus claviculae
  - anatomische Nähe zur Regio cervicalis lateralis und somit zu zahlreichen Nerven und Gefäßen

2.8.2 Palpation der Scapula

Das Schulterblatt, welches in der Mitte so dünn ist, dass das Licht hindurchscheint, weist im Vergleich zur Clavicula wesentlich mehr ossäre Palpationspunkte auf (Lehtinen et al., 2005). Durch ihre dreieckige Grundstruktur ist die Scapula in drei Eckpunkte sowie drei Ränder einteilbar, welche im Folgenden detailliert beschrieben werden. Den Startpunkt stellt der Angulus inferior dar. Dieser kann im untersten Bereich der Scapula gut wahrnehmbar ertastet werden. Während der Erfühlung verspürt der Untersuchende eine klar von der Umgebung abgrenzbare, spitzförmige nach caudal ausgerichtete, harte Struktur unter seinen Fingern. Ausgehend von der unteren Spitze der Scapula findet sich medial die nach cranial aufsteigende Margo medialis. Die innere Kante ist deutlich über steil aufgestellte Langfingerbeeren in ihrem Verlauf tastbar. Wandern die Finger unter diese Kante auf die ventrale Fläche der Scapula kann die Fossa subscapularis direkt in diesem Bereich erfühlt werden. Das obere Ende der Margo medialis stellt der Angulus superior dar.

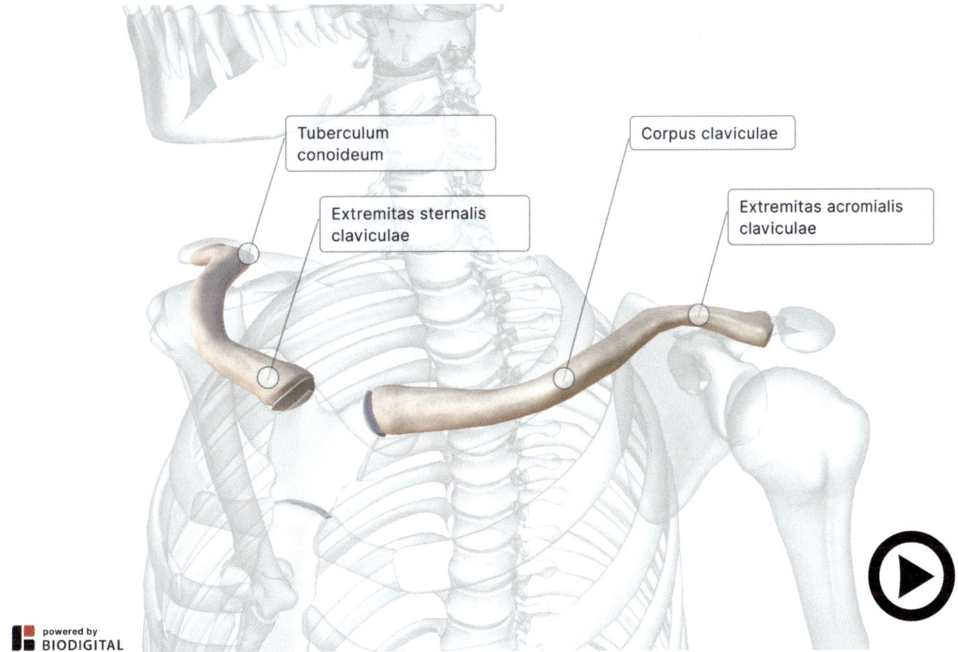

Abb. 2.15 Clavicula (© BioDigital) und Video 2.15 Palpation Clavicula (▶ https://doi.org/10.1007/000-5tj)

Dieser ist durch die anatomische Nähe des Musculus trapezius pars descendens nur eingeschränkt tastbar. Die Margo superior ist palpatorisch nicht zu erschließen wohingegen die Margo lateralis scapulae deutlich ertastet werden kann. Der schräg nach caudomedial verlaufenden Rand, der im Angulus inferior endet, kann in der Tiefe über die aufgestellten Langfingerbeeren erspürt werden. Neben dieser Umrandung gibt es noch weitere fühlbare ossäre Referenzpunkte an der Scapula. Von dorsal betrachtet, befindet sich im oberen Drittel die Spina scapulae. Diese lässt sich leicht als langgezogene Knochenleiste, ausgehend vom oberen Drittel der Margo medialis, leicht schräg nach craniolateral verlaufend, palpieren. Die Schulterblattgräte endet lateral im Acromion. Die Schulterhöhe ist bei vielen Klienten bereits im Sichtbefund deutlich wahrnehmbar. Die Ertastung des Acromions geschieht flächig über die Fingerbeeren. Deutlich wahrnehmbar ist der Angulus acromii am äußeren Rand des Acromions. Unmittelbar oberhalb der Spina scapulae befindet sich die Fossa supraspinata und unterhalb die Fossa infraspinata. Beide sind palpatorisch in der Tiefe fühlbar, werden jedoch vom M. supra- bzw. infraspinatus bedeckt. Ein weiterer wichtiger Referenzpunkt an der Clavicula ist der Processus coracoideus. Der Rabenschnabelfortsatz wird über die steil aufgestellten Langfingerbeeren oder alternativ mit dem Daumen in der Tiefe palpiert. Hierbei dient zunächst die Extremitas acromialis der Clavicula als Orientierung. Ausgehend dieses Referenzpunktes wird der Palpationsfinger nach caudal verlagert. Caudal der Extremitas acromialis schließt sich zunächst eine mit Weichteilgewebe ausgefüllt Vertiefung an. Steißwärts dieser Vertiefung ist eine deutlich rundliche, knöcherne Struktur mit den Fingerbeeren wahrnehmbar. Diese Struktur ist der Processus coracoideus. Zuletzt ist am Schulterblatt noch die Fossa subscapularis zu erwähnen, die als vordere Fläche der Scapula die Kontaktstelle zum Thorax herstellt. Je nach Ausgangsstellung werden verschiedene Anteile der Fossa subscapularis palpabel. Liegt der Untersuchende in Bauchlage kann der Klinker über eine passive Retraktionsbewegung im Schultergürtel eine Separation zwischen der Scapula und dem Thorax erzielen. Dadurch wird es möglich im Bereich des Angulus inferior bzw. der Margo medialis mit den flächig aufgelegten Langfingerbeeren Kontakt zu den medialen Anteilen der Fossa subscapularis aufzunehmen. Die gleiche Vorgehensweise kann auch in der Seitenlage umgesetzt werden. Hierfür ist eine passive Retraktion des Schultergürtels im Vorfeld empfehlenswert, um Weichteilstrukturen anzunähern. Befindet sich der Klient in Rückenlage sollte der Klinker zunächst eine leichte Abduktion im Schultergelenke, der zu untersuchenden Seite, durchführen. Nun nimmt der Untersuchende mit den gestreckten Langfingern Kontakt zur Margo lateralis, unmittelbar caudal der Axilla, auf. Wurde diese identifiziert, kann schließlich in Richtung dorsal gehend der Raum zwischen Thorax und Schulterblatt palpiert werden. Übt der Klinker hierbei leichten Druck in Richtung Scapula aus, gelingt es Reize auf die lateralen Anteile der Fossa subscapularis zu setzen. Versuchen Sie die beschriebenen knöchernen Referenzpunkte als Mosaikstücke eines Gesamtbildes in ihrer Untersuchung zu sehen. Scapula und Clavicula prägen als Bestandteile des Schultergürtels, im Sinne des Holismus, eine funktionelle Einheit.

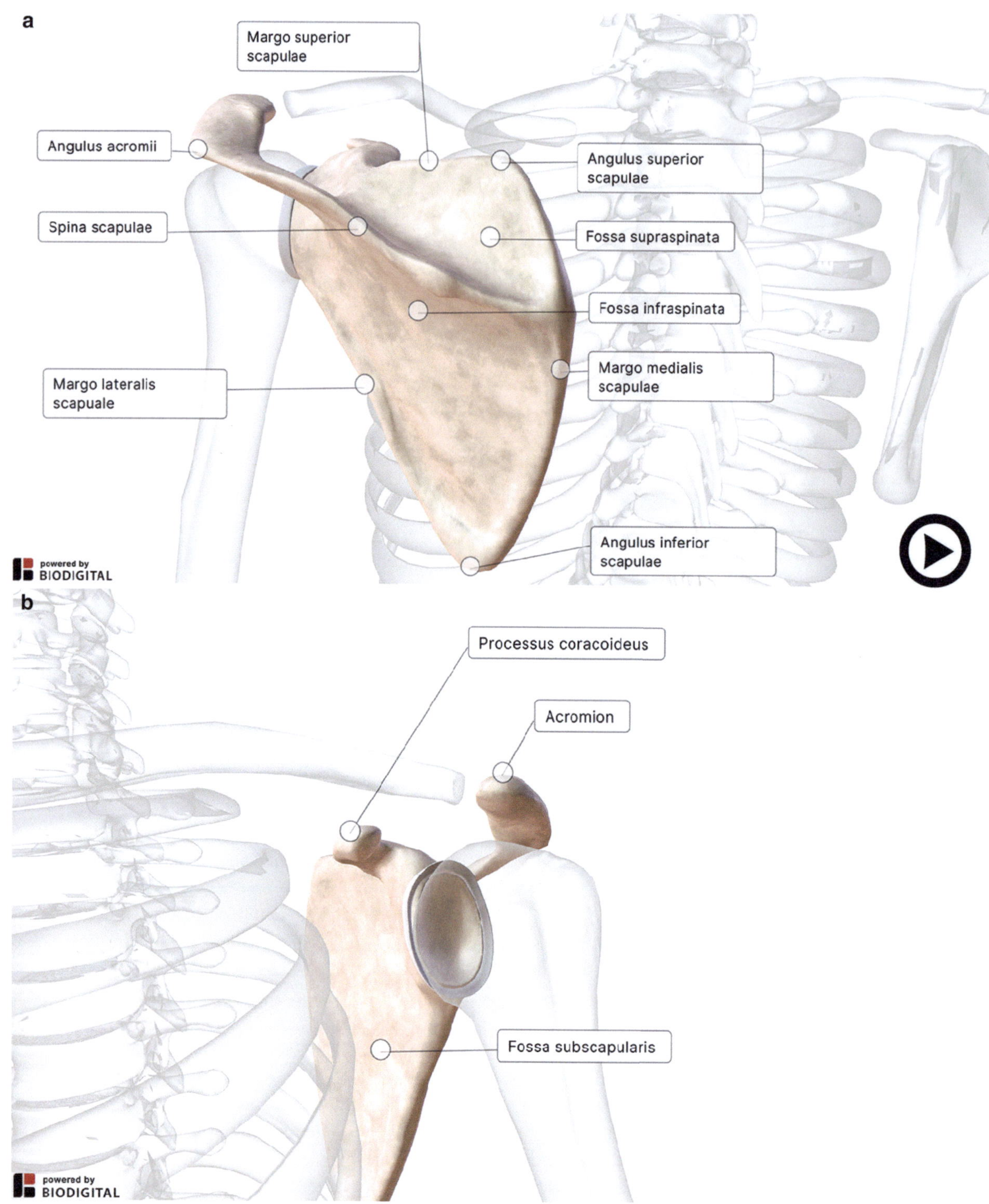

Abb. 2.16 Scapula (© BioDigital) und Video 2.16 Palpation Scapula (► https://doi.org/10.1007/000-5tk)

► **Durchführungshinweis** Folgende Punkte können bei der Palpation verstärkt symptomatisch reagieren. Gehen Sie daher hier besonders vorsichtig vor (Abb. 2.16).

- Angulus inferior scapulae
  - Ursprung des M. teres major

- Margo lateralis
  - Ursprungsareale des M. teres major sowie des M. teres minor
- Processus coracoideus
  - anatomischen Einfluss des M. pectoralis minor, Caput breve des M. biceps brachii, M. coracobrachialis, Lig. coracoclaviculare sowie des Lig. coracoacromiale
- Fossa supra- und infraspinata sowie subscapularis
  - Ursprünge des M. supra- bzw. infraspinatus sowie des M. subscapularis aus der Rotatorenmanschette

2.9 Palpation des Humerus

Als längster Knochen der oberen Extremität weist der Humerus zahlreiche Referenzpunkte auf, die es palpatorisch zu ergründen gilt. Frühkindliche Oberarmfraktur treten abundant auf, was zeigt, dass dieser Knochen im Alltag durchaus hohen Belastungen ausgesetzt ist (Havránek et al., 2018). Neben Frakturen sind auch die Epicondylopathia lateralis et medialis humeri häufig gestellte Diagnosen, die Klienten zu einem Arzt- bzw. Therapeutenbesuch bewegen (Duncan et al., 2019). Durch die verschiedenen Formen der Klinik dieser Struktur rückt die Wichtigkeit einer hochwertigen Palpation in den Vordergrund. Für die Betastung befindet sich der Klient im Sitz oder alternativ in Rückenlage.

Die Palpation beginnt proximal mit den zwei Höckern am Oberarmknochen, dem Tuberculum majus et minus. Ersteres befindet sich distal des Acromions und somit lateroproximal am Humerus und ist über die flach aufgelegten Langfingerbeeren von Zeige- und Mittelfinger am besten zu ertasten. Über eine Außen- sowie Innenrotation im Art. humeroscapularis kann eine Bewegung des großen Höckers registriert werden. Ausgehend vom Tuberculum majus wird horizontal nach medial palpiert. Hierbei wird zunächst die lange Sehne des M. biceps brachii getastet, die sich quer zum Palpationsverlauf im Sulcus intertubercularis erstreckt. Weiter nach medial wird schließlich das Tuberculum minus ventroproximal am Humerus palpabel. Lateral am Humerus befindet sich mittig die Tuberositas deltoidea. Dieser knöcherne Orientierungspunkt wird palpiert, indem die Langfingerbeeren zunächst am lateralen distalen Ende des Humerus aufgelegt werden und langsam, bei ca. 30 ° aktiv abduziertem Oberarm, nach proximal tasten. Nach der Hälfte der Wegstrecke ist eine kleine Vertiefung im Gewebe fühlbar, an die sich weiter nach proximal der Muskelbauch des M. deltoideus anschließt. Am beschriebenen Punkt der Vertiefung ist die Tuberositas deltoidea aufzufinden. Anschließend wird lateral erneut nach distal palpiert, bis ellenbogennah eine knöcherne Erhebung spürbar ist. Diese kleine Prominenz wird als Epicondylus lateralis humeri betitelt. Am besten zugänglich ist dieser über die Fingerbeeren bei etwa 90 ° flektierten Ellenbogengelenk des Klienten. Von diesem Punkt wird sich nach medial gehend an der anterioren Fläche des Humerus orientiert. Hierbei kann mit steil aufgestellten Langfingerbeeren distal in der Tiefe lateral das Capitulum humeri als konvexe Rundung und anschließend medial die Trochlea humeri ertastet werden. In diesem Bereich wird die Palpationsqualität durch die darüberliegenden Weichteilstrukturen eingeschränkt. Weiter nach medial schließt sich der Epicondylus medialis humeri an, der als deutliche Erhebung in 90 ° flektierter Position palpabel ist. In dieser Ausgangsstellung wird über die posteriore Fläche des distalen Humerus palpiert. Wird die posteriore, distale Fläche des Oberarmknochen palpiert, ist mittig eine deutlich wahrnehmbare Vertiefung zu vernehmen. Verspürt der Kliniker diese mit seinem Palpationsfinger ist er in der Fossa olecrani angekommen.

▶ **Durchführungshinweis** Folgende Punkte können bei der Palpation verstärkt symptomatisch reagieren. Gehen Sie daher hier besonders vorsichtig vor (Abb. 2.17).

- Tuberculum majus
  - Insertionen des M. supraspinatus, M. infraspinatus sowie des M. teres minor
- Tuberculum minus
  - Insertionsstelle des M. subscapularis
- Sulcus intertubercularis
  - beherbergt die Sehne des M. biceps brachii caput longum
- Tuberositas deltoidea
  - Insertionsstelle des M. deltoideus
- Epicondylus lateralis humeri
  - Insertionsstelle der Handgelenksextensoren, Vorsicht bei Epicondylopathia lateralis
- Epicondylus medialis humeri
  - Insertionsstelle Handgelenksflexoren, Vorsicht bei Epicondylopathia medialis

2.10 Palpation knöcherner Referenzpunkte am Antebrachium

Der Unterarm besteht, ähnlich wie der Unterschenkel, aus zwei Knochen. Ulna und Radius bilden eine sich gegenseitig bedingende funktionelle Einheit. Beide Knochen sind artikulär sowie über die Membrana interossea antebrachii strukturell miteinander verbunden. Zusätzlich ist diese Region besonders verletzungsanfällig. Die distale Radiusfraktur stellt die am häufigsten gestellte Diagnose unter den Knochenbrüchen dar (Mauck und Swigler, 2018). Dies illustriert deutlich unter welch großen Belastungen die Unterarmknochen im Alltag eines Menschen stehen. Umso wichtiger ist es, die Region des Unterarms palpatorisch zu erschließen, um im Nachgang eine geeignete Therapie ableiten zu können. Als Ausgangsstellung des Klienten wird die Rückenlage oder alternativ der Sitz empfohlen.

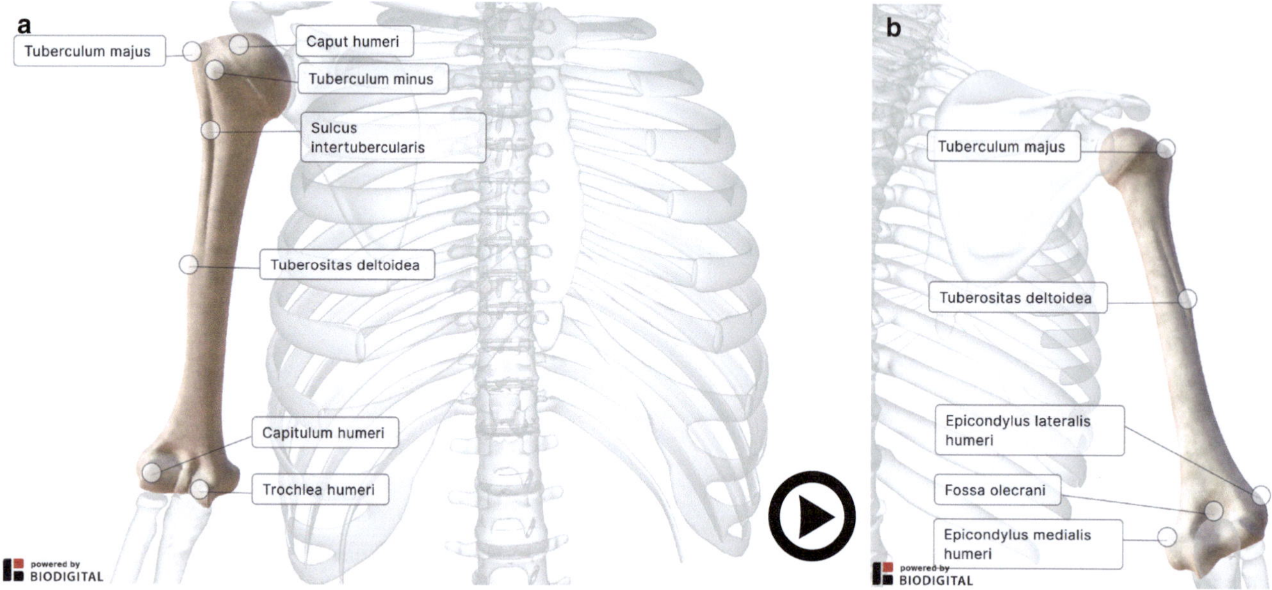

Abb. 2.17 Humerus (© BioDigital) und Video 2.17 Palpation Humerus (▶ https://doi.org/10.1007/000-5tm)

2.10.1 Palpation der Ulna

Die Ertastung der knöchernen Referenzpunkt am Antebrachium wird im Folgenden zunächst an der Ulna beschrieben. Die Elle kann in eine Extremitas proximalis, einen Corpus ulnae sowie eine Extremitas distalis eingeteilt werden. Das Olecranon ist als prominenter Palpationspunkt dorsoproximal an der Ulna zu finden. Dieser Bestandteil der Ulna ist mit sämtlichen Palpationstechniken deutlich wahrnehmbar. Empfohlen wird den Kontakt über die flach angelegten Fingerbeeren herzustellen, um die Struktur an sich gut zu erfühlen. Die Margo posterior dient als posteriore, ossäre Orientierungslinie. Diese Kante steht in Verlängerung des Olecranons und ist deutlich über die Fingerbeeren spürbar. Anterior im proximalen Teil der Ulna, befindet sich der Processus coronoideus und etwas weiter distal die Tuberositas ulnae. Diese Erhebungen sind über steil aufgestellte Zeige- bzw. Mittelfingerbeeren direkt in der Ellenbogenbeuge, ulnaseitig als harte Erhabenheit zu tasten. Die Ulna endet körperfern über den Caput ulnae im Processus styloideus ulnae. Dieser Vorsprung ist meist schon deutlich über das bloße Auge sichtbar und demzufolge auch leicht zu ertasten. Nach distal schließen sich der Discus articularis und folgend das Os triquetrum an.

▶ **Durchführungshinweis** Folgende Punkte können bei der Palpation verstärkt symptomatisch reagieren. Gehen Sie daher hier besonders vorsichtig vor (Abb. 2.18).

- Tuberositas ulnae
  - Insertionsstelle M. brachialis

2.10.2 Palpation knöcherne Referenzpunkte am Radius

Die Palpation am Radius beginnt proximal und lateral am Epicondylus lateralis humeri. Dieser Referenzpunkt wird genutzt, um bei Bewegung in Flexion und Extension im Ellenbogengelenk den artikulären Übergang zur Circumferentia radii ertasten zu können. Den nächsten Orientierungspunkt stellt die Tuberositas radii dar. Um diese gezielt auffinden zu können, bietet es sich an, der Ansatzsehne des M. biceps brachii nach distal zu folgen. Diese spannt sich bei aktiver Flexion sowie Supination im Ellenbogengelenk an und inseriert an der gesuchten ossären Stelle. An der Insertionsstelle angekommen wird der zu Untersuchende aufgefordert eine wechselnde Pro- und Supinationsbewegung in den Ellenbogengelenken durchzuführen. Da sich der Radius bei diesen Bewegungen um die Ulna dreht, verschwindet während der Pronation die Rauigkeit wohingegen die Tuberositas radii bei Supination als harte Erhebung in der Tiefe zu tasten ist. Daumenseitig kann anschließend der Radius entlang der Margo anterior bzw. posterior bis nach distal weiter palpatorisch erschlossen werden. Hierfür bietet es sich an, die Speiche flächig über die Fingerbeeren oder im Zangengriff zu tasten. Am distalen Ende befindet sich radial der Processus styloideus radii, der als Verstärkung spürbar ist. Dorsodistal am Radius befindet sich mittig zusätzlich das Tuberculum dorsale. Dieses kann als kleine Erhebung wahrgenommen werden.

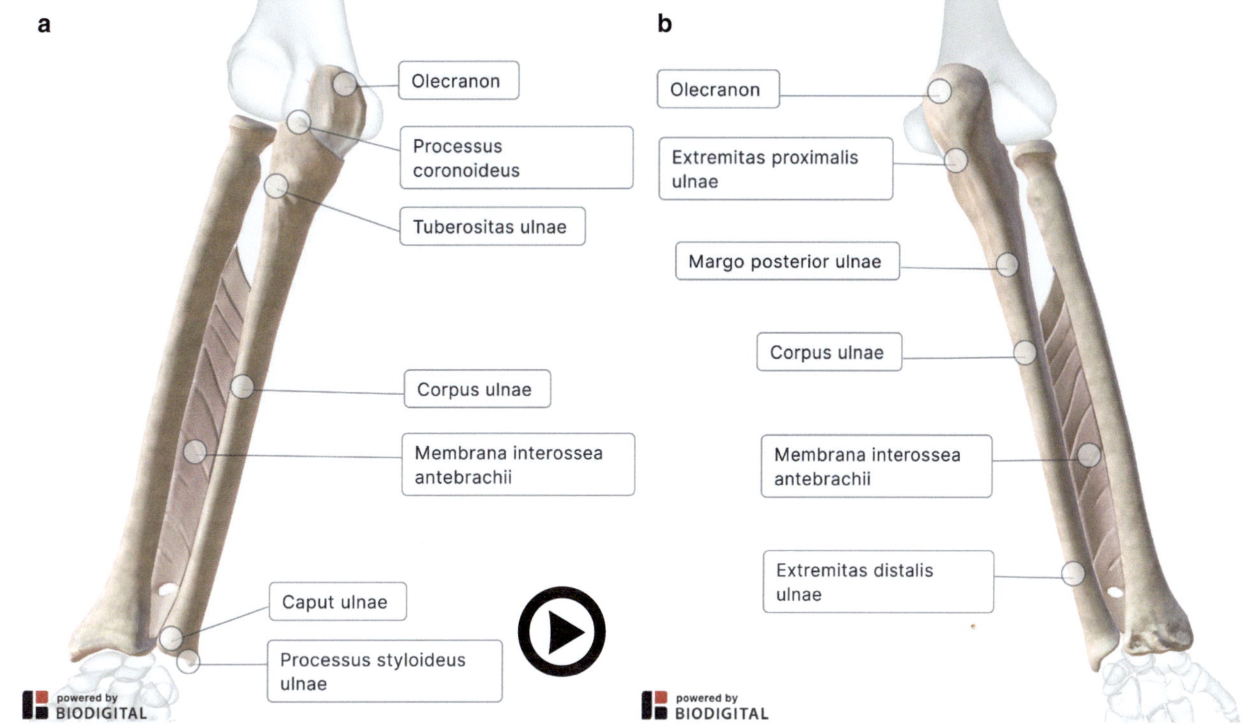

Abb. 2.18 Ulna (© BioDigital) und Video 2.18 Palpation Ulna (▶ https://doi.org/10.1007/000-5tn)

▶ **Durchführungshinweis** Folgende Punkte können bei der Palpation verstärkt symptomatisch reagieren. Gehen Sie daher hier besonders vorsichtig vor (Abb. 2.19).

- Tuberositas radii
  - Insertionsstelle M. biceps brachii

2.11 Knöcherne Referenzpunkte Manus

Die filigran sowie hochpräzise arbeitende Hand verleiht dem menschlichen Organismus in der Natur ein faszinierendes Alleinstellungsmerkmal. Ob beim Essen, Trinken, Werkzeug benutzen, Autofahren, Arbeiten am PC, Türöffnen oder weiteren zahlreichen Alltagsaktivitäten, die Hand wird immer gebraucht. Sie ermöglicht als Greiforgan das präzise Fassen von Gegenständen über die entsprechende Feinmotorik. Der ossäre Grundaufbau der Hand besteht aus 29 Knochen. Hierzu zählen die acht Handwurzelknochen (Carpus), fünf Metacarpalia (Metacarpus), fünf proximale Phalangen, vier mediale Phalangen, fünf distale Phalangen (Digiti I-V) sowie zwei Sesambeine. Diese Vielzahl an Knochen bilden das Grundgerüst für hochkomplexe Bewegungsabläufe. Durch die Palpation von verschiedenen ossären Punkten wird eine topographische Orientierung an der Hand ermöglicht. Hierbei ist es günstig den Klienten in Rückenlage oder im Sitz zu positionieren. Anschließend werden die Knochen mit dem Zangengriff bzw. flächig palpiert, um sie gegenüber den umliegenden Strukturen abgrenzen zu können. Besonders im Bereich der Handwurzel sollte die Palpation aufgrund der überschaubaren Größe der Knochen lediglich mit den Fingerspitzen durchgeführt werden. Es empfiehlt sich die Kapitel chronologisch zu bearbeiten, da sich die einzelnen Inhalte meist aufeinander aufbauen.

2.11.1 Palpation der Ossa metacarpalia

Die Ertastung der Hand beginnt am Metacarpus. Diese Vorgehensweise vereinfacht die Erschließung aller weiteren Knochen der Manus. An den Fingergrundgelenken befindet sich proximal das Caput der jeweiligen Metacarpale I-V (Abb. 2.20). Dieser ist als rundliche Verdickung spürbar. In ihrem Verlauf können die länglichen Röhrenknochen von ihren Köpfchen, nach proximal über den jeweiligen Corpus, bis hin zur Basis im Zangengriff erspürt werden. Das ossäre Palpationsgefühl ist von dorsal im Gegensatz zur palmaren Kontaktfläche ausgeprägter. Leichte dorsopalmare, translatorische Mobilisationsimpulse, die eine Bewegung zwischen den einzelnen Mittelhandknochen hervorrufen, können hilfreich für eine exakte Abgrenzung der jeweiligen ossären Struktur sein. An die jeweilige Basis der Ossa meta-

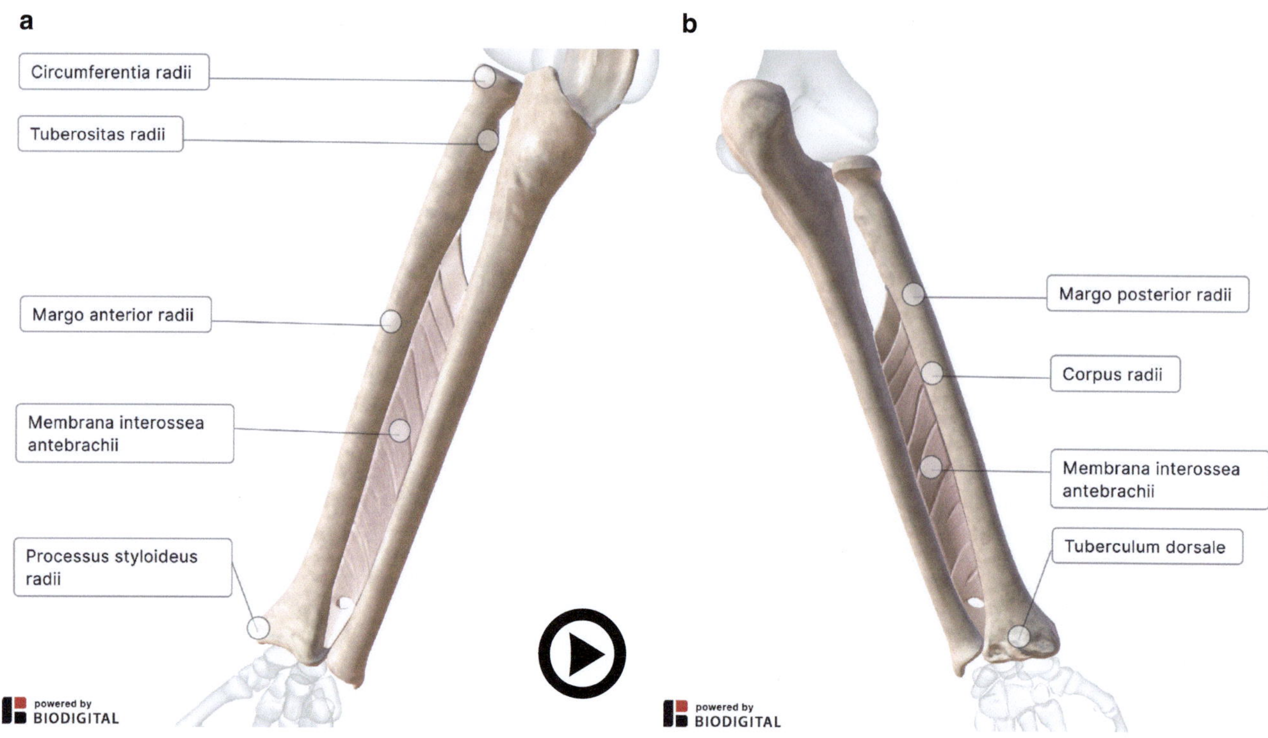

Abb. 2.19 Radius (© BioDigital) und Video 2.19 Palpation Radius (► https://doi.org/10.1007/000-5tp)

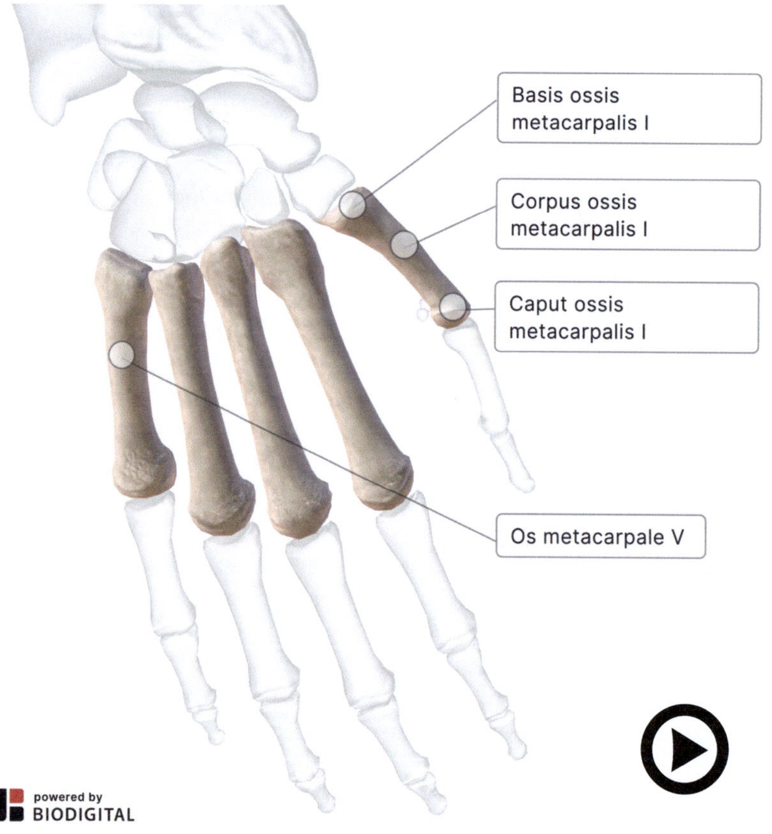

Abb. 2.20 Ossa metacarpalia (© BioDigital) und Video 2.20 Palpation Ossa metacarpalia (► https://doi.org/10.1007/000-5tq)

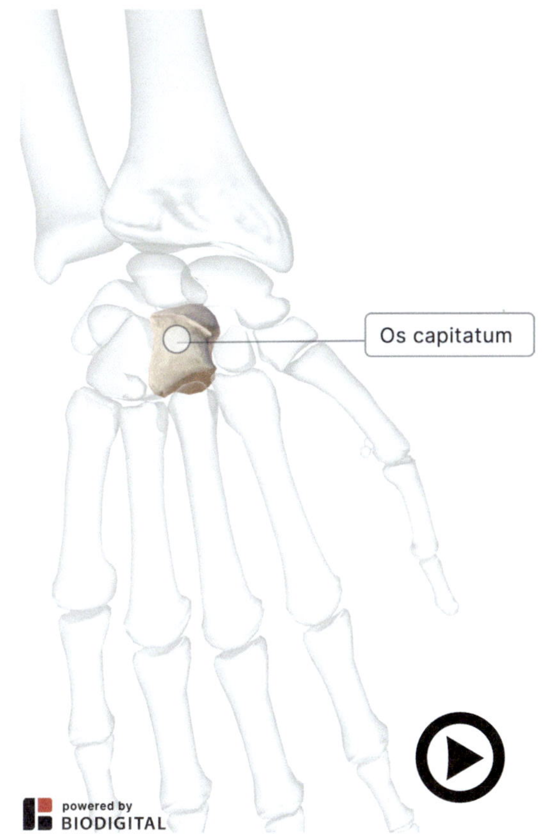

Abb. 2.21 Os capitatum (© BioDigital) und Video 2.21 Palpation Os capitatum (► https://doi.org/10.1007/000-5tr)

carpalia schließt sich der carpometacarpale Gelenkspalt an. Dieser bildet die Verbindungsstelle zwischen Metacarpus und Carpus. An der Metacarpale I existieren als Besonderheit zwei Sesambeine palmar distal am Caput. Sie sind am besten über die direkte Betastung mit dem flach aufgelegten Zeigefinger zu erfühlen (Abschn. 2.11).

2.11.2 Palpation des Os capitatum

Die Betastung der acht Handwurzelknochen (Abb. 2.21) beginnt über die Metacarpale III. Diese wird von distal nach proximal verfolgt, bis der carpometacarpale Gelenkspalt spürbar wird. Das Os capitatum schließt sich als proximaler Gelenkpartner an. Das stark vaskularisierte Kopfbein ist der größte Knochen in der Handwurzel (Kadar et al., 2017). Wird die Metacarpale tertium auf der dorsalen Seiten von proximal nach distal flächig palpiert, schließt sich nach dem Übergang zum Os capitatum eine deutlich wahrnehmbare Vertiefung an. Diese Vertiefung kennzeichnet das erfolgreiche Auffinden des Os capitatum. Dieser Knochen dient im weiteren als Orientierungspunkt und wird zunächst im Zangengriff gehalten.

2.11.3 Palpation des Os trapezoideum

Bei gehaltenem Os capitatum im Zangengriff wird anschließend mit der freien Hand im Zangengriff das radial gelegene Os trapezoideum (Abb. 2.22), auch als kleines Vieleckbein betitelt, palpiert. Über kleine Bewegungen nach dorsal und palmar ist dieses am besten von umliegenden Strukturen abzugrenzen.

2.12 Palpation des Os trapezium

Dem Os trapezoideum ist in der proximalen Handwurzelreihe nach radial das Os trapezium benachbart. Das große Vieleckbein stellt außerdem den proximalen Gelenkpartner des Daumsattelgelenkes dar. Der Gelenkspalt des Art. carpometacarpalis I ist von radial als Vertiefung gut tastbar und führt den Untersuchenden über die die Fovea radialis, die auch als Tabatiére bekannt ist, nach proximal direkt zum Os trapezium (Abb. 2.23). Auch bei diesem Knochen der distalen Handwurzelreihe ist es empfehlenswert, über kleine Bewegungsimpulse die Knochenränder zu palpieren. Weiterhin kann palmar am Os trapezium das Tuberculum ossis trapezii als kleine Erhabenheit über die Fingerbeeren wahrgenommen werden.

2.13 Palpation des Os scaphoideum

Ausgehend vom fixierten Os trapezium wird das sich nach proximal anschließende Os scaphoideum (Abb. 2.24) mit dem Zangengriff umfasst. Auf der palmaren Seite des Kahnbeins befindet sich das Tuberculum ossis scaphoidei, das als deutlicher Vorsprung palpabel ist. Über sanfte Mobilisierungsimpulse kann das Os scaphoideum zusätzlich nach proximal vom Radius abgegrenzt werden. Weiterhin kann es über eine Radialabduktion prominenter erfühlt werden wohingegen es bei der Ulnarabduktion eher abflacht.

2.14 Palpation des Os lunatum

Das Os lunatum (Abb. 2.25) befindet sich ulnar des Os scaphoideum in der proximaler Handwurzelreihe. Um die Knochenränder voneinander abzugrenzen wird das Os scaphoideum im Zangengriff fixiert und mit selbiger

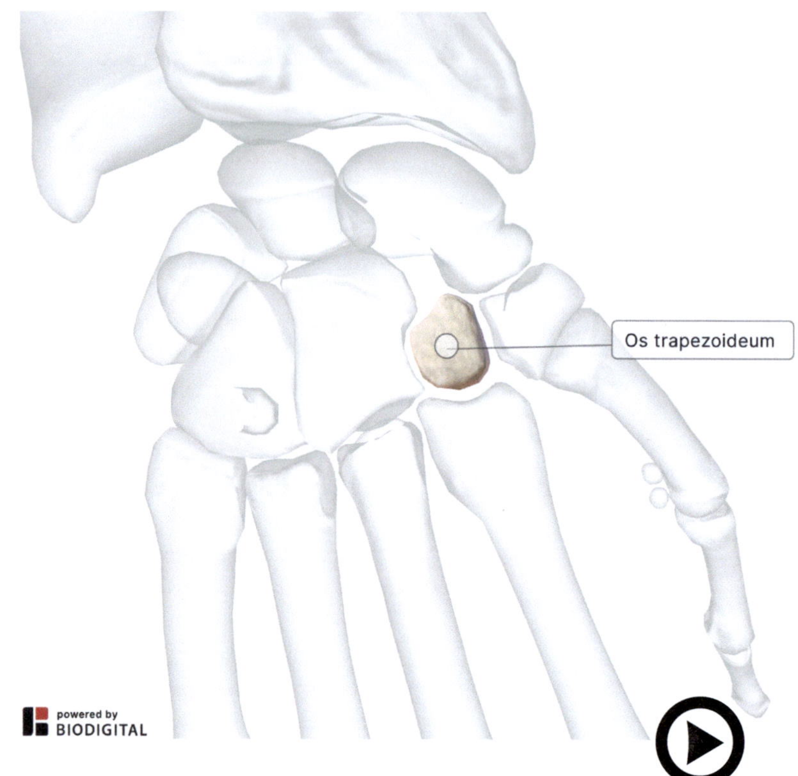

Abb. 2.22 Os trapezoideum (© BioDigital) und Video 2.22 Palpation Os trapezoideum (▶ https://doi.org/10.1007/000-5ts)

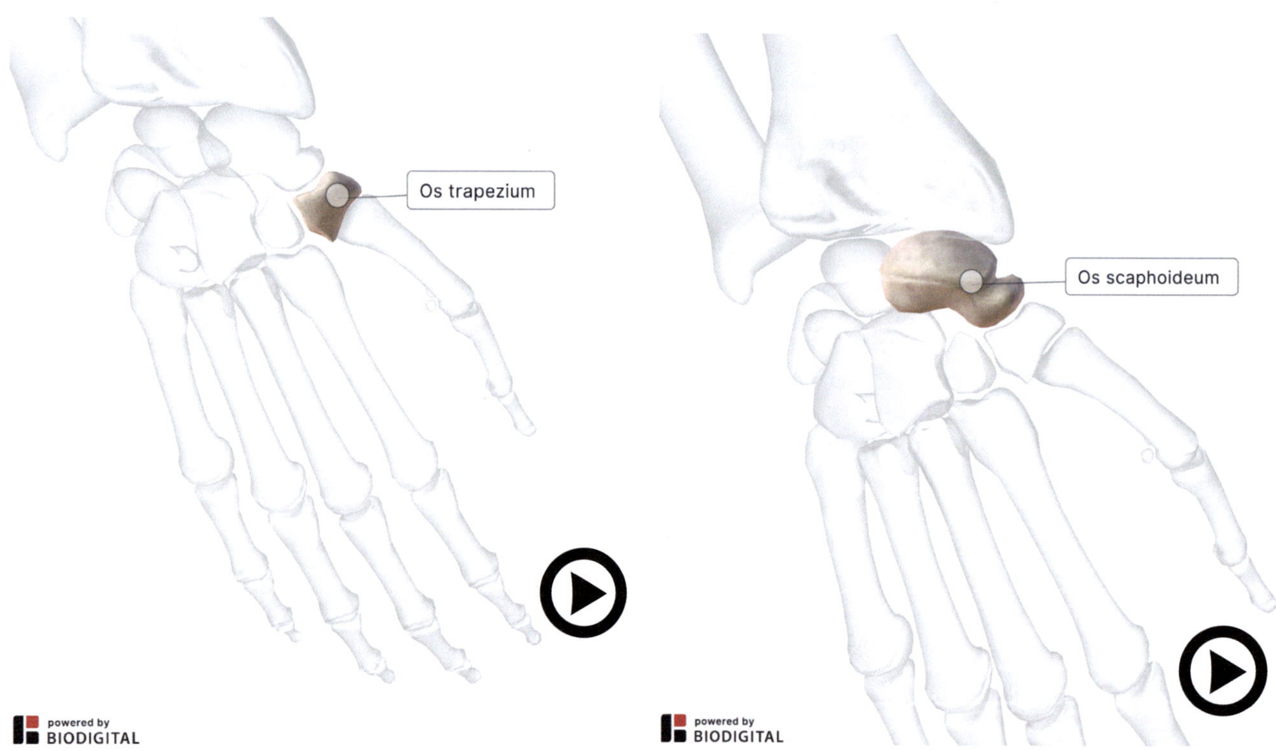

Abb. 2.23 Os trapezium (© BioDigital) und Video 2.23 Palpation Os trapezium (▶ https://doi.org/10.1007/000-5tt)

Abb. 2.24 Os scaphoideum (© BioDigital) und Video 2.24 Os scaphoideum (▶ https://doi.org/10.1007/000-5tv)

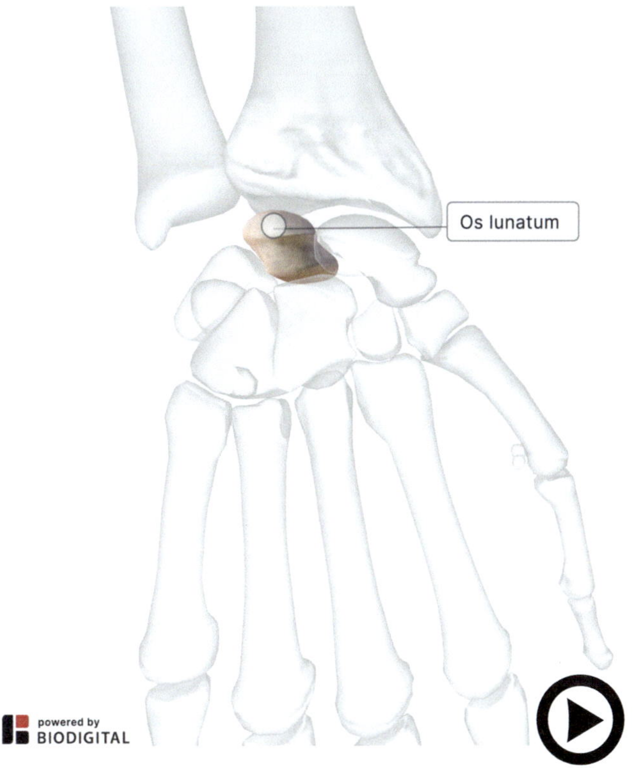

Abb. 2.25 Os lunatam (© BioDigital) und Video 2.25 Palpation Os lunatum (▶ https://doi.org/10.1007/000-5tw)

Grifftechnik das Mondbein leicht nach dorsal und palmar bewegt. Hierbei werden die Knochenräder deutlich spürbar.

2.15 Palpation des Os pisiforme

Aus der palmaren Ansicht der Hand befindet sich im proximalen ulnaren Quadranten unmittelbar distal der Elle das Os pisiforme (Abb. 2.26). Die Ertastung des Erbsenbeins kann sowohl flächig als auch im Pinzettengriff erfolgen. Als Sesambein befindet sich das Os pisiforme direkt palmar des Os triquetrum und ist in der Sehne des M. flexor carpi ulnaris eingelagert, der bei aktiver Ulnarabduktion kontrahiert und direkt zum Erbsenbein führt.

2.16 Palpation des Os triquetrum

An den Discus articularis, der mit dem Caput ulnae von distal korrespondiert, schließt sich nach distal das Os triquetrum (Abb. 2.27) an. Über den Zangengriff kann das Dreieckbein nach proximal zum Discus articularis bzw. nach radial gegenüber dem Os lunatum bewegt werden.

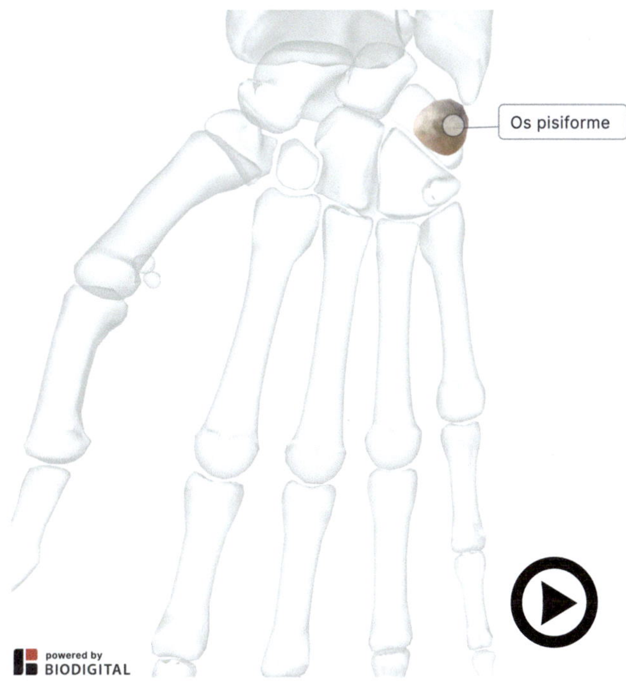

Abb. 2.26 Os pisiforme (© BioDigital) und Video 2.26 Palpation Os pisiforme (▶ https://doi.org/10.1007/000-5tx)

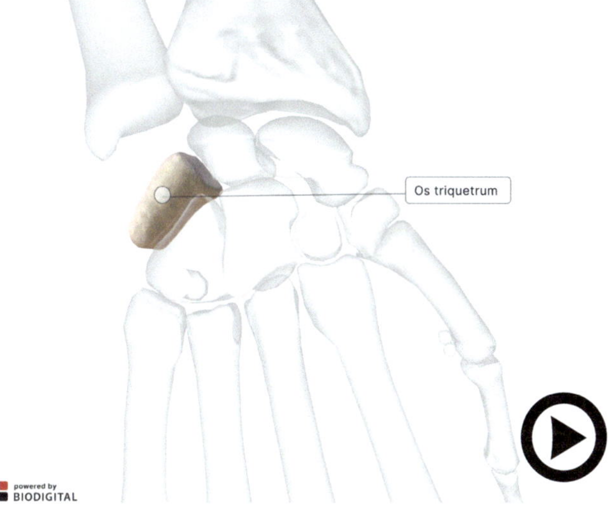

Abb. 2.27 Os triquetrum (© BioDigital) und Video 2.27 Palpation Os triquetrum (▶ https://doi.org/10.1007/000-5ty)

2.17 Palpation des Os hamatum

Das Hakenbein schließt sich ulnarseitig distal an das Os triquetrum an. Palpatorisch kann das Os hamatum (Abb. 2.28) gegenüber dem Os triquetrum oder alternativ gegenüber dem

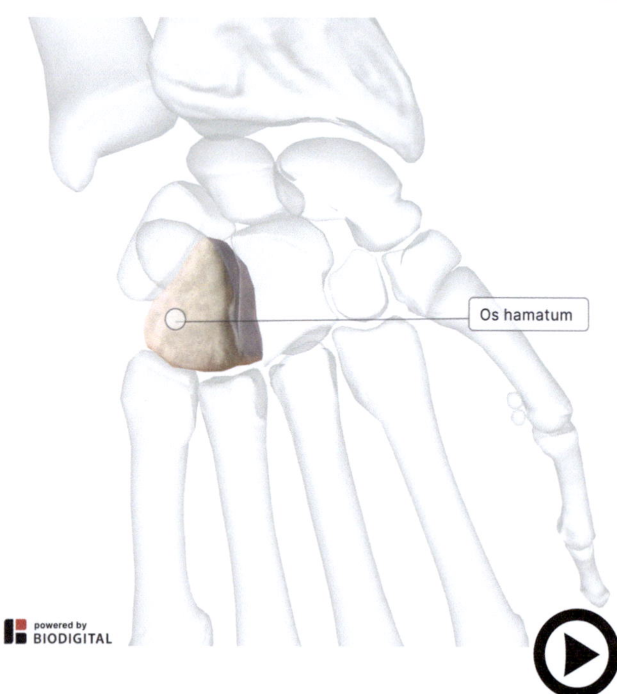

Abb. 2.28 Os hamatum (© BioDigital) und Video 2.28 Palpation Os hamatum (▶ https://doi.org/10.1007/000-5tz)

Os capitatum ertastet werden. In beiden Varianten sollte der jeweilige Knochen mit dem Zangengriff fixiert und gegen das Hakenbein bewegt werden. Dadurch sind die Knochenränder deutlich wahrnehmbar. Palmar befindet sich am Os hamatum der als Vorsprung gut zu ertastende Hamulus ossis hamati. Dieser Haken ist über die steil aufgestellte Langfingerbeere des Zeigefingers am besten zu spüren.

2.18 Palpation der Ossa phalangeales manus

Die Ossa digitorum werden durch jeweils zwei bzw. drei Phalangen gebildet. Der Daumen besitzt eine proximale sowie eine distale Phalanx. Am Zeigefinger, Mittelfinger, Ringfinger und dem kleinen Finger existieren jeweils eine proximale, eine mediale und eine distale Phalanx. Die Fingerglieder sind Röhrenknochen und bestehen jeweils von proximal nach distal aus einer konkaven Basis, einem Corpus, sowie einem konvexen Caput (Melamud et al., 2014). Die Palpation beginnt ausgehend von den Fingergrundgelenken. Bei flektiertem Art. metacarpophalangealis wird der Palpationsfinger auf den Caput der jeweiligen Metacarpale gelegt und anschließend mit sanftem Druck, bis eine kleine Vertiefung spürbar ist, nach distal palpiert. Diese Vertiefung prägt den Gelenkspalt und liegt in unmittelbarer Nähe der Basis der proximalen Phalanx. Ab der Basis, die wieder als kleine Verstärkung spürbar ist, wird im Zangen- bzw. Pinzettengriff die proximale Phalanx über die Interphalangealgelenke (Abb. 2.29) bis zum distalen Fingerglied ertastet. Auch bei den Fingergliedern kann über kleine, translatorische Bewegungsimpulse vorgegangen werden, um die Knochenränder von benachbarten Strukturen abgrenzen zu können.

2.19 Palpation der Ossa sesamoidea manus

Distal am Caput der Os metacarpale I befinden sich palmar zwei Sesambeine. Über die Fingerbeere des Zeigefingers lassen sich die direkt nebeneinander liegenden Ossa sesamoidea manus bestmöglich identifizieren. Hierfür wird die flach aufgelegte Zeigefingerbeere direkt in Höhe des Daumengrundgelenks von palmar aufgelegt und in die Tiefe getastet.

▶ **Durchführungshinweis** Folgende Punkte können bei der Palpation verstärkt symptomatisch reagieren. Gehen Sie daher hier besonders vorsichtig vor (Abb. 2.30).

- Knochen der proximalen Handwurzelreihe
  - dorsale Begrenzung des Carpaltunnels
- Os trapezium
  - bei Rhizarthrose

2.20 Palpation knöcherner Referenzpunkte am Cranium

Ob visuelle, auditive, olfaktorische oder gustatorische Reize, alle werden im Bereich des Schädels aufgenommen und verarbeitet (Adesnik und Naka, 2018). Neben des Vorhandenseins verschiedener Sinnessysteme beherbergt das Cranium zudem die wichtigste Steuerzentrale des menschlichen Organismus, das Gehirn. Um dieses zu schützen und gleichzeitig auf verschiedene Anforderungen optimal angepasst zu sein, bedarf es einer komplexen, knöchernen Konstruktion, die es ermöglicht diesen Ansprüchen gerecht zu werden. Im Allgemeinen ist der ossäre Aufbau des Kopfes oval geformt. Diese Anlage ist optimal für die Weiterleitung und Verteilung einwirkendender Kräfte. Beim genaueren Betrachten, fällt auf, dass der Schädel aus mehreren Knochen zusammengesetzt ist, die überwiegend über Suturae miteinander verbunden sind. Das knöcherne Haupt kann in ein Neurocranium, welches das Gehirn umgibt, und in ein Viscerocranium, dass die Gesichtszüge ausprägt, unterteilt

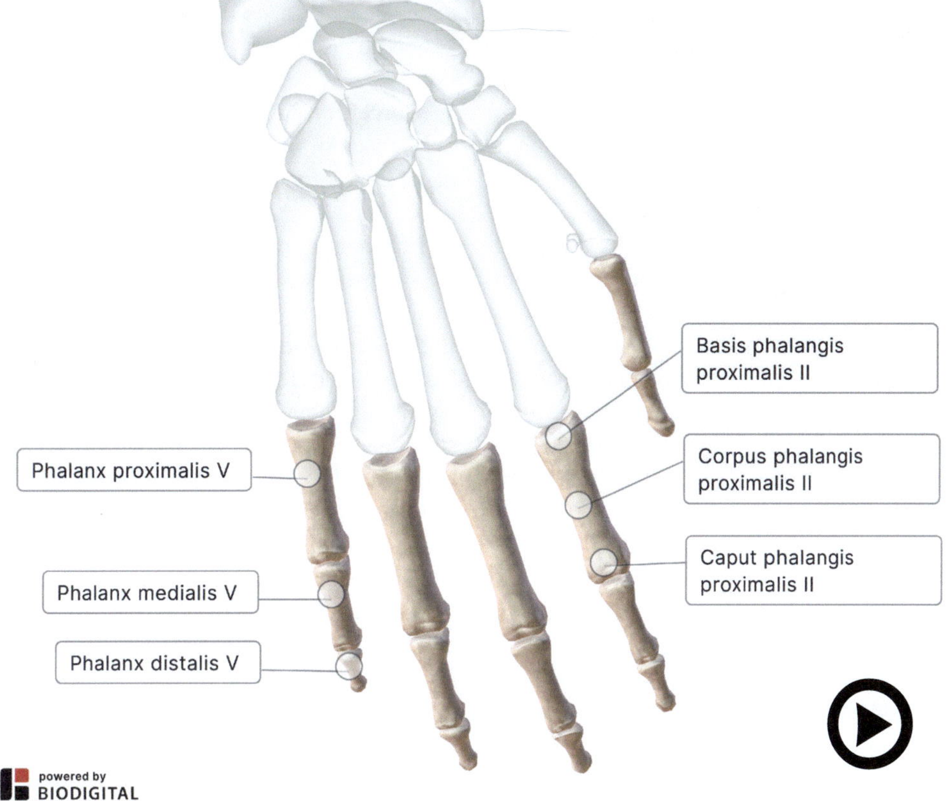

Abb. 2.29 Ossa phalangeales (© BioDigital) und Video 2.29 Ossa phalangeales (▶ https://doi.org/10.1007/000-5v0)

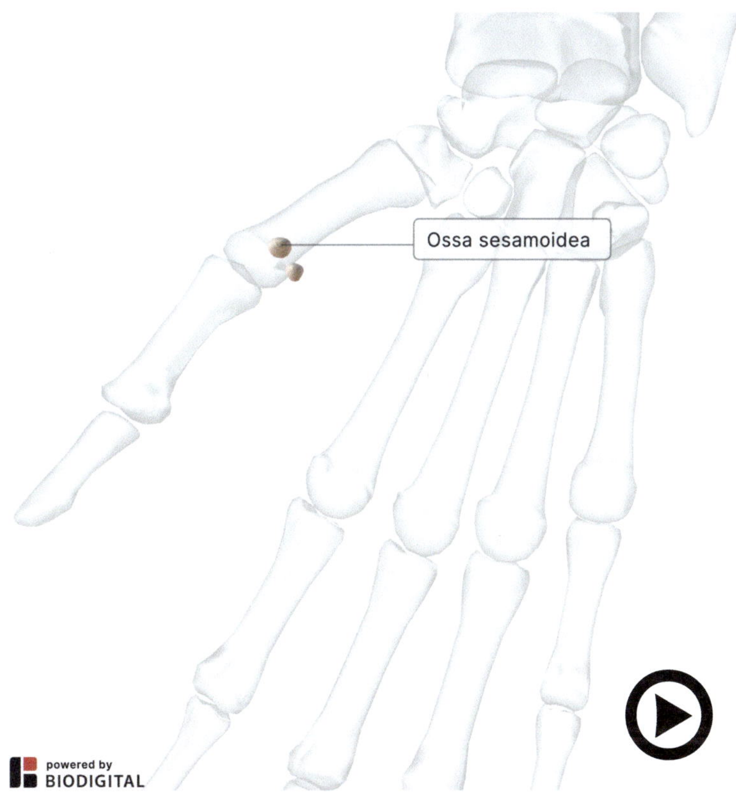

Abb. 2.30 Ossa sesamoidea (© BioDigital) und Video 2.30 Palpation Ossa sesamoidea (▶ https://doi.org/10.1007/000-5v1)

werden. Funktionell kann aufgrund der anatomischen Korrespondenz das Os hyoideum ventral an der Halswirbelsäule zum knöchernen Schädel gezählt werden. Die Schädelnähte, welche die einzelnen Knochen untereinander im Neurosowie Viscerocranium verbinden, sind notwendig für die Flexibilität des Schädels. Dies spielt bei der Geburt und im Wachstumsprozess eine wichtige Rolle. Um eine adäquate Befundung bzw. Therapie abzuleiten, ist es notwendig, sowohl die Knochen, als auch zugängliche Suturae des Craniums palpieren zu können. Das Ertasten dieser Strukturen findet über die Fingerbeeren mit mäßigem Druck statt. Zusätzlich sind die palpablen ossären Referenzpunkte bei der allgemeinen topographischen Orientierung am Schädel unumgänglich. Folgend werden die wichtigsten knöchernen Palpationspunkte in der Reihenfolge Neurocranium, Viscerocranium und Os hyoideum präsentiert. Dabei ist es empfehlenswert den Patienten in Rückenlage oder alternativ im Sitz zu positionieren.

2.20.1 Palpation knöcherner Referenzpunkte am Neurocranium

Das gehirnumgebende sowie schützende Neurocranium besteht aus mehreren Knochen. Zu den der Palpation zugänglichen Kochen gehören das Os frontale, Os parietale, Os temporale und auch das Os occipitale. Weiterhin definieren sich die Ossicula auditus sowie das Os sphenoidale zum Neurocranium, welche jedoch nicht tastbar sind.

2.20.1.1 Palpation des Os frontale

Das Os frontale bildet die von Mensch zu Mensch individuelle Stirnform des Schädels aus. Dieser Knochen ist mit seiner konvexen Facies externa sehr gut über die flach aufgelegten Fingerbeeren tastbar. Vertikal vom jeweiligen Augapfel aufsteigend, findet sich beidseitig jeweils ein Tuber frontale, den es als prominente Erhebung zu erfühlen gilt. In Richtung caudal ist der rechte und linke Arcus superciliaris angelegt. Die jeweilige Augenbrauenwulst ist hierbei als deutliche knöcherne Verdickung cranial der Augenhöhlenränder palpabel. Die Augenbrauen dienen als Orientierungsstelle, um den jeweiligen Arcus superciliaris zielsicher eruieren zu können. Von diesem Punkt ausgehend befindet sich unmittelbar caudal die Margo supraorbitalis. An der oberen Kante der Augenhöhle existieren weitere erfühlbare Knochenverformungen. Von medial beginnend, erscheint beidseitig an der supraorbitalen Kante zunächst die Incisura frontalis als kleine Einkerbung. Einen Querfinger lateral sowie einen halben Querfinger cranial der Incisura frontalis befindet sich das Foramen supraorbitale. Am lateralen Rand der Orbita findet sich der palpable Processus zygomaticus ossis frontalis. Dieser korrespondiert über die Sutura frontozygomatica mit dem sich nach caudal anschließenden Processus frontalis ossis zygomaticus.

▶ **Durchführungshinweise** Folgende Punkte können bei der Palpation verstärkt symptomatisch reagieren. Gehen Sie daher hier besonders vorsichtig vor (Abb. 2.31).

- Foramen supraorbitale
  - Austrittstelle des N. supraorbitalis

2.20.1.2 Palpation des Os parietale

Das Os parietale (Abb. 2.32) ist paarig angelegt und prägt jeweils die craniolaterale Fläche des Schädels. Es handelt sich um einen nahezu rechteckigen Knochen, der das Schädeldach prägt. Über flach aufgelegte Langfingerbeeren lässt sich das Scheitelbein optimal einer Ertastung unterziehen. An den Grenzgebieten der Knochenfläche lassen sich Schädelnähte identifizieren, die das Os parietale von dessen Umgebung unterscheiden lassen. Direkt in der Mitte des Schädeldachs kann die Sutura sagittalis mit ihrem posteroanterioren Verlauf als prominente Knochenleiste palpiert werden. Sie bildet die Trenn- bzw. Verbindungslinie zwischen rechtem und linkem Os parietale. Nach anterior wird das Os parietale durch die Sutura coronalis beidseitig vom Os frontale abgegrenzt. Die Schädelnaht die das Scheitelbein vom Os occipitale separiert ist die Sutura lambdoidea. An der äußeren Fläche des Os parietale lässt sich zudem beidseitig der Tuber parietale als Erhebung flächig mit den Fingerbeeren identifizieren. Unterhalb dieses Höckers lassen zwei bogenförmig verlaufende ossäre Linien palpieren, die Linea temporalis superior ossis parietalis sowie die Linea temporalis inferior ossis parietalis.

2.20.1.3 Palpation des Os temporale

Inferolateral des Scheitelbeins ist das Os temporale lokalisiert. Über die vom Pars petrosa des Os temporale aufsteigende Sutura occiptotemporalis trennt sich dieser Knochen vom Os occipitale mit dem er gemeinsam die Schädelbasis bildet. Das sehr facettenreiche Schläfenbein besteht aus vier Teilen (Pars squamosa, Pars tympanica, Pars mastoidea, Pars petrosa), welche eine Vielzahl von ossären Konturen ausbilden. Der folgende Text beinhaltet diejenigen Areale des Os temporale, welche sich einer Betastung unterziehen lassen. Mittig des Arcus zygomaticus kann, in einer craniocaudalen Ausprägung, die Sutura sphenosquamosa als vertikal aufsteigende Schädelnaht mit den Fingerbeeren palpiert werden. Ausgehend der Sutura temporozygomatica wird mit den flach aufgelegten Fingerbeeren cranialwärts getastet. Nach einer kleinen Vertiefung ist die Naht als aufsteigende Trennlinie tastbar. Sie bildet die rostrale Begrenzung des Os temporale.

Cranialwärst befindet sich die Sutura squamosa, welche die Abgrenzung zum Os parietale bildet. Im occipitalen Bereich,

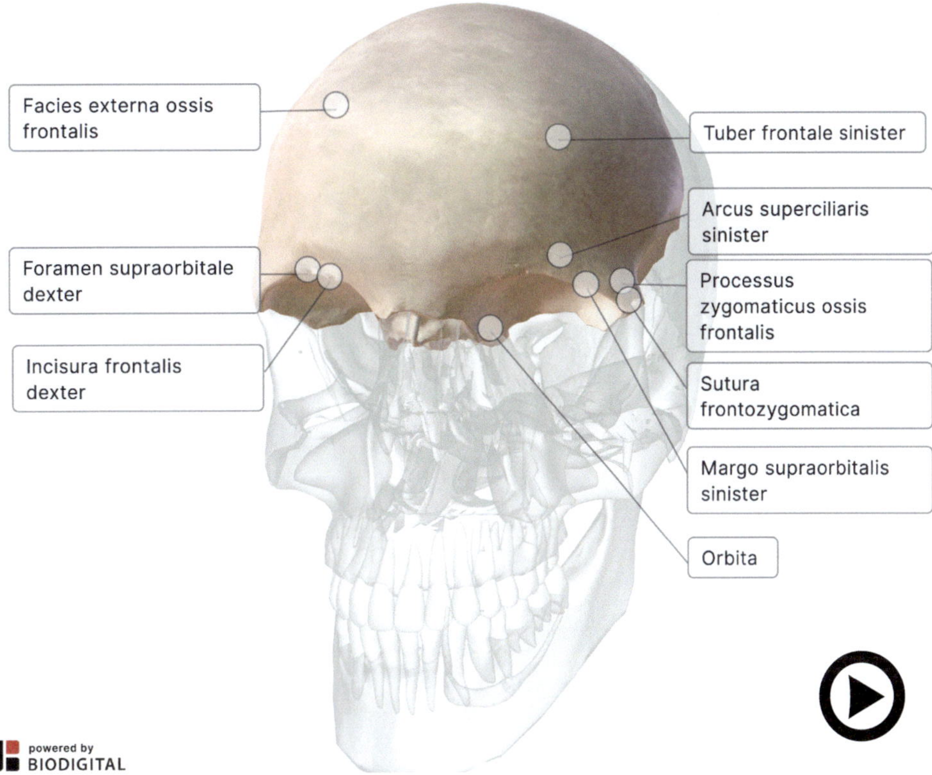

Abb. 2.31 Os frontale (© BioDigital) und Video 2.31 Palpation Os frontale (▶ https://doi.org/10.1007/000-5v2)

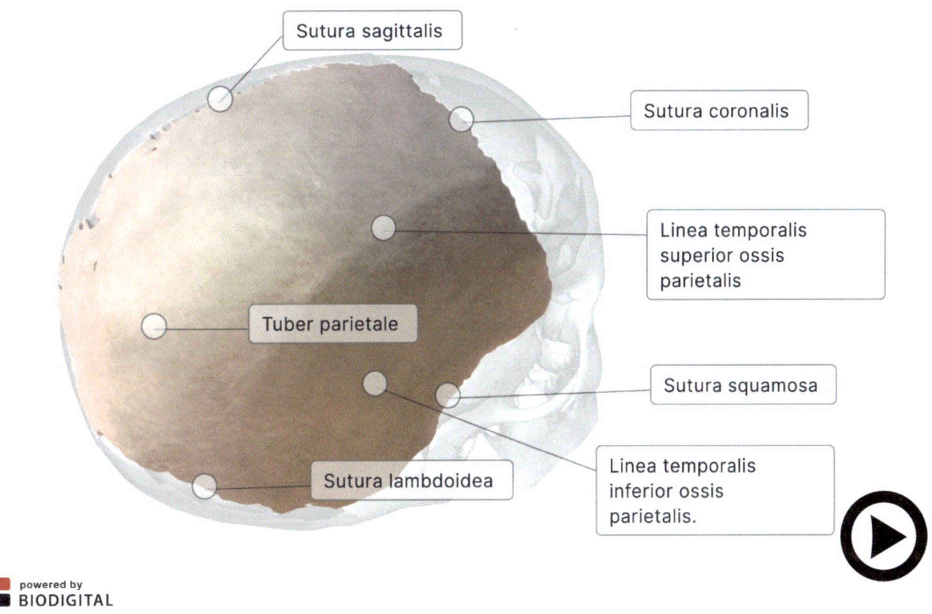

Abb. 2.32 Os parietale (© BioDigital) und Video 2.32 Palpation Os parietale (▶ https://doi.org/10.1007/000-5v3)

hinter dem Ohr, existiert die Sutura parietomastoidea, welche sich nach caudal in der Sutura occipitotemporalis fortsetzt. Entlang dieser Schädelnaht kann am caudalsten Ende der Processus mastoideus als massiver knöcherner Vorsprung in der Tiefe mit den Fingerspitzen gefühlt werden. Wird das Os temporale im Detail betrachtet, finden sich an den einzelnen Bestandteilen weitere Palpationspunkte. Cranial des Ohrs befindet sich die Pars squamosa. Palpabel ist hierbei die Facies

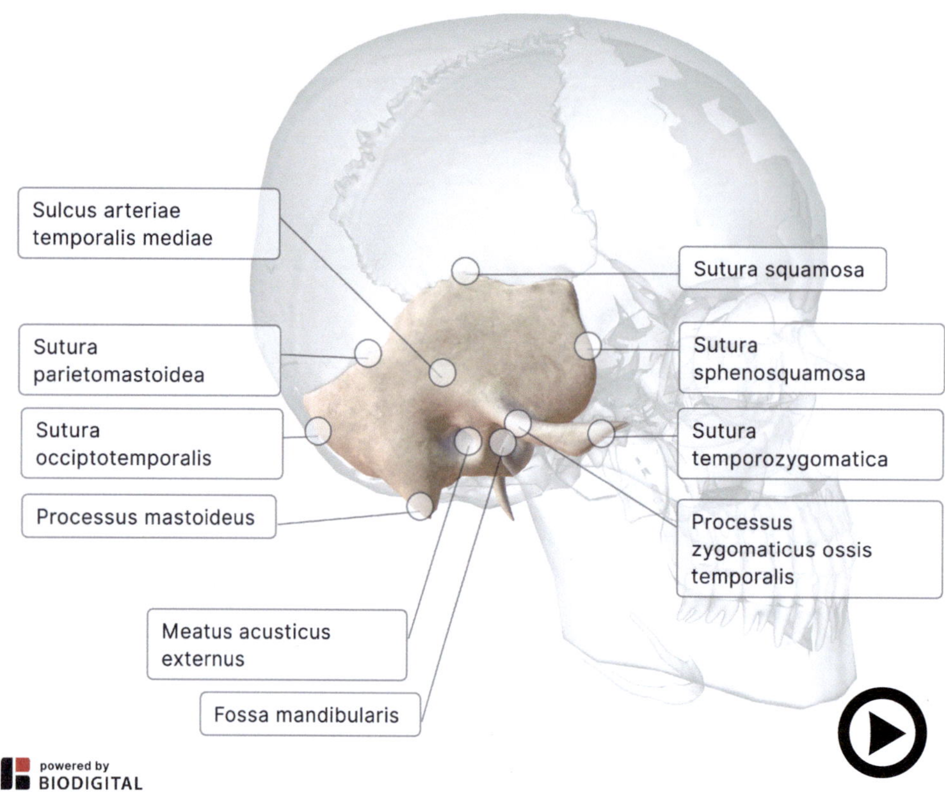

Abb. 2.33 Os temporale (© BioDigital) und Video 2.33 Palpation Os temporale (▶ https://doi.org/10.1007/000-5v4)

temporalis. Im anterioren Bereich dieses Teils existiert der tastbarer Sulcus arteriae temporalis mediae, der die Arteria temporalis media führt. Diese ist deutlich über eine rhythmisch wiederkehrende Pulswelle spürbar. Im anterioren Bereich bildet die Pars squamosa über den Processus zygomaticus ossis temporalis einen Teil, den als Vorsprung tastbaren Arcus zygomaticus, aus. Caudal des Processus zygomaticus ossis temporalis befindet sich die Fossa mandibularis.

Die Pars tympanica, welche den Meatus acusticus externus ausprägt, kann anterior des Tragus über steil aufgestellte Finger in Richtung posterior palpiert werden. Occipital des Ohrs befindet sich die Pars mastoidea. In diesem Teil ist der deutlich tastbare Processus mastoideus als massiver Knochenvorsprung lokalisiert. Dieser Warzenfortsatz ist bei Männern häufig stärker ausgeprägt als bei Frauen. Die Pars petrosa ist der härteste Knochen des Menschen (Reisser et al., 1995). Sie befindet sich im Innenohr und ist daher nicht ertastbar.

▶ **Durchführungshinweise** Folgende Punkte können bei der Palpation verstärkt symptomatisch reagieren. Gehen Sie daher hier besonders vorsichtig vor (Abb. 2.33).

- Sulcus arteriae temporalis mediae
  - führt die Arteria temporalis media
- Os temporale
  - Ursprung des M. temporalis
- Processus mastoideus
  - Ansatz des M. sternocleidomastoideus

2.20.1.4 Palpation des Os occipitale

Die Erfühlung des Os occipitale gelingt bestmöglich, wenn der Klient sich in Bauchlage oder alternativ im Sitz befindet. Es bildet Hinterkopf und schützt überwiegend das Cerebellum. Das Hinterhauptbein kann in eine Pars squamosa, eine Pars basilaris sowie eine Pars lateralis unterteilt werden. Die Pars squamosa stellt hierbei den einzig palpablen Anteil dar. Zunächst kann die Protuberantia occipitalis externa, welche posterior mittig am Os occipitale zu finden ist, mit den Fingerbeeren als deutliche Erhebung getastet werden. Von dieser senkrecht nach caudal verlaufend, können die cranialen Anteile der Crista occipitalis externa erfühlt werden. Abgrenzend zum Os parietale kann die Sutura lambdoidea palpiert werden. Die Trennlinien zwischen Os occipitale und Os temporale stellt die Sutura occipitotemporalis dar. Oberhalb der Protuberantia occipitalis externa ist die Linea nuchalis suprema als leicht erhabene, nahezu horizontal verlaufende Struktur tastbar. Unterhalb der Protuberantia occipitalis externa existieren die ebenfalls nahezu horizontal verlaufenden Nackenlinien. Sie werden in eine Linea nuchae superior et inferior unterteilt. Diese sind, wie auch die Linea nuchalis suprema, mit aufgestellten Fingerbeeren quer zu ihrem horizontalen Verlauf zu palpieren.

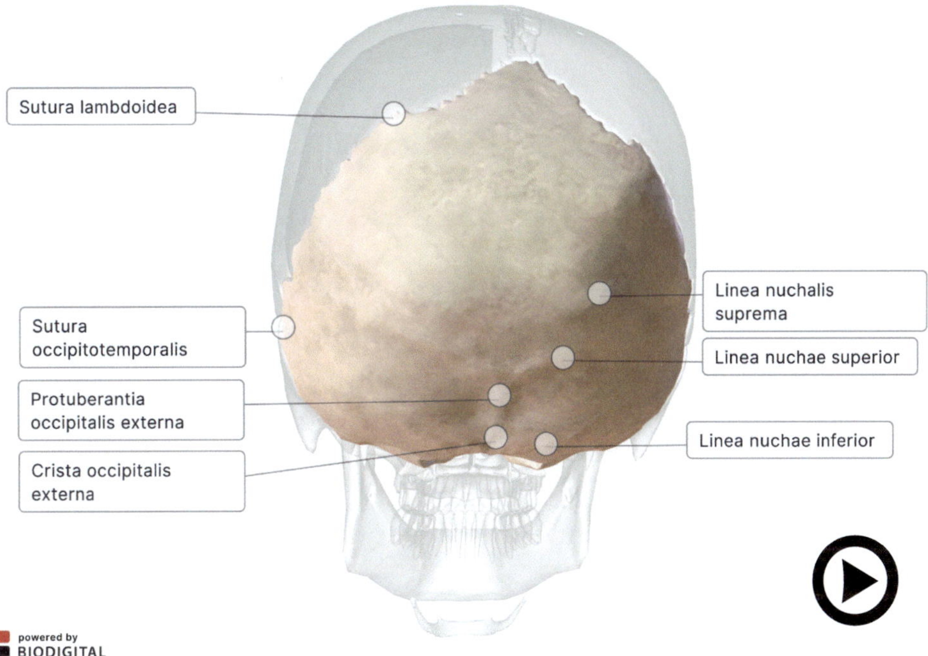

Abb. 2.34 Os occipitale (© BioDigital) und Video 2.34 Palpation Os occipitale (▶ https://doi.org/10.1007/000-5v5)

▶ **Durchführungshinweis** Folgende Punkte können bei der Palpation verstärkt symptomatisch reagieren. Gehen Sie daher hier besonders vorsichtig vor (Abb. 2.34).

- Linea nuchae inferior
  - Ansatz des M. obliquus capitis superior, M. rectus capitis major, M. rectus capitis minor

2.20.2 Viscerocranium

Die zahlreichen Knochen des Viscerocraniums sind im Wesentlichen für die Züge des menschlichen Gesichtes verantwortlich. Das Os zygomaticum, das Os nasale sowie Maxilla und Mandibula stellen die der Palpation zugänglichen Knochen des Gesichtsschädels dar. Weiterhin definieren sich das Os lacrimale, der Vomer, die Concha nasales, sowie das Os palatinum und das Os ethmoidale zum Viscerocranium zugehörig. Diese Knochen sind jedoch palpatorisch nicht zu erschließen.

▶ **Durchführungshinweis**

- Alle Suturen werden zunächst sanft palpiert, da sie druckdolent sein können.
- Alle Foramina werden sanft palpiert, da Nerven und Gefäße austreten.
- Alle Strukturen im Mundraum werden mit Handschuh palpiert.

2.20.2.1 Palpation des Os zygomaticum

Das Os zygomaticum (Abb. 2.35) befindet sich jeweils lateral im Gesicht und prägt die charakteristische Form der Wangen. Zur palpatorischen Erschließung dieses Knochens wird direkt anterior des äußeren Gehörgangs eine erhabene Knochenleiste über die Langfingerbeeren getastet. Diese prominente Region bildet der Processus zygomaticus ossis temporalis des Os temporale. Über die aufgestellten Langfingerbeeren wird entlang dieser Knochenleiste nach anterior palpiert. Hierbei kann die Sutura temporozygomatica als nahezu senkrecht zum Palpationsverlauf ziehende Schädelnaht getastet werden. Nach dieser Sutur, die sich etwa nach dem posterioren Drittel des Arcus zygomaticus befindet, schließt sich direkt das Os zygomaticum an. Startpunkt bildet dabei der Processus temporalis ossis zygomaticus als deutliche Erhebung. Der weitere Verlauf des Wangenbeins kann deutlich von umliegenden Weichteilen differenziert werden, da es oberflächig liegt und sich die Ränder gut ertasten lassen. Schmal beginnend wird der Arcus zygomaticus nach anterior immer breiter. Cranial des Processus temporalis ossis zygomaticus schließt sich der Processus frontalis ossis zygomaticus an. Anterocaudal des Arcus zygomaticus setzt sich das Jochbein mithilfe des Processus maxillaris ossis zygomaticus fort. Die Ränder des Os zygomaticus sind durch die Fingerspitzen der Langfinger mittels der beschriebenen Processi gut zu umranden. Direkt im Zentrum lässt sich das Foramen zygomaticofaciale als kleine Vertiefung über die aufgestellte Zeigefingerspitze palpieren. Durch diese Öffnung verläuft die Arteria, die Vena sowie der

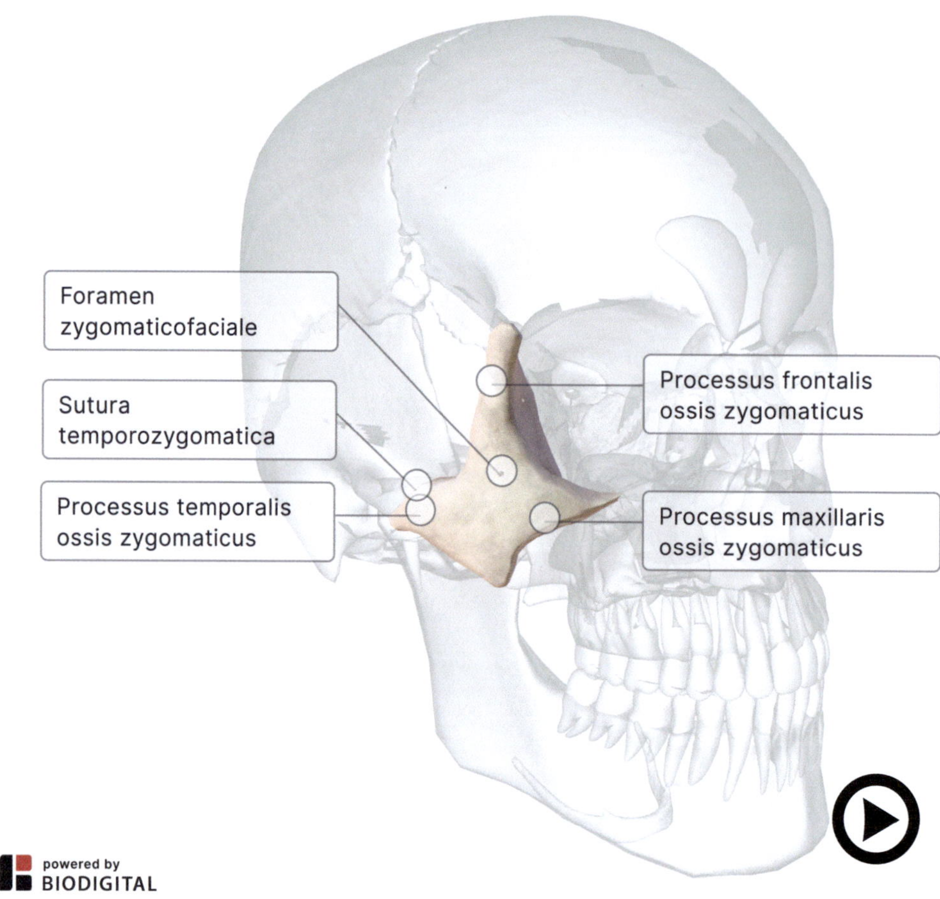

Abb. 2.35 Os zygomaticum (© BioDigital) und Video 2.35 Palpation Os zygomaticum (▶ https://doi.org/10.1007/000-5v6)

Nervus zygomaticus. Daher lässt sich diese Struktur auch über eine Pulswelle lokalisieren. Der obere Bereich dieses Knochens prägt den inferolateralen Teil der Orbita und ist daher als deutliche Kante unterhalb des Auges spürbar.

2.20.2.2 Palpation des Os nasale

Das Os nasale ist paarig angelegt, wird zum Viscerocranium gezählt und bildet das knöcherne Anfangsstück der Nase. Dieser kleine, zwischen den Augenhöhlen gelegene, längliche Knochen lässt sich sehr gut ertasten. Die Palpation dieses Knochens beginnt direkt in der ossären Vertiefung zwischen den Augen. An dieser Stelle befindet sich die Sutura nasofrontalis, welche das Os frontale vom Os nasale abgrenzt. Anschließend wird mit den Fingerbeeren des Zeigefingers über den knöchernen Nasenrücken nach caudal bis zum Übergang in den Nasenknorpel getastet. Der Übergang kann gefunden werden, indem der Nasenrücken mittels des Zangengriffs von cranial nach caudal palpiert wird. Während der Betastung können vom Untersuchenden kleine Mobilisationsimpulse nach rechts und links initiiert werden. Sind während dieser Impulse keine Bewegungsausschläge spürbar, findet die Palpation noch auf dem Os nasale statt, ist Bewegung nach rechts und links spürbar so liegen die palpierenden Finger bereits auf der Cartilago nasi.

▶ **Durchführungshinweis** Folgende Punkte können bei der Palpation verstärkt symptomatisch reagieren. Gehen Sie daher hier besonders vorsichtig vor (Abb. 2.36).

- Foramen zygomaticofaciale – Austritt Arteria, Vena et Nervus zygomaticus

2.20.2.3 Palpation des Os maxillare

Die im Zentrum gelegene, facettenreiche Maxilla bildet den zweitgrößten Knochen des Viscerocraniums und beherbergt die Zähne des Oberkiefers. Maßgeblich prägt dieser paarig angelegte Knochen die Form des Gesichts. Die äußeren Strukturen der Maxilla lassen sich gut über die aufgestellten Langfingerbeeren ertasten. Hierbei ist zu beachten, dass Weichteilgewebe der Wangen über diesem Knochen liegt. Die Palpation wird in Rückenlage durchgeführt und beginnt lateral am Os nasale, welches über die spürbare Sutura nasomaxillaris vom Oberkiefer getrennt wird. Direkt in diesem Bereich der Facies anterior befindet sich die Margo infraorbitalis, welche einen Teil der Orbita prägt und als deutliche Kante spürbar ist. In diesem Bereich ist der Processus frontalis maxillae als Erhöhung spürbar. Etwas weiter caudal, in der Mitte des inferioren Orbitarandes ist das Foramen infraorbitale als kleine Vertiefung tastbar. Diese Struktur ist be-

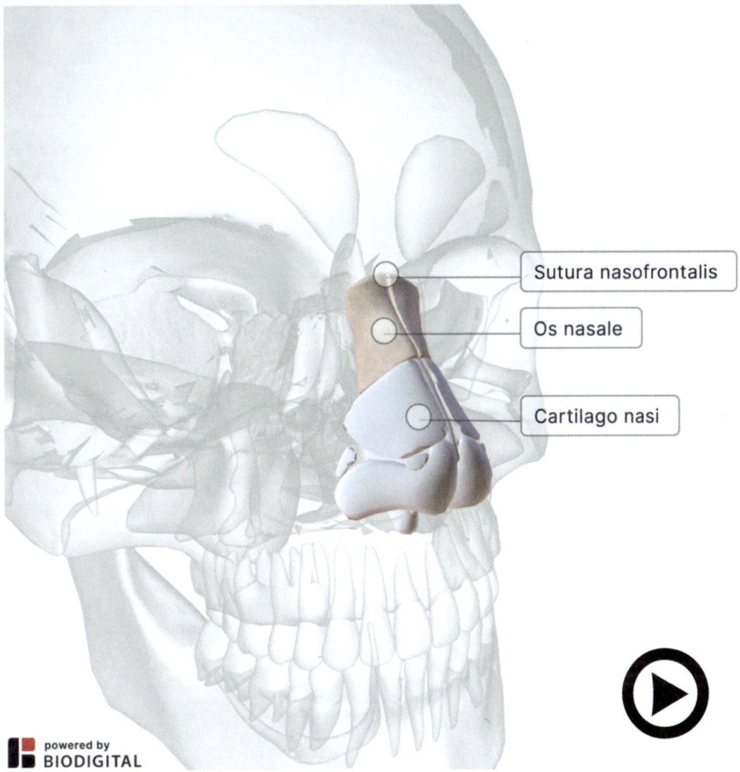

Abb. 2.36 Os nasale (© BioDigital) und Video 2.36 Palpation Os nasale (▶ https://doi.org/10.1007/000-5v7)

deutsam, da die Arteria, Vena und der Nervus infraorbitalis dieses Foramen passieren. Zur Nase hin schließt die Maxilla als Apertura piriformis ringartig knöchern ab. Am caudalen Ende der Maxilla sind die Processi alveolares als kleine Erhebungen deutlich spürbar. Sie bilden die Zahnfächer der Oberkieferzähne und erstrecken sich daher über den gesamten Bereich der Maxilla. Sie sind durch die Haut tastbar, lassen sich aber auch unter der Oberlippe direkt auf dem Zahnfleisch palpieren. Zwischen diesen Fortsätzen befinden sich die Alveolarkanäle, welche die Arteria und den Nervus alveolaris superior posterior führen. Weiter lateral auf der Facies infratemporalis maxillae ist in der Tiefe die Crista infrazygomatica direkt unterhalb des Jochbeins als Knochenkamm spürbar. Im posterioren Bereich dieser Fläche befindet sich als Höcker deutlich tastbar der Tuber maxillae. Cranial dieses Tuber existiert der Processus zygomaticus, der die Maxilla zum Os zygomaticus abgrenzt. Dieser Fortsatz wird über die steil aufgestellten Fingerbeeren in der Tiefe palpiert.

Neben den von außen zugänglichen Referenzpunkten lassen sich Strukturen in der Cavitas oris erfühlen. Hierbei ist es wichtig, dass der Untersuchende Handschuhe trägt. Direkt im vorderen Bereich der Maxilla, hinter den Schneidezähnen existiert in der Mitte das Foramen incisivum. Dieses ist als Vertiefung über die Fingerbeeren palpabel. Posterior des Foramen incisivum befindet sich die erfühlbare Sutura palatina mediana. Jeweils rechts und links dieser Naht befindet sich, als Höcker spürbar, der jeweilige Processus palatinus maxillae.

▶ **Durchführungshinweis** Folgende Punkte können bei der Palpation verstärkt symptomatisch reagieren. Gehen Sie daher hier besonders vorsichtig vor (Abb. 2.37).

- Foramen infraorbitale – Austritt Arteria, Vena et Nervus infraorbitalis
- Foramen incisivum – Austritt Nervus nasopalatinus et Arteria palatina descendens

2.20.2.4 Palpation des Os mandibulare

Abstammend vom lateinischen Wort „mandere" (dt. kauen) ist die Mandibula der einzige bewegliche Knochen des Viscerocraniums. Der Unterkiefer ist hufeisenförmig angelegt und wird in einen Corpus sowie jeweils einen Angulus und folgend Ramus mandibulae auf der rechten und linken Seite unterteilt. Dieser facettenreiche Knochen fasst die unteren 16 Zähne und bietet gleichzeitig Fläche für zahlreiche Muskeln, die hier entspringen oder ihren Ansatz finden.

Die Palpation startet anterior am Corpus mandibulae mit der Protuberantia mentalis. Hier treffen die beiden Hälften der Mandibula aufeinander und prägen das Kinn. Diese Struktur ist deutlich über die flach aufgelegte Fingerbeere spürbar. Direkt rechts und links der Protuberantia existiert jeweils ein Tuberculum mentale. Im weiteren Verlauf des Corpus nach posterior kann das Foramen mentale als eine kleine Vertiefung palpiert werden. Diese Öffnung, welche sich noch im anterioren Drittel des Corpus befindet, führt den Nervus

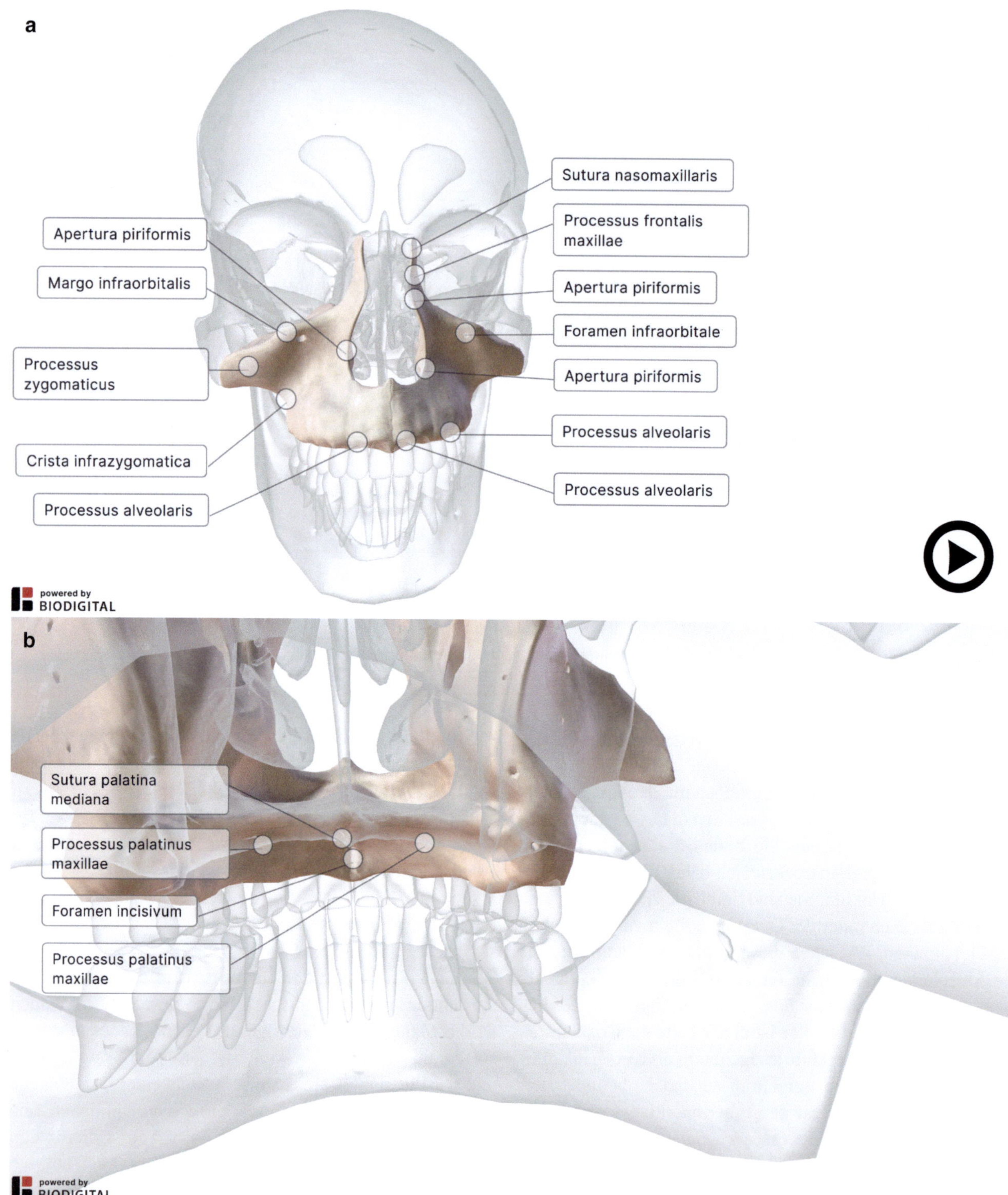

Abb. 2.37 Os maxillare (© BioDigital) und Video 2.37 Palpation Os maxillare (▶ https://doi.org/10.1007/000-5v8)

mentalis. Ausgehend vom Foramen mentale kann schräg nach posterocranial die Linea obliqua als Knochenleiste palpiert werden. Im weiteren Verlauf des Corpus sind die Alveolarfortsätze als deutlich prominente Zahnfächer mit den flachen Fingerbeeren palpabel. Im posterioren Bereich des Unterkiefers befindet sich der Angulus mandibulae, der als Wendepunkt in den folgenden Ramus mandibulae übergeht. Am Unterkieferbogen befindet sich die Tuberositas masseterica, die als raue Fläche palpabel ist. Der Ramus mandibulae ist am posterioren Rand mit den Fingerspitzen deutlich in seinem Verlauf spürbar. Er endet über den Processus condylaris am Caput mandibulae. Dieser bildet den konvexen Gelenkpartner des Kiefergelenks und ist sehr gut über die Fingerbeeren zu palpieren, die anterior des Gehörgangs platziert werden. Anschließend kann über die Öffnung und Schließung des Unterkiefers der ossäre Rand des Caput mandibulae ertastet werden. Anterior des Caput mandibulae ist die Incisura mandibulae als Einkerbung spürbar, welche im Processus coronoideus endet. Dieser Fortsatz ist direkt unterhalb des Jochbeins gelegen und daher eher schwierig zu palpieren. Zusätzlich wird die Palpation in dieser Region durch Kaumuskeln erschwert. Daher sollte die Kiefermuskulatur beim Erspüren ossärer Strukturen entspannt sein.

Weitere ossäre Palpationsareale an der Mandibula lassen sich in der Cavitas oris ertasten. Hierfür werden aus hygienischen Gründen Handschuhe getragen. Direkt hinter den vorderen, unteren Schneidezähnen befindet sich die Fovea sublingualis, die sich über den rechten und linken, inneren Corpus erstreckt. Jeweils unterhalb dieser Fovea verläuft schräg nach posteriocranial die Linea mylohyoidea, die als Kante tastbar ist. Unter dieser Kante befindet sich eine weitere Vertiefung, die Fovea submandibularis. Ausgehend von den vorderen unteren Schneidezähnen folgen nach caudal die Spinae mentales, die als prominente Spitzen, neben der Fossa digastrica, palpabel sind. Weiter nach posterior kann der Corpus über den Zangen- oder Pinzettengriff von innen und außen erschlossen werden. Der Schaft endet im Ramus mandibulae an dem die Tuberositas pterygoidea ertastet werden kann. Diese Rauhaftigkeit ist zusätzlich auch von außen spürbar. Hinter dem letzten Backenzahn kann die Fossa retromolaris im Bereich des Trigonum retromolare mandibulare erfühlt werden.

▶ **Durchführungshinweis** Folgende Punkte können bei der Palpation verstärkt symptomatisch reagieren. Gehen Sie daher hier besonders vorsichtig vor (Abb. 2.38).

- Foramen mentale – Austritt Arteria, Vena et Nervus mentalis
- Ramus mandibulae mit Tuberositas maseterica
  - Ansatz M. masseter

2.21 Palpation des Os hyoideum

Das Os hyoideum ist ein kleiner, hufeisenförmiger Knochen, der anterior der Halswirbelsäule in Höhe C3–4 lokalisiert ist und die Trachea sowie den Ösophagus umschließt. Da das Zungenbein nicht knöchern mit der Halswirbelsäule artikuliert und lediglich über Muskeln und Bändern mit dem Kopf verbunden ist, wird es anatomisch zum Schädel gezählt. Funktionell ist es ein wichtiger Dreh- und Angelpunkt und für den Schluckvorgang, das Sprechen, das Atmen sowie gezielten Kau- und Zungenbewegungen wichtig (Auvenshine und Pettit, 2020). Aus diesen Gründen ist es von Bedeutung diesen Knochen palpatorisch erschließen zu können. Cranial des Kehlkopfs und unterhalb der Mandibula kann das Hyoid im Pinzettengriff direkt am Corpus ossis hyoidei gut umfasst werden. An den lateralen Rändern werden zusätzlich die Cornu majus spürbar. Im anterolateralen Bereich des Zungenbeins ist jeweils ein Cornu minus lokalisiert, welches als kleine Spitze in der Tiefe spürbar ist. Zur besseren Differenzierung kann das Zungenbein nach rechts und links bewegt werden, da es mobil ist. Diese Mobilität ist besonders wichtig für die Funktionalität des Os hyoideums.

▶ **Durchführungshinweis** Die Bewegung des Hyoids muss vorsichtig durchgeführt werden, da es sensible Strukturen umschließt und dies für den Klienten als unangenehm empfunden werden kann (Abb. 2.39).

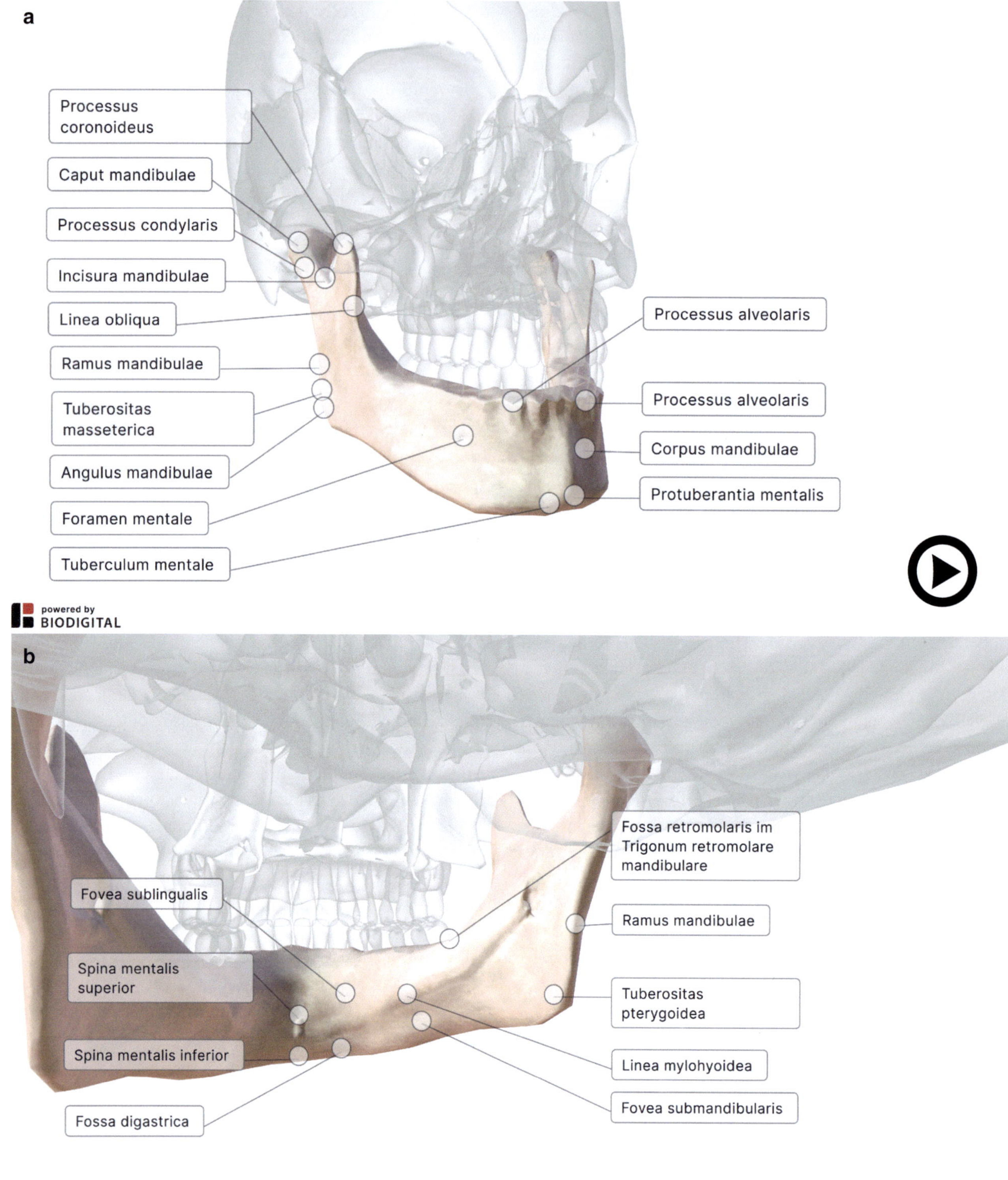

Abb. 2.38 Os mandibulare (© BioDigital) und Video 2.38 Palpation Os mandibulare (▶ https://doi.org/10.1007/000-5t4)

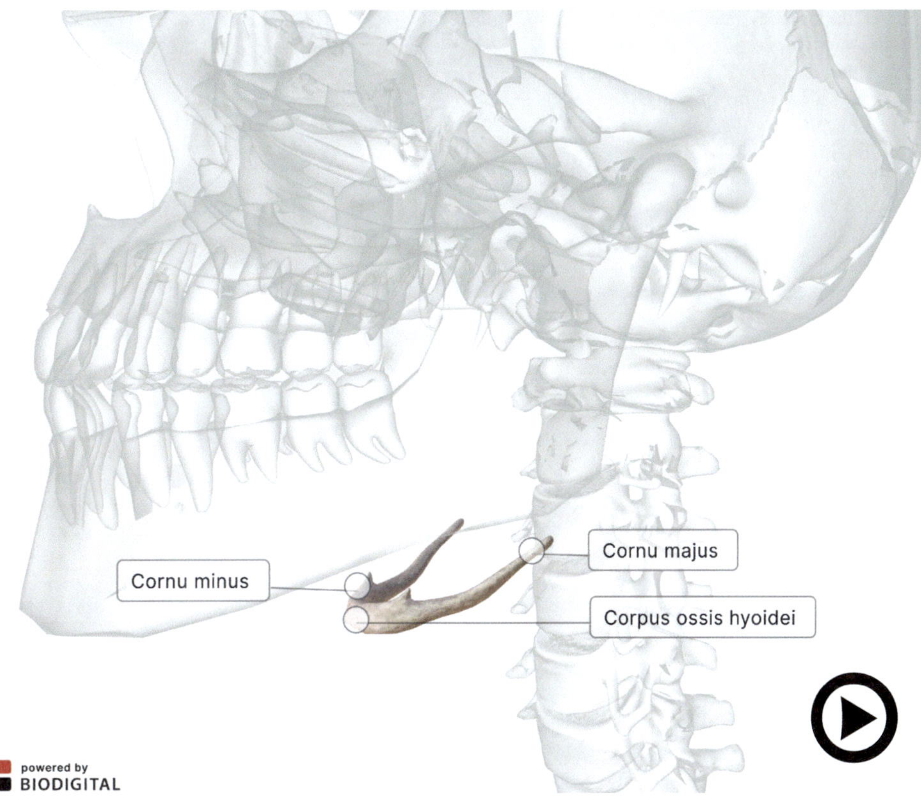

Abb. 2.39 Os hyoideum (© BioDigital) und Video 2.39 Palpation Os hyoideum (▶ https://doi.org/10.1007/000-5va)

Literatur

Vleeming, A., & Schuenke, M. (2019). Form and force closure of the sacroiliac joints. *PM & R : The Journal of Injury, Function, and Rehabilitation, 11*(Suppl 1), 24–31. https://doi.org/10.1002/pmrj.12205

Friedrichsen, H.-P. (2007). Industriekost trifft Steinzeitgenetik: Ist die moderne Zivilisationskost für den Menschen geeignet? *Zeitschrift für Orthomolekulare Medizin, 3*(3), 16–20. https://doi.org/10.1055/s-2007-965594

Maciałczyk-Paprocka, K., Stawińska-Witoszyńska, B., Kotwicki, T., Sowińska, A., Krzyżaniak, A., Walkowiak, J., & Krzywińska-Wiewiorowska, M. (2017). Prevalence of incorrect body posture in children and adolescents with overweight and obesity. *European Journal of Pediatrics, 176*(5), 563–572. https://doi.org/10.1007/s00431-017-2873-4

Iijima, H., Ohi, H., Isho, T., Aoyama, T., Fukutani, N., Kaneda, E., . . . Matsuda, S. (2017). Association of bilateral flat feet with knee pain and disability in patients with knee osteoarthritis: A cross-sectional study. Journal of Orthopaedic Research, 35(11), S. 2490-2498. doi:https://doi.org/10.1002/jor.23565

Cheng, J., & Song, J. (2003). Anatomy of the sacrum. *Neurosurgical Focus, 15*(2). https://doi.org/10.3171/foc.2003.15.2.3

Shams, A., Gamal , O., & Mesregah, M. (2021). Sacrococcygeal morphologic and morphometric risk factors for idiopathic coccydynia: A magnetic resonance imaging study. Global Spine J doi:https://doi.org/10.1177/2192568221993791. „Advance online publication"

Yoshihara, H. (2012). Sacroiliac joint pain after lumbar/lumbosacral fusion: current knowledge. *European Spine Journal, 21*(9), 1788–1796. https://doi.org/10.1007/s00586-012-2350-8

Shin, S., Yoon, D.-M., & Bong Yoon, K. (May 2011). Identification of the correct cervical level by palpation of spinous processes. Anesthesia and Analgesia, 112(5), 1232–5. doi:https://doi.org/10.1213/ANE.0b013e3182110f9f

Pysyk, C., Persaud, D., Bryson, G., & Lui, A. (2010). Ultrasound assessment of the vertebral level of the palpated intercristal (Tuffier's) line. *Canadian Journal of Anaesthesia, 57*(1), 46–49. https://doi.org/10.1007/s12630-009-9208-5

Lehtinen, J., Tingart, M., Apreleva, M., & Warner, J. (2005). Quantitative morphology of the scapula: normal variation of the superomedial scapular angle, and superior and inferior pole thickness. *Orthopedics, 28*(5), 481–486. https://doi.org/10.3928/0147-7447-20050501-15

Havránek, P., Pešl, T., Hendrych, J., & Kučerová, M. (2018). Supracondylar fracture of the humerus in childhood. *Rozhledy v Chirurgii, 97*(3), 122–127.

Duncan, J., Duncan, R., Bansal, S., Davenport, D., & Hacker, A. (2019). Lateral epicondylitis: the condition and current management strategies. *British Journal of Hospital Medicine (London, England), 80*(11), 647–651. https://doi.org/10.12968/hmed.2019.80.11.647

Mauck, B., & Swigler, C. (2018). Evidence-based review of distal radius fractures. *The Orthopedic Clinics of North America, 49*(2), 211–222. https://doi.org/10.1016/j.ocl.2017.12.001

Kadar, A., Morsy, M., Sur, Y.-J., Laungani, A., Akdag, O., & Moran, S. (2017). The vascular anatomy of the capitate: New discoveries using micro-computed tomography imaging. *The Journal of Hand Surgery, 42*(2), 78–86. https://doi.org/10.1016/j.jhsa.2016.12.002

Melamud, K., Drapé, J.-L., Hayashi, D., Roemer, F., Zentner, J., & Guermazi, A. (2014). Diagnostic imaging of benign and malignant osseous tumors of the fingers. *Radiographics, 34*(7), 1954–1967. https://doi.org/10.1148/rg.347130031

Adesnik, H., & Naka, A. (2018). Cracking the function of layers in the sensory cortex. *Neuron, 100*(5), 1028–1043. https://doi.org/10.1016/j.neuron.2018.10.032

Reisser, C., Schubert, O., & Hagen, W. (1995). Chirurgische dreidimensionale Felsenbeinanatomie aus Spiral-CT-Daten. *Oto-Rhino-Laryngologia Nova, 5*(1), 47–52. https://doi.org/10.1159/000313164

Auvenshine, R., & Pettit, N. (2020). The hyoid bone: An overview. *Cranio, 38*(1), 6–14. https://doi.org/10.1080/08869634.2018.1487501

Palpation der Gelenke

3

Inhaltsverzeichnis

3.1 Grundlagen der Palpation von Gelenken

Gelenke ermöglichen eine grundlegende Funktion des menschlichen Organismus: die Beweglichkeit. Die Mobilität entsteht aus dem harmonischen Artikulieren von Gelenkpartnern, die aufgrund ihrer jeweiligen anatomischen Konstruktion verschiedene Gelenkarten ausprägen. Für die qualita-

Ergänzende Information Die elektronische Version dieses Kapitels enthält Zusatzmaterial, auf das über folgenden Link zugegriffen werden kann [https://doi.org/10.1007/978-3-662-64241-2_3]. Die Videos lassen sich durch Anklicken des DOI Links in der Legende einer entsprechenden Abbildung abspielen, oder indem Sie diesen Link mit der SN More Media App scannen.

R. Bauer, S. Wolfram, *Palpationsatlas*, https://doi.org/10.1007/978-3-662-64241-2_3

tiv hochwertige Untersuchung und auch Therapie ist es entscheidend, den individuell verschiedenen Aufbau sowie die sich daraus ergebende Biomechanik des jeweiligen Articulatio zu kennen. Bevor jedoch eine Therapie am Gelenk stattfinden kann, muss die Region palpatorisch erschlossen werden, um alle Hinweise am „Tatort" zu sichern. Im Allgemeinen wird in diesem Kapitel die Vorgehensweise beschrieben, mithilfe derer Gelenkspalte ertastet werden können. Zudem wird sich auf das spezifische Palpationsgefühl fokussiert. Vor diesen Ausführungen werden die wichtigsten Fakten zum jeweiligen Gelenk zusammengefasst. Articulationes, bei denen der Gelenkspalt nicht palpabel ist, werden in diesem Buch nicht thematisiert. Sowohl die topographische Lage also auch überdeckende Körperstrukturen im Bereich von Gelenken können eine Ertastung des jeweiligen Gelenkspalts verhindern. Einige gelenkige Verbindungen wurden in Bezug auf ihre ossären Referenzpunkte bereits bei der knöchernen Palpation beschrieben, daher bezieht sich dieses Kapitel lediglich auf die palpablen Gelenkspalte. Generell ist es beim Ertasten hilfreich, wenn während der Palpation das entsprechende Gelenk etwas bewegt wird, sodass die Artikulationspartner besser identifiziert werden können. Die besondere Durchführung dieser Techniken wird jeweils im Text beschrieben und in den Lehrvideos praktisch präsentiert. Die Gelenkpartner und der Gelenkspalt werden über die Langfingerbeeren erspürt.

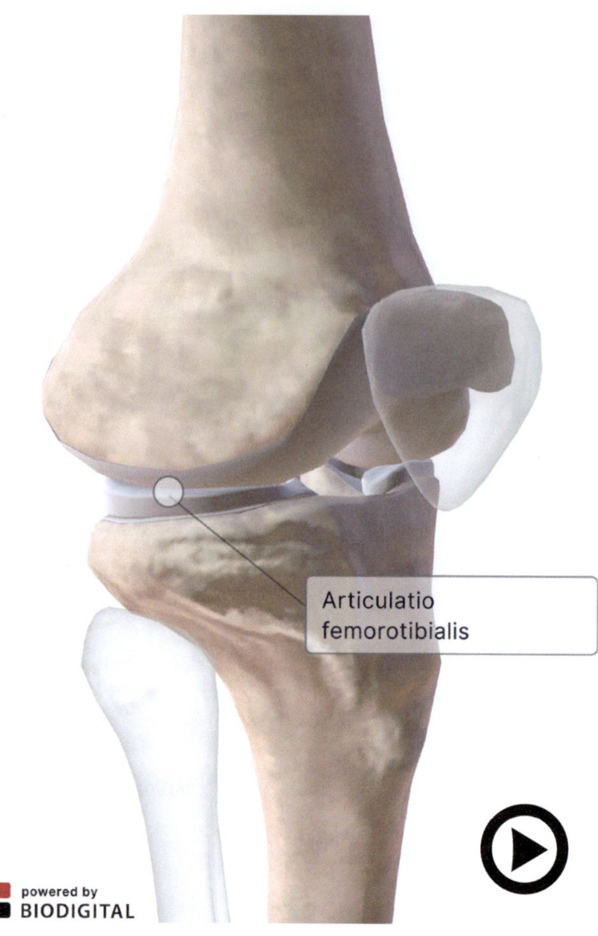

Abb. 3.1 Art. femorotibialis (© BioDigital) und Video 3.1 Palpation Art. femorotibialis (▶ https://doi.org/10.1007/000-5vy)

3.2 Gelenke im Bereich des Knies

Das Kniegelenk bildet eine komplexe Funktionseinheit, die aus mehreren Gelenken zusammengesetzt ist. Das Kniegelenk selbst kann zunächst in zwei Gelenke (Art. femorotibialis, Art. femoropatellaris) gegliedert werden. Aufgrund der Funktionalität sollten hier auch das Art. tibiofibularis proximalis et distalis berücksichtigt werden. Aus biomechanischer Betrachtungsweise können weitere Subgelenke klassifiziert werden, diese spielen bei der Ertastung jedoch eine untergeordnete Rolle. In diesem Palpationsatlas werden zwei artikuläre Verbindungen im Areal des Knies beleuchtet. Die empfohlene Ausgangsstellung des zu Untersuchenden ist dabei die Rückenlage.

3.2.1 Palpation des Art. femorotibialis

Das transportable Drehscharniergelenk (Abb. 3.1) ist ein besonderes Gelenk, da die Bewegungsmöglichkeit in Flexion, Extension, Innen- und Außenrotation, in Kombination mit einer hohen elastischen Verformbarkeit des konkaven Gelenkpartners (den Menisci), einzigartig ist (Schäfer et al., 2002).

Die in Sagittalebene konvexen Femurkondylen artikulieren mit den superior konkav geformten Menisci, die sich wiederum auf dem Tibiaplateau bewegen sollten. Während die Funktion des medialen Meniskus durch seinen Kontakt zum Lig. collaterale tibiale, Lig. transversum genus, M. semimembranosus und dem Lig. meniscopatellare mediale beeinflusst werden kann, steht der laterale Meniskus mit dem M. popliteus, dem Lig. meniscopatellare laterale sowie dem Lig. transversum genus in Verbindung. Dieses Wissen ist wichtig für die Palpation des entstehenden Gelenkspalts zwischen Femur und Tibia, bei der der Patient in Rückenlage gelagert ist.

Mithilfe des Lumbricalgriffs wird unterhalb der Apex patellae Kontakt medial und lateral zum Knie aufgenommen. Über eine passive Bewegung in Flexion und Extension kann der femorotibiale Gelenkspalt direkt ausfindig gemacht werden. Zu beachten ist, dass die Ligg. collateralia tibiale et fibulare in leichter Flexion entspannt sind und sich somit die Palpation in dieser Position am besten durchführen lässt. Zusätzlich kann in flektierter Position noch genauer über eine passiv eingeleitete Außen-/Innenrotationskomponente differenziert werden. In Extension sind die Kollateralbänder gespannt und hemmen zudem die Außenrotation, wohingegen die nicht palpablen Kreuzbänder die Innenrotation bei flektiertem Kniegelenk zusammen mit weiteren Strukturen limitieren.

3.2.2 Palpation des Art. femoropatellaris

Die Patella ermöglicht durch ihre Funktion als Hypomochlion eine Verbesserung der Hebelverhältnisse aus dieser sich wiederum eine höhere Kraftentwicklung ergibt (Sherman et al., 2014). Posterior an der Patella findet sich die Facies articularis femoris patellae, welche mit der Facies articularis patellae femoris artikuliert. Rotatorische Bewegungen des Art. femorotibialis (Abb. 3.2) gehen mit kombinierten Translationen im Art. Femoropatellaris einher.

Die Patella ist anterior im Zentrum des Knies erspürbar. Anschließend können über die Langfingerbeeren oder alternativ über den Daumen die Ränder der Kniescheibe und somit mediale bzw. laterale Anteile der retropatellaren Artikulationsflächen getastet werden. Während der Palpation ist es ratsam das Sesambein etwas nach medial und lateral zu bewegen, um dieses Gelenk noch genauerer palpatorisch von umgebenden Strukturen zu differenzieren.

▶ **Durchführungshinweis** Folgende Kriterien sollten bei der Palpation am Kniegelenk beachtet werden (Abb. 3.2):

- Die individuelle Form und Ausrichtung der Patella können von Mensch zu Mensch stark variieren.
- Habituelle Luxationen im retropatellaren Gelenk finden meist nach lateral statt, daher sollte bei leichten Bewegungsimpulsen während der Palpation speziell nach lateral mit Bedacht vorgegangen werden.

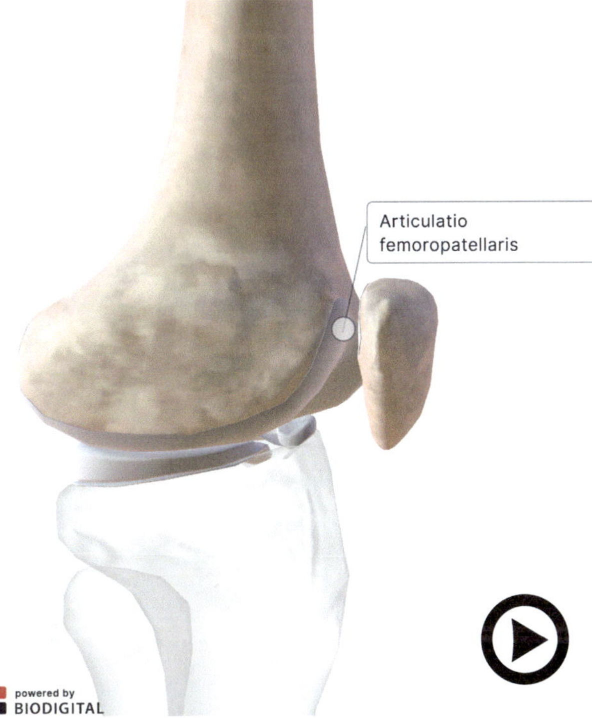

Abb. 3.2 Art. femoropatellaris (© BioDigital) und Video 3.2 Palpation Art. femoropatellaris (▶ https://doi.org/10.1007/000-5vc)

3.3 Gelenke im Bereich des Fußes

Der Fuß ist ein hochkomplexes System, welches durch zahlreiche Gelenke, die sich untereinander beeinflussen, geprägt wird. Der Talus, der den Gipfel des Fußes bildet, dient als Relaisstation und kraftübertragende Schlüsselstelle (Mahato, 2011). Er bildet die Sprunggelenke aus, von denen ein Großteil palpatorisch nicht zu erschließen ist. Distal der Sprunggelenke artikulieren die Knochen der Fußwurzel, des Mittelfußes und des Vorfußes unter- sowie miteinander und vervollständigen somit die funktionelle Einheit. Die Palpation, die in Rückenlage oder im Sitz durchgeführt wird, kann in die Region des Tarsus, des Metatarsus und Antetarsus unterteilt werden. Im Allgemeinen ist das Ertasten der Gelenkspalte am Fuß häufig herausfordernd und bedarf einem präzisen Vorgehen, da zahlreiche verdeckende Strukturen über den Gelenken liegen.

3.3.1 Palpation der Artt. intertarsales et tarsometatarsales

Eine geringe Mobilität hat zur Folge, dass die Gelenke der Fußwurzel als Amphiarthrosen bezeichnet werden. Die Gelenkspalte (Abb. 3.3) dieser straffen Gelenke lassen sich am besten palpieren, indem ein Knochen über den Zangengriff mit Daumen und Zeigefinger fixiert wird und die artikulierende, ossäre Struktur gleichzeitig bestmöglich mobilisiert wird. Anschließend kann somit über die Fingerbeeren der Gelenkspalt ausfindig gemacht werden. Diese Vorgehensweise stellt die eleganteste Methode in der Ertastung des Art. talonaviculare, Art. calcaneocuboidea, Artt. cuneonavicularia, Art. cuneocuboidale und auch der Artt. tarsometatarsales dar.

Weitere Gelenke wie z. B. das Art. talocruralis, Art. subtalaris sowie die Artt. intercuneiformia befinden sich ebenfalls im Tarsus, können jedoch nicht explizit ertastet werden.

3.3.2 Palpation der Artt. intermetatarsales et metatarsophalangeales

Der Mittelfuß besteht aus fünf länglichen Röhrenknochen, den Metatarsalen. Diese artikulieren jeweils proximal und distal untereinander sowie auch als Mittelstück mit der Fußwurzel und dem Vorfuß. Die konkave Basis jeder Metatarsale wird über den Zangengriff mit Zeigefinger und Daumen umgriffen und kann anschließend mit dem jeweils artikulierenden Knochen, der über denselben Griff gehalten wird, bewegt werden. Dabei entsteht ein Mobilisierungsimpuls direkt am Gelenkspalt, welcher daraufhin mit den Fingerbeeren getastet werden kann. Die gleiche Herangehensweise kann distal mit dem konvexen Caput der Metatarsale im Übergang zum Antetarsus durchgeführt werden. Hierbei ist der mobili-

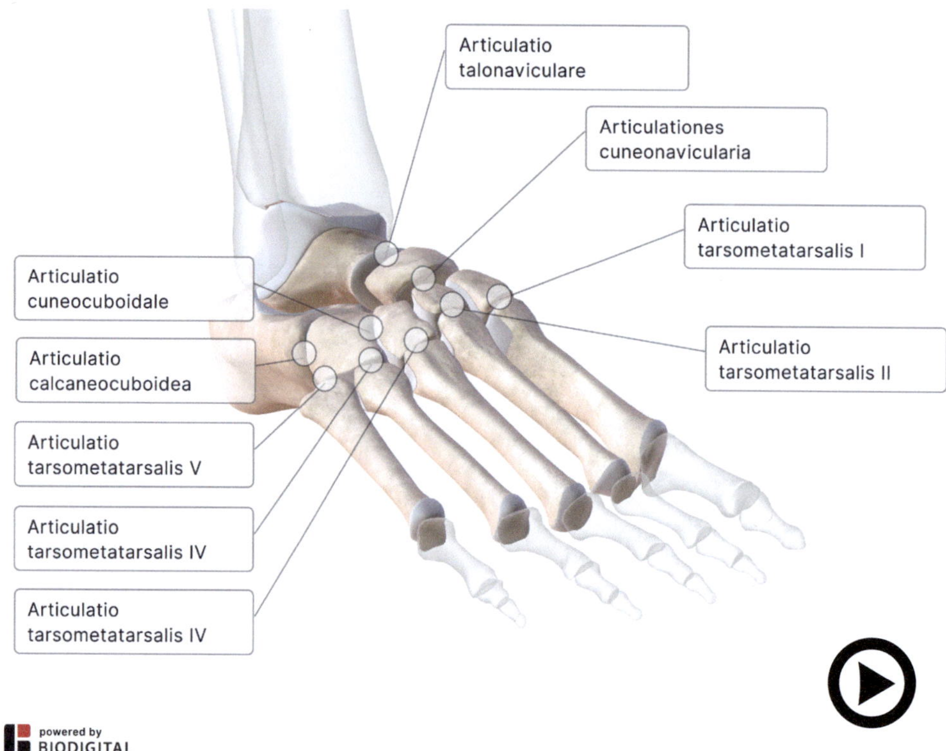

Abb. 3.3 Artt. intertarsales et tarsometatarsales (© BioDigital) und Video 3.3 Palpation Artt. intertarsales et tarsometatarsales (► https://doi.org/10.1007/000-5vd)

sierende Gelenkpartner die konkave Basis der jeweiligen proximalen Phalanx. Weiterhin artikulieren die Metatarsalen proximal und distal auch untereinander. Dieser Gelenkspalt wird ähnlich palpiert wie die im Übergang zur Fußwurzel bzw. zum Vorfuß, indem zwei benachbarte Metatarsalen gegeneinander im Zangengriff umfasst und bewegt werden. Die gelenkige Verbindung zum Tarsus über das Os cuneiforme intermediale ist etwas nach proximal versetzt, um als anatomische Fußlängsachse die Stabilität zu wahren. Aus diesem Grund ist die „range of motion" (dt. Bewegungsausmaß) des zweiten Strahls physiologisch am unbeweglichsten (Abb. 3.4).

3.3.3 Palpation der Artt. interphalangeales pedis

Der Vorfuß ist aus Phalangen konstruiert. Bei den Zehen zwei bis fünf findet sich jeweils eine proximale, mediale sowie eine distale Phalanx. Die erste Zehe unterscheidet sich von den anderen durch das Fehlen einer medialen Phalanx. Die Zehenglieder der zweiten bis fünften Zehe bilden jeweils ein proximales und distales Interphalangealgelenk. Am Hallux ist lediglich ein Interphalangealgelenk existent. Das entsprechende Caput verhält sich hierbei konvex zur jeweils angrenzenden konkaven Basis. Weiterhin artikuliert die Basis der jeweils proximalen Phalanx am Übergang zum Mittelfuß mit dem Kopf der jeweiligen Metatarsale, dadurch entstehen die Zehengrundgelenke. Die Palpation des Gelenkspalts lässt sich am besten realisieren, wenn die Fingerbeeren im Zangengriff von medial und lateral direkt auf das Gelenk gelegt werden und jeweils der distale Gelenkpartner passiv in Flexion und Extension bewegt wird. Hierbei führt die Bewegung der Gelenkpartner direkt zum Gelenkspalt. Eine leichte Traktion des distalen Partners wird die Qualität der Betastung steigern.

► **Durchführungshinweis** Die zahlreichen Amphiarthrosen am Fuß sind massiv über Ligamente stabilisiert. Ein sehr präzises sowie konzentriertes Vorgehen während der Palpation ist daher unabdingbar (Abb. 3.5).

3.4 Palpation der Artt. zygapophysiales

Die Columna vertebralis wurde lange Zeit als starres, knöchernes Gebilde betrachtet. Mit der Zeit änderte sich diese Sichtweise. Mittlerweile ist es erwiesen, dass die Wirbelsäule, gemeinsam mit korrespondierenden Strukturen, einen integralen Bestandteil der Beweglichkeit des Rumpfes darstellt (Preece et al., 2016). Neben den typischen knöchernen

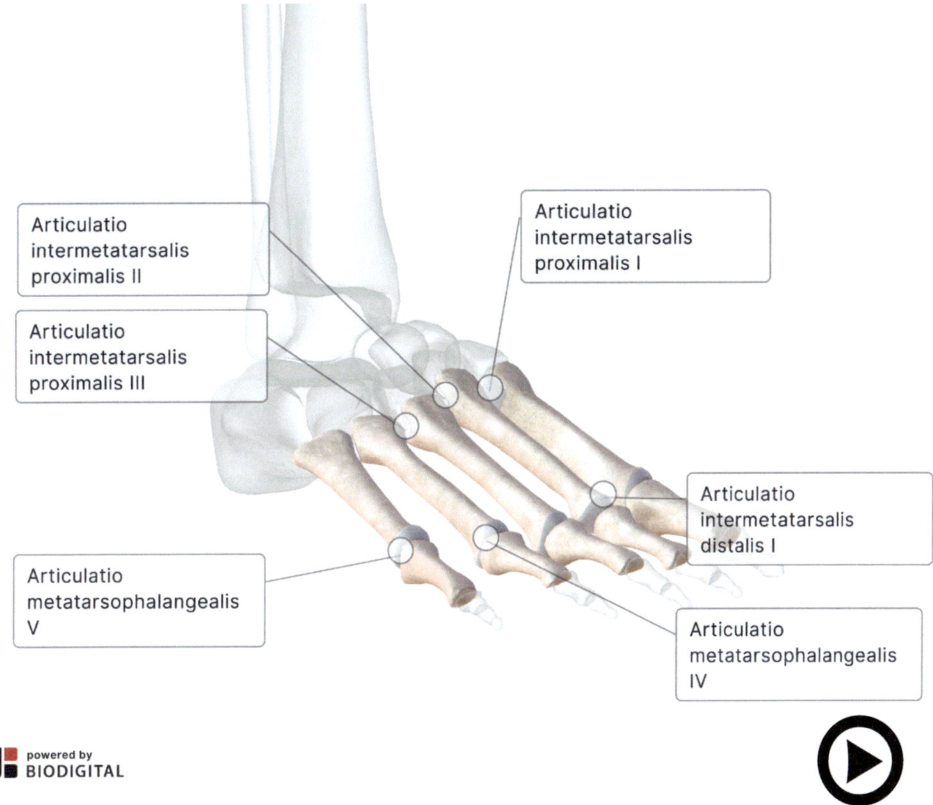

Abb. 3.4 Artt. intermetatarsales metatarsophalangeales (© BioDigital) und Video 3.4 Palpation Artt. intermetatarsales metatarsophalangeales (► https://doi.org/10.1007/000-5ve)

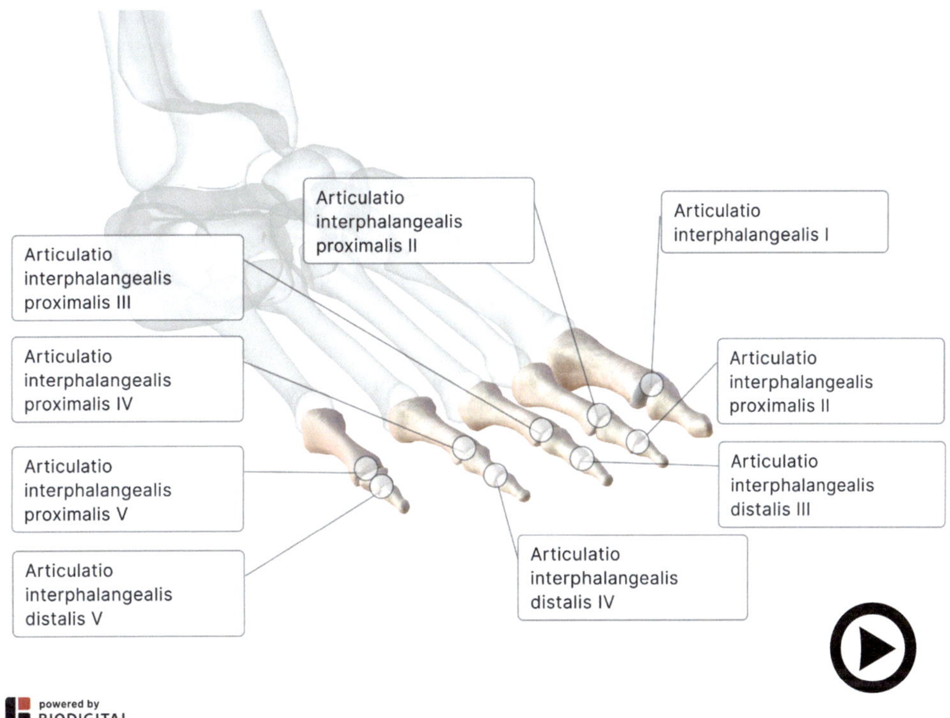

Abb. 3.5 Artt. interphalangeales pedis (© BioDigital) und Video 3.5 Palpation Artt. interphalangeales pedis (► https://doi.org/10.1007/000-5vf)

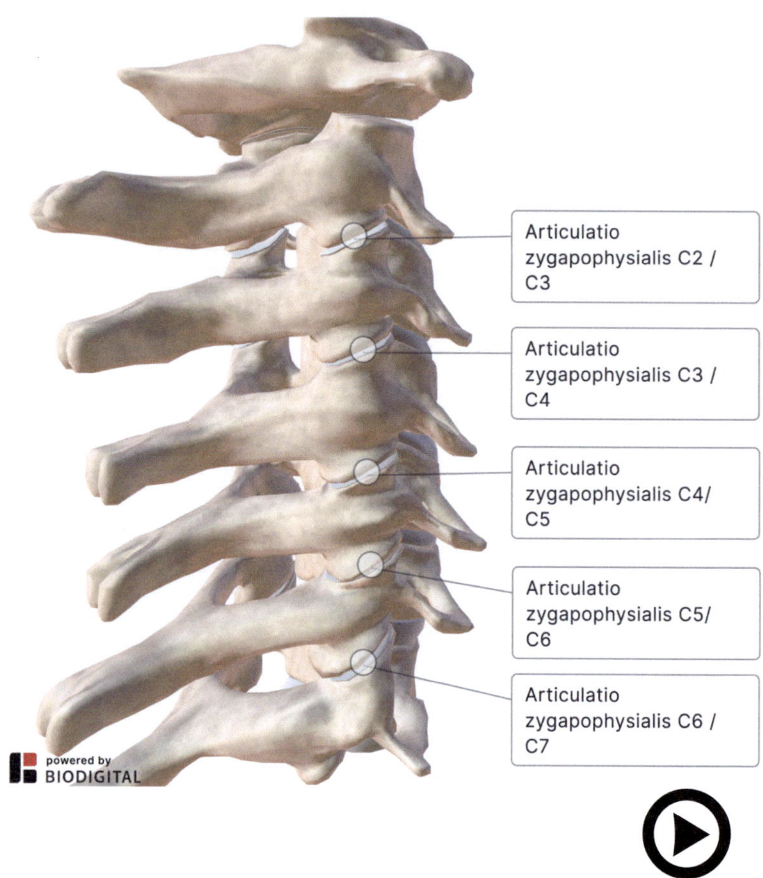

Abb. 3.6 Artt. zygapophysiales (© BioDigital) und Video 3.6 Palpation Artt. zygapophysiales (▶ https://doi.org/10.1007/000-5vg)

Palpationspunkten können auch gelenkige Verbindungen ertastet werden. Hierzu zählen die Artt. zygapophysiales von C2 bis C7. Für das optimale Auffinden dieser Facettengelenke bietet es sich an, den zu Untersuchenden in Bauchlage zu platzieren. In dieser Ausgangsstellung erfährt die Muskulatur rund um die Gelenke eine maximale Entspannung.

Für das Auffinden der zygapophysialen Gelenke bietet es sich an zunächst den jeweiligen Proc. spinosus als Orientierungshilfe zu nutzen. Die Procc. spinosi sind ab C2 nach caudal tastbar. Bei einer Flexion der HWS entfernen sich die Dornfortsätze voneinander, wohingegen sie sich bei Extension einander annähern. Die Fingerbeere des Zeigefingers wandert vom jeweiligen Proc. spinosus etwa einen Querfinger nach lateral. Während der Palpation in die Tiefe wird oberflächiges Weichteilgewebe bestmöglich nach lateral verschoben. Die harten, ossären Strukturen, die über die steil aufgestellte Langfingerbeere spürbar werden, stellen die Procc. articulares des jeweiligen Facettengelenkes dar. Über eine passiv gesetzte Flexion kommt es zu einer Öffnung (Divergenz) im Facettengelenk. Dementsprechend führt eine Extension zu einer Schließung (Konvergenz) des Art. zygapophysialis. Während dieser Schließung nähern sich die Procc. articulares einander an, was über die Fingerbeeren spürbar wird. Bei einer Öffnung wird ein Entfernen dieser deutlich. Die hierfür notwendige passive Bewegung kann beispielsweise über ein Verstellen des Kopfteils der Therapiebank realisiert werden.

▶ **Durchführungshinweis** Die Artt. zygapophysiales liegen in der Tiefe und erfordern daher viel Palpationsgeschick. Alle Strukturen, die sich darüber befinden (Muskeln, Fascien, Bänder etc.), können bei erhöhtem Druck schmerzhaft reagieren. Die Ertastung der Facettengelenke sollte daher langsam und gefühlvoll ablaufen (Abb. 3.6).

3.5 Palpation der Artt. sternocostales

Der Brustkorb bildet den knöchernen Panzer zum Schutz der inneren Organe. 24 Rippen, die über einen myofasciale Zuggurtmechanismus miteinander verbunden sind, bilden Artikulationsflächen zum Brustbein sowie zur Wirbelsäule aus (Lee, 1993). Neben ihrer Schutzfunktion und der stabilisierenden Aufgabe müssen sie zusätzlich beweglich sein, was sich bei jedem Atemzug bemerkbar macht. Während sie

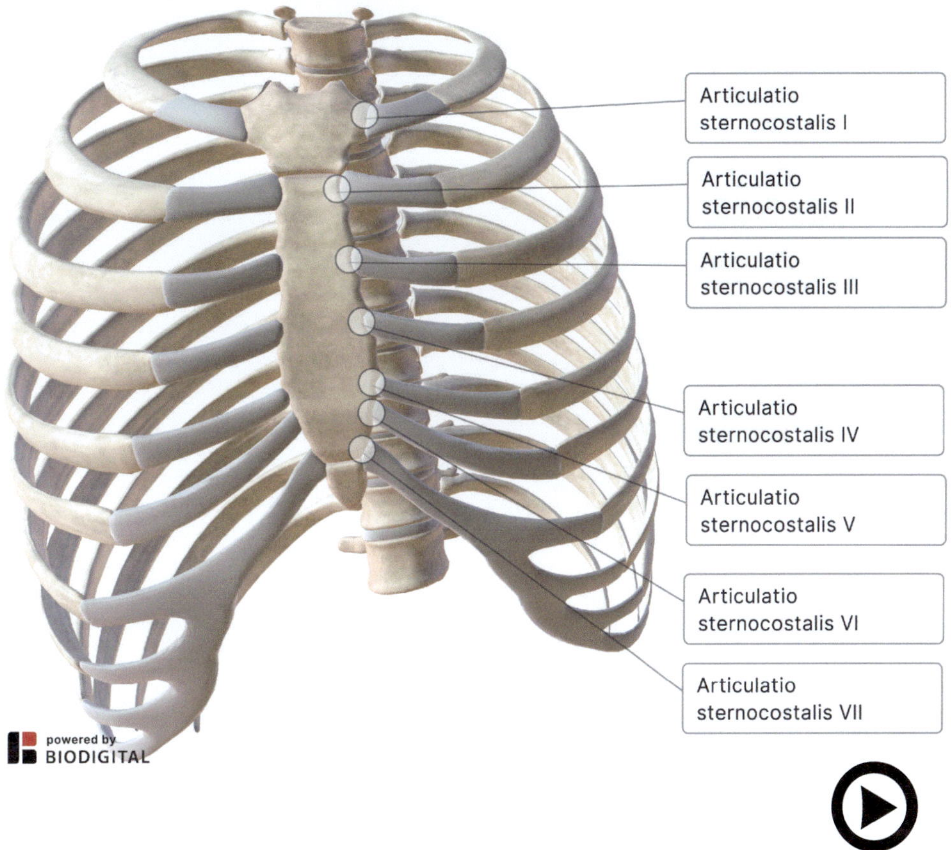

Abb. 3.7 Artt. sternocostales (© BioDigital) und Video 3.7 Palpation Artt. sternocostales (▶ https://doi.org/10.1007/000-5vh)

sich bei der Einatmung heben, senken sie sich bei der Ausatmung. Dieser biomechanische Vorgang ist unabdingbar für die Funktionalität des Brustkorbs. Während der In-, und Exspiration bewegen sich die Rippen eins bis fünf jeweils in eine craniale bzw. caudale Richtung und verändern somit das anterior-posteriore Ausmaß des Thorax. Die Rippen sechs bis zwölf hingegen führen eine Bewegung in eine laterale sowie mediale Richtung durch und verändern dadurch das Ausmaß in die Breite. Diese Mobilität wird durch die Artt. sternocostales und die Artt. costovertebrales gewährleistet. Palpatorisch lassen sich nur erstere erschließen. Hierbei liegt der Patient in Rückenlage mit unterlagertem Kopf.

Die Langfingerbeeren werden zunächst direkt zentral auf das Brustbein gelegt. Wird sich nun nach lateral zur rechten bzw. linken Seite orientiert, werden kleine, knöcherne Erhebungen spürbar. Diese kleinen Höcker (Ränder der Incisurae costales) sind verstärkende Strukturen der Artt. sternocostales. Während der Ein- und Ausatmung ist die Bewegung in diesen Gelenken am Gelenkspalt, der direkt am Übergang zwischen Sternum und Cartilago costalis der Rippe eins bis sieben lokalisiert ist, zu spüren.

▶ **Durchführungshinweis** Stehen diese Gelenke in Dysfunktion, können bei direkter Palpation auf den Gelenkspalten Schmerzen entstehen. Daher sollte flächig und sanft getastet werden, da die Gelenkspalte sehr oberflächig liegen (Abb. 3.7).

3.6 Gelenke im Bereich der Schulter

Das harmonische Zusammenspiel von fünf Gelenken führt dazu, dass eine in sich greifende funktionelle Einheit entsteht (Veeger und van der Helm, 2007). Die gelenkigen Verbindungen bedingen sich bei alltäglichen Aktivitäten stets untereinander.

Zusätzlich bildet der Schultergürtel über das Articulatio sternoclavicularis die gelenkige Verbindung zum Rumpf und steht daher auch mit diesem in Kontakt. In den folgenden fünf Unterkapiteln wird die Palpation der Gelenke im Bereich der Schulter beschrieben. Hierfür kann die Ausgangsstellung frei gewählt werden.

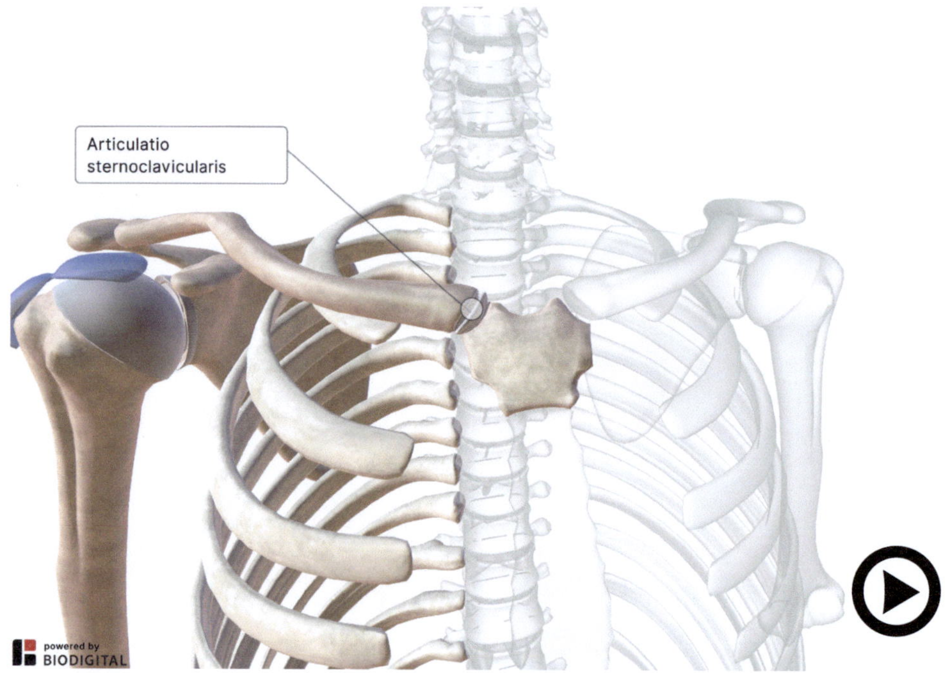

Abb. 3.8 Art. sternoclavicularis (© BioDigital) und Video 3.8 Palpation Art. sternoclavicularis (▶ https://doi.org/10.1007/000-5vj)

3.6.1 Palpation des Art. sternoclavicularis

Die Clavicula bildet die einzige direkte, knöcherne Verbindung über ein Sattelgelenk zum Rumpf (Dhawan et al., 2018). Der Gelenkspalt kann palpatorisch erschlossen werden, indem zunächst die Fingerbeeren flach und zentral auf das Manubrium sterni gelegt werden. Als Orientierung zur Auffindung des Manubrium sterni dient die gut wahrnehmbare Incisura jugularis. Jeweils lateral dieser Vertiefung existiert eine Erhabenheit, die den Übergang zur Clavicula darstellt. Eine aktive Rotation der HWS zur kontralateralen Seite führt zu einer sichtbaren Spannungszunahme des Muskelbauchs des homolateralen M. sternocleidomastoideus. Dessen Ursprungssehne findet sich sowohl am Manubrium sterni als auch an der Extremitas sternalis der Clavicula. Somit kann durch diese anatomische Gegebenheit das Art. sternoclavicularis (Abb. 3.8) zielsicher aufgefunden werden. Aktiv vom Patienten eingeleitete Bewegungen in Pro- und Retraktion sowie Elevation und Depression des Schultergürtels führen zu deutlich wahrnehmbaren Bewegungsausschlägen, welche direkt am jeweiligen Gelenkspalt des Art. sternoclavicularis evaluiert werden können. Während sich die Pro- und Retraktion biomechanisch gleichsinnig verhält, entsteht aufgrund der Gelenkart eine gegensinnige Arthro-/Osteokinematik bei der Elevation und Depression. Das Gelenk muss zusätzlich frei beweglich sein, wenn der Arm bewegt wird. Somit ist beispielsweise bei der Anteversion und Retroversion eine Rotation der Clavicula nach posterior bzw. anterior am Gelenkspalt spürbar.

3.6.2 Palpation des Art. acromioclavicularis

Das plane ACG (Abb. 3.9), welches die Clavicula mit der Scapula verbindet, muss die Bewegungen des Schlüsselbeins während der Motion des Armes ebenso durchführen wie das SCG. Somit steht es in direktem Kontakt und zeigt auch hier die funktionelle Verbindung zwischen den Gelenken des Schultergürtels. Die Palpation dieses Gelenks wird in Seitlage durchgeführt. Die Langfingerbeeren des Zeige-/Mittelfingers werden auf die Spina scapulae gelegt und verfolgen diese nach lateral. Die Schulterblattgräte mündet lateral ins Acromion, welches vom hinteren Rand mit den steil aufgestellten Fingerbeeren getastet wird. Wird dem lateralen Rand der Schulterhöhe nach anterior gefolgt, trifft die Fingerbeere auf eine kleine Vertiefung. An dieser Region artikuliert die Clavicula mit ihrer Extremitas acromialis direkt an der Schulterhöhe. Der Gelenkspalt wird am Übergang beider Knochen deutlich spürbar. Eine weitere Herangehensweise stellt eine palpatorische Orientierung ausgehend von der Clavicula dar. Dabei wird das Schlüsselbein auf der superioren Fläche mit den Fingerbeeren erfühlt und dann von medial nach lateral abgetastet. Am Ende der Extremitas acromialis ist zunächst der Gelenkspalt und weiter lateral das sich angrenzende Acromion zu spüren.

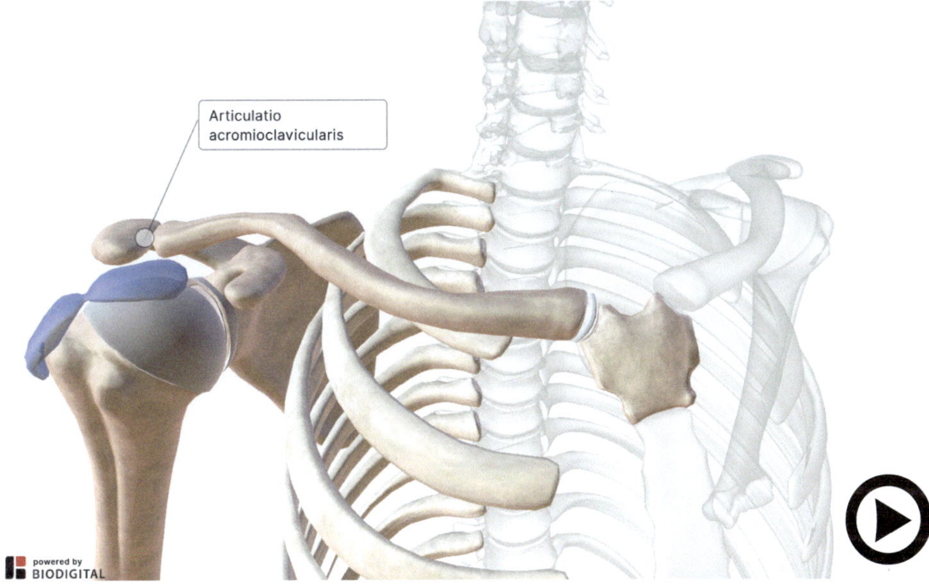

Abb. 3.9 Art. acromioclavicularis (© BioDigital) und Video 3.9 Palpation Art. acromioclavicularis (► https://doi.org/10.1007/000-5vk)

3.6.3 Palpation des Art. subacromialis

Das Acromion bildet die craniale Begrenzung des subacromialen Nebengelenks. Dieses Gelenk, welches durch die Bursa subacromialis und die Bursa subdeltoidea gebildet wird, dient lediglich der Reibungsminderung einflussnehmender Strukturen. Die Bursa subacromialis dient der Reibungsminderung zwischen der Schultergelenkskapsel, der langen Sehne des M. biceps brachii sowie der Sehne des M. supraspinatus einerseits und dem Acromion andererseits. Die Bursa subdeltoidea stellt eine reibungsminimierende Einrichtung zwischen der Kapsel des Schultergelenks und dem M. deltoideus dar. Über die steil aufgestellten Fingerbeeren der Langfinger wird direkt von lateral kommend unterhalb des Acromions in die Tiefe palpiert, um dieses Gelenk zu spüren. Alternativ ist auch eine Kontaktaufnahme von anterior durchführbar. Hierbei befindet sich der Klient in einer entspannten Ausgangstellung. Aufgrund der Konstruktion des Nebengelenkes ist palpatorisch lediglich eine Vertiefung und kein klar abgrenzbarer Gelenkspalt zu vernehmen. Durch eine sanfte Traktion des Armes longitudinal zum Humerus wird der Spalt des Gelenks vergrößert und somit palpatorisch besser zu erschließen sein.

► **Durchführungshinweis** Bei einer Schulterluxation bzw. -subluxation nach distal ist der „Gelenkspalt“ vergrößert und es sollte keine zusätzliche Traktion durchgeführt werden (Abb. 3.10).

3.6.4 Palpation des Art. humeroscapularis

Das Schultergelenk (Abb. 3.11), welches eine hohe Mobilität aufweist, ist für die Bewältigung des Alltags elementar, da es die obere Extremität maßgeblich initiativ steuert. Das Kugelgelenk, welches aus dem stark konvexen Caput humeri und der schwach konkaven Cavitas glenoidale besteht, weist ein inkongruentes Größenverhältnis von vier zu eins auf (Halder et al., 2000). Für die Ertastung des Gelenkes liegt der Patient entspannt in Rückenlage, während die steil aufgestellten Langfingerbeeren zunächst von anterior das Tuberculum minus humeri erfassen. Etwas craniomedial dieses kleinen Höckers kann sich der Untersuchende dem Gelenkspalt mit den Fingerbeeren annähern. Die Palpationsqualität nimmt mit zunehmendem muskulärem Status des Klienten ab.

► **Durchführungshinweis** Eine gesteigerte Palpationsqualität kann über eine Rotation des Armes erfolgen (Abb. 3.11).

3.6.5 Palpation des Art. scapulothoracalis

Der humeroscapuläre Rhythmus beschreibt das Zusammenspiel zwischen der Bewegung des Humerus und der zwangsläufig gekoppelten Bewegung der Scapula, welche beispielsweise zur Erreichung eines Bewegungsausmaßes über ca. 40° in Abduktion oder Anteversion notwendig ist

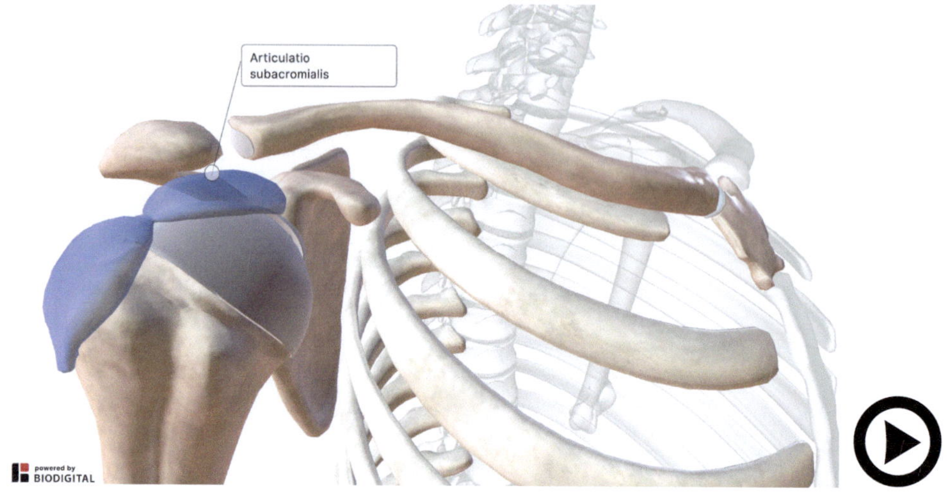

Abb. 3.10 Art. subacromialis (© BioDigital) und Video 3.10 Palpation Art. subacromialis (▶ https://doi.org/10.1007/000-5vm)

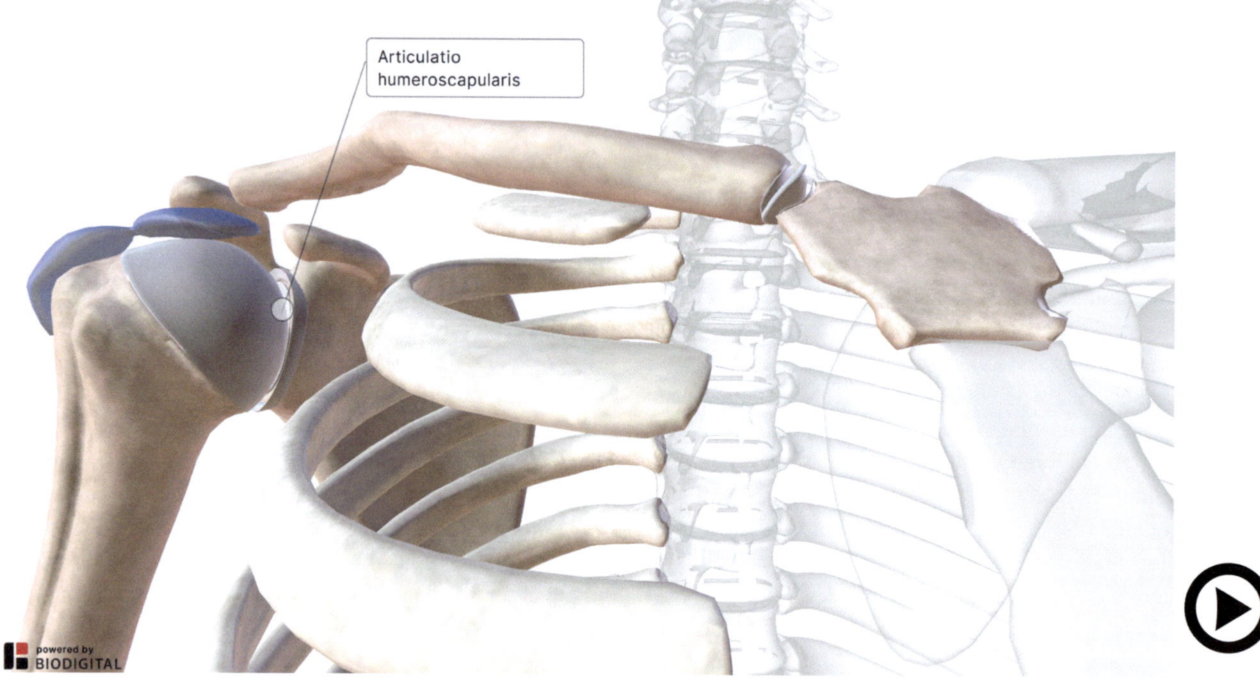

Abb. 3.11 Art. humeroscapularis (© BioDigital) und Video 3.11 Palpation Art. humeroscapularis (▶ https://doi.org/10.1007/000-5vn)

[56]. Das Gleiten des Schulterblatts auf dem Thorax wird maßgeblich durch die thoracale Gleitfläche, die aus dem M. subscapularis und M. serratus anterior gebildet wird, beeinflusst. Um die Region unter dem Schulterblatt zu ertasten ist eine entspannte Lagerung in Bauch- oder Seitlage empfehlenswert.

Befindet sich der Klient in Bauchlage wird die zu palpierende Seite mit einem Unterlagerungsmaterial unter der Schulter von anterior unterlagert und der gleichseitige Arm passiv in den Schürzenbindergriff positioniert. Durch diese Einstellung wird eine leichte Separation zwischen Schulterblatt und Thorax hervorgerufen. Der Untersuchende kann

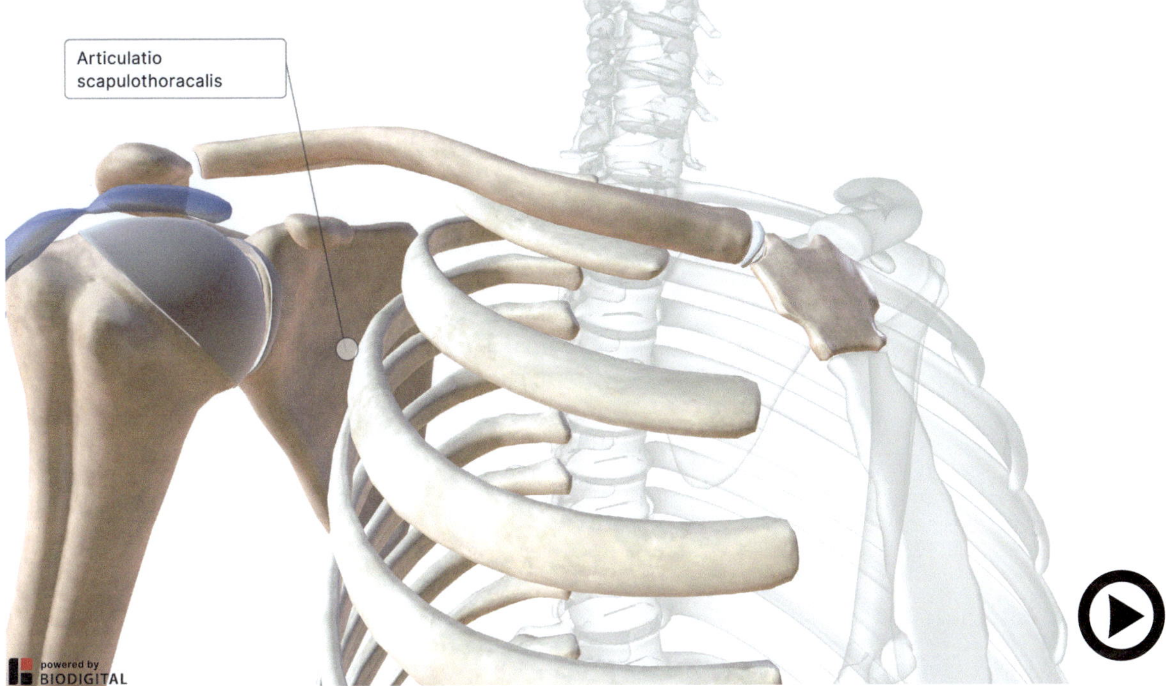

Abb. 3.12 Art. scapulothoracalis (© BioDigital) und Video 3.12 Palpation Art. scapulothoracalis (▶ https://doi.org/10.1007/000-5vp)

diese Separation durch eine Retraktionsbewegung im Schultergürtel der zu palpierenden Seite verstärken. Anschließend wird Kontakt zur Margo medialis scapulae aufgenommen und von dort aus mit den ausgestreckten Langfingerbeeren in den Raum zwischen beiden Gelenkpartnern getastet.

Bei der Vorgehensweise in Seitlage wird der Kopf unterlagert und der oben liegende Arm längs auf dem Rumpf des Klienten positioniert. Der Untersuchende kann nun über seinen Oberkörper von anterior Kontakt zur oben gelegenen Schulter aufnehmen. Anschließend wird über einen leichten Schub nach posterior eine Retraktionsbewegung initiiert. Dadurch kommt es erneut zu einer Separation zwischen Scapula und Thorax und dem Untersuchenden wird es möglich über die Margo medialis scapulae mit flektierten Fingern (II-V) in den Raum zwischen Schulterblatt und Thorax zu fühlen.

▶ **Durchführungshinweis** Die thoracale Gleitfläche ist vereinzelt bei Klienten sehr schwer zu erreichen, wenn die nötige Mobilität der Scapula nicht besteht. Während der Palpation, bei der es gleichzeitig zu einer Mobilisierung der thoracalen Gleitfläche kommt, kann es bei biomechanischen Dysfunktionen zu einer Schmerzauslösung kommen. Die Ertastung sollte daher vorsichtig eingeleitet bzw. durchgeführt werden (Abb. 3.12).

3.7 Gelenke im Bereich des Ellenbogens

Aus dem Zusammenschluss mehrerer Gelenke wird die funktionelle Einheit des Art. cubiti gebildet. Die Artikulationsflächen von Humerus, Radius und Ulna bilden untereinander vier Gelenke aus. Vergleichbar mit einem Uhrwerk müssen auch die „Zahnräder" des Ellenbogengelenks harmonisch ineinander greifen um Alltagsaktivitäten wie z.B. die Nahrungsaufnahme zu ermöglichen. Von diesen vier Gelenken (Art. humeroulnaris, Art. humeroradialis, Art. radioulnaris proximalis et distalis) können zwei palpatorisch erschlossen werden. Diese Ertastung wird in einer entspannten Ausgangsstellung durchgeführt. Die Rückenlage oder der Sitz mit ca. 90 ° passiv in Flexion gelagertem Ellenbogengelenk sind hierbei das Mittel der Wahl.

3.7.1 Palpation des Art. humeroradialis

In einer passiven Flexionsstellung von 90 ° im Ellenbogen wird die Langfingerbeere des Zeigefingers auf den Epicondylus lateralis humeri flächig gelegt. Wandert der Palpationsfinger nach distal, fällt er direkt nach dem Epicondylus lateralis humeri, der als deutlich Erhöhung spürbar ist, in eine Vertiefung. Diese Vertiefung stellt den Gelenk-

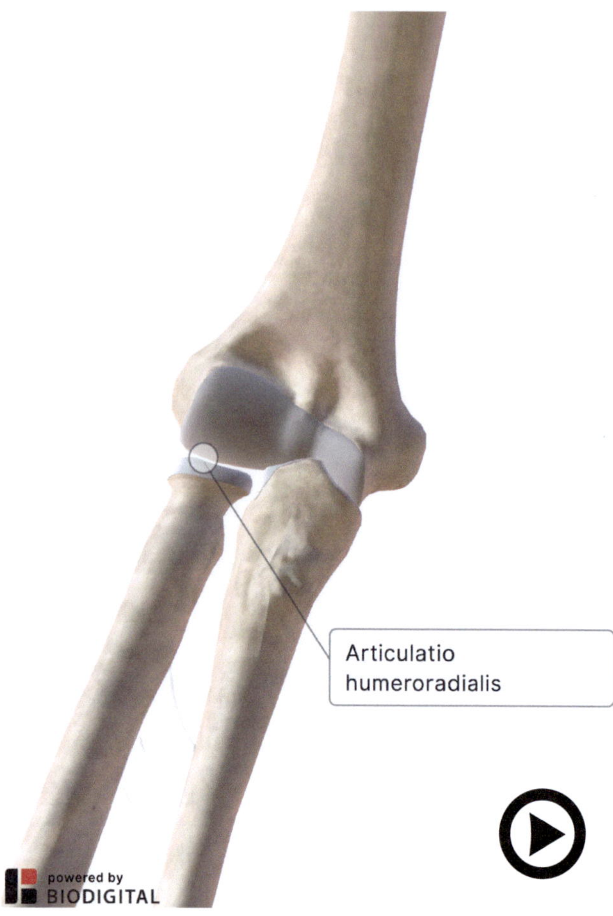

Abb. 3.13 Art. humeroradialis (© BioDigital) und Video 3.13 Palpation Art. humeroradialis (▶ https://doi.org/10.1007/000-5vq)

spalt des Art. humeroradialis (Abb. 3.13) dar. Zusätzlich besteht die Möglichkeit, dass der Untersuchende die Unterarme des Patienten auf den seinen ablegt. Nun können beide Zeigefinger des Praktizierenden den jeweiligen Gelenkspalt tasten. Die übrigen Finger, welche die Unterarme des Klienten umgreifen, können eine passive Flexions-, bzw. Extensionsbewegung einleiten. Während der Mobilisation ist der humeroradiale Gelenkspalt noch besser abgrenzbar.

3.7.2 Palpation des Art. radioulnaris distalis

Radius und Ulna bilden eine funktionelle Einheit, die unter anderem durch die Membrana interossea antebrachii verbunden wird. Während das proximale Art. radioulnaris (Abb. 3.14) als Zapfengelenk in der Tiefe nicht spürbar ist, kann das distale Radgelenk gut von dorsal palpiert werden. Hierfür sind die gleichen Ausgangstellungen wie in Abschn. 3.6.1 empfehlenswert. Die Langfingerbeere des palpierenden Zeige- oder Mittelfingers wird dorsodistal auf den Processus styloideus ulnae gelegt. Beim Vortasten nach radial fällt der Finger in eine kleine Vertiefung. Diese stellt den Gelenkspalt des Art. radioulnaris distalis dar. Während der Pro- und Supination kann dieser Gelenkspalt noch deutlicher ertastet werden. Bei einer Pronation flacht dieser Spalt ab, wohingegen er sich bei endgradiger Supination vertieft. Diese Bewegungen können vom Klienten in 90° Ellenbogengelenksflexion aktiv durchgeführt werden.

▶ **Durchführungshinweis** Die Palpation des Art. humeroradialis kann schmerzhaft sein, wenn der Klient an einer Epicondylopathia lateralis humeri leidet. Die gereizten Sehnen liegen im Palpationsgebiet und können daher bei Druck symptomatisch reagieren.

3.8 Gelenke im Bereich der Hand

Das „Instrument der Instrumente“, wie schon Aristoteles die Hand bezeichnete, ist das feinmotorischste Werkzeug des Menschen (Kozono et al., 2020). Sie ermöglicht es uns die alltäglichen Aufgaben, wie Nahrungsaufnahme, Arbeit, Hygiene und nonverbale Kommunikation, um nur einige zu nennen, zu meistern. Wie ein Puzzle setzt sich die Hand aus vielen Gelenken, welche der Palpation unterzogen werden können, zu einem sinnhaften Gesamtkonstrukt zusammen. Die Vorgehensweise ist die gleiche wie im Abschn. 2.11 zur ossären Palpation. Auch in diesem Kapitel werden die Handwurzelknochen sowie die Mittelhand- und Fingerknochen häufig gegeneinander bewegt, um die Knochenränder zu erfühlen. Gleichzeitig wird hierbei, wenn die anatomischen Komponenten es zulassen, natürlich auch der Gelenkspalt deutlich tastbar. Aus diesen Gründen werden die Erläuterungen zur Palpation in diesem Kapitel kurzgehalten und auf Abschn. 2.11 für detailliertere Informationen verwiesen. Für ein gutes Palpationsergebnis ist es empfehlenswert den Klienten in einer entspannten Rückenlage oder im Sitz mit aufgelegten Unterarmen zu lagern. Folgend wird die Vorgehensweise zur Ertastung der Gelenke der Hand beschrieben.

3.8.1 Palpation des Art. radiocarpalis

Grundlegend wichtig für die grobmotorische Beweglichkeit der Hand ist das proximale Handgelenk (Abb. 3.15), welches sich als Eigelenk zwischen Radius, Discus articularis und der proximalen Handwurzelreihe erstreckt. Das Erspüren des Gelenkspalts beginnt am Proc. styloideus ulnae, welcher sich distal an der Ulna als deutliche Erhabenheit findet. Die flach aufgelegten Langfingerbeeren tasten nach distal und „fallen“ direkt in eine Vertiefung in der der Discus aricularis lokalisiert ist. Dieser artikuliert bei Ulnarduktion mit dem Os triquetrum. Wandern die Palpationsfinger nach radial, kann

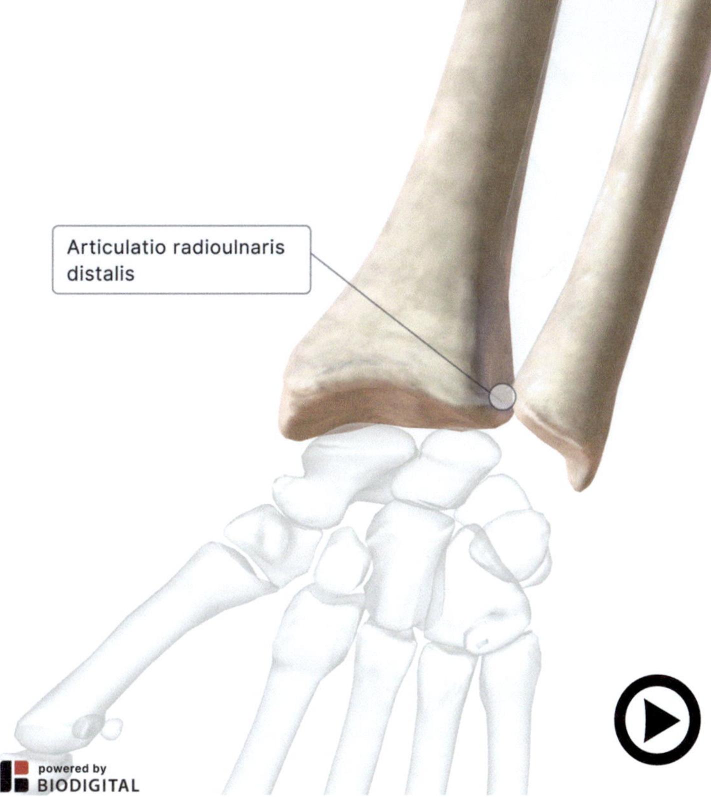

Abb. 3.14 Art. radioulnaris distalis (© BioDigital) und Video 3.14 Palpation Art. radioulnaris distalis (► https://doi.org/10.1007/000-5vr)

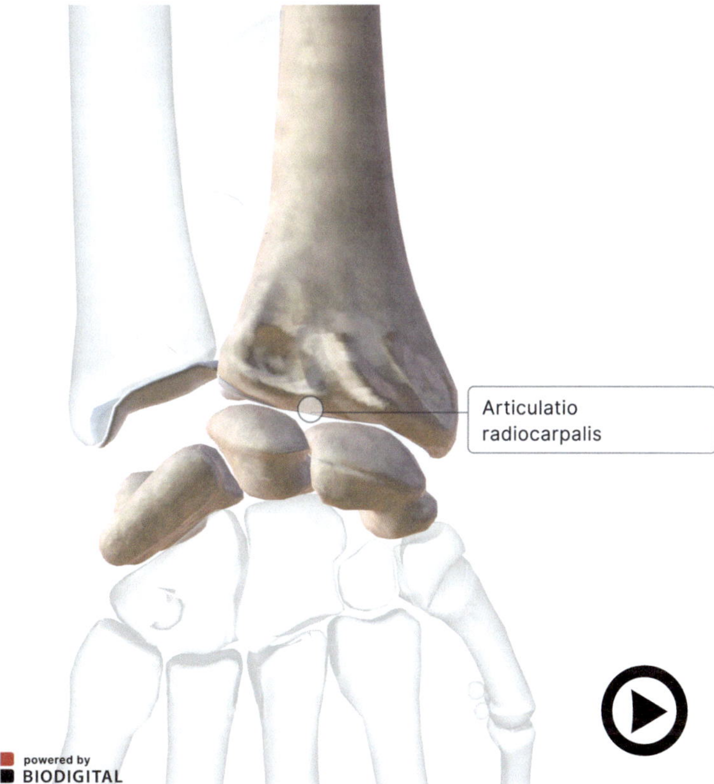

Abb. 3.15 Art. radiocarpalis (© BioDigital) und Video 3.15 Palpation Art. radiocarpalis (► https://doi.org/10.1007/000-5vs)

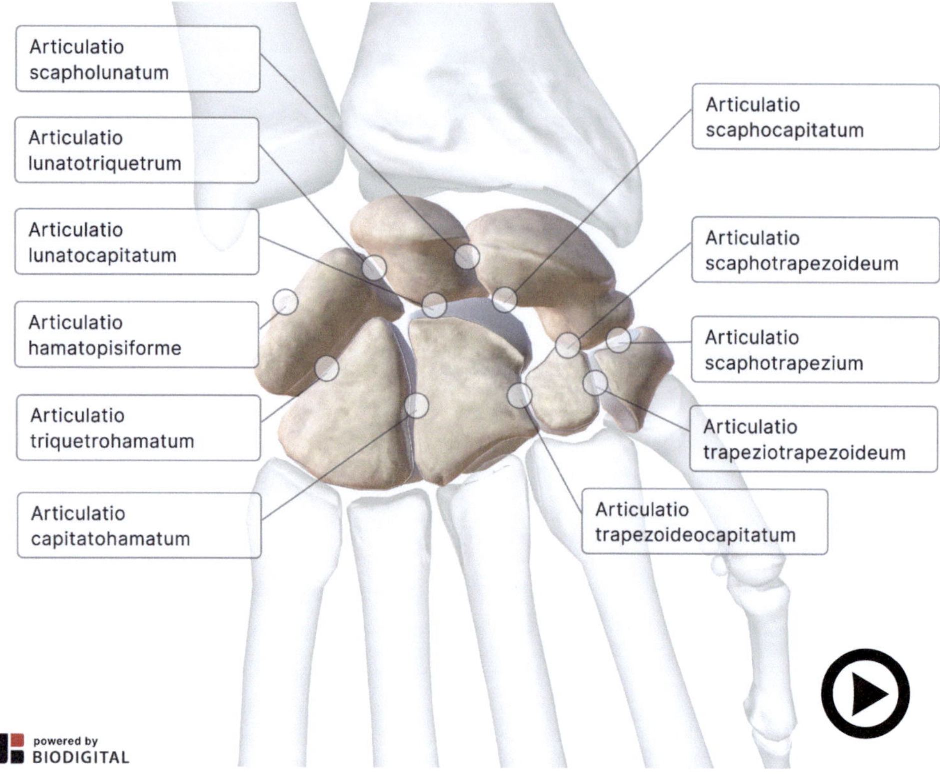

Abb. 3.16 Artt. intercarpales (© BioDigital) und Video 3.3 Palpation Artt. intercarpales (► https://doi.org/10.1007/000-5vt)

direkt der Gelenkspalt zwischen Radius und prox. Handwurzelreihe von dorsal als längsverlaufende Rinne erspürt werden. Diese Rinne wird bei Dorsalextensionsbewegung im Art. radiocarpalis tiefer, wohingegen sie bei einer Palmarflexion abflacht.

3.8.2 Palpation der Artt. intercarpales

Die straffen Intercarpalgelenke, welche sich zwischen den Handwurzelknochen untereinander ausbilden sind Amphiarthrosen, die nur wenig Bewegung zulassen. Die geringe Beweglichkeit, die zugelassen wird, ist jedoch entscheidend für eine funktionierende Biomechanik. Eine stark ausgeprägte ligamentäre Sicherung erschwert die Ertastung der gelenkigen Verbindungen innerhalb des Carpus. An dieser Stelle wird auf Abschn. 2.11 verwiesen, indem die Knochenränder, welche gleichzeitig zu den Gelenkspalten leiten, in der palpatorischen Auffindung genauestens beschrieben werden (Abb. 3.16).

3.8.3 Palpation der Artt. carpometacarpales

Die artikulären Übergänge zwischen Handwurzel und Mittelhand sind zunächst am besten am dritten Strahl spürbar. Von dorsal wird die palpierende Zeige- oder Mittelfingerspitze flächig mittig auf die Metacarpale III aufgelegt. Anschließend palpiert sie in Richtung proximal, bis der Finger in eine Vertiefung absinkt. Diese Stelle ist der Übergang zum Os capitatum. Nach dem gleichen Muster können die Gelenkspalte der weiteren Artt. carpometacarpales ertastet werden. Dies bedarf einer geschulten Palpationsfertigkeit. Alternativ kann die Palpation des Gelenkspalts auch mittels des Zangengriffs durchgeführt werden.

Eine Besonderheit weist das Art. carpometacarpalis I auf, welches besser unter dem Namen Daumensattelgelenk bekannt ist. Die Palpation dieses Gelenks erfolgt direkt über die Tabatière von dorsal (Mustak-Blagusz und Pertinatsch, 2015). Mithilfe des Zangengriffs wird der Zeigefinger zwischen die Sehne des M. extensor pollicis longus und der Sehne des M. abductor pollicis brevis bzw. M. extensor pollicis brevis gelegt, die bei einer Extension des Daumens deutlich sichtbar werden. Zwischen diesen Sehnen entsteht eine Vertiefung, die Fovea radialis (Tabatière) in der sich in der Tiefe das Daumensattelgelenk befindet. Der Gelenkspalt zwischen Os trapezium und Os metacarpale I ist klar von der Umgebung abgrenzbar. Dieses besondere Sattelgelenk verhält sich in Arthro-/Osteokinematik bei Abd.- und Adduktion konvex um eine radioulnare Achse, wohingegen es sich bei Flexion und Extension konkav um eine dorsopalmare Achse verhält.

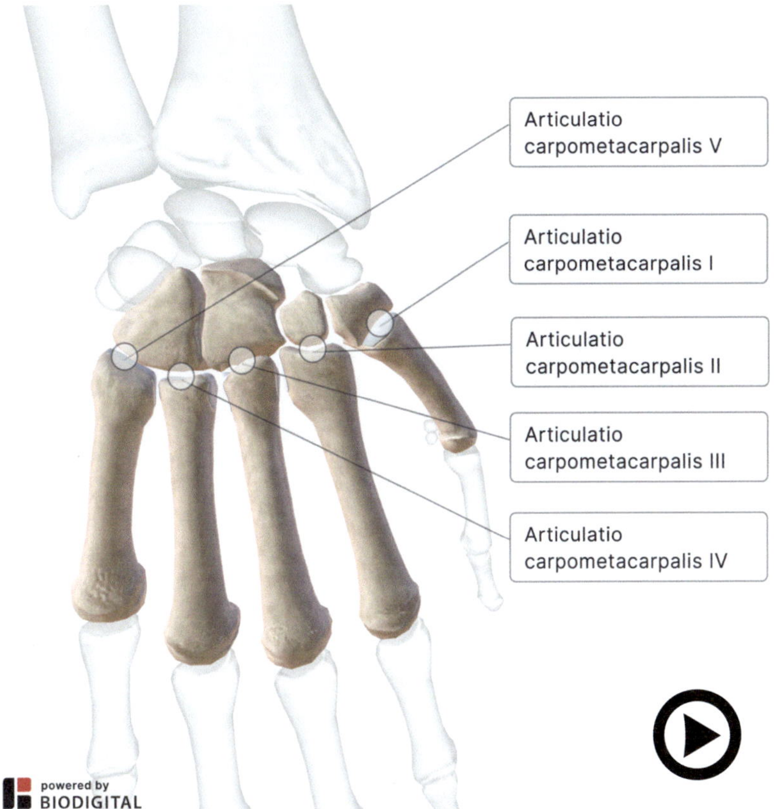

Abb. 3.17 Artt. carpometacarpales (© BioDigital) und Video 3.17 Palpation Artt. carüometatarsales (▶ https://doi.org/10.1007/000-5vv)

▶ **Durchführungshinweis** Besonders beim Ertasten des Art. carpometacarpalis I in der Tabatière können bei einer Rhizarthrose Schmerzen hervorgerufen werden. Gehen Sie daher zunächst sanft von der Oberfläche in die Tiefe (Abb. 3.17).

3.8.4 Palpation der Artt. intermetacarpales

Für den Faustschluss ist es unter anderem wichtig, dass sich die Mittelhandknochen II-V gegeneinander bewegen. Dabei prägen sie jeweils ein proximales und ein distales Gelenk aus. Diese Amphiarthrosen sind Bestandteile der funktionellen Einheit der gesamten Hand. Die Palpation beschränkt sich auf die distalen Gelenke, die deutlich zwischen den Köpfen der Metacarpalen spürbar sind. Der Gelenkspalt der distalen Artt. intermetacarples wird über den Zangengriff, bei dem der Zeigefinger dorsal und der Daumen palmar gelegen ist, palpatorisch erschlossen. Eine deutliche Vertiefung zwischen den benachbarten und erhöhten Caputi metacarpales weist den direkten Weg zum Gelenkspalt, der sich in der Tiefe befindet. Eine translatorische Bewegung der Metacarpalen gegeneinander nach dorsal und palmar lässt den Spalt noch deutlicher zum Vorschein kommen. Währenddessen sollten die Finger passiv in Nullstellung gelagert sein.

▶ **Durchführungshinweis** Die Beweglichkeit der Artt. intermetacarpales distales nimmt von radial nach ulnar physiologisch deutlich zu (Abb. 3.18).

3.8.5 Palpation der Artt. metacarpophalangeales

Die Grundgelenke der einzelnen Finger werden durch das jeweilige konvexe Caput der Ossa metacarpalia und die konkave Basis der jeweiligen proximalen Phalanx gebildet. Somit verhalten sich die Eigelenke (MCP II-V) bzw. das Scharniergelenk (MCP I) während der Bewegung im offenen System konkav zueinander. Die schon deutlich sichtbaren Gelenke werden palpatorisch mit dem Zangengriff erschlossen. Die Fingerbeeren von Daumen und Zeigefinger nehmen Kontakt mit der proximalen Phalanx auf, indem sie radial und ulnar bzw. dorsal und palmar angelegt werden. Anschließend wird nach proximal getastet bis ein deutlicher Gelenkspalt erscheint. Befindet sich das jeweilige Art. meta-

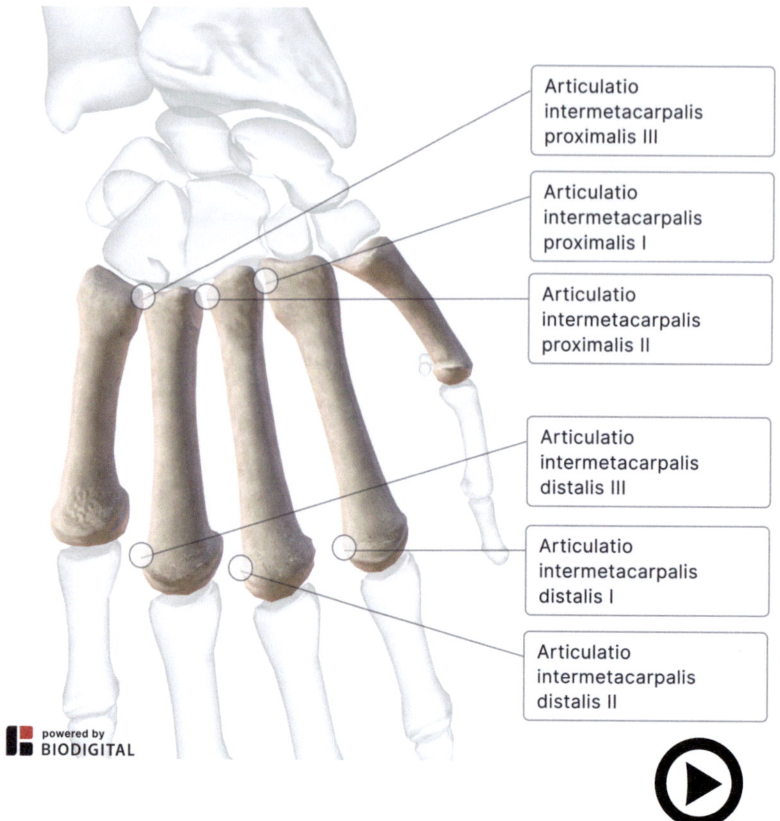

Abb. 3.18 Artt. intermetacarpales (© BioDigital) und Video 3.18 Palpation Artt. intermetacarpales (▶ https://doi.org/10.1007/000-5vw)

carpophalangealis in einer Flexion, vergrößert sich der Gelenkspalt noch weiter. Während der Bewegung kann der Spalt noch genauer differenziert werden.

▶ **Durchführungshinweis** Im Vorfeld kann eine Traktion in diesem Gelenk zu einer sichtbaren Vertiefung führen, die genau über dem Gelenkspalt entsteht. Dies kann für eine erste grobe Orientierung genutzt werden (Abb. 3.19).

3.8.6 Palpation der Artt. interphalangeales

Die Finger sind für grob- und feinkoordinative Aktivitäten des Alltags angelegt. Aus zwei bzw. drei Phalangen bestehend, die über Interphalangealgelenke miteinander artikulieren, vervollständigen sie die menschliche Hand nach distal. Die Scharniergelenke, die aus einem distalen konvexen Caput und einer proximalen konkaven Basis bestehen, bewegen sich im offenen System arthro-/osteokinematisch gleichsinnig. Der Gelenkspalt wird in diesen Gelenken über den Zangengriff durch den Daumen und den Zeigefinger palpiert. Ein Finger des Praktizierenden wird dabei radial, der andere ulnar zwischen zwei benachbarte Phalangen angelegt. Anschließend wird mit mäßigen, aber trotzdem ausreichenden Druck in den Artt. interphalangeales (Abb. 3.20) der Gelenkspalt ertastet. Währenddessen kann das jeweilige Gelenk in Flexion und Extension bewegt werden, sodass der Spalt noch deutlicher gespürt werden kann. Zu beachten ist, dass es beim Daumen lediglich ein Interphalangealgelenk gibt, während an den Fingern II – V jeweils ein proximales und ein distales Gelenk existiert.

3.9 Palpation des Art. temporomandibularis

Das Kiefergelenk ist essenziell wichtig für die Nahrungsaufnahme, das Sprechen sowie die Emotionsverarbeitung. Aus der Nahrung, die über den Kiefer mit den Zähnen zerkleinert wird, werden die Nährstoffe entzogen, die der Mensch zur Energiegewinnung benötigt. Durch die resultierende Energiebereit-

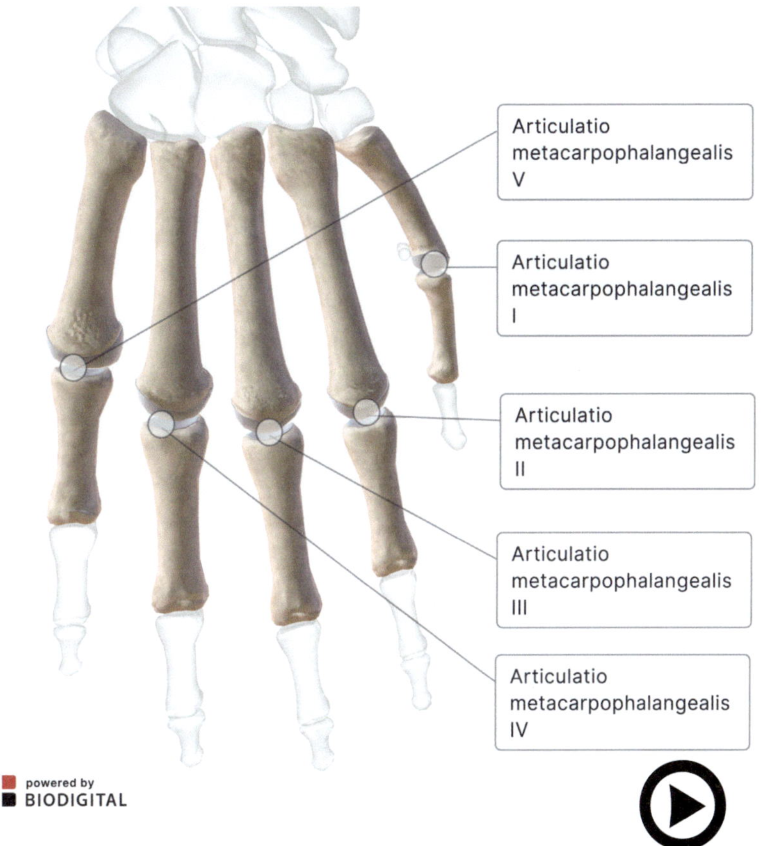

Abb. 3.19 Artt. metacarpophalangeales (© BioDigital) und Video 3.19 Palpation Artt. metacarpophalangeales (▶ https://doi.org/10.1007/000-5vx)

stellung können alle physiologischen Prozesse des Organismus reibungsfrei ablaufen. Das Kiefergelenk wird gebildet aus dem bikonvexen Caput mandibulae, der mit der konkaven Fossa mandibularis artikuliert. Zwischen diesen beiden Gelenkpartnern ist zusätzlich ein Discus articularis eingelagert, welcher für die Funktionalität unabdingbar ist und das Gelenk in ein discotemporales und discomandibulares Kompartiment unterteilt. Für den Kauprozess sind Scharnierbewegungen wie das Öffnen und das Schließen, Schlittenbewegungen wie Protrusion, Retrusion, Laterotrusion und Mediotrusion, sowie Mahlbewegungen notwendig. Diese Bewegungen müssen immer gleichzeitig in beiden Gelenken ablaufen, sodass die notwendige Mobilität aufgebracht werden kann.

Die Palpation des temporomandibularen Gelenks erfolgt über die flächig aufgelegten Langfingerbeeren des Zeige- bzw. Mittelfingers. Diese werden unmittelbar anterior des Meatus acusticus externus platziert. Während der Klient kleine Bewegungen in Richtung Öffnung und Schließung durchführt, wird der Gelenkspalt deutlich spürbar. Bei zunehmender Öffnung führt der Caput mandibulae eine Bewegung nach anterolateral durch. Diese kann vom Untersuchenden gut wahrgenommen werden. Bei endgradiger Öffnung entsteht eine Vertiefung hinter dem Caput mandibulae.

▶ **Durchführungshinweis** Gehen Sie bei der Palpation vorsichtig vor, da craniomandubläre Dysfunktionen zu einer erhöhten Schmerzwahrnehmung führen können (Abb. 3.21).

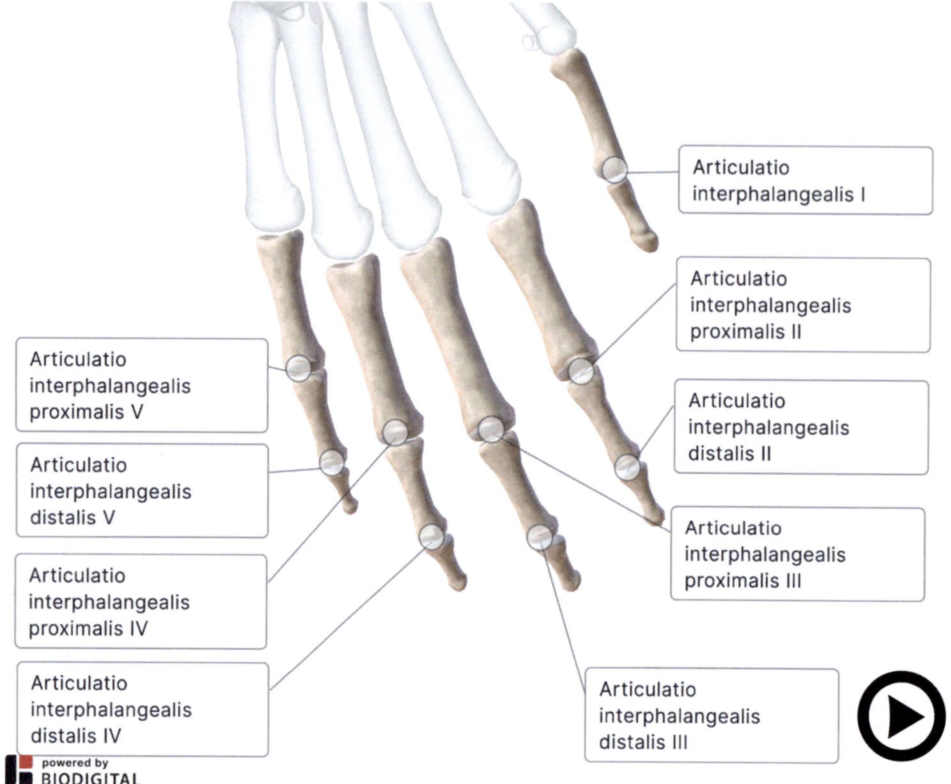

Abb. 3.20 Artt. interphalangeales (© BioDigital) und Video 3.20 Palpation Artt. interphalangeales (► https://doi.org/10.1007/000-5vb)

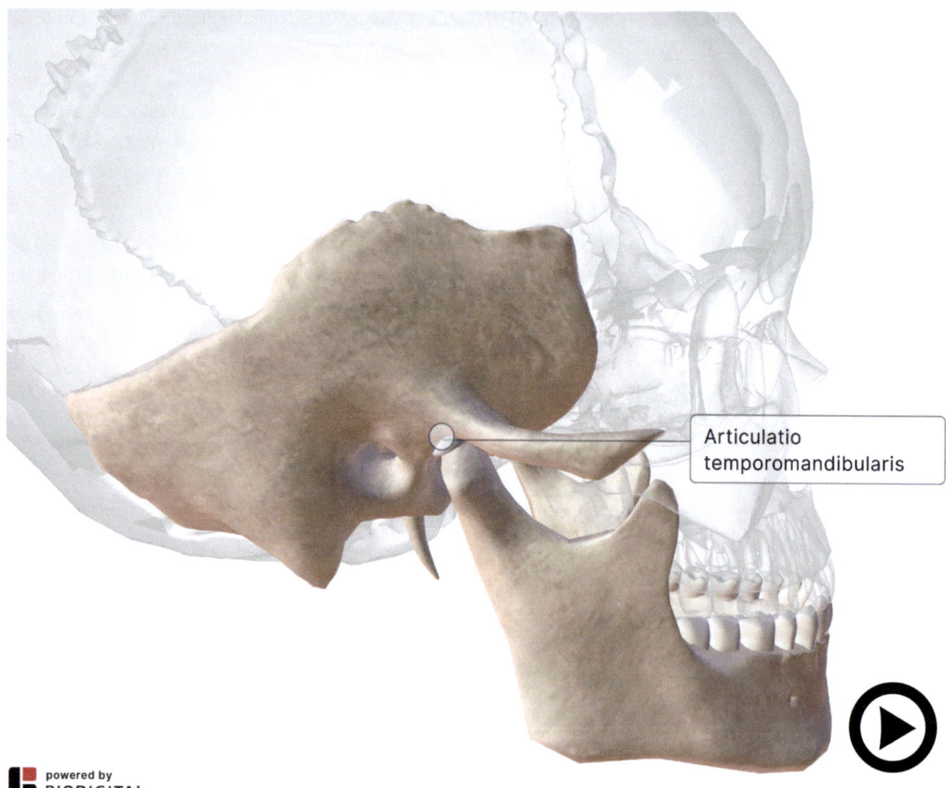

Abb. 3.21 Art. temporomandibularis (© BioDigital) und Video 3.21 Palpation Art. temporomandibularis (► https://doi.org/10.1007/000-5vz)

Literatur

Derian, A., Amundson, J., Abi-Aad, K., Vasquez-Duarte, R., & Johnson-Greene, D. (2018). Accuracy of ultrasound-guided versus palpation-based carpometacarpal joint injections: A randomized pilot study in cadavers. *Ultrasound, 26*(4), 245–250. https://doi.org/10.1177/1742271X18789711

Dhawan, R., Singh, R., Tins, B., & Hay, S. (2018). Sternoclavicular joint. *Shoulder and Elbow, 10*(4), 296–305. https://doi.org/10.1177/1758573218756880

Halder, A., Itoi, E., & An, K. (2000). Anatomy and biomechanics of the shoulder. *The Orthopedic Clinics of North America, 31*(2), 159–176. https://doi.org/10.1016/s0030-5898(05)70138-3

Kozono, N., Takeuchi, N., Okada, T., Hamai, S., Higaki, H., Shimoto, T., et al. (2020). Dynamic scapulohumeral rhythm: Comparison between healthy shoulders and those with large or massive rotator cuff tear. *Journal of Orthopaedic Surgery (Hong Kong), 28*(3). https://doi.org/10.1177/2309499020981779

Lee, D. (1993). Biomechanics of the thorax: A clinical mode of in vivo function. *The Journal of Manual & Manipulative Therapy, 1*(1), 13–21. https://doi.org/10.1179/106698193791069771

Mahato, N. (2011). Morphology of sustentaculum tali: Biomechanical importance and correlation with angular dimensions of the talus. *Foot (Edinburgh, Scotland), 21*(4), 179–183. https://doi.org/10.1016/j.foot.2011.06.001

Mustak-Blagusz, M., & Pertinatsch, C. (2015). Wunderwerk hand. *rheuma plus, 14*, 50–54. https://doi.org/10.1007/s12688-014-0020-0

Preece, S., Mason, D., & Bramah, C. (2016). The coordinated movement of the spine and pelvis during running. *Human Movement Science, 45*, 110–118. https://doi.org/10.1016/j.humov.2015.11.014

Schäfer, F., Order, B., Bolte, H., Heller, M., & Brossmann, J. (2002). Sport injuries of the extensor mechanism of the knee. *Der Radiologe, 42*(10), 799–810. https://doi.org/10.1007/s00117-002-0794-2

Sherman, S., Plackis, A., & Nuelle, C. (2014). Patellofemoral anatomy and biomechanics. *Clinics in Sports Medicine, 33*(3), 389–401. https://doi.org/10.1016/j.csm.2014.03.008

Veeger, H., & van der Helm, F. (2007). Shoulder function: The perfect compromise between mobility and stability. *Journal of Biomechanics, 40*(10), 2119–2129. https://doi.org/10.1016/j.jbiomech.2006.10.016

Palpation der Bänder

4

Inhaltsverzeichnis

Ergänzende Information Die elektronische Version dieses Kapitels enthält Zusatzmaterial, auf das über folgenden Link zugegriffen werden kann [https://doi.org/10.1007/978-3-662-64241-2_4]. Die Videos lassen sich durch Anklicken des DOI Links in der Legende einer entsprechenden Abbildung abspielen, oder indem Sie diesen Link mit der SN More Media App scannen.

R. Bauer, S. Wolfram, *Palpationsatlas*, https://doi.org/10.1007/978-3-662-64241-2_4

4.1 Grundlagen der Palpation von Bändern

Der Mensch ist nach dem Tensegrity-Modell konstruiert und setzt sich aus biegestabilen Knochen und dehnungsstabilen Muskeln, Sehnen und Bändern zusammen. Durch diesen Zuggurtmechanismus werden aus labilen Gelenksystemen sich gegenseitig bedingende formstabile Körper. Einen erheblichen Beitrag zu dieser Formstabilität trägt der Kapsel-Band-Apparat bei. Diese faserreichen Bindegewebsstränge sind nur mäßig dehnbar und spannen sich meist über ein Gelenk, um dieses zu stabilisieren bzw. Bewegungen zu limitieren. Neben Gelenken befestigen Bänder auch innere Organe. Durch diese Fassung wird eine erforderliche Fixierung bei gleichzeitiger Beweglichkeit in den verschiedenen Körperhöhlen gewährleistet. Den Hauptbestandteil ligamentärer Strukturen bilden parallel verlaufende Fasern vom Kollagentyp I (Varma et al., 2016). Ein geringerer Anteil elastischer Fasern sorgt für eine leichte Dehnbarkeit. Aus Gründen der Faseranlage- sowie der Faserausrichtung sind Bänder in Längsrichtung häufig stabiler als ossäres Gewebe. Daher kann eine starke Überdehnung bandhafter Strukturen zu knöchernen Ausrissen führen (Heineck et al., 2001). Bänder stehen zusätzlich meist in enger Verbindung zu den Kapseln, welche als Hüllgewebe das Gelenk umgeben.

Von allen Bändern, die im menschlichen Körper vorzufinden sind, ist nur ein Bruchteil der Palpation zugänglich. Einige wichtige Bänder können jedoch ertastet werden und stellen daher den wesentlichen Inhalt dieses Kapitels dar.

Während der Palpation ist darauf zu achten, dass der Klient in einer entspannten Ausgangsstellung gelagert ist. Weiterhin bedarf es eines gut trainierten Tastsinns, da ligamentäre Strukturen meist schwierig von umliegendem Gewebe zu differenzieren sind. Eine in der Praxis häufig genutzte Technik, die das Ziel der bessern Differenzierung verfolgt, ist die Anwendung der Längsdehnung. Hierbei wird das Gelenk so eingestellt, dass eine Dehnung der zu ertastenden Struktur erzielt wird. Spannt sich das Band in Längsrichtung an, wird eine Abgrenzung zu umgebenden Strukturen einfacher. Auch wenn das zu palpierende Band nicht immer direkt vom Praktiker gefühlt werden kann, ist es dennoch möglich, die ligamentären Strukturen zu einer Reizantwort zu zwingen.

Mit den Langfingerbeeren von Zeige- bzw. Mittelfinger wird zunächst quer zum Bandverlauf palpiert. Es ergibt sich ein Gefühl einer festelastischen Struktur, die zum umliegenden Gewebe leicht verschieblich und scharf umgrenzt ist. Je nach Lage können Bänder über eine in die Tiefe gehende direkte Palpation oder auch über den Zangengriff ertastet werden.

Für die Betastung ist die anatomische Lagekenntnis der Ligamenta Grundvoraussetzung, um die Struktur genau zu treffen. Aus diesem Grund wird in den einzelnen Kapiteln bildlich auf die Anatomie eingegangen.

4.2 Palpation der Ligamenta der unteren Extremität

Die Bänder der unteren Extremität müssen der Bodenreaktionskraft während des Stehens, Gehens, Rennens oder während des Springens Widerstand leisten. Diese wichtige Aufgabe übernehmen sie als Bestandteil des Zuggurtsystems und sorgen somit für Stabilität während verschiedener Alltagsaktivitäten. Aufgrund der teilweise hohen Beanspruchung, gerade im Sportbereich, stehen die Bänder oftmals unter sehr hoher Belastung, der sie teilweise nicht widerstehen können. Um strukturelle bzw. funktionelle Veränderungen zu erkennen, ist es notwendig, die gegebenenfalls negativ veränderten Bänder ertasten zu können.

In den folgenden Kapiteln wird der Vorgang der Palpation der Bänder am Becken, Hüftgelenk, Knie und Fuß transparent dargestellt. Die spezielle Lagerung wird jeweils in den einzelnen Kapiteln beschrieben.

4.2.1 Palpation der Ligamenta am Becken

Im Bereich des Beckens sind zahlreiche Bänder lokalisiert. Kräfte aus der UEX treffen hier auf Gegenkräfte, die vom Rumpf ausgehen. Die Ligamenta übernehmen dabei eine elementare Funktion, um diese Einwirkungen optimal zu

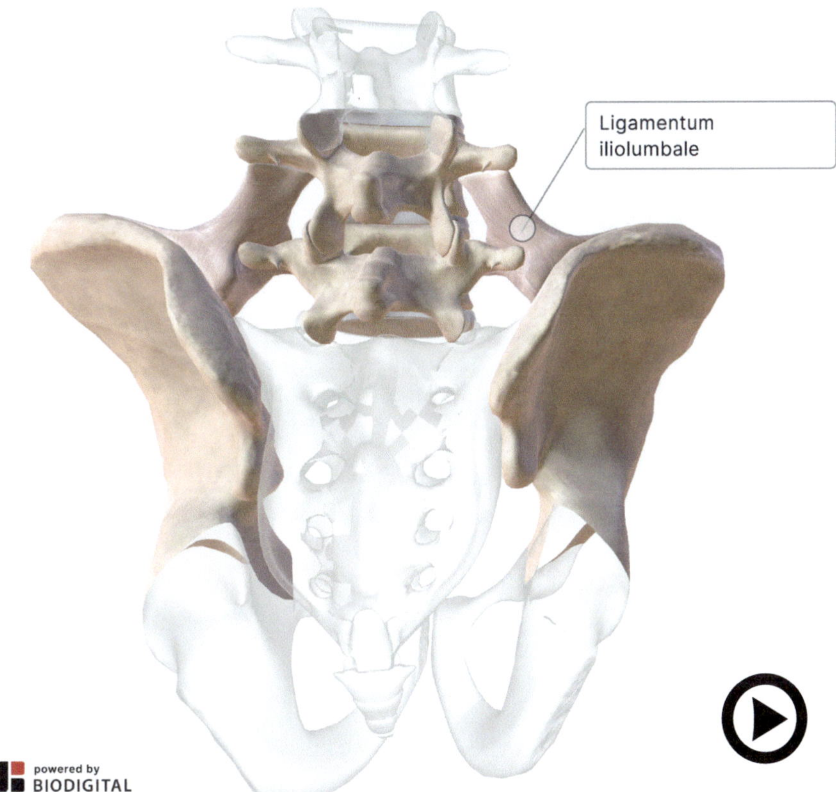

Abb. 4.1 Lig. iliolumbale (© BioDigital) und Video 4.1 Palpation Lig. iliolumbale (▶ https://doi.org/10.1007/000-5x1)

verteilen. Aus diesem Grund ist das Becken eine wichtige Schlüsselstelle des menschlichen Körpers. In den folgenden Kapiteln wird die Vorgehensweise zur Ertastung der bandhaften Strukturen des Beckens beschrieben. Der zu Untersuchende wird je nach Band in Rücken-, Bauch- bzw. Seitlage positioniert.

4.2.1.1 Palpation des Lig. iliolumbale

Das iliolumbale Band weist zwei unterschiedliche Faserverläufe auf und dient der Stabilisierung des lumbosacralen Übergangs. Die Anteile verlaufen jeweils vom Proc. costalis des vierten bzw. fünften Lendenwirbelkörpers zur Crista iliaca. Für eine präzise Reizsetzung ist es bedeutsam zu wissen, dass ventral des Bandes der M. iliopsoas, dorsal Anteile des M. erector spinae und genau zwischen den beiden Anteilen der M. quadratus lumborum lokalisiert ist. Es ist folgend empfehlenswert den zu Untersuchenden in Bauchlage zu platzieren. Ausgehend von den Procc. spinosi des vierten und fünften Lendenwirbels appliziert der Praktiker, mit steil aufgestellten Zeige- bzw. Mittelfinger, einen Druck nach ventral und orientiert sich langsam nach laterocaudal in Richtung der Crista iliaca. Ein ausgeprägter muskulärer Status des zu Untersuchenden, korrespondiert mit einer abnehmenden Möglichkeit einen Reiz auf das Lig. iliolumbale zu setzen.

▶ **Durchführungshinweis** Es ist ratsam, während der Ertastung der iliolumbalen Bänder behutsam vorzugehen. Bei bestehenden Dysfunktionen im lumbosacralen Bereich reagieren die Ligg. iliolumbalia nicht selten mit einer deutlichen Reizantwort im Sinne von Druckdolenz (Abb. 4.1).

4.2.1.2 Palpation des Lig. sacrospinale

Der Name dieses Bandes führt direkt zu den zugehörigen ossären Aufhängungsstellen und vermittelt, dass der Klient für die Betastung in Bauchlage platziert wird. Zunächst wird der Angulus inferioris lateralis des Os sacrums aufgesucht und mithilfe eines Fingers identifiziert. Mit der anderen Hand wird ebenfalls über den steil aufgestellten Zeigefinger die Spina ischiadica aufgesucht und markiert. Eine gedankliche Linie zwischen den beiden Fingern stellt den direkten Verlauf des Lig. sacrospinale dar.

Das Band kann im Folgenden im kompletten Verlauf ertastet werden. In der Tiefe ist eine festelastische Struktur wahrnehmbar. Durch eine Ertastung, welche quer zur Faserrichtung stattfindet, wird eine Differenzierung zu umliegenden Geweben möglich. Das sacrospinale Band bildet die untere Begrenzung des Foramen ischiadicum majus und steht somit in unmittelbarer Nähe zum M. piriformis. Über eine aktive Außenrotation im Hüftgelenk,

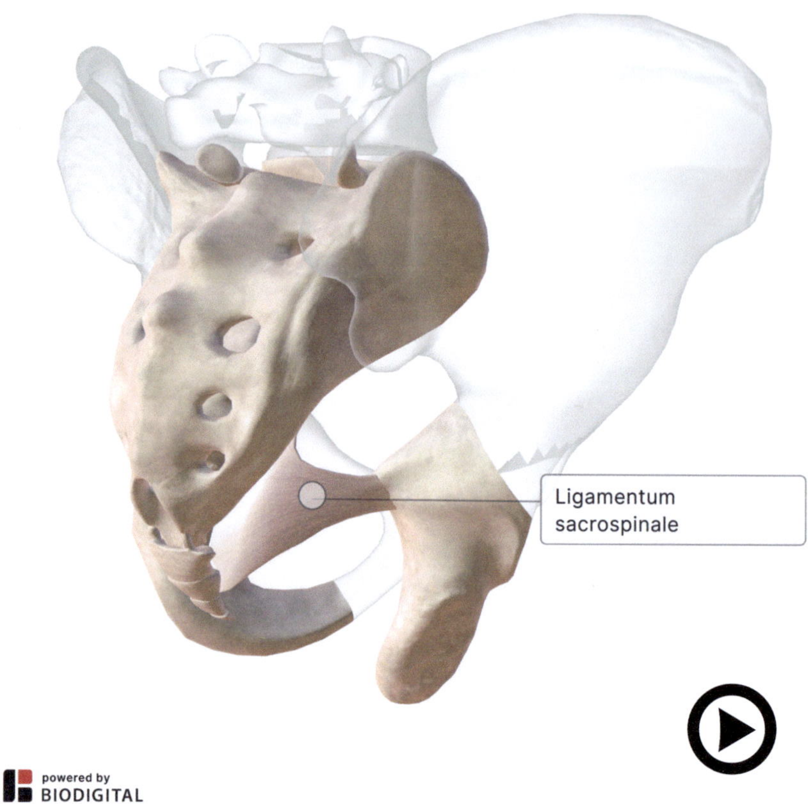

Abb. 4.2 Lig. sacrospinale (© BioDigital) und Video 4.2 Palpation Lig. sacrospinale (▶ https://doi.org/10.1007/000-5w1)

wird eine Kontraktion dieses Muskels hervorgerufen und dadurch eine Differenzierung zwischen Band und Muskel möglich. Die Palpationsqualität dieses Bandes reduziert sich mit zunehmender muskulärer Ausprägung.

▶ **Durchführungshinweis** Um eine Irritation des M. piriformis sowie des N. ischiadicus zu vermeiden, sollte langsam mit zunehmend ansteigender Intensität in die Tiefe palpiert werden (Abb. 4.2).

4.2.1.3 Palpation des Lig. sacrotuberale

Den unteren Rand des Foramen ischiadicum minus bildet das sacrotuberale Band, welches vom caudalen Anteil des Kreuz- sowie des Steißbeins nach caudolateral zum Tuber ischiadicum verläuft.

Als dreieckförmiges Band besitzt es zudem noch Faserverläufe zur S.I.P.I. und dient somit der Stabilisierung des Iliosacralgelenkes. Neben dieser Funktion dient es ebenfalls als Ursprungsstelle für den M. biceps femoris, der über den Caput commune in dieser Region seinen Origo ausprägt. Aufgrund dieser wichtigen Funktionen ist es relevant dieses Band ertasten zu können. Somit kann der Spannungszustand ergründet und gegebenenfalls moduliert werden. Die steil aufgestellten Finger suchen zunächst den Tuber ischiadicum sowie als zweiten Referenzpunkt die Apex ossis sacri auf. Eine gedachte Linie zwischen diesen beiden knöchernen Referenzwerten, zeigt den Verlauf des Lig. sacrotuberale an. Zur besseren Differenzierung kann das Ligamentum auch quer zum Faserverlauf palpiert werden. Die Palpationsqualität dieses Bandes reduziert sich mit zunehmender muskulärer Ausprägung.

▶ **Durchführungshinweis** Bei der Palpation des Lig. sacrotuberale sollte eine Irritation der pelvitrochantären Muskulatur durch eine behutsame Vorgehensweise vermieden werden (Abb. 4.3).

4.2.1.4 Palpation des Lig. inguinale

Das Leistenband entsteht durch den unteren Rand der Aponeurose des M. transversus abdominis, M. obliquus externus abdominis sowie des M. obliquus internus abdominis und aus quer verlaufenden Fasern der Fascia iliaca. Somit treffen myofasciale Strukturen des Abdomens auf jene des Oberschenkels und vereinen sich zum Lig. inguinale. Von der S.I.A.S. erstreckt es sich in Richtung ventromedial und inseriert am Tuberculum pubicum. Im mittleren Bereich trennt

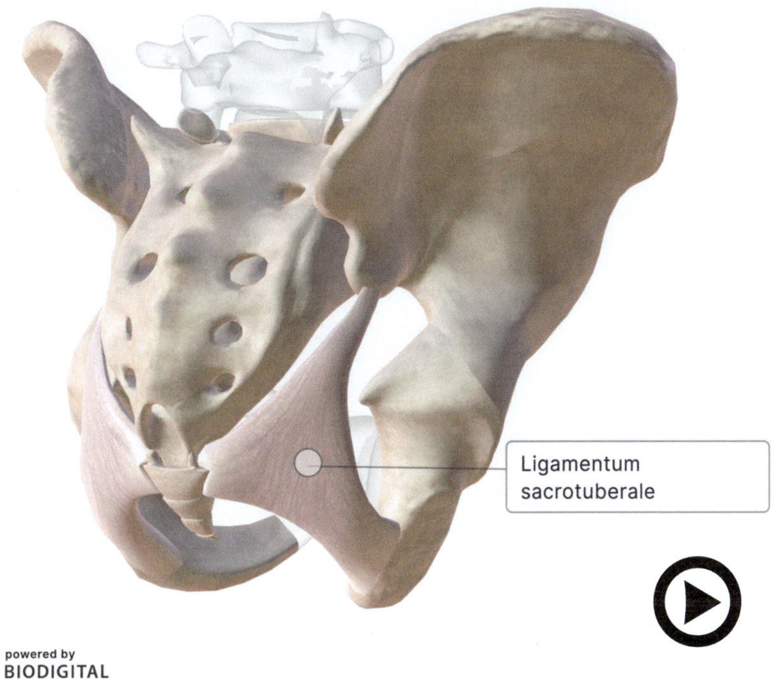

Abb. 4.3 Lig. sacrotuberale (© BioDigital) und Video 4.3 Palpation Lig. sacrotuberale (▶ https://doi.org/10.1007/000-5w2)

der Arcus iliopectineus, welcher vom Leistenband zum Pecten ossis pubis verläuft, die Lacuna musculorum von der medial gelegenen Lacuna vasorum. Auf Grund dieser anatomischen Gegebenheiten ist es von Bedeutung dieses Band ertasten zu können. Es wird eine Ausgangsposition in Rückenlage bevorzugt, bei der die Kniegelenke leicht unterlagert, werden. Durch die Flexion im Hüftgelenk entsteht eine Entspannung in der Leistenregion, sodass während der Ertastung genauer zwischen ligamentärer und umliegender Struktur unterschieden werden kann.

Ausgehend von der S.I.A.S. werden die Fingerbeeren von Zeige- und Mittelfinger flächig in Richtung caudomedial aufgelegt. Anschließend kann auf einer gedachten Verbindungslinie in Richtung der Symphyse getastet werden. Um das Band optimal differenzieren zu können, bietet sich eine Betastung quer zum Verlauf dessen an. Als festelastische Struktur ist das Lig. inguinale deutlich spürbar und kann bis zu seinem Ansatz verfolgt werden.

▶ **Durchführungshinweis** Aufgrund der anatomischen Nähe können bei der Palpation im Bereich der Lacuna vasorum die A. bzw. V. femoralis irritiert werden. Im Areal der Lacuna musculorum stehen sowohl der N. femoralis als auch der M. iliopsoas in enger Beziehung zum inguinalen Band. Alle der genannten Strukturen können bei zu hoher Intensität der Betastung symptomatisch reagieren, daher ist hier im wahrsten Sinne des Wortes Fingerspitzengefühl gefragt (Abb. 4.4).

4.2.2 Palpation der Ligamenta am Hüftgelenk

Das überwiegend knöchern gesicherte Art. coxae wird zusätzlich bandhaft stabilisiert. Diese kollagenfasrigen Bindegewebsstrukturen, welche sich gelenknah in der Tiefe befinden, sind palpatorisch nur schwer zugänglich. Neben dem nicht direkt palpablen Lig. ischio- und pubofemorale sowie dem Lig. transversum acetabuli, lassen sich Anteile des Lig. iliofemorale mit den Fingerbeeren erschließen.

4.2.2.1 Palpation des Lig. iliofemorale

Das Lig. iliofemorale ist am besten in der Ursprungsregion am Becken zu ertasten. Hierfür wird zunächst über die Fingerbeeren die S.I.A.I. aufgesucht und anschließend nach distolateral in die Tiefe palpiert. In Richtung Trochanter major gehend kann dabei eine festelastische Struktur erspürt werden. Während einer passiven Innenrotation mit kombinierter Extension im Hüftgelenk spannen sich die Anteile unter dem Finger, wohingegen sie sich bei Abduktion eher entspannen.

▶ **Durchführungshinweis** Die Palpation dieses Bandes erweist sich sehr anspruchsvoll und bedarf hohen Feingefühls, da sich die Fasern in der Tiefe befinden und zusätzlich eine Vielzahl an umliegenden Strukturen, wie z. B. der M. rectus femoris, existent sind. Daher ist lediglich eine Reizsetzung möglich (Abb. 4.5).

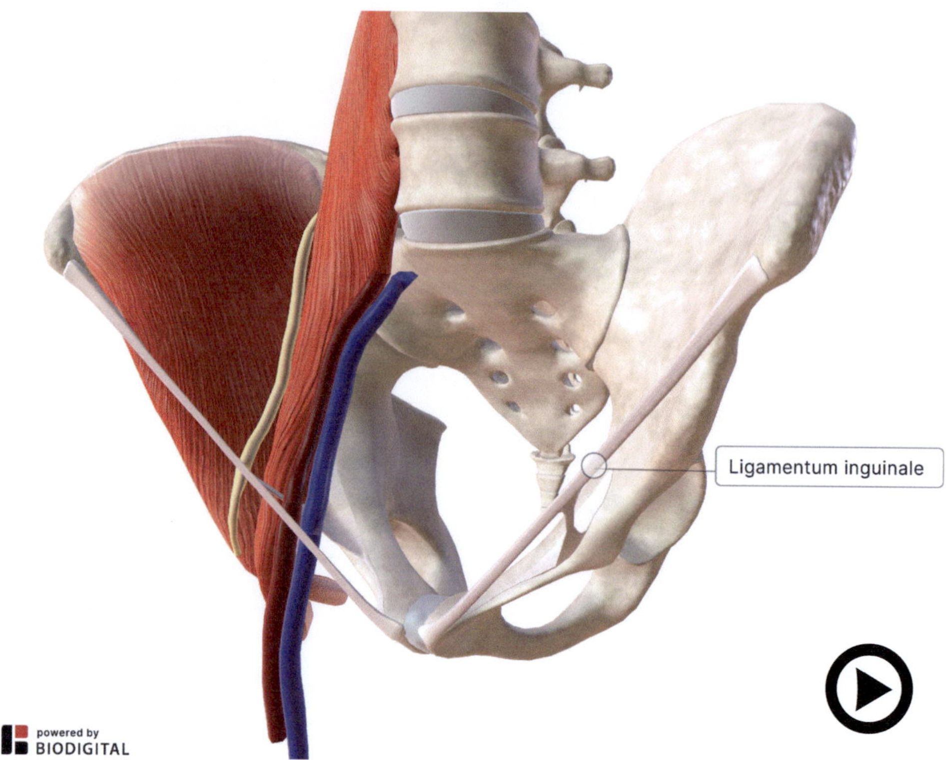

Abb. 4.4 Lig. inguinale (© BioDigital) und Video 4.4 Palpation Lig. inguinale (► https://doi.org/10.1007/000-5w3)

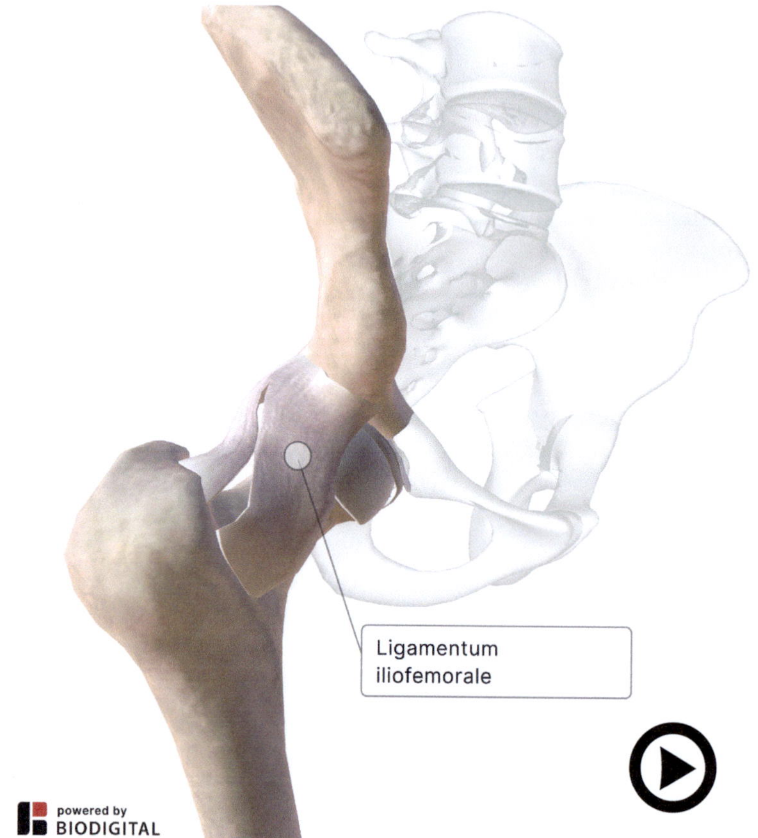

Abb. 4.5 Lig. iliofemorale (© BioDigital) und Video 4.5 Palpation Lig. iliofemorale (► https://doi.org/10.1007/000-5w4)

4.2.3 Palpation der Ligamenta am Kniegelenk

Das transportable Drehscharniergelenk wird überwiegend ligamentär stabilisiert. Einige Bänder können durch den Praktiker ertastet werden, andere nicht. Neben den Ligg. cruciata, dem Lig. transversum genus, den meniscofemoralen Ligamenta sowie dem Lig. popliteum arcuatum et obliquum, die nicht zu ertasten sind, können Bänder wie das Lig. collaterale mediale et laterale und das Lig. patellae erfühlt werden. Zu beachten ist, dass sich der zu Untersuchende in Rückenlage bzw. Seitenlage befindet, sodass die Strukturen gut zugänglich sind. Hohe Belastungen sowie die beträchtliche Prävalenz von Verletzungen spiegeln die enorme Relevanz der Palpation im Bereich des Knies wider (Steinmetz et al., 2020). In den folgenden Kapiteln wird die Ertastung der Ligamenta des Art. genus präzise beschrieben.

4.2.3.1 Palpation des Lig. collaterale tibiale

Die Stabilisierung des Art. genus gegenüber Krafteinwirkungen in Richtung Valgisierung wird überwiegend durch das Innenband realisiert. Das Lig. collaterale tibiale, welches in einen vorderen tiefen sowie einen oberflächigen hinteren Anteil gegliedert werden kann, ist ein etwa 4 cm breites und ca. 20 cm langes Band (LaPrade et al., 2007). Beginnend am Epicondylus medialis femoris verläuft es steil nach distal, weist eine Abspaltung zum medialen Meniscus auf und inseriert anschließend unterhalb des Condylus medialis tibiae. Im Insertionsbereich ist die Bursa anserina eingelagert, welche die Reibung zwischen dem Pes anserinus superficialis und dem Lig. collaterale tibiale minimiert. Das Innenband ist eine kollagenfasrige Struktur, welche bei Verletzungen der unteren Extremität oft in Mitleidenschaft gezogen wird (Bollier und Smith, 2014). Aus diesem Grund ist es enorm wichtig, die Faserverläufe ertasten zu können, um Rückschlüsse auf die Integrität zu erlangen. Die oberflächige Lage sowie wenig korrespondierende Strukturen im Bereich des Innenbandes ermöglichen einen optimalen palpatorischen Zugang. Der Patient wird hierbei in Rückenlage gelagert und das Kniegelenk leicht flektiert. Mit den steil aufgestellten Fingerbeeren wird zunächst der Epicondylus medialis femoris aufgesucht. Anschließend wird nach distal palpiert und dabei eine flächige Struktur wahrgenommen. Bei der Ertastung quer zum Bandverlauf können die kollagenen Fasern von umliegendem Gewebe abgegrenzt werden. Mit der beschriebenen Vorgehensweise kann das Band weiterlaufend nach distal bis zu seiner Insertion verfolgt werden.

▶ **Durchführungshinweis** Um die Palpation noch präziser aufzubauen, kann das Gelenk während der Palpation in Extension sowie in Valgisierung bewegt werden. Hierbei spannt sich das Ligament und ist noch besser abgrenzbar (Abb. 4.6).

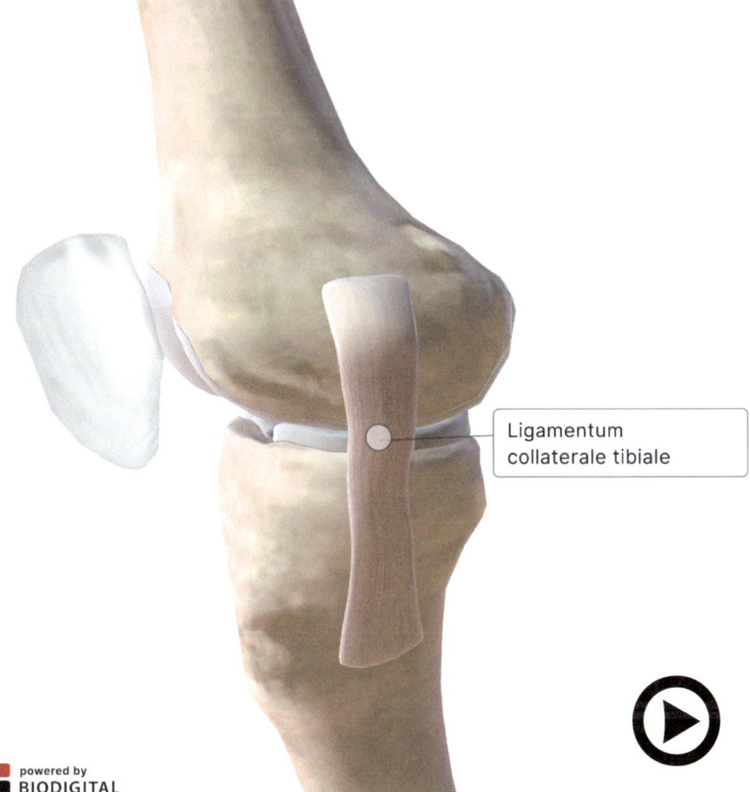

Abb. 4.6 Lig. collaterale tibiale (© BioDigital) und Video 4.6 Palpation Lig. collaterale tibiale (▶ https://doi.org/10.1007/000-5w5)

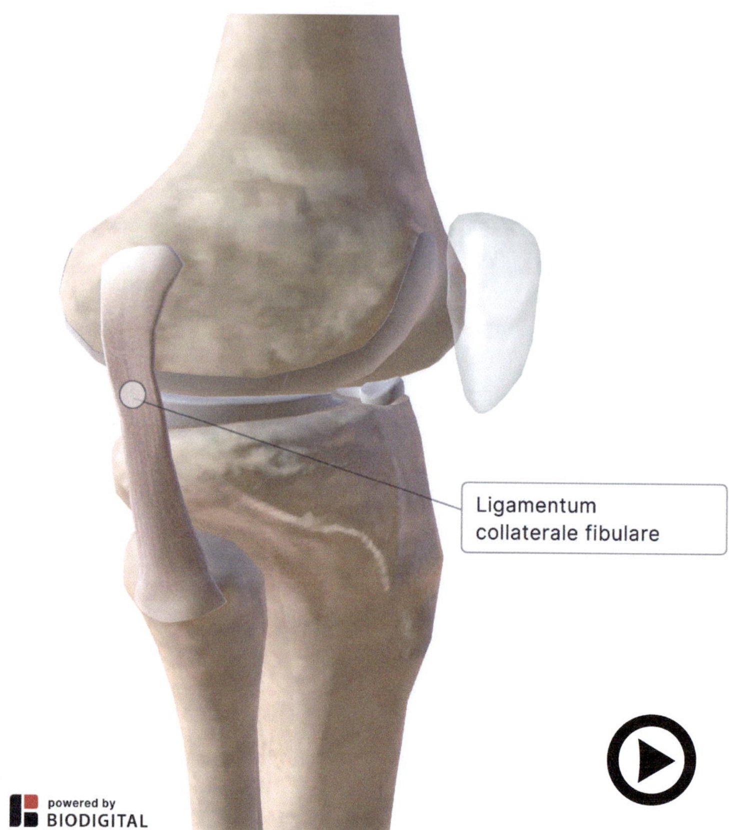

Abb. 4.7 Lig. collaterale fibulare (© BioDigital) und Video 4.7 Palpation Lig. collaterale fibulare (▶ https://doi.org/10.1007/000-5w6)

4.2.3.2 Palpation des Lig. collaterale fibulare

Mit einer eher schmalen, rundlichen Form verläuft das Außenband vom Epicondylus lateralis femoris nach distal zum Caput fibulae. Diese Position führt zu einer stabilisierenden Funktion gegenüber einer Varisierung des Art. genus. Das im Vergleich zum Innenband zierlichere Ligament lässt sich gut palpieren, da es nur wenig von anderen Strukturen verdeckt wird. Aus der Rückenlage wird zunächst das Fibulaköpfchen über die Fingerbeeren aufgesucht und anschließend in Richtung proximal palpiert. Bei leicht flektiertem Kniegelenk ist hierbei die rundliche Form quer zum Verlauf am besten zu ertasten. Wird das Art. genus in Extension bewegt, so kann das festelastische Lig. collaterale fibulare noch besser von umliegendem Gewebe differenziert werden.

▶ **Durchführungshinweis** Das Caput fibulae kann bei der Aufsuchung leicht mit dem Condylus lateralis tibiae verwechselt werden. Es sollte also speziell an dieser Stelle auf eine präzise Ertastung geachtet werden (Abb. 4.7).

4.2.3.3 Palpation des Lig. patellae

Die Verbindung zwischen der Sehne des M. quadriceps femoris und dessen Insertion an der Tuberositas tibiae wird über das Lig. patellae gewährleistet. Dieses Band, welches oftmals auch schon visuell zu erfassen ist, liegt sehr oberflächig und ist daher palpatorisch hervorragend zu erschließen. Hierfür befindet sich der Klient in Rückenlage. Ausgehend von der Apex patellae wandern die flächig aufgelegten Fingerbeeren nach distal und gelangen direkt auf das Patellarband. Quer zum Faserverlauf kann die festelastische Struktur noch besser gespürt werden. Das Ligament endet anschließend an der Tuberositas tibiae, welche als ossäre Erhebung präsent wird. Durch eine aktive Bewegung in Extension kommt es zunächst zu einer Kontraktion des M. quadriceps femoris, welche sekundär zu einer deutlichen Spannungserhöhung des Lig. patellae führt.

▶ **Durchführungshinweis** Am deutlichsten zu spüren ist das Lig. patellae in 90 ° Flexion mit zusätzlicher isometrischer Spannung des M. quadricepos femoris (Abb. 4.8).

4.2.3.4 Palpation der Menisci

Die beiden Menisci bilden die Verstärkung der Konkavität des Tibiaplateaus gegenüber den konvexen Femurcondylen. Als elastisch verformbarer Faserknorpel bewegen

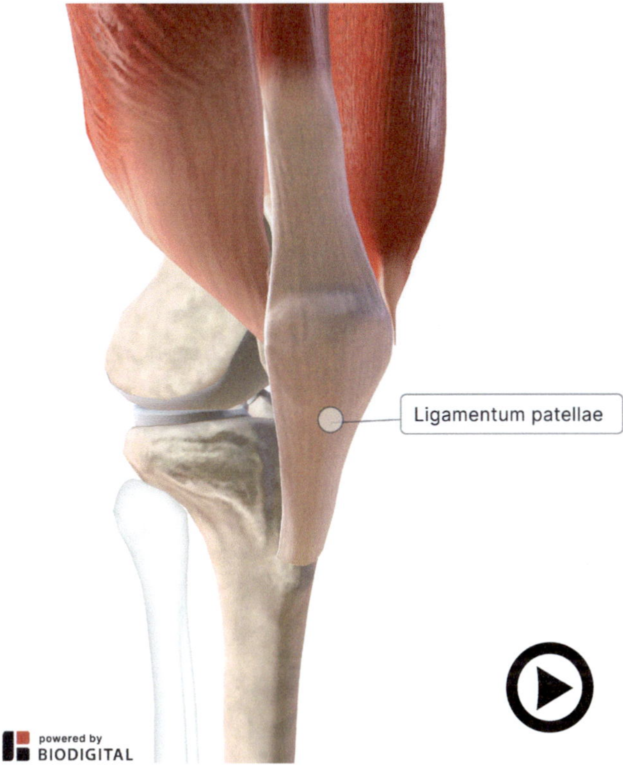

Abb. 4.8 Lig. patellae (© BioDigital) und Video 4.8 Palpation Lig. patellae (▶ https://doi.org/10.1007/000-5w7)

sie sich auf dem Schienbein. Während der Innenmeniskus aufgrund des Kontakts zum Innenband eine geringere Bewegungsfreiheit von einigen Millimetern aufzeigt und bei einer Innenrotation nach anterior gleitet, kann sich der Außenmeniskus in einem größeren Ausmaß bewegen und muss bei selbiger Rotation nach posterior wandern (Dürselen und Freutel, 2015). Bewegt sich die Tibia in Außenrotation, sind die Gleitrichtungen der Menisci entgegengesetzt. Dieses Wissen ist für die Palpation nützlich. Der Untersuchende befindet sich in Rückenlage, während gleichzeitig beide Kniegelenke 90 ° flektiert sind. Ausgehend von der Apex patellae des zu untersuchenden Kniegelenkes tastet der Kliniker nach lateral bzw. medial. Die steil aufgestellten, palpierenden Finger befinden sich nun im femorotibialen Gelenkspalt und haben somit Kontakt zu den Vorderhörnern beider Menisken. Bewegt der zu Untersuchende den Unterschenkel aus 90 ° Beugestellung in Innen- bzw. Außenrotation, so werden sich beide Menisken dynamisch wahrnehmbar auf dem Tibiaplateau in eine anteroposteriore Richtung verschieben.

▶ **Durchführungshinweis** Während der jeweilige Meniskus nach anterior bewegt, ist er der Palpation am besten zugänglich (Abb. 4.9).

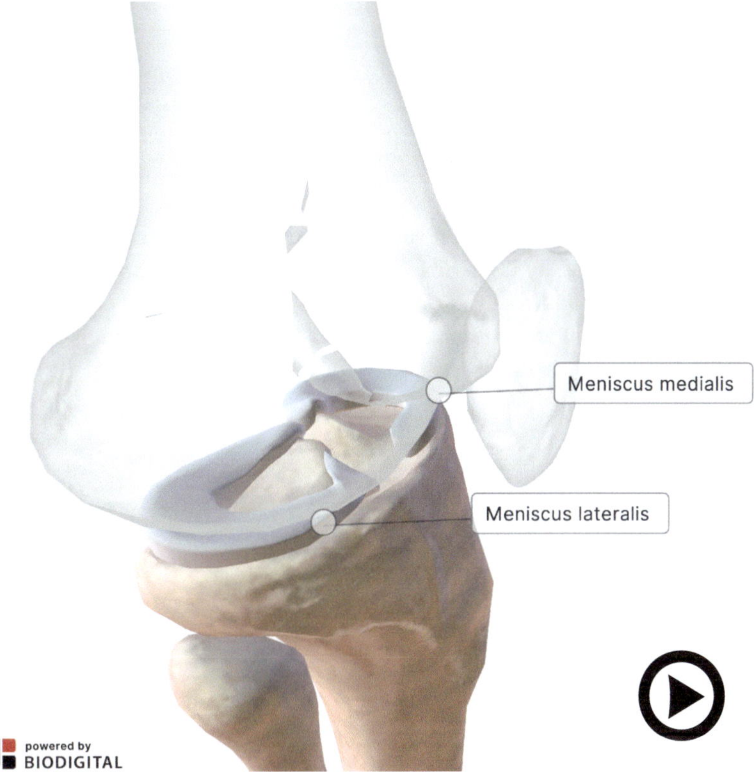

Abb. 4.9 Menisci (© BioDigital) und Video 4.9 Palpation Menisci (▶ https://doi.org/10.1007/000-5w8)

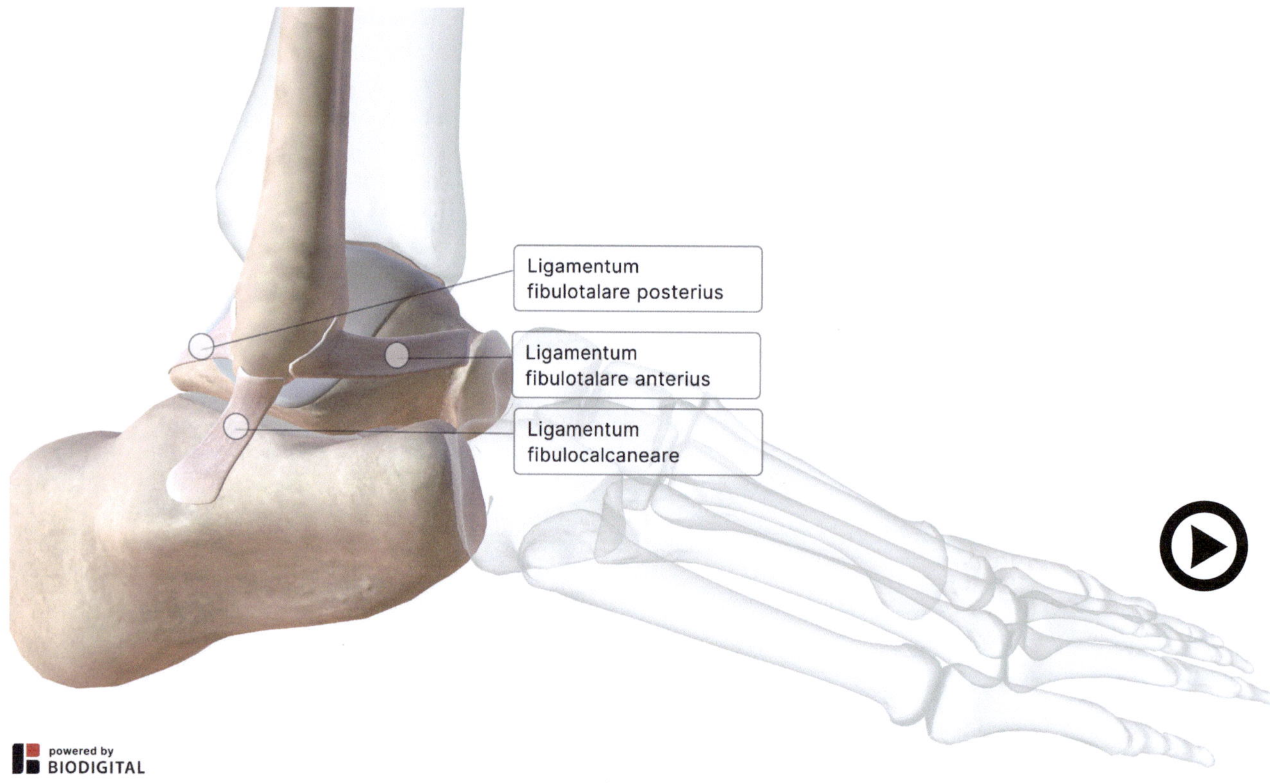

Abb. 4.10 Außenbänder des Sprunggelenkes (© BioDigital) und Video 4.10 Palpation Außenbänder am Sprunggelenk (▶ https://doi.org/10.1007/000-5w9)

4.2.4 Palpation der Ligamenta am Fuß

Der Fuß, welcher in Tarsus, Metatarsus und Antetarsus eingeteilt werden kann, bildet eine biomechanisch funktionelle Einheit. Alle 26 Knochen (ohne Ossa sesamoidea) müssen miteinander harmonieren, sodass individuelle, alltägliche Belastungen durchgeführt werden können. Diese zahlreichen Knochen sind über Gelenke miteinander verbunden, welche zu einem großen Teil massiv über Bänder stabilisiert werden. Diese eher kurzen Bänder liegen oberflächig und sind von dorsal der Palpation zugänglich. Für eine optimale Ertastung der Bänder wird der Klient in Rückenlage gelagert.

4.2.4.1 Palpation der Außenbänder am Sprunggelenk

Bei Verletzungen im Bereich der unteren Extremität ist das Art. talocruralis mit den dazugehörigen periartikulären Strukturen häufig mitbeteiligt (Doherty et al., 2014). Gerade beim Umknicken in Inversion (Plantarflexion + Supination) erfahren die Außenbänder eine starke Stresssituation.

Ausgehend von der Rücken- oder wahlweise Seitlage wird zunächst der laterale Malleolus mit den Fingerbeeren erspürt. Anschließend wird lediglich mit einer Fingerbeere (Mittel- oder Zeigefinger) der jeweilige Bandverlauf ertastet, da die Bänder sehr schmal sind.

Das Lig. fibulotalare anterius findet sich direkt in der ersten Vertiefung, wenn die Fingerbeere nach distal und leicht anterior vom Ausgangspunkt in Richtung Talus wandert. Während einer Kombinationsbewegung in Plantarflexion und Supination kommt es zu einer wahrnehmbaren Spannungsentwicklung des anterioren fibulotalaren Bandes. Das gespannte Ligament kommt dem Palpationsfinger entgegen, daraus resultiert eine bessere Differenzierung zum umliegenden Gewebe.

Vom Außenknöchel nach distal wandernd, gelangt der Palpationsfinger direkt zum Lig. fibulocalcaneare, welches ebenfalls in der Vertiefung direkt in Richtung Fersenbein spürbar wird. Um dieses Ligament von umliegenden Strukturen zu differenzieren, wird eine reine Supination im unteren Sprunggelenk eingestellt. Ein weiterer Anteil des Gabelbandes ist das Lig. fibulotalare posterius. Ausgehend vom Malleolus lateralis wird nach posterior in Richtung Achillessehne getastet. Direkt am knöchernen Ende des Wadenbeins wird das Band spürbar. Bei Dorsalextension und Supination erhöht es seinen Spannungszustand und tritt unter dem Finger in Erscheinung.

▶ **Durchführungshinweis** Inversionstraumen treten im oberen Sprunggelenk häufig auf und können schmerzhafte Areale im Bereich der Außenbänder hervorrufen. Daher sollte die Palpation zwar punktuell akzentuiert, aber dennoch zunächst sanft begonnen werden (Abb. 4.10).

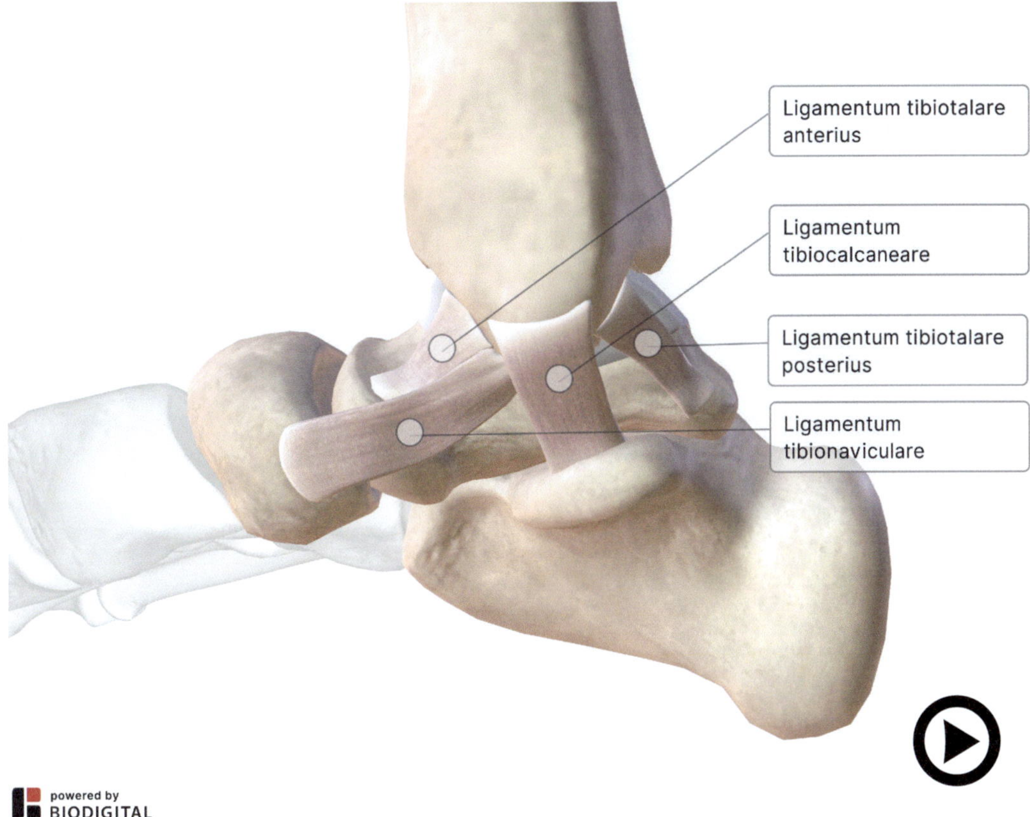

Abb. 4.11 Innenbänder des Sprunggelenkes (© BioDigital) und Video 4.11 Innenbänder am Sprunggelenk (▶ https://doi.org/10.1007/000-5wa)

4.2.4.2 Palpation der Innenbänder am Sprunggelenk

Das Lig. deltoideum ist in vier Anteile gegliedert, welche global die Pronation limitieren und somit die Sprunggelenke stabilisieren. Der Ausgangspunkt aller Anteile ist der Malleolus medialis. Ausgehend von diesem Punkt wird die Betastung der einzelnen Bänder durchgeführt. Der vordere Anteil wird durch den Pars tibionaviculare und den Pars tibiotalare anterius gebildet.

Der Palpationsfinger, der den knöchernen Rand in Richtung Fußrücken verlässt, spürt direkt in der ersten Vertiefung eine festelastische Struktur. Beide Teile nehmen nahezu einen gleichen Verlauf ein. Daher ist es schwierig, diese voneinander zu unterscheiden. Durch eine Kombinationsbewegung in Plantarflexion und Pronation kommt es zu einer Spannungszunahme des Lig. tibionaviculare sowie des Lig. tibiotalare anterius. Diese Gegebenheit kann sich der Praktiker während des Ertastens zu Nutze machen. Wird in Verlängerung des Innenknöchels nach distal palpiert, erfolgt eine Reizsetzung auf den Pars tibiocalcaneare. Das Lig. tibiocalcaneare steigert seinen Spannungszustand bei isolierter Pronation. Tastet der Untersuchende vom Malleolus medialis ausgehend nach posterior in Richtung Achillessehne, wird eine Palpation des Pars tibiotalare posterius möglich. In der Vertiefung, welche nach dem posterioren Knochenrand spürbar wird, ist die festelastische Struktur ertastbar. Die Tastqualität erhöht sich bei Pronation mit gekoppelter Dorsalextension.

▶ **Durchführungshinweis** Speziell nach Pronationstraumen der Sprunggelenke können die Innenbänder des Lig. deltoideum gereizt sein und schmerzhaft auf die Palpation reagieren. Daher sollte in dieser Region zunächst sanft getastet werden (Abb. 4.11).

4.2.4.3 Palpation des Lig. bifurcatum

Als Verbindungseinrichtung zwischen Calcaneus und Os cuboideum bzw. Os naviculare ist das Lig. bifurcatum dorsal an der Oberfläche zu spüren. Das Lig. calcaneocuboideum, der laterale Teil des Chopart-Bandes, ist am besten spürbar, indem zunächst das Os cuboideum palpatorisch aufgesucht und dann in Richtung Fersenbein getastet wird. Im Gelenkspalt zwischen den beiden Knochen wird im mittleren Teil das eher kleine Ligament zu spüren sein. Der obere Anteil des Lig. bifurcatum, welchen das Lig. calcaneonaviculare darstellt, ist schwierig spürbar, da Weichteilgewebe über dem Palpationsareal lokalisiert ist.

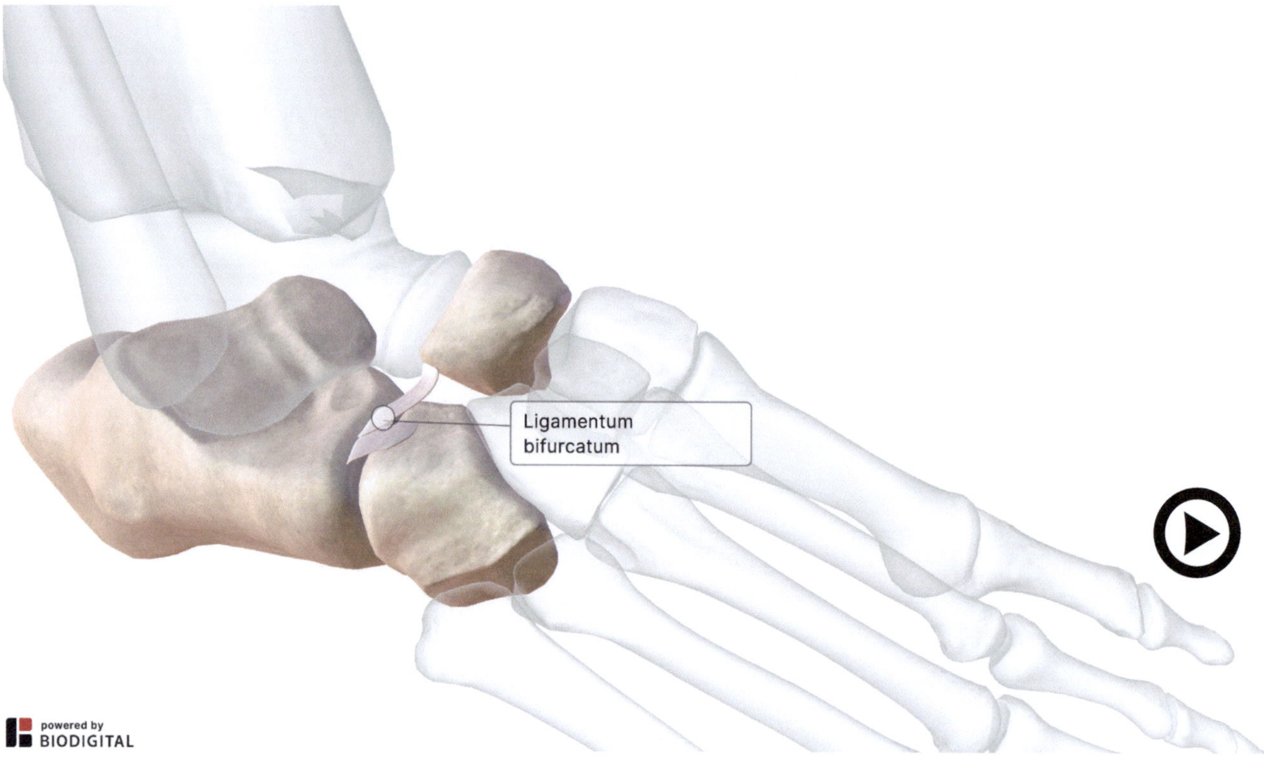

Abb. 4.12 Lig. bifrucatum (© BioDigital) und Video 4.12 Palpation Lig. bifurcatum (▶ https://doi.org/10.1007/000-5wb)

▶ **Durchführungshinweis** Da das Lig. bifurcatum nach Supi- bzw. Inversionstraumen häufig in Mitleidenschaft gezogen wird, kann es während der Palpation in dieser Region häufig zu Druckdolenzen kommen (Abb. 4.12).

4.2.4.4 Palpation der Aponeurosis plantaris

Die plantare Fläche des Fußes wird über die Aponeurosis plantaris gebildet, welche in die Plantarfaszie einstrahlt. Diese Region des Fußes ist am besten über die Bauchlage zu erschließen, während das entsprechende Kniegelenk in 90 ° Flexion eingestellt wird. Die Fußsohlensehnenplatte kann nun über die Palpationsfinger präzise untersucht werden, da diese eher oberflächig lokalisiert ist. Sie erstreckt sich vom Calcaneus nach distal und mündet an den Gelenkkapseln der Zehengrundgelenke. Bei Dorsalextension erhöht sich die Spannung der Plantaraponeurose, während sie sich bei Plantarflexion der Zehen entspannt.

▶ **Durchführungshinweis** Aufgrund diverser Fußdeformitäten, welche häufig vorkommen, kann die Plantaraponeurose unter verstärktem Zug stehen und somit während der Palpation symptomatisch reagieren (Abb. 4.13).

4.2.4.5 Palpation der Zwischenbänder im Tarsus, Metatarsus und Antetarsus

Alle Knochen im Fuß sind untereinander über Bänder verbunden. In den Bereichen des Tarsus sowie Metatarsus und im Übergang beider existieren Amphiarthrosen, welche über straffe Ligg. intertarsales bzw. Ligg. intermetatarsales stabilisiert werden. Der Zugang zu diesen wird lediglich über den Fußrücken in Form einer Reizsetzung realisiert. Orientiert wird sich hierbei an den einzelnen Gelenkspalten, welche von den entsprechenden Bändern überspannt werden. Mit den steil aufgestellten Fingerbeeren des Zeige- oder Mittelfingers werden die Strukturen aus der Rückenlage heraus ertastet. Im distalen Bereich des Fußes, speziell den Interphalangealgelenken des Antetarsus, können die Ligg. collaterialia jeweils laterale und medial der Gelenke über eine Reizsetzung erfasst werden. Da in diesem Bereich ein sehr enger Bezug zwischen Kapsel und Band existiert, ist die genaue Differenzierung herausfordernd.

▶ **Durchführungshinweis** Die Ligamenta im Bereich des Tarsus, Metatarsus und Antetarsus sind nur sehr schwer zu erfühlen. Es ist daher von großer Bedeutung, die anatomische Lage im Vorfeld genau zu kennen, um die Position mit den Palpationsfingern zu treffen (Abb. 4.14).

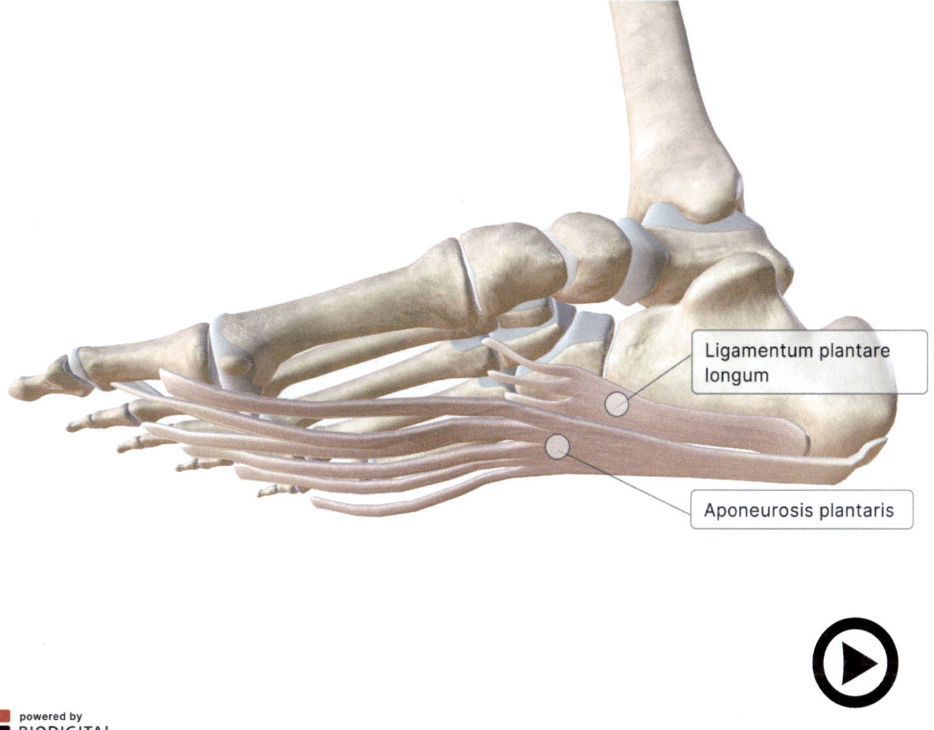

Abb. 4.13 Lig. plantare longum (© BioDigital) und Video 4.13 Palpation Plantaraponeurose (► https://doi.org/10.1007/000-5wc)

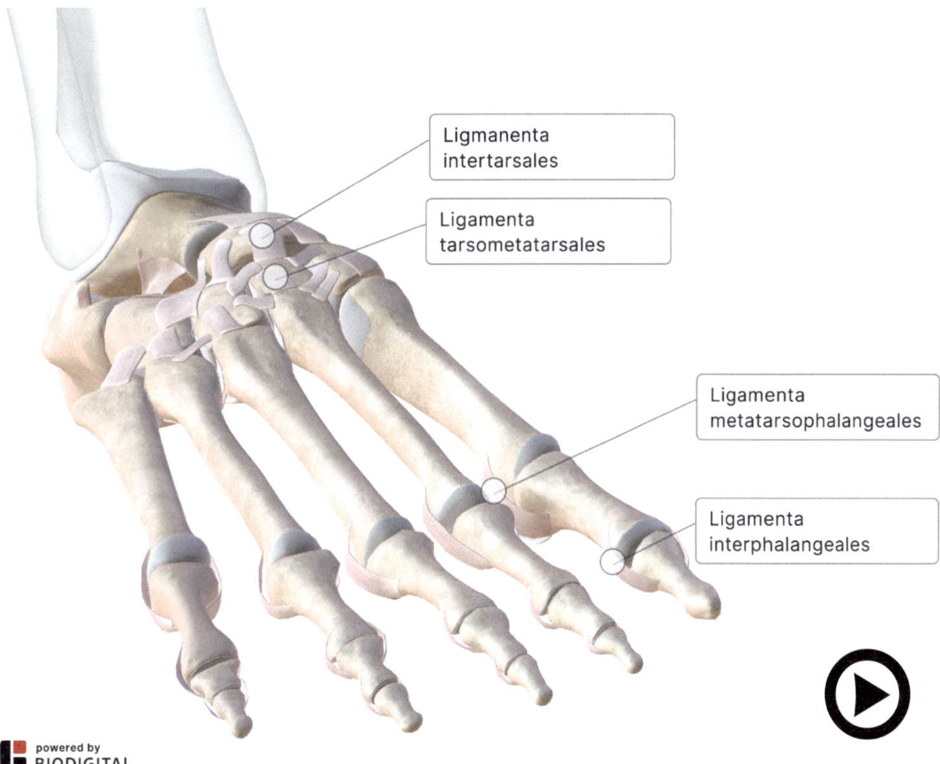

Abb. 4.14 Zwischenbänder im Tarsus, Metatarsus und Antetarsus (© BioDigital) und Video 4.14 Palpation Zwischenbänder im Tarsus, Metatarsus und Antetarsus (► https://doi.org/10.1007/000-5wd)

4.3 Palpation der Ligamenta an der Wirbelsäule

Das Rückgrat des Menschen ist nach dem Tensegrity-Modell aufgebaut. Biegestabile Knochen stellen gemeinsam mit dehnungsstabilen Bändern, Muskeln und Sehnen einen in sich stabilen Zuggurtmechanismus her. Aufgrund dieser Aufteilung ist die Region der Columna vertebralis robust und gleichzeitig funktionell flexibel, und kann den alltäglichen Anforderungen gerecht werden. Um die nötige Festigkeit in jedem Segment zu erlangen, sind die meisten Ligamenta der Wirbelsäule eher in der Tiefe lokalisiert, was ein palpieren nicht ermöglicht. Einige Bänder sind jedoch zugänglich und werden in den folgenden Kapiteln beschrieben. Die empfohlene Ausgangslage hierfür ist der Sitz bzw. die Rückenlage.

4.3.1 Palpation der Ligg. supraspinalia

Aus der Position des Sitzes heraus wird zunächst der Proc. spinosus von C7 mit den Fingerbeeren aufgesucht. Da der caudalste Wirbel der Halswirbelsäule einen prominenten Dornfortsatz besitzt, ist das palpatorische Erschließen dessen gut möglich. Zur besseren Differenzierung kann eine Extension der HWS durchgeführt werden, bei der sich der Proc. spinosus von C6 nach anterior verlagert, wohingegen C7 seine Position beibehält. Ausgehend vom Dornfortsatz von C7 wird anschließend mit moderatem Druck in Richtung anterior fortlaufend caudalwärts palpiert. Nach jedem Dornfortsatz entsteht eine kleine Vertiefung, die von einer festelastischen Struktur überzogen ist. Diese Strukturen, welche bei einer Flexionsbewegung in der Wirbelsäule gespannt werden, stellen die Ligg. supraspinalia dar. Sie erstrecken sich fortlaufend von einem Proc. spinosus zum darunterliegenden Proc. spinosus und überziehen somit die komplette Wirbelsäule von dorsal.

▶ **Durchführungshinweis** Eine bessere Differenzierungsmöglichkeit ist über eine Flexionskomponente der Wirbelsäule möglich (Abb. 4.15).

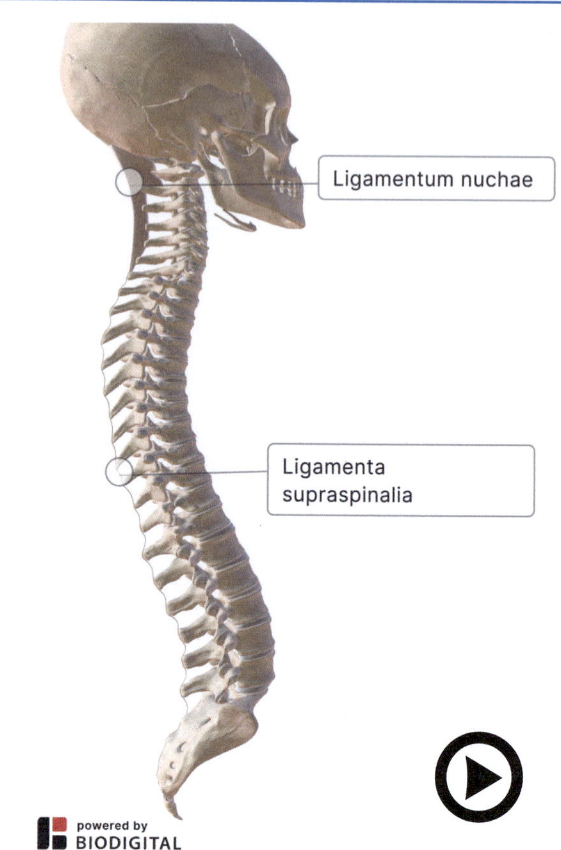

Abb. 4.15 Ligg. supraspinalia(© BioDigital) und Video 4.15 Palpation Ligg. supraspinalia (▶ https://doi.org/10.1007/000-5we)

4.3.2 Palpation des Lig. nuchae

Die Betastung des gut zugänglichen Nackenbandes beginnt an der Protuberantia occipitalis externa im hinteren Bereich des Kopfes, während der Klient im Sitz gelagert wird. Von diesem Punkt ausgehend wird nach caudal palpiert, bis ein fester Gewebestrang zwischen den Anteilen des M. erector spinae spürbar wird. Anschließend nimmt die Halswirbelsäule eine Flexion ein. Während dieser Bewegung spannt sich das Lig. nuchae und wird als festelastische Struktur deutlich tastbar. Die Palpation kann anschließend auf dem Band mit den Fingerbeeren bis zum Proc. spinosus von C7 durchgeführt werden. Anschließend geht das Ligament in das Lig. supraspinalia über.

▶ **Durchführungshinweis** Die Bewegung der HWS in Flexion sollte langsam durchgeführt werden, sodass das Ligament in seiner gesamten Struktur erfasst werden kann (Abb. 4.16).

4.3.3 Palpation der Ligg. sternocostalia

Die sternocostalen Bänder lassen sich am besten in Rückenlage oder im Sitz erfühlen. Die Rippen I-VII, welche als echte Rippen eine Verbindung mit dem Sternum eingehen, sind über die Ligg. sternocostalia mit diesem verbunden. Ausgehend vom Brustbein werden die flach aufgelegten Fingerbeeren nach recht bzw. links in Richtung einer Rippe bewegt und stoßen bei jedem gelenkigen Übergang auf die jeweilige Incisura costalis, welche als kleine Erhabenheit spürbar ist. In dieser Region befindet sich das entsprechende

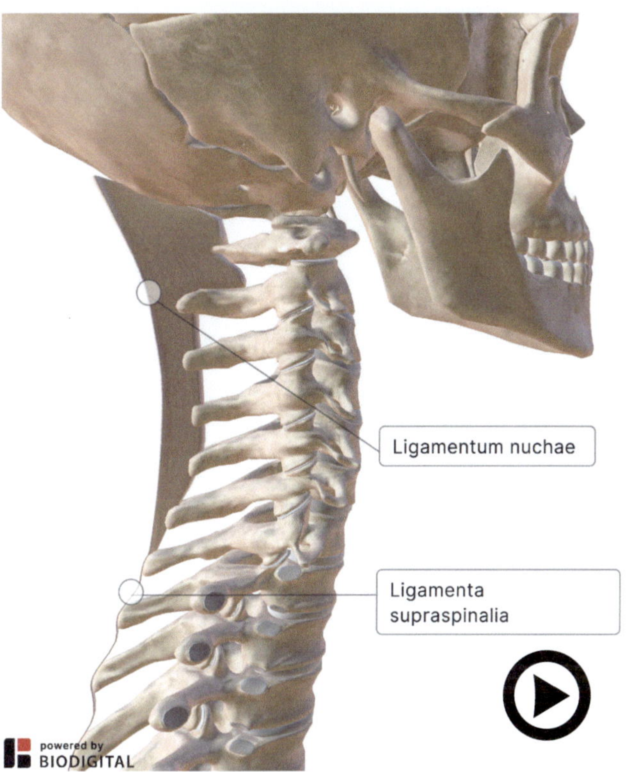

Abb. 4.16 Lig. nuchae (© BioDigital) und Video 4.16 Palpation Lig. nuchae (▶ https://doi.org/10.1007/000-5wf)

sternocostale Band der jeweiligen Rippe, welches jedoch nur schwierig von umliegendem Gewebe zu differenzieren ist. Daher steht bei der Ertastung jener Bänder die Reizsetzung im Vordergrund.

▶ **Durchführungshinweis** Aufgrund der anspruchsvollen Erfühlung ist es notwendig, die genaue anatomische Lage zu kennen (Abb. 4.17).

4.4 Ligamenta der oberen Extremität

Während die Bänder der unteren Extremität für die Fortbewegung des Menschen elementar sind, kommt den Ligamenta der oberen Extremität eine andere wichtige Aufgabe zutage, und zwar stabilisieren sie die Alltagsbewegungen im Schultergürtel und den Armen. Auch dieser Bereich des Körpers ist nach dem Tensegrity-Modell konstruiert, sodass aus einem labilen Knochengerüst über den Zuggurtmechanismus festelastischer Bänder, Sehnen und Muskeln formstabile Körper entstehen. Eine wichtige stabilisierende Funktion wird hierbei den Bändern zugeteilt, welche gelenknah liegend für einen reibungsfreien Ablauf von Bewegungen sorgen. Es ist daher wichtig über die Lage und Funktion der

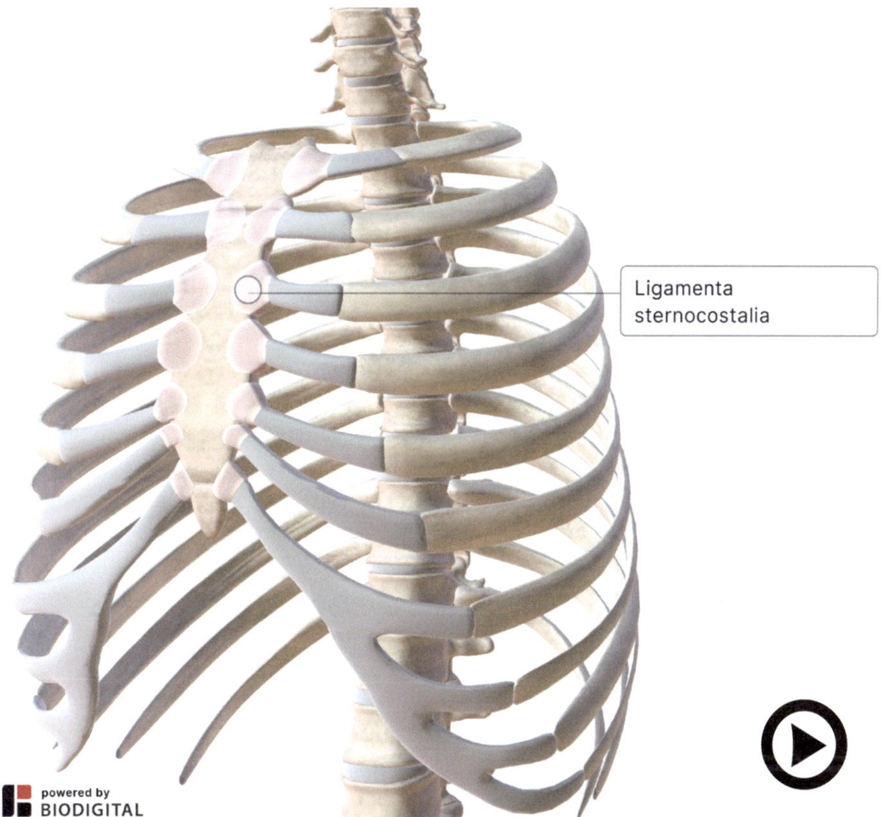

Abb. 4.17 Ligg. sternocostalia (© BioDigital) und Video 4.17 Palpation Ligg. sternocostalia (▶ https://doi.org/10.1007/000-5wg)

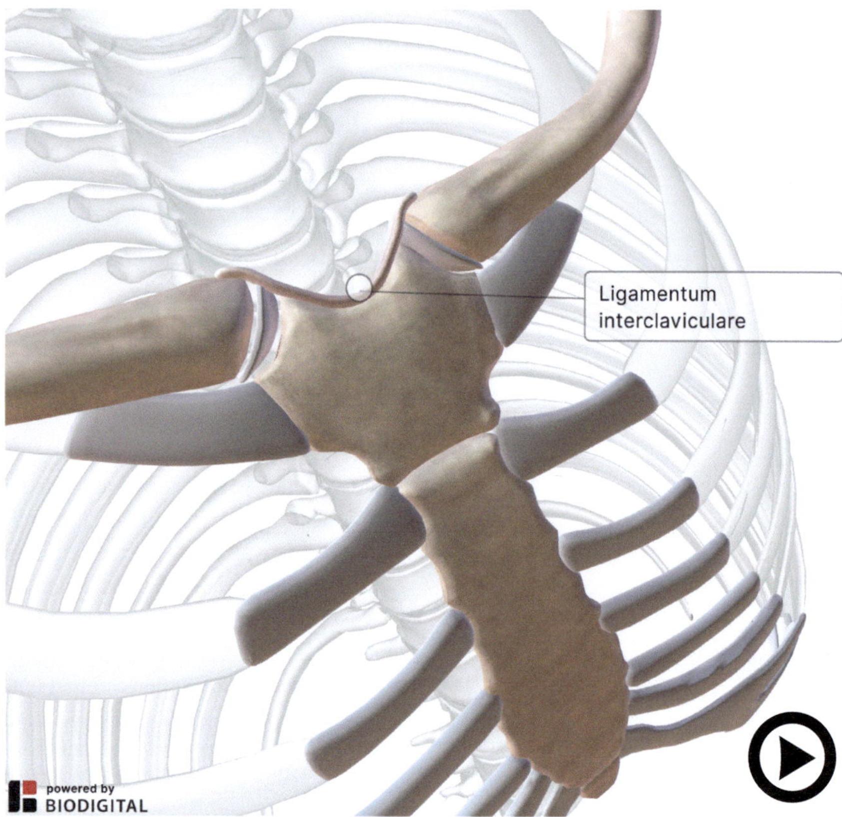

Abb. 4.18 Lig. interclaviculare (© BioDigital) und Video 4.18 Palpation Lig. interclaviculare (▶ https://doi.org/10.1007/000-5wh)

Bänder Bescheid zu wissen sowie diese palpieren, und anschließend den Spannungszustand beurteilen zu können. In diesem Kapitel wird die Lage der palpablen Bänder beschrieben und Techniken der ligamentären Betastung präsentiert. Die dafür vorgesehene Ausgangsposition des Klienten wird situativ zwischen Sitz-, Rücken- sowie Bauchlage variieren.

4.4.1 Palpation der Ligamenta am Schultergürtel und Schultergelenk

Der Schultergürtel sowie das Schultergelenk realisieren die grobe Einstellung des Armes, sodass eine feine und gezielte Bewegung der Hand biomechanisch ermöglicht wird. Weiterhin besteht ein enger Zusammenhang zwischen Schultergürtel und -gelenk, da sie sich gegenseitig bedingen. Wird das Art. humeroscapularis bewegt, muss ab einem gewissen Grad der Schultergürtel zeitgleich Mobilität aufweisen, da sonst das endgradige Bewegungsausmaß nicht erreicht werden kann (Lee, 1993). Zu dieser gesamten Region können fünf Gelenke gezählt werden, welche über Ligamenta stabilisiert werden. Einige von ihnen können palpatorisch erfasst werden. Die genaue Vorgehensweise, wird in den folgenden Kapiteln für die tastbaren Bänder beschrieben. Der Klient befindet sich hierbei in Rückenlage oder im Sitz.

4.4.1.1 Palpation des Lig. interclaviculare

Das kurvenförmige Band, welches beide Schlüsselbeine miteinander verbindet und mit dem Manubrium sterni in Kontakt steht, wird über die Incisura jugularis für die Betastung zugänglich. Die palpierenden Finger nehmen zum cranialsten Teil des Manubriums von ventral Kontakt auf und wandern mit mäßigem Druck weiter kopfwärts. Der erste Kontaktpunkt ist direkt in der ersten Vertiefung der Fossa jugularis, welche sich zwischen den Extremitates sternales der beiden Claviculae befindet. Von dort aus wird die steil aufgestellte Fingerbeere von cranial in Richtung caudal direkt auf den oberen Rand der Incisura jugularis gelegt. In dieser Region befindet sich das Lig. interclavicularis, welches aufgrund der direkten Verbindung zum Knochen nur schwer von umliegenden Geweben differenziert werden kann.

▶ **Durchführungshinweis** Die Fossa jugularis ist eine sehr empfindliche Region, die auf Druck schnell unangenehme Empfindungen entwickeln kann. Aufgrund dessen ist bei der Palpation Vorsicht und ein sanftes Vorgehen empfehlenswert (Abb. 4.18).

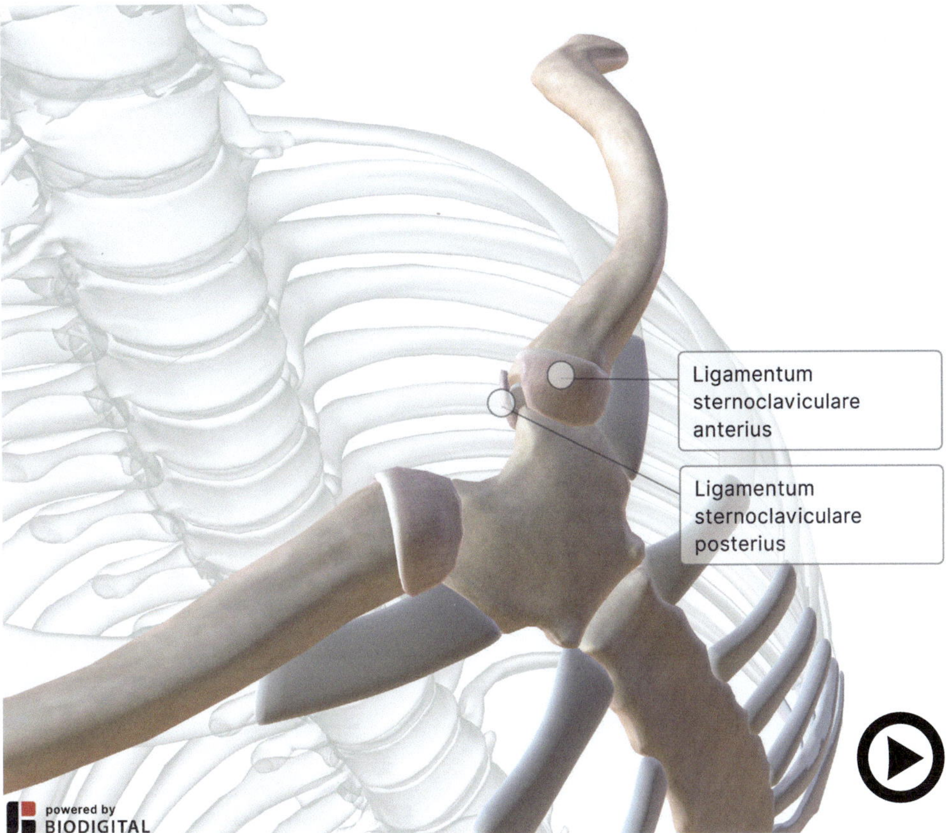

Abb. 4.19 Lig. sternoclaviculare (© BioDigital) und Video 4.19 Palpation Lig. sternoclaviculare (▶ https://doi.org/10.1007/000-5wj)

4.4.1.2 Palpation des Lig. sternoclaviculare

Das flache Band, welches die Clavicula mit dem Sternum über das SCG verbindet, kann in einen anterioren und einen posterioren Anteil gegliedert werden. Während der hintere Teil nicht spürbar ist, kann der vordere Teil des stabilisierenden Bandes ertastet werden. Sobald der Klient im Sitz oder in Rückenlage seine Ausgangsposition gefunden hat, werden die Fingerbeeren mittig, flach auf die Clavicula gelegt. Mit mäßigem Druck wird anschließend nach medial in Richtung des Manubrium getastet, bis eine deutliche Unterbrechung der knöchernen Struktur deutlich wird. Dieser Spalt ist der Gelenkspalt des Art. sternoclavicularis und gleichzeitig auch der Ansatzpunkt der ligamentären Palpation. Direkt in der Region des Gelenks befindet sich die Kapsel und das Lig. sternoclaviculare anterius. Aufgrund der knöchernen Nähe sowie der direkten Verbindung zur Kapsel erweist es sich als schwierig, die bandhaften Strukturen von Umliegenden zu unterscheiden. Eine genaue anatomische Lagekenntnis ist daher Grundvoraussetzung.

▶ **Durchführungshinweis** Das Band ist von der Struktur eher flach und direkt am Knochen lokalisiert. Zusätzlich liegen Anteile des M. sternocleidomastoideus darüber, weshalb bei der Betastung häufig auftretende Druckdolenzen die Folge sind (Abb. 4.19).

4.4.1.3 Palpation des Lig. coracoclaviculare

Aus der Ausgangstellung in Rückenlage oder wahlweise im Sitz mit passiv gelagertem Arm lässt sich dieses Band, welches die Clavicula mit dem Proc. coracoideus verbindet, am besten palpieren. Es dient hauptsächlich der Stabilität für das ACG und wird in zwei Teile, das Lig. trapezoideum und das Lig. conoideum, unterteilt. Als Ausgangspunkt für die Palpation wird der Proc. coracoideus der Scapula gewählt. Die steil aufgestellte Fingerbeere wandert cranialwärts und gelangt direkt in eine Vertiefung. In der mit Weichteil ausgekleideten Rille wird bei verstärktem Druck eine festelastische Struktur spürbar. Der Palpationsfinger befindet sich nun direkt auf dem vorderen Anteil des Lig. coracoclaviculare, dem Lig. trapezoideum. Das dahinter liegende Band führt lediglich zur Verstärkung des festelastischen Gefühls. Es erfordert eine genaue Kenntnis der anatomischen Lage des Bandes, sodass eine korrekte Reizsetzung möglich wird.

▶ **Durchführungshinweis** Diese Region sollte zunächst sanft und anschließend langsam in die Tiefe gehend erfolgen, da es sonst zu Schutzspannungen kommen kann, welche die Palpation erschweren (Abb. 4.20).

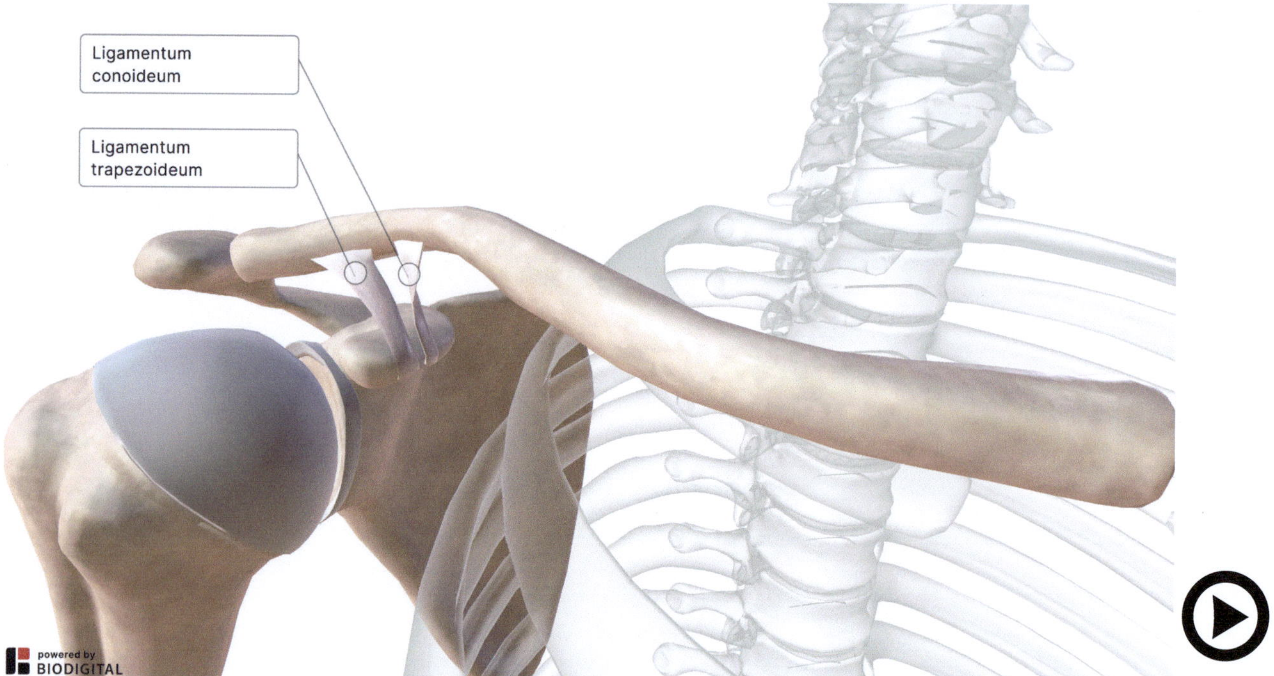

Abb. 4.20 Lig. coracoclaviculare (© BioDigital) und Video 4.20 Palpation Lig. coracoclaviculare (▶ https://doi.org/10.1007/000-5wk)

4.4.1.4 Palpation des Lig. acromioclaviculare

Das Schlüsselbein artikuliert an dessen lateralen Ende mit der Schulterhöhe. Dadurch entsteht das Art. acromioclavicularis. Dieses plane Gelenk wird durch eine Kapsel und zwei Bänder, dem palpatorisch zugänglichen Lig. acromioclaviculare superius sowie dem Lig. acromioclaviculare inferius stabilisiert. Für die Palpation, die über die Clavicula eingeleitet wird, kann die Ausgangsstellung individuell gewählt werden, sodass der Arm passiv stabilisiert wird. Mit den flach aufgelegten Fingerbeeren von Zeige- und Mittelfinger wird in Richtung lateral auf der Clavicula getastet, bis eine leichte Erhabenheit zu Tage tritt. In dieser Region befindet sich der Gelenkspalt des ACG und über diesem das Lig. acromioclaviculare superius. Aufgrund der direkten Nähe zur Kapsel sowie zum Knochen und des nur geringen Bewegungsausmaßes im Gelenk selbst, ist eine direkte Palpation nur schwer möglich. Eine gute anatomische Kenntnis ist daher die Basis für die Reizsetzung.

▶ **Durchführungshinweis** Durch den myofaszialen Einfluss des M. trapezius pars descendens sowie des M. deltoideus können im Bereich des Lig. acriomclaviculare gehäuft Druckdolenzen auftreten (Abb. 4.21).

4.4.1.5 Palpation des Lig. glenohumerale

Das Band, welches zwischen Cavitas glenoidale und Caput humeri verläuft und im gesamten der Stabilisierung der Außenrotation dient, kann in einen superioren, einen medialen schrägen und einen inferioventralen sowie inferiodorsalen Anteil untergliedert werden. Zwischen den beiden inferioren Anteilen befindet sich der Recessus axillaris, welcher als Reservefalte der Schultergelenkskapsel bei einer endgradigen Abduktion gespannt wird.

Jeder Faseranteil des Bandes wird von Muskulatur überdeckt. Daher ist maximal eine Reizsetzung aber keine direkte Ertastung des Bandes möglich. Um die anterioren Anteile zu erreichen wird der zu Untersuchende in die Rückenlage gebeten. Anschließend wird ausgehend vom Tuberculum minus humeri etwas nach medial getastet. Nun wird auf Höhe des glenohumeralen Gelenkspalts ein Druck nach dorsal initiiert, um einen Reiz auf die ligamentären Strukturen zu setzen.

▶ **Durchführungshinweis** Eine symptomatische Palpation lässt nicht automatisch auf ein negativ verändertes glenohumerales Band schließen. Es sollte speziell hier auch der myofasziale Einfluss während der Betastung berücksichtigt werden (Abb. 4.22).

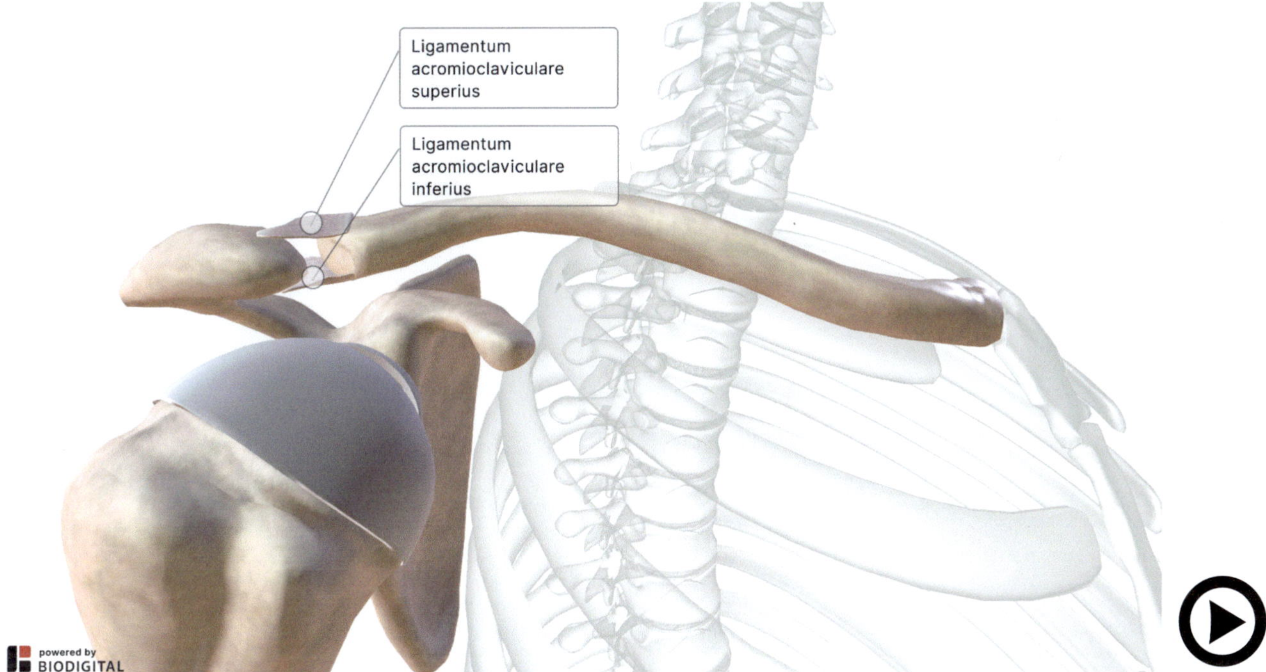

Abb. 4.21 Lig. acromioclaviculare (© BioDigital) und Video 4.21 Palpation Lig. acromioclaviculare (▶ https://doi.org/10.1007/000-5wm)

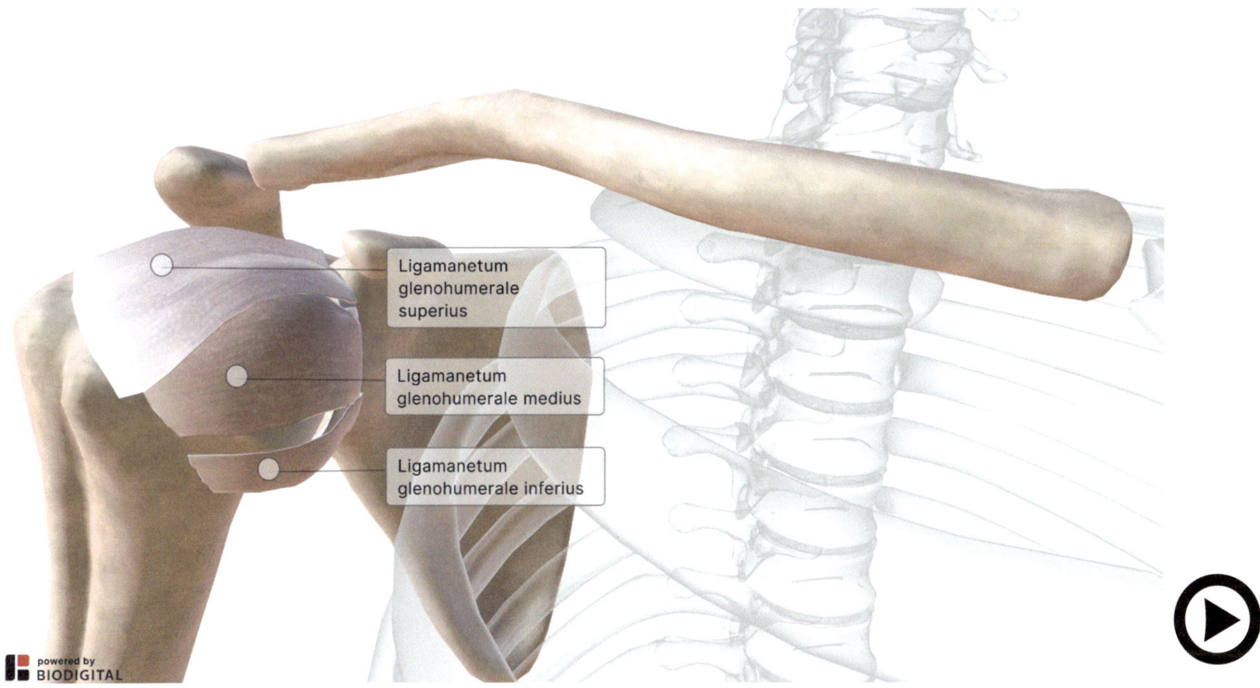

Abb. 4.22 Lig. glenohumeralia (© BioDigital) und Video 4.22 Palpation Lig. glenohumerale (▶ https://doi.org/10.1007/000-5wn)

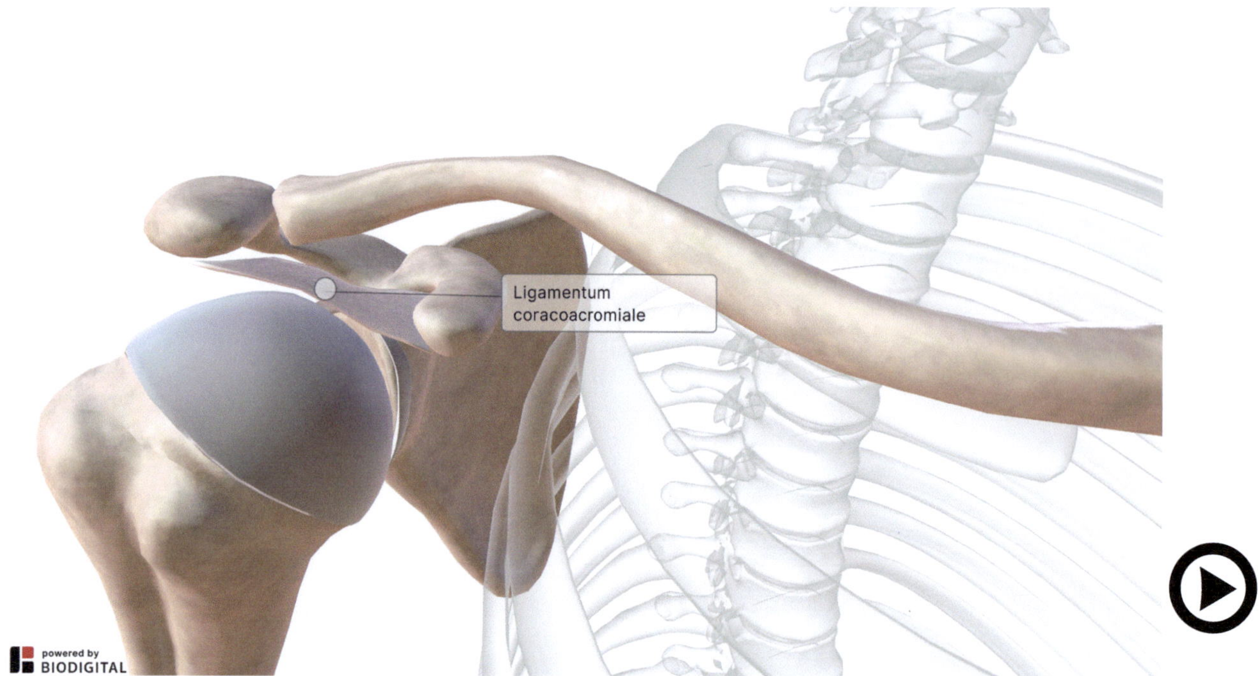

Abb. 4.23 Lig. coracoacromiale (© BioDigital) und Video 4.23 Palpation Lig. coracoacromiale (▶ https://doi.org/10.1007/000-5wp)

4.4.1.6 Palpation des Lig. coracoacromiale

Das Schulterdach wird aus Acromion, Proc. coracoideus und dem Lig. coracoacromiale gebildet. Das Fornix humeri bildet somit die craniale Begrenzung für den Caput humeri, sodass dieser nicht kopfwärts luxieren kann. Das Band spielt hierbei eine entscheidende Rolle und kann in Rückenlage oder Sitz über die steil aufgestellten Langfingerbeeren mit Palpationsreizen versehen werden. Hierfür werden die Finger zunächst auf den Proc. coracoideus gelegt. Anschließend wird der knöcherne Referenzpunkt in Richtung lateral verlassen und eine leichte Vertiefung spürbar. Durch einen moderaten Schub nach dorsal kann ein Reiz auf die ligamentäre Struktur gesetzt werden.

▶ **Durchführungshinweis** Der Arm sollte passiv gelagert werden. Hierdurch werden die myofaszialen Einflüsse des M. coracobrachialis sowie des M. pectoralis minor weitestgehend minimiert (Abb. 4.23).

4.4.2 Palpation der Ligamenta am Ellenbogengelenk

Das Articulatio cubiti ist ein wichtiges Gelenk für die Bewegungen des Armes. Es besteht lokal aus drei und funktionell aus vier Gelenken (siehe Kap. 3.6), welche über einen gut strukturierten Kapsel-Bandapparat verfügen. Die Palpation dieser Bänder erweist sich als schwierig, da zahlreiche Muskeln des Unterarms ihren Ursprung am distalen Humerus finden und somit superficial der Bänder verlaufen. Eine genaue Lagekenntnis ist daher neben einer guten Lagerung von hoher Bedeutung. Im Folgenden wird die Vorgehensweise der bestmöglichen Reizsetzung auf die Bänder der Ellenbogengelenke beschrieben.

4.4.2.1 Palpation des Lig. collaterale ulnare

Das medial gelegene Seitenband, welches einen wichtigen Beitrag zur Stabilität des Ellenbogengelenks leistet, wird in drei Teile geteilt, welche einer Valgisierung entgegenwirken. Sie ziehen vom Epicondylus medialis humeri zur Incisura trochlearis. Ausgehend vom Epicondylus medialis humeri startet die Palpation mit steil aufgestelltem Palpationsfinger. Zunächst wird hierfür der Arm des Betasteten in 0-Stellung gelagert. Der Finger wandern vom knöchernen Referenzpunkt in Richtung Olecranon und fällt direkt in eine gut spürbare Vertiefung. In der Vertiefung verharrend wird nun der Arm langsam gebeugt. Hierbei wird eine festelastische Struktur unter dem Finger während der Bewegung spürbar. Dies ist der posteriore Anteil des Lig. collaterale ulnare. Direkt distal dieser Palpationsstelle verläuft der transversale Anteil, welcher nur schwierig zu erschließen ist, jedoch auch als festelastische Struktur wahrgenommen werden kann. Direkt anterior des Epicondylus medialis humeri befindet sich ebenfalls eine Vertiefung, in welcher der anteriore Anteil des

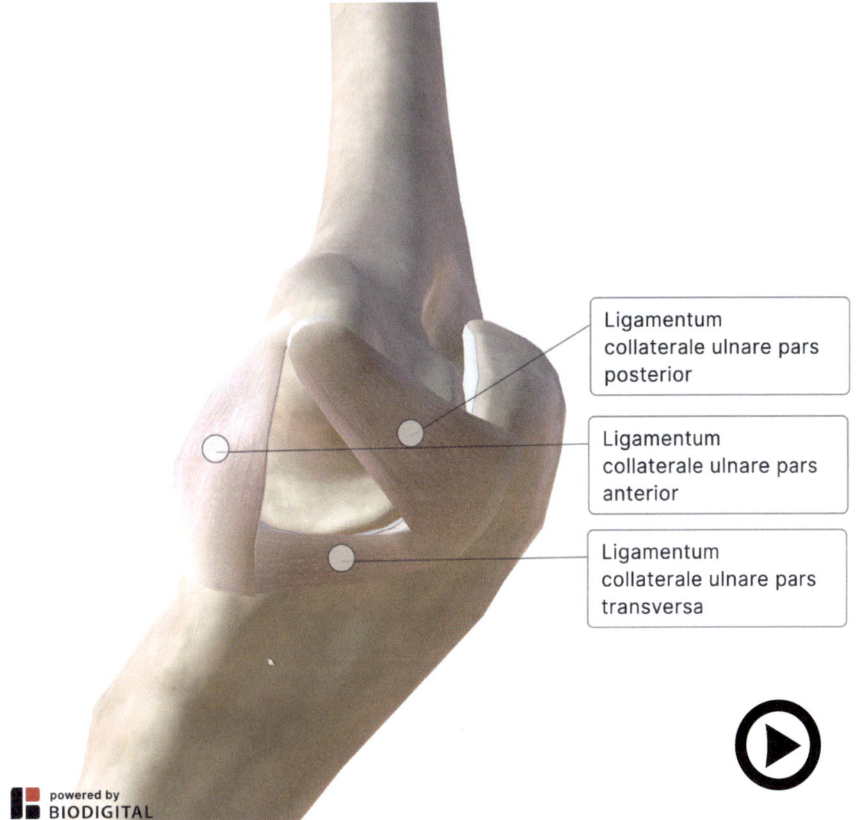

Abb. 4.24 Lig. collaterale ulnare (© BioDigital) und Video 4.24 Palpation Lig. collaterale ulnare (▶ https://doi.org/10.1007/000-5wq)

Bandes lokalisiert ist. Da dieser Anteil direkt über dem Humerus und der Ulna in der Tiefe liegt und zahlreiche Weichteilstrukturen der Handgelenks- und Fingerflexoren darüber verlaufen, ist eine Ertastung nur schwer realisierbar.

Zur besseren Differenzierung kann über eine gezielte Fingerflexorenkontraktion das Band von umliegendem Muskelsehnen unterschieden werden. Eine genaue anatomische Lage ist hierfür Grundvoraussetzung.

▶ **Durchführungshinweis** Bei der Epicondylopathia medialis humeri, auch Golferellenbogen genannt, kommt es bei den betroffenen Sehnen zu einem Einwachsen von Blutgefäßen und freien Nervenendigungen (Hoogvliet et al., 2013). Eine Schmerzangabe bei der Ertastung des Bandes ist aus dem genannten Grund möglich. Daher sollte vorsichtig vorgegangen werden (Abb. 4.24).

4.4.2.2 Palpation des Lig. collaterale radiale

An der lateralen Seite des Unterarmes befindet sich im Übergang vom Epicondylus lateralis humeri zum proximalen Radius das Lig. collaterale radiale. Es strahlt in das Lig. anulare radii ein, limitiert somit einen Varusstress und unterstützt maßgeblich die Kapsel in ihrer Funktion. Das kurze, straffe Band, welches zum lateralen collateralen Bandkomplex gezählt wird, ist häufig mit den oberflächigen Unterarmsextensoren verwachsen, was eine direkte Palpation schwierig durchführbar macht (Hackl et al., 2016).

Die Betastung startet am Epicondylus lateralis humeri, der mit mäßigem Druck der Zeige- bzw. Mittelfingerbeere aufgesucht wird. Der Arm befindet sich hierfür in extentierter Ausgangsstellung. An der lateralen Seite wird anschließend nach distal in Richtung Caput radii getastet. Sobald am knöchernen Rand des Epicondylus lateralis humeri eine Vertiefung spürbar wird, stoppt zunächst der Finger und der Ellenbogen wird leicht in Flexion bewegt. Schon nach etwa 30 ° wird eine festelastische Struktur direkt im Gelenkspalt gut spürbar. Diese Fasern sind jene des Lig. collaterale radiale.

▶ **Durchführungshinweis** Bei der Epicondylopathia lateralis humeri, auch Tennisarm genannt, ist neben der Extensorenmuskulatur auch häufig der laterale Kapselbandapparat betroffen (Paksoy et al., 2021). Eine Schmerzangabe bei der Ertastung ist aus dem genannten Grund möglich. Daher sollte vorsichtig vorgegangen werden (Abb. 4.25).

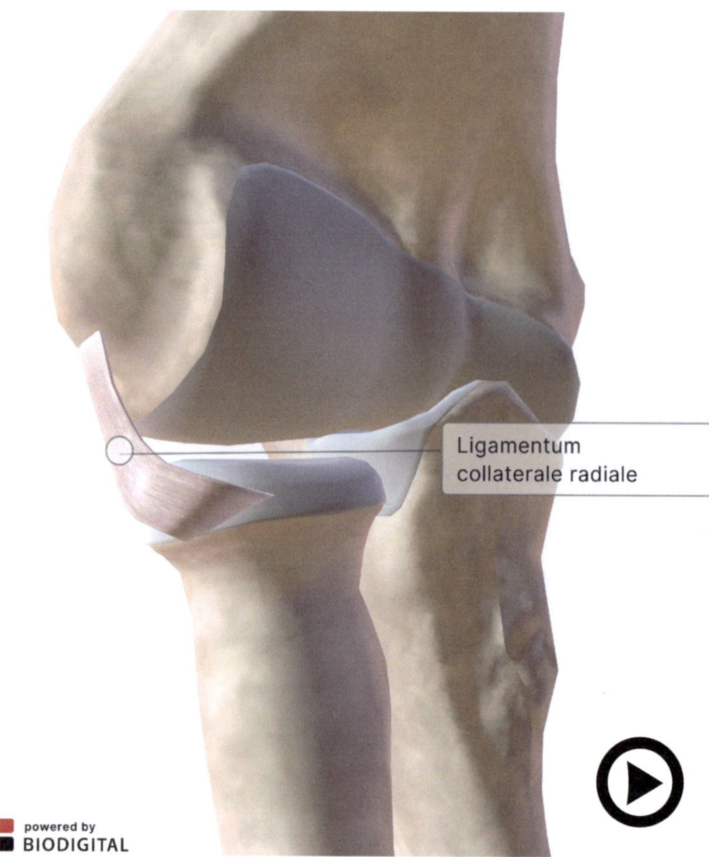

Abb. 4.25 Lig. collaterale radiale (© BioDigital) und Video 4.25 Palpation Lig. collaterale radiale (▶ https://doi.org/10.1007/000-5wr)

4.4.3 Palpation der Ligamenta an der Hand

Das Instrument der Instrumente besteht, getreu des Tensegrity-Modells, aus biegestabilen Knochen welche über dehnungsstabile Bänder, Muskeln und Sehnen den Zuggurtmechanismus komplettieren.

Die Gelenke der Hand werden in ihrer Gesamtheit von Bändern überspannt.

Da ein Großteil der gelenkigen Verbindungen Amphiarthrosen sind, erweist sich die Palpation der Bänder als Herausforderung, da nur wenig Bewegungsausmaß möglich ist. Als Zugang zur Betastung ist eine Herangehensweise von palmar und dorsal möglich. Zusätzlich werden translatorische Bewegungsimpulse notwendig sein, um ligamentäre Strukturen ausfindig machen zu können. Eine gute anatomische Lagekenntnis ist von hoher Bedeutung, da es aufgrund der Vielzahl an Bändern schwierig ist, sie von umliegendem Gewebe zu differenzieren. Zusätzlich erschweren zahlreiche andere Strukturen, wie Sehnen und weitere Weichteile die Palpation massiv. Daher ist bei der Ausgangsstellung darauf zu achten, die Hand passiv zu lagern, sodass der Handrücken bzw. die Handinnenfläche frei liegen.

In den folgenden Kapiteln wird die Auswahl der palpablen Bänder der Hand präsentiert.

4.4.3.1 Palpation der Aponeurosis palmaris

Der hohlhandseitige Faszienkomplex, welcher die distale Verlängerung des M. palmaris longus et brevis ist besteht aus dichtem fibrösem Bindegewebe, ist oberflächig lokalisiert und damit sehr gut palpatorisch zugänglich. Die Aponeurose ist wichtig für die Greiffunktion sowie den Schutz der unter ihr liegenden Strukturen.

Für die Betastung ist ein palmarer Zugang vorgesehen, sodass die Hand dementsprechend gelagert werden sollte. Der Zeige- bzw. Mittelfinger wird mittig in Höhe der proximalen Handwurzelreihe von palmar flächig mit den Fingerbeeren aufgelegt. Anschließend führt der Klient eine aktive Greifbewegung, die etwa nach der Hälfte angehalten wird, durch. Mittels dieser isometrischen Spannung wird die Aponeurose deutlich über den einzelnen Metacarpalzwischenräumen als festelastische Struktur spürbar.

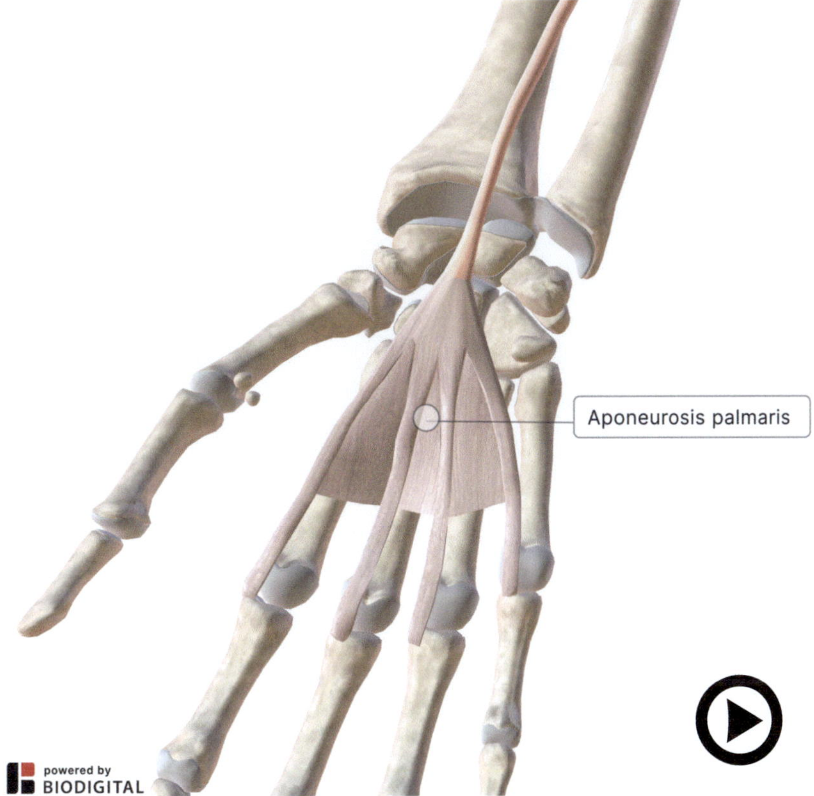

Abb. 4.26 Aponeurosis palmaris (© BioDigital) und Video 4.26 Palpation Aponeurosis palmaris (▶ https://doi.org/10.1007/000-5ws)

▶ **Durchführungshinweis** Bei der Diagnose Morbus dupuytren finden sich gelegentlich hypertone druckdolente Stellen im Bereich der Palmaraponeurose (Turesson, 2018) (Abb. 4.26).

4.4.3.2 Palpation des Retinaculum musculorum flexorum und des Lig. carpi palmare

Die räumliche Nähe dieser beiden Strukturen bedingt die gemeinsame Palpation der querverlaufenden Fasern. Während das Lig. carpi palmare etwas oberflächiger und proximaler lokalisiert ist, befindet sich das Retinaculum musculorum flexorum etwas distaler in der Tiefe und bildet die palmare Begrenzung des Carpaltunnels. Ähnlich wie ein Schweißband fixieren beide Strukturen die Beugesehnen der Hand in unmittelbarer Nähe der Knochen. Somit ist eine direkte palpatorische Abgrenzung zu anderen Weichteilen nur schwierig möglich.

Die Betastung beginnt am Os pisiforme, welches zunächst palmar des Os triquetrums aufgesucht wird. Anschließend wandert der steil aufgestellte Palpationsfinger in Richtung medial bis er den knöchernen Rand verlässt und übt einen moderaten Druck in Richtung dorsal aus. Dabei wird eine festelastische Struktur tastbar, das Retinaculum musculorum flexorum. Dieses erstreckt sich bis zum Os trapezium.

Etwas proximaler aber auch querverlaufend existiert das Lig. carpi palmare transversum, welches jedoch nur mäßig tastbar ist, da es eher dünn beschaffen und kaum von umliegenden Fasern zu differenzieren ist.

▶ **Durchführungshinweis** Das Retinaculum musculorum flexorum überdacht den Carpaltunnel und ist daher aufgrund des Kontakts zu den entsprechenden Flexoren sowie zum N. medianus für ein etwaiges Carpaltunnelsyndrom mitverantwortlich (Lee et al., 2020). Bei auftretenden Parästhesien während der Palpation sollte der Druck dementsprechend reduziert werden (Abb. 4.27).

4.4.3.3 Palpation des Lig. radioulnare palmare et dorsale

Elle und Speiche werden über kurze straffe Bänder distal miteinander verbunden, sodass die notwendige Stabilität aufgebaut werden kann. Beide Bänder zählen zum triangulären fibrocartilaginären Komplex und werden bei Supination gespannt, sodass sie diese Bewegungsrichtung limitieren können. Der nahe Bezug zum Knochen sowie die zahlreichen Weichteile in dieser Region lassen die Bänder nur schwierig palpieren. Empfehlenswert ist es, die distale Ulna in Höhe des Proc. styloideus ulnae mit dem Zangen-

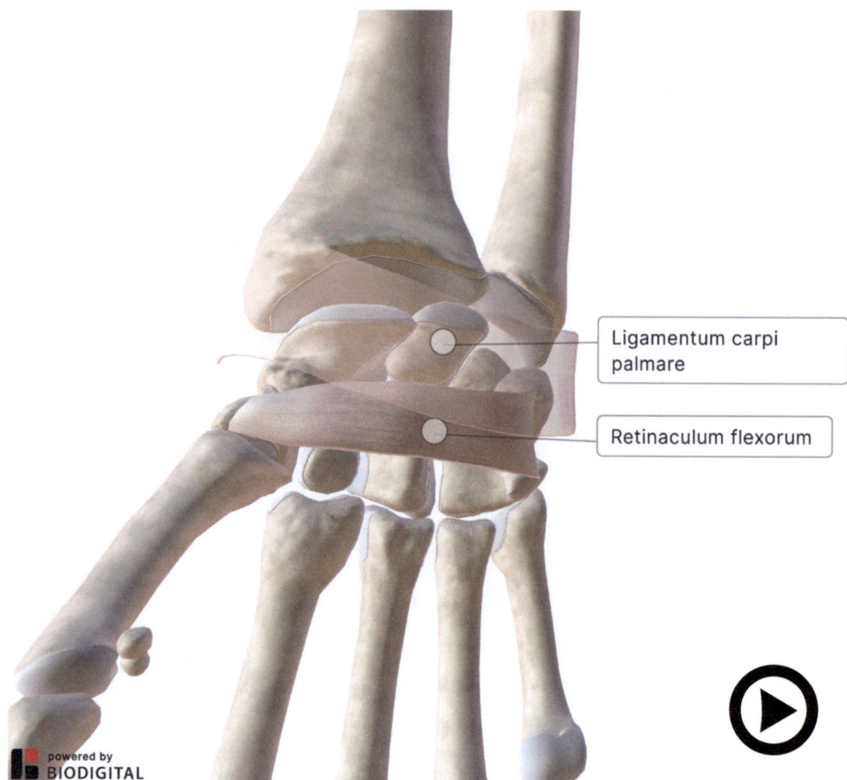

Abb. 4.27 Retinaculum flexorum Lig. carpi palmare (© BioDigital) und Video 4.27 Palpation Retinaculum flexorum Lig. carpi palmare (► https://doi.org/10.1007/000-5wt)

griff zu umgreifen und sie folgend translatorisch nach palmar und dorsal gegenüber dem fixierten Radius zu bewegen. Die Palpationsfinger sollten hierbei sanften Kontakt zum Gelenkspalt von palmar und dorsal aufnehmen. Während der translatorischen Bewegung nach dorsal wird eine kleine, festelastische Struktur im dorsalen Gelenkspalt spürbar. Diese Fasern sind die des Lig. radioulnare dorsale. Die gleiche Vorgehensweise kann gleichwohl palmar durchgeführt werden, wobei palmar die Palpationsqualität aufgrund von umliegenden Geweben stark beeinträchtigt wird.

► **Durchführungshinweis** Eine genaue anatomische Lagekenntnis beider Bänder ist zwingend notwendig, da die Palpationsqualität in diesem Bereich aufgrund periartikulärer Strukturen nicht optimal ist (Abb. 4.28).

4.4.3.4 Palpation der Ligg. ulnocarpales

Der ulnocarpale Bandkomplex wird durch verschiedene Strukturen gebildet und dient der Stabilisierung des Handgelenks in Richtung der Radialduktion. Ulnarseitig kann in einen palmaren Bereich zu dem das Lig. ulnocarpale gezählt wird, sowie einen dorsalen Bereich mit dem Lig. collaterale carpi ulnare unterschieden werden. Aufgrund der direkten Lagebeziehung zu Weichteilen in dieser Region ist die Palpation wie folgt durchzuführen und bedarf etwas Feingefühl.

Das Os triquetrum wird im Zangengriff fixiert, sodass Daumen und Zeigefinger jeweils von dorsal und palmar Kontakt mit dem Gelenkspalt bzw. dem Discus articularis aufnehmen. Anschließend wird ein translatorischer Bewegungsimpuls in Richtung dorsal durchgeführt, bei dem das festelastische Lig. carpi ulnare im Gelenkspalt spürbar wird. Während der translatorischen Bewegung nach palmar wird bei selbigem Vorgehen das Lig. ulnocarpale leicht spürbar.

Weitere Bänder aus diesem Komplex sind palpatorisch nicht zu erschließen.

► **Durchführungshinweis** Während die Palpation der dorsalen Anteile des Bandkomplexes deutlich spürbarer sind, werden die palmaren Anteile von Weichteilen überlagert, was ein Ertasten erschwert (Abb. 4.29).

4.4.3.5 Palpation der Ligg. radiocarpales

Der radiocarpale Bandkomplex wird durch zahlreiche Strukturen gebildet und dient der Stabilisierung des Handgelenks in Richtung der Ulnarduktion. Speichenseitig kann in einen palmaren Bereich zu dem das Lig. radiocarpale gezählt wird, sowie einen lateralen Bereich mit dem Lig. collaterale carpi radiale unterschieden werden. Aufgrund der direkten Lagebeziehung zu zahlreichen Weichteilen in dieser Region ist die Palpation wie folgt durchzuführen und bedarf des Feingefühls.

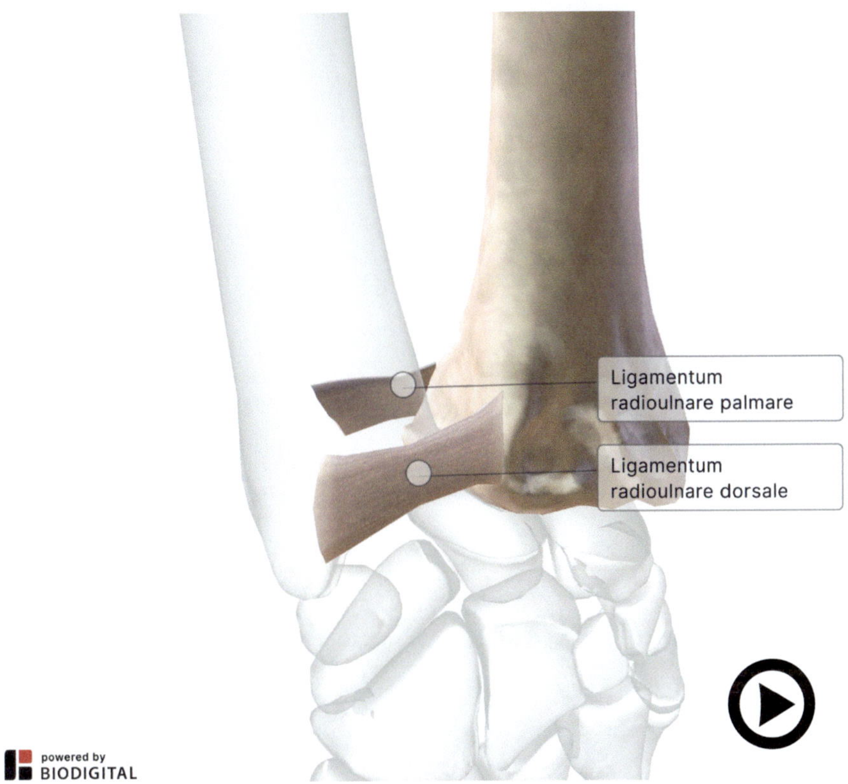

Abb. 4.28 Ligg. radioulnare palmare et dorsale (© BioDigital) und Video 4.28 Palpation Ligg. radioulnare palmare et dorsale (► https://doi.org/10.1007/000-5wv)

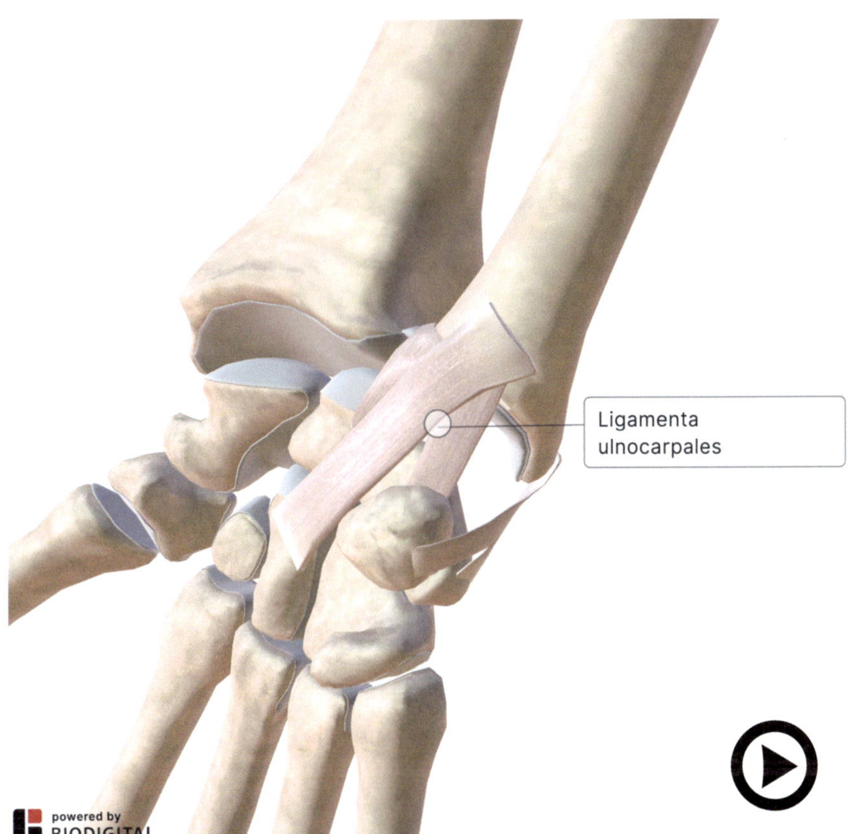

Abb. 4.29 Ligg. ulnocarpales (© BioDigital) und Video 4.29 Palpation Ligg. ulnocarpales (► https://doi.org/10.1007/000-5ww)

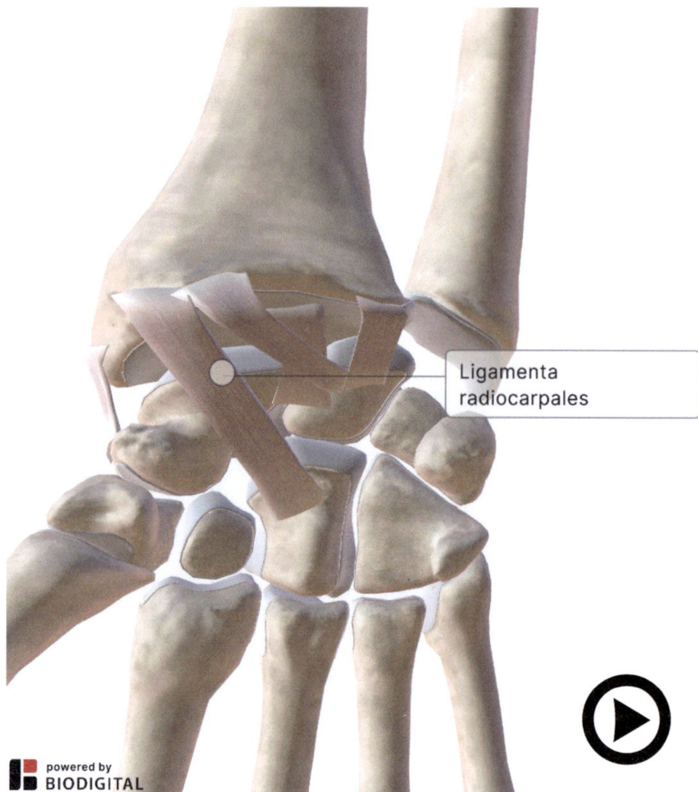

Abb. 4.30 Ligg. radiocarpales(© BioDigital) und Video 4.30 Palpation Ligg. radiocarpales (▶ https://doi.org/10.1007/000-5wx)

Das Os scaphoideum wird von radial kommend im Zangengriff fixiert, sodass Daumen und Zeigefinger jeweils von dorsal und palmar Kontakt mit dem Gelenkspalt zum Radius haben. Anschließend wird eine translatorischer Bewegungsimpuls in Richtung dorsal durchgeführt, bei dem das festelastische Lig. carpi radiale im Gelenkspalt spürbar wird. Während der translatorischen Bewegung nach palmar wird bei selbigem Vorgehen das Lig. radiocarpale leicht spürbar.

Weitere Bänder aus diesem Komplex sind palpatorisch nicht zu erschließen.

▶ **Durchführungshinweis** Während die Palpation der lateralen Anteile des Bandkomplexes deutlich spürbar sind, werden die palmaren Anteile von Weichteilen überlagert, was ein Ertasten erschwert (Abb. 4.30).

4.4.3.6 Palpation der Ligg. carpometacarpalia

Die Verbindungsbänder zwischen Carpus und Metacarpus erstrecken sich jeweils von einem Knochen der distalen Handwurzelreihe zu dessen gegenüberliegenden Metacarpale von dorsal und palmar. Eine direkte Betastung der Bänder ist schwierig, da die Amphiarthrosen nur wenig Bewegung zulassen und zahlreiche Sehnen und Weichteile die Region überdecken. Es ist lediglich möglich, über den Zangengriff, welcher proximal an der Basis einer Metacarpale eingenommen wird, das Gelenk translatorisch zu bewegen, um ligamentäre Strukturen im Gelenkspalt erfassen zu können. Während handrückenseitige Anteile eher während einer translatorischen Bewegung nach dorsal spürbar werden, können palmare Anteile palpatorisch nicht erfasst werden.

▶ **Durchführungshinweis** Die Palpation in diesem Bereich ist kaum valide. Lediglich mit genauer anatomischer Kenntnis kann direkt auf das entsprechende Ligament ein Reiz gesetzt werden (Abb. 4.31).

4.4.3.7 Palpation der Lig. metacarpophalangealis radialis et ulnaris II & V

An den Fingergrundgelenken existieren Bänder an jeder Seite, welche gemeinsam mit der Kapsel die Bewegungsrichtungen limitieren können. Eine direkte Palpation ist lediglich von den Collateralbändern im zweiten Grundgelenk von radial sowie im fünften Grundgelenk von ulnar möglich.

Für das erstgenannte Band wird der rechte Daumen in den Gelenkspalt des linken Art. metacarpophalangeales II von radial kommend angebracht und der Zeigefinger des Klienten mit der ganzen Hand umfasst. Anschließend wird der umfasste Zeigefinger in Richtung Ulnarduktion bewegt, bis eine festelastische Struktur unter dem Daumen spürbar wird.

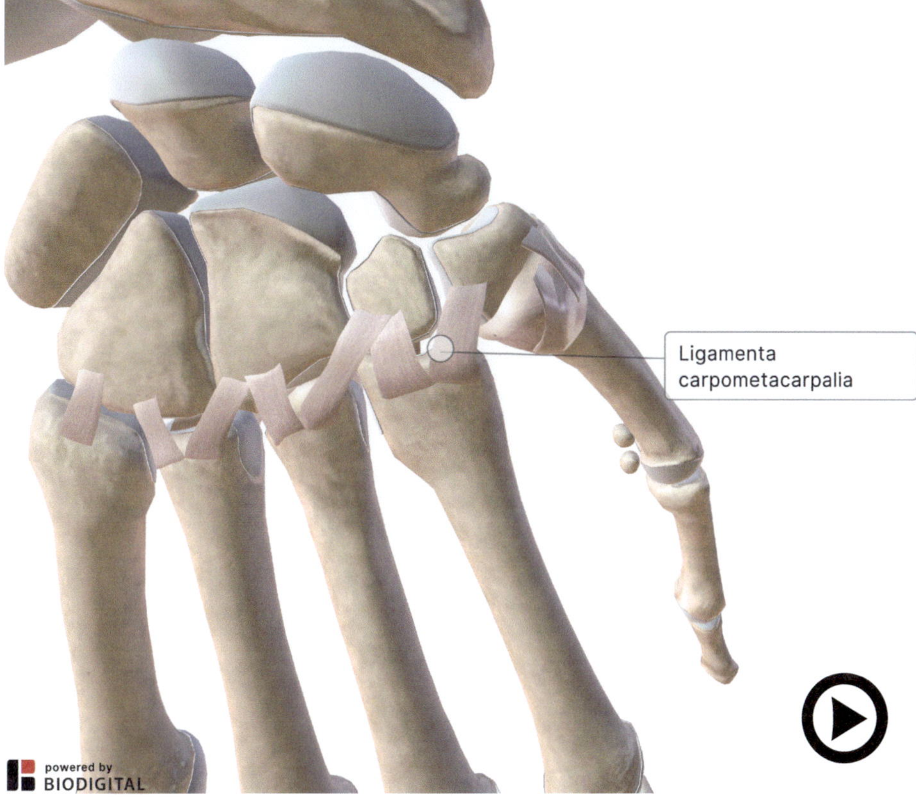

Abb. 4.31 Ligg. carpometacarpalia (© BioDigital) und Video 4.31 Palpation Ligg. carpometacarapalia (▶ https://doi.org/10.1007/000-5wy)

Die tastbaren Fasern sind Teile des radialen Seitenbandes des zweiten Fingergrundgelenkes. Für das Lig. collaterale radiale des rechten Grundgelenks wird zur Palpation der linke Daumen bzw. die linke Hand genutzt.

Das ulnare Collateralband des fünften Grundgelenks wird über den Zeigefinger ertastet. Hierfür wird die rechte Fingerbeere des Index von ulnar an den Gelenkspalt des linken Art. metacarpophalangealis V angelegt und anschließend mit den restlichen Fingern der Palpationshand der kleine Finger umgriffen. Über eine Traktion, die mit einer Radialduktion gekoppelt wird, kann das Lig. collaterale ulnare ausfindig gemacht werden. Aufgrund der darüberliegenden Strukturen erweist sich die Ertastung eher schwierig.

▶ **Durchführungshinweis** Die Palpationsqualität kann verstärkt werden, wenn der entsprechende Finger in Traktion eingestellt wird (Abb. 4.32).

4.4.3.8 Palpation der Ligg. anularia

Die Ringbänder, welche palmar lokalisiert sind, fixieren die Flexorensehnen der Finger am Knochen, sodass sie die Palmarflexion durchführen können. Die Ligg. anularia können in fünf Teile (A1-A5) untergliedert werden und erstrecken sich nahezu über den gesamten Verlauf des M. flexor digitorum profundus. Während sich A1, A3 und A5 in Höhe der Gelenke (MCP, PIP, DIP) befinden und somit palpatorisch nicht direkt zu erschließen sind, befinden sich A2 und A4 jeweils im palmaren Verlauf der proximalen sowie medialen Phalanx. Eine direkte Palpation wird nur schwer möglich. Dennoch kann eine Reizsetzung auf die Bänder erfolgen, da sie unmittelbar unter der Haut lokalisiert sind.

Um jene ligamentäre Strukturen zu erschließen, wird die Zeigefingerbeere mittig auf die proximale bzw. mediale Phalanx von palmar aufgelegt und eine isometrische Kontraktion der Finger in Flexion seitens des Klienten eingenommen, bis die Sehne unter dem Palpationsfinger deutlich spürbar wird. Anschließend wird bei mäßiger Spannung die Sehne nach radial bzw. ulnar bewegt. Hierbei werden die Anteile des Ligg. anularia A2 et A4 gespannt, welche als festelastische Struktur an den Sehnenrädern gespürt werden können.

▶ **Durchführungshinweise** Um Fasern der Bänder besser spüren zu können, kann die gehaltene Kontraktion in verschiedenen Winkelstellungen durchgeführt werden, sodass die Sehnen prominenter zum Vorschein kommen (Abb. 4.33).

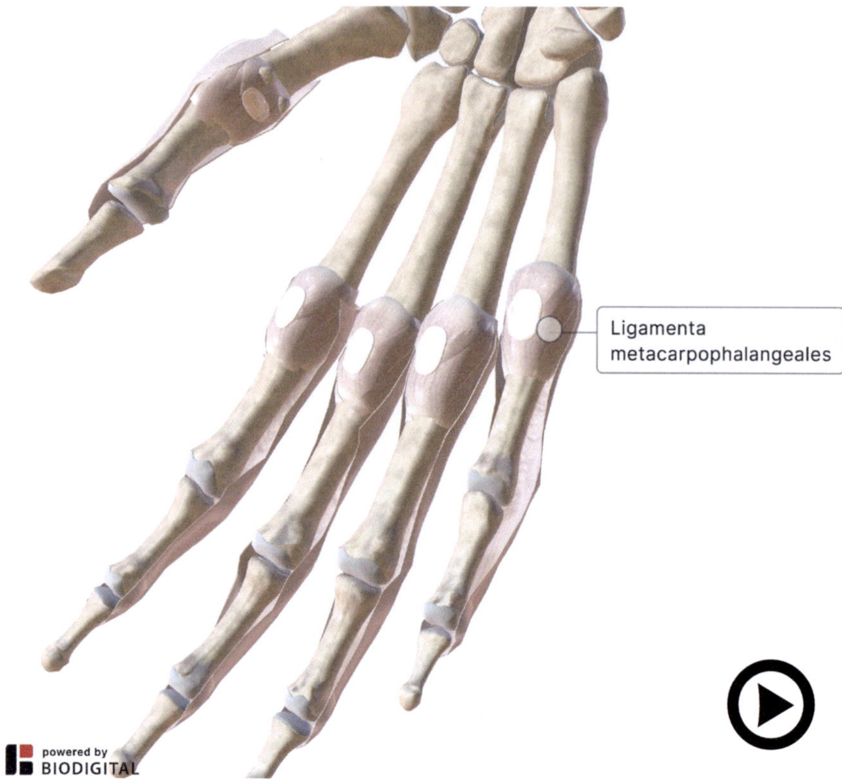

Abb. 4.32 Lig. metacarpophalang (© BioDigital) und Video 4.32 Palpation Lig. metacarpophalang (► https://doi.org/10.1007/000-5wz)

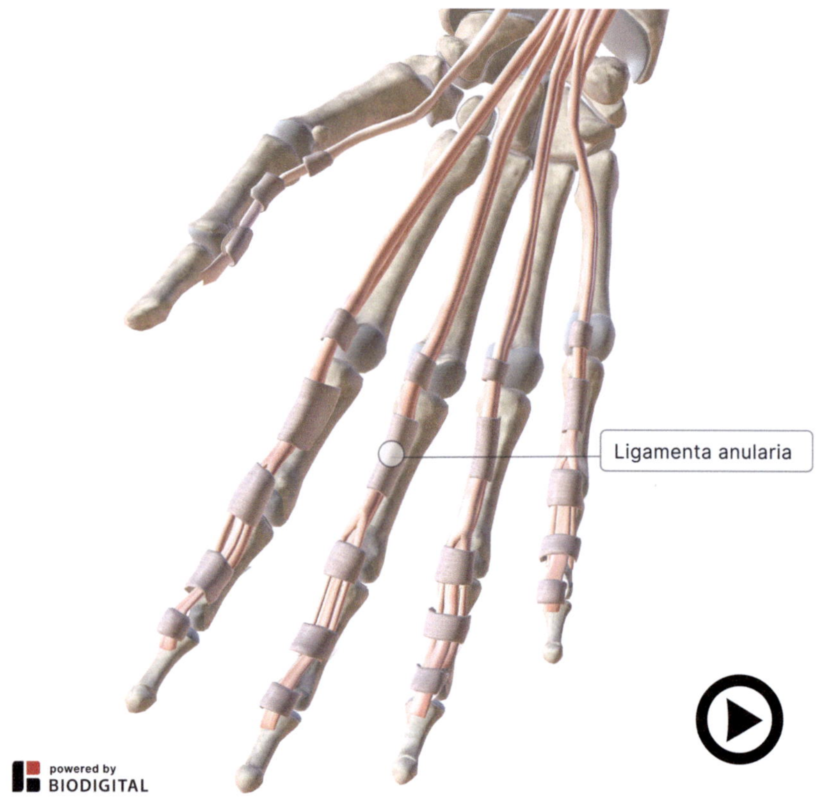

Abb. 4.33 Ligg. anularia (© BioDigital) und Video 4.33 Palpation Ligg. anularia (► https://doi.org/10.1007/000-5x0)

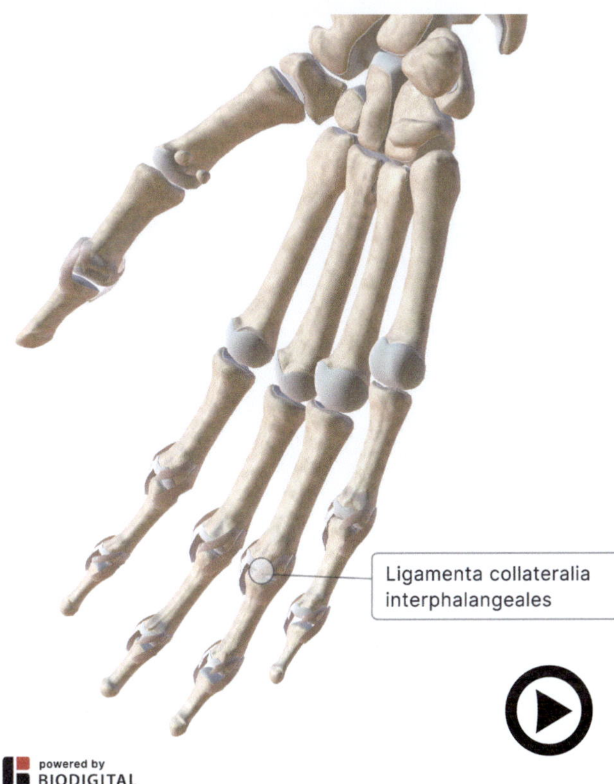

Abb. 4.34 Ligg. collateralia interphalangeales (© BioDigital) und Video 4.34 Palpation Ligg. collateralia interphalangeales (▶ https://doi.org/10.1007/000-5w0)

4.4.3.9 Palpation der Ligg. collateralia interphalangeales

Die Seitenbänder der Interphalangealgelenke stehen in engem Kontakt mit der jeweiligen Kapsel und sind daher nur schwer von anderen Fasern zu differenzieren. Ein möglicher Zugang kann mittels des Zeigefingers in Höhe des jeweiligen Gelenkspalts von radial bzw. ulnar hergestellt werden. Während der Finger zwischen den Phalangen liegt, wird ein Bewegungsimpuls in Richtung Radial- bzw. Ulnarduktion initiiert. Dabei kommt es in den Scharniergelenken zu einer leichten Aufklaffbewegung, welche die Fasern der entsprechenden Collateralbänder unter vermehrten Zug setzt.

▶ **Durchführungshinweis** Während der Palpation wird nicht nur das Band spürbar, sondern auch weite Teile der Kapsel. Daher ist es schwierig, die genauen Fasern des jeweiligen Bandes ausfindig zu machen (Abb. 4.34).

4.5 Palpation des Lig. temporomandibulare laterale

Das Band erstreckt sich cranial vom Arcus zygomaticus nach caudal zur lateralen sowie dorsalen Seite des Collum mandibulae. Es hat die Aufgabe Bewegungen des Unterkiefers zu limitieren.

Für die Ertastung des lateralen temporomandibulären Bandes wird zunächst der Arcus zygomaticus aufgesucht. Im Anschluss wird der Arcus zygomaticus nach occipital in Richtung des Meatus acusticus externus verfolgt. Etwa einen Querfinger vor dem Erreichen dessen, wird der Palpationsfinger nach caudal verlagert. Nun befindet sich jener auf den Fasern des Lig. tempromandibulare laterale. Das Band kann nun nach caudal bis hin zum Collum mandibulare verfolgt werden.

▶ **Durchführungshinweis** Durch Öffnen und Schließen des Kiefergelenkes kommt es zu einer Bewegung des Caput mandibulae welche, sehr gut unter dem Palpationsfinger erfühlt werden kann. Diese Gegebenheit erleichtert dem Praktiker das Auffinden des Bandes (Abb. 4.35).

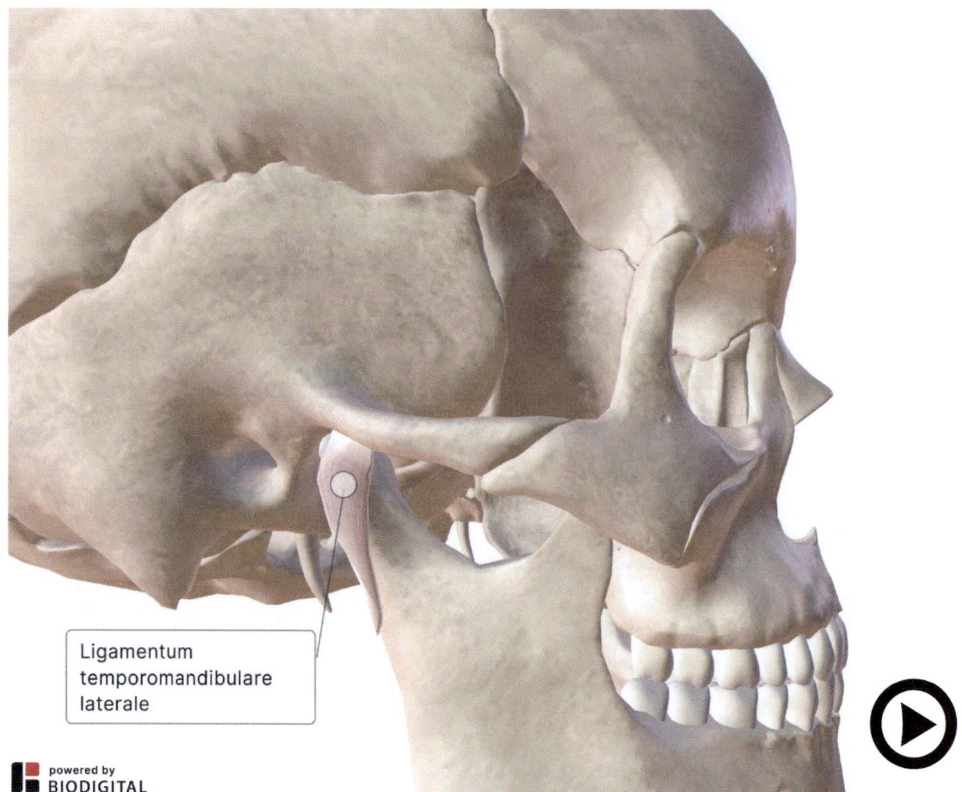

Abb. 4.35 Lig. temporomandibulare laterale (© BioDigital) und Video 4.35 Palpation Lig. temporomandibulare laterale (▶ https://doi.org/10.1007/000-5x2)

Literatur

Bollier, M., & Smith, P. (2014). Anterior cruciate ligament and medial collateral ligament injuries. *The Journal of Knee Surgery, 27*(5), 359–368. https://doi.org/10.1055/s-0034-1381961

Doherty, C., Delahunt, E., Caulfield, B., Hertel, J., Ryan, J., & Bleakley, C. (2014). The incidence and prevalence of ankle sprain injury: a systematic review and meta-analysis of prospective epidemiological studies. *Sports Medicine, 44*(1), 123–140. https://doi.org/10.1007/s40279-013-0102-5

Dürselen, L., & Freutel, M. (2015). Biomechanik des Meniskus. *Orthopädie und Unfallchirurgie up2date, 10*(3), 215–227. https://doi.org/10.1055/s-0041-101820

Hackl, M., Bercher, M., Wegmann, K., Müller, L., & Dargel, J. (2016). Functional anatomy of the lateral collateral ligament of the elbow. *Archives of Orthopaedic and Trauma Surgery, 136*(7), 1031–1037. https://doi.org/10.1007/s00402-016-2479-8

Heineck, J., Liebscher, T., & Zwipp, H. (2001). Abrissfraktur der Basis des Os metatarsale V. *Operative Orthopädie und Traumatologie, 13*, 151–158. https://doi.org/10.1007/PL00002279

Hoogvliet, P., Randsdorp, M., Dingemanse, R., Koes, B., & Huisstede, B. (2013). Does effectiveness of exercise therapy and mobilisation techniques offer guidance for the treatment of lateral and medial epicondylitis? A systematic review. *British Journal of Sports Medicine, 47*(17), 1112–1119. https://doi.org/10.1136/bjsports-2012-091990

LaPrade, R., Engebretsen, A., Ly, T., Johansen, S., Wentorf, F., & Engebretsen, L. (2007). The anatomy of the medial part of the knee. *The Journal of Bone and Joint Surgery. American Volume, 89*(9), 2000–2010. https://doi.org/10.2106/JBJS.F.01176

Lee, D. (1993). Biomechanics of the thorax: A clinical mode of in vivo function. *The Journal of Manual & Manipulative Therapy, 1*(1), 13–21. https://doi.org/10.1179/106698193791069771

Lee, S., Hwang, S., An, Y., & Choy, W. (2020). The influence of transverse carpal ligament thickness on treatment decisions for idiopathic mild to moderate carpal tunnel syndrome. *Annals of Plastic Surgery, 85*(2), 127–134. https://doi.org/10.1097/SAP.0000000000002386

Paksoy, A., Laver, L., Tok, O., Ayhan, C., & Kocaoglu, B. (2021). Arthroscopic lateral capsule resection is enough for the management of lateral epicondylitis. *Knee Surgery, Sports Traumatology, Arthroscopy, 29*(6), 2000–2005. https://doi.org/10.1007/s00167-020-06255-3

Steinmetz, R., McDonald, M., Tkach, S., Hamilton, J., Heigle, G., Hollabaugh, K., et al. (2020). Prevalence of ligamentous knee injuries in pedestrian versus motor vehicle accidents. *BMC Musculoskeletal Disorders, 21*(1), 369. https://doi.org/10.1186/s12891-020-03397-w

Turesson, C. (2018). The role of hand therapy in dupuytren disease. *Hand Clinics, 34*(3), 395–401. https://doi.org/10.1016/j.hcl.2018.03.008

Varma, S., Orgel, J., & Schieber, J. (2016). Nanomechanics of type I collagen. *Biophysical Journal, 111*(1), 50–56. https://doi.org/10.1016/j.bpj.2016.05.038

Palpation der Muskulatur

5

Inhaltsverzeichnis

Ergänzende Information Die elektronische Version dieses Kapitels enthält Zusatzmaterial, auf das über folgenden Link zugegriffen werden kann [https://doi.org/10.1007/978-3-662-64241-2_5]. Die Videos lassen sich durch Anklicken des DOI Links in der Legende einer entsprechenden Abbildung abspielen, oder indem Sie diesen Link mit der SN More Media App scannen.

R. Bauer, S. Wolfram, *Palpationsatlas*, https://doi.org/10.1007/978-3-662-64241-2_5

5.1 Grundlagen der Muskelpalpation

Das aktive System des menschlichen Organismus wird von über 650 Muskeln mit ca. 250 Millionen Muskelfasern geprägt und umfasst in der Regel ca. 40 % der Gesamtkörpermasse (Ohlendieck 2013). Jeder Muskel kommt seiner individuellen Bewegungsaufgabe nach, sodass sich der Körper im Gesamten sowohl grob- als auch feinmotorisch bewegen kann. Alltagsaktivitäten sind nur über eine gezielte Anspannung der kontraktilen Elemente zu realisieren, da dank dieser Strukturen Gelenke mobilisiert werden. Die Gesamtheit der Muskulatur setzt sich aus glatter, quergestreifter Muskulatur und spezieller Herzmuskulatur zusammen. Während sich die glatte Muskulatur, welche überwiegend in den Organsystemen lokalisiert ist, zum größten Teil nicht für die direkte Palpation eignet, fällt der Fokus in diesem Kapitel auf die quergestreifte Skelettmuskulatur. Jedes Gelenk wird von Skelettmuskeln überzogen, welche sich in Muskelursprung, -bauch und -ansatz unterteilen lassen. Jeweils am Origo bzw. Insertio existiert eine Sehne, welche den direkten Kontakt über die Übergangszone zum Knochen herstellt. Somit wird der Venter mittig eingeschlossen. Der Muskelbauch, welcher in der Palpation meist am besten erspürbar ist, lässt sich in verschiedene Bestandteile unterteilen. Die kleinste funktionelle Einheit, mit einer Länge von bis zu 3,8 Mikrometer, ist das Sarkomer, welches aus Myosin, Aktin, Titin, Desmin und Nebulin besteht (Fürst und Gautel 1995). Viele Sarkomere in Reihe bilden eine Myofibrille, die vom Endomysium umhüllt wird. Viele Myofibrillen bilden eine Muskelfaser, welche wiederum vom Perimysium internum umgeben ist. Aus mehreren Muskelfasern entsteht ein Primärbündel und aus mehreren Primärbündeln folglich ein Sekundärbündel. Sekundärbündel werden vom Perimysium externum zirkulär umhüllt. All diese Bündel werden vom Epimysium bzw. von der Muskelfaszie umfasst und bilden somit den äußeren Rand, welcher bei der Palpation nach den einzelnen Hautschichten den Druck des Fingers erfährt.

Für die Ertastung ist es wichtig, die Anatomie des Muskels zu beherrschen. Die Kenntnis über die Ursprungs- bzw. Ansatzregion ist hierbei von hoher Bedeutung. Werden diese Regionen voneinander wegbewegt, wird der Muskel gedehnt und nimmt eine höhere Spannung ein, er wird somit gefühlt fester. Werden Origo und Insertio aktiv oder gegen Widerstand aufeinander zubewegt, kontrahiert der Muskel und nimmt ebenfalls an Spannung zu. Erhöhungen des Tonuszustandes können hilfreich bei der Aufsuchung des Muskels sein, um ihn von umliegendem Gewebe differenzieren zu können. Aus diesem Grund werden Muskeln zunächst in passiv angenäherter Ausgangsstellung im Verlauf palpiert und anschließend in ihrer Funktion angespannt, um sie präziser zu erschließen. Das Palpationsempfinden ist während der Passivität eher weich und wird mit der Kontraktion des Muskels fester. Die genaue Vorgehensweise wird in den einzelnen Kapiteln präzise beschrieben.

Ein wichtiges klinisches Zeichen, welches generell für alle Muskeln in Fragen kommen kann, ist das „Mushy-Sign“. Das „matschige Zeichen“ tritt dann auf, wenn sich im Muskel Flüssigkeit ansammelt. Dies ist häufig nach Traumen der Fall und kann hinweisend auf eine muskuläre Verletzung sein. Eine weitere klinische Auffälligkeit, die bei der Betastung auftreten kann, ist eine ausstrahlende Empfindung in eine bestimmte Region, sobald der Muskel in der Tiefe erspürt wird. Aus diesem Grund wird eine zunächst sanfte Kontaktaufnahme empfohlen.

5.2 Muskulatur im Bereich der Region Becken/Hüftgelenk

Das menschliche Becken nimmt Kräfte aus der oberen und unteren Extremität sowie dem Rumpf auf und verteilt diese entsprechend weiter. Im Sinne des Tensegrity-Modells wird die Statik des Beckens von zahlreichen Strukturen, darunter auch die Muskulatur, beeinflusst. Aus der elementaren Rolle des Beckens heraus resultiert, dass es bedeutsam ist, die einzelnen Muskeln in Lage und Funktion zu kennen und sie palpatorisch erfassen zu können. Ein veränderter Spannungszustand dieser Strukturen wirkt auf die gesamte Statik und kann somit auch Einfluss auf die Kräfteverteilung des ganzen Körpers nehmen. In engem Zusammenhang mit dem Becken steht das Hüftgelenk, da zahlreiche Muskeln im Bereich des Beckens über das Hüftgelenk ziehen und ihren Ansatz am Femur finden. Aus diesem Grund wird in diesem Kapitel die Ertastung der Flexoren, Extensoren, Außen- und Innenrotatoren, Ab- sowie Adduktoren des Hüftgelenks und der Beckenbodenmuskulatur präsentiert. Es empfiehlt sich eine Lagerung zunächst in Annäherung zu wählen, um den jeweiligen Muskel zu entspannen und anschließend mithilfe der Kontraktion und einer damit einhergehenden Erhöhung des Tonus, die Struktur von umliegendem Gewebe zu differenzieren. Empfehlenswert ist es, den Vorgang mit den Fingerbeeren von Zeige- und Mittelfinger durchzuführen.

5.2.1 Palpation des M. iliacus

Ein Anteil des M. iliopsoas wird durch den M. iliacus geprägt, welcher seinen Ursprung in der Fossa iliaca findet, unter dem Lig. inguinale durch die Lacuna musculorum verläuft und am Trochanter minor des Femur ansetzt. Innerviert wird der Hüftbeugeranteil von direkten Ästen aus dem Plexus lumbalis aus den Segmenten L1–L4 sowie vom N. femoralis. Neben der Hauptfunktion der Flexion im Hüftgelenk kann er eine Außenrotation sowie eine Adduktion

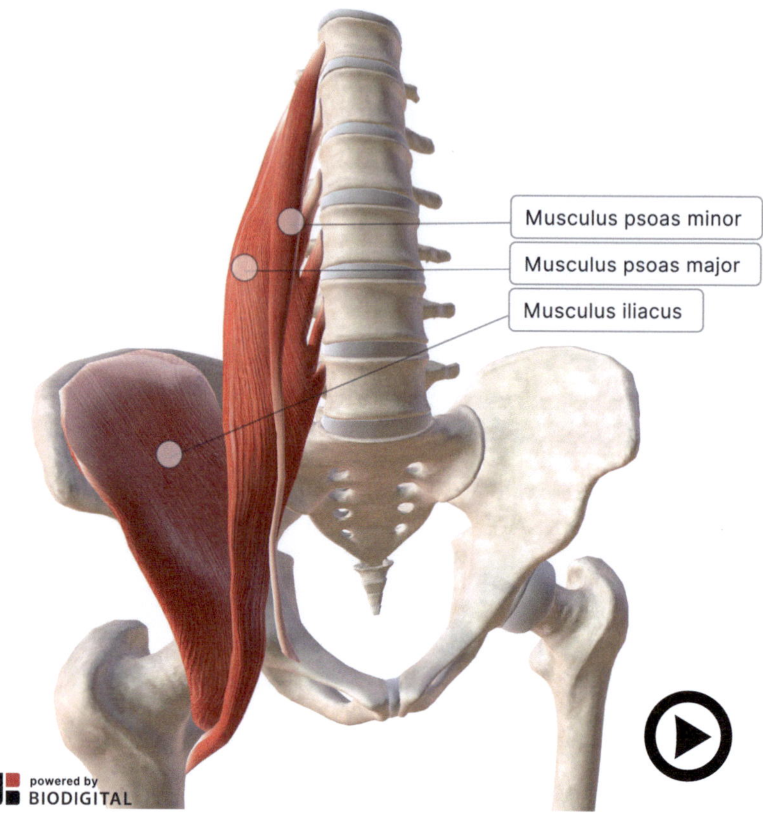

Abb. 5.1 M. iliacus (© BioDigital) und Video 5.1 Palpation M. iliacus (▶ https://doi.org/10.1007/000-5x3)

synergistisch durchführen. Eine Spannugsveränderung dieses Muskels ist häufig auf ein dauerhaftes Sitzen im Alltag zurückzuführen und bildet gleichzeitig einen Grund, welcher die Priorität erhöht, diesen Muskel samt seines Tonus erspüren zu können (Liu und Palmer 2012).

Die Palpation des M. iliacus findet in Rückenlage mit passiv angestellten oder hochgelagerten Beinen statt, sodass eine Flexion von etwa 70–90 ° im Hüftgelenk zu verzeichnen ist. Der Kopf ist leicht unterlagert, sodass eine potenzielle Spannung an der Bauchdecke ausgeschlossen ist. Der Praktizierende steht seitlich vom Patienten und nimmt mit den steil aufgestellten Fingerbeeren Kontakt zur kontralateralen Crista iliaca im anterioren Bereich auf. Werden die Finger anschließend in Richtung medial geführt, fallen sie direkt in eine Vertiefung, welche von Weichteilgewebe ausgekleidet ist. Wird nun ein Druck in Richtung laterocaudal appliziert, treffen die Fingerbeeren direkt auf den Ursprungsbereich des M. iliacus. Anschließend kann der Muskelverlauf nach caudomedial verfolgt werden. Hierbei wird während der Palpation das Lig. inguinale als querverlaufende Struktur spürbar. Nach dieser Region, der Lacuna musculorum, geht der M. iliacus eine Verbindung mit dem M. psoas major ein und wird zu einem Muskel. Der Ansatz kann proxomedial am Trochanter minor des Oberschenkelknochens mit den Fingern erfasst werden. Eine deutlicheres Palpationsgefühl kann erfolgen, indem der Klient sein Hüftgelenk leicht aktiv in Flexion bewegt.

▶ **Durchführungshinweis** Die Palpation des M. iliacus sollte sanft durchgeführt werden, da die Struktur in ihrem Ursprungsbereich oftmals druckdolent reagieren kann.

Weiterhin ist die Ertastung der Ansatzregion schwierig, da zahlreiche Muskeln aus dem Bereich der Adduktoren über dem Trochanter minor liegen (Abb. 5.1).

5.2.2 Palpation des M. psoas major et minor

Ein Anteil des M. iliopsoas wird durch den M. psoas major et minor geprägt. Die Ursprungsregion der oberflächigen Anteile des großen Hüftbeugers erstrecken sich vom zwölften Brustwirbelkörper bis zum vierten Lendenwirbelkörper und den dazwischenliegenden Bandscheiben. Die tiefliegenden Ursprungssehnen befinden sich an den Processi costales der LWS. Innerviert wird der M. psoas major von direkten Ästen aus dem Plexus lumbalis aus den Segmenten L1–L4 sowie dem N. femoralis. Der M. psoas minor, welcher inkonstant auftritt, findet seinen Ursprung am zwölften Brust- sowie ersten Lendenwirbelkörper und wird aus direkten Ästen der Nervi lumbales I–III angesteuert (Dragieva et al. 2018). Beide Muskeln verzeichnen einen ähnlichen Verlauf nach distal. Der M. psoas minor findet seinen Ansatz am Arcus iliopectineus des Lig. inguinale, während der M. psoas major unter jenem zum Trochanter minor des Femur verläuft. Daher werden sie bei der Palpation nicht differenziert beleuchtet.

Neben der Hauptfunktion der Flexion im Hüftgelenk kann der M. psoas major eine Adduktion sowie eine Außenrotation und einige Fasern je nach Stellung eine Innenrotation synergistisch durchführen. Aufgrund seines Origos kann er zusätzlich noch die Lendenwirbelsäule in eine gleichseitige Lateralflexion, gegenseitige Rotation sowie Flexion bewegen. Eine negative Veränderung dieses Muskels ist häufig auf ein dauerhaftes Sitzen im Alltag zurückzuführen und bildet gleichzeitig einen wichtigen Grund, diesen Muskel samt seines Tonus erspüren zu können.

Die Palpation des M. psoas major et minor findet in Rückenlage mit passiv angestellten oder hochgelagerten Beinen statt, sodass eine Flexion von etwa 70–90 ° im Hüftgelenk zu verzeichnen ist. Der Kopf ist leicht unterlagert, sodass eine potenzielle Spannung der Bauchdecke ausgeschlossen ist. Der Palpierende steht seitlich des Klienten und nimmt Kontakt zur homolateralen S.I.A.S. auf. Ausgehend von diesem Referenzpunkt wird drei Patientenquerfinger nach cranial sowie drei Querfinger nach medial in Richtung Umbilicus abgemessen. An diesem Punkt werden die steil aufgestellten Zeigefinger der Palpationshände nebeneinander längs zum Körper angebracht. Zusätzlich können beide Mittel- sowie Ringfinger mit angelegt werden, sodass beide Hände mit jeweils drei Fingern im Muskelverlauf tasten.

Um den M. psoas major et minor zu erfassen, werden die Palpationsfinger dorsomedial, schräg in Richtung Wirbelsäule in die Tiefe gleiten, bis ein elastischer Widerstand zu spüren ist. Anschließend wird der Klient gebeten, das Hüftgelenk leicht in Flexion zu bewegen, sodass der Muskel kontrahiert und als fester Strang spürbar wird. Diese Anspannung macht es möglich, den Muskel von umliegendem Gewebe zu differenzieren. Der Muskelbauch kann anschließend nach caudal bis in die Lacuna musculorum erspürt werden. Es ist zu bedenken, dass sich hierbei viele Weichteile wie beispielsweise die Darmschlinge zwischen den Palpationsfingern und der zu ertastenden Muskulatur befinden.

Der Ansatz kann proxomedial am Trochanter minor des Oberschenkels mit den Fingern erfasst werden. Eine deutlicheres Palpationsgefühl kann erfolgen, indem der Klient sein Hüftgelenk leicht aktiv in Flexion bewegt.

▶ **Durchführungshinweis** Die Palpation des M. psoas major et minor sollte sanft durchgeführt werden, da die Struktur in ihrem Verlauf oftmals druckdolent reagieren kann. Vor allem die linke Seite ist zunächst mit wenig Druck zu erschließen, da die Aorta pars abdominales in dieser Region lokalisiert ist. Spürbar wird sie durch die charakteristische Pulswelle.

Weiterhin ist die Ertastung der Ansatzregion schwierig, da zahlreiche Muskeln aus dem Bereich der Adduktoren über dem Trochanter minor liegen (Abb. 5.2).

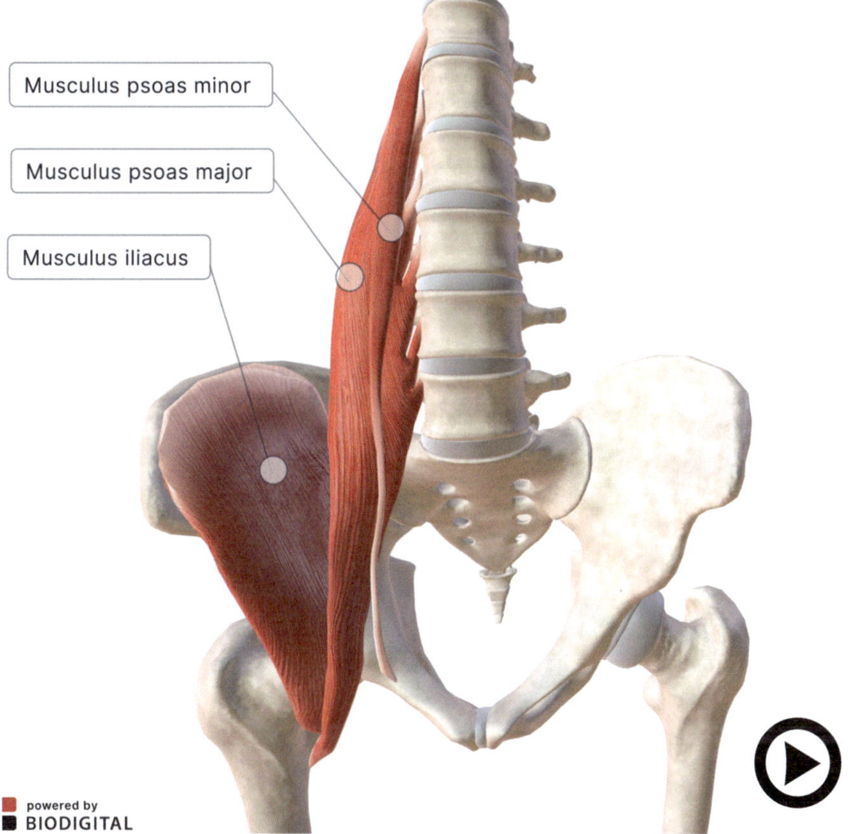

Abb. 5.2 M. psoas major (© BioDigital) und Video 5.2 Palpation M. psoas major (▶ https://doi.org/10.1007/000-5x4)

5.2.3 Palpation des M. sartorius

Der Schneidermuskel ist anterior am Oberschenkel lokalisiert und zeigt einen schrägen Verlauf von der S.I.A.S. zum Pes anserinus superficialis im Bereich der proxomedialen Tibia. Er ist somit ein zweigelenkiger Muskel und kann aktiv eine Bewegung in Flexion, Außenrotation und Abduktion im Hüftgelenk sowie eine Bewegung in Innenrotation und Flexion im Kniegelenk unterstützen. Die Innervation erfährt der M. sartorius über den N. femoralis aus den Segmenten L2–L4.

Für die Ertastung wird der Klient in Rückenlage mit leicht unterlagertem Kniegelenk platziert.

Der Start der Palpation erfolgt am knöcherne Referenzpunkt der S.I.A.S., welche gleichzeitig auch die Muskelursprungsregion bildet. Der seitlich stehende Praktiker legt die Mittelfingerbeere steil auf die homolaterale S.I.A.S. und bildet gedanklich eine nach distomedial verlaufende, schräge Linie. Diese Linie spiegelt den Muskelverlauf wider und bildet den palpatorischen Angriffspunkt. Der tastende Mittelfinger wird auf dieser schrägen Linie nach distal wandern. Der zeitgleich aufgelegte Zeige- sowie Ringfinger kann den M. sartorius von umliegendem Gewebe differenzieren, indem beide den Strang an seinen Rändern begrenzen.

▶ **Durchführungshinweis** Obwohl der M. sartorius sehr oberflächig lokalisiert ist, zeigt er lediglich eine kleine Angriffsfläche, was die Palpation in seinem Verlauf teilweise erschwert. Vor allem im distalen Bereich können die Adduktoren das Ertastungsgefühl beeinflussen. Über eine aktive Bewegung des Klientenkniegelenkes in Innenrotation und Flexion kann eine daraus resultierende Kontraktion des Schneidermuskels das Palpationsergebnis verdeutlichen (Abb. 5.3).

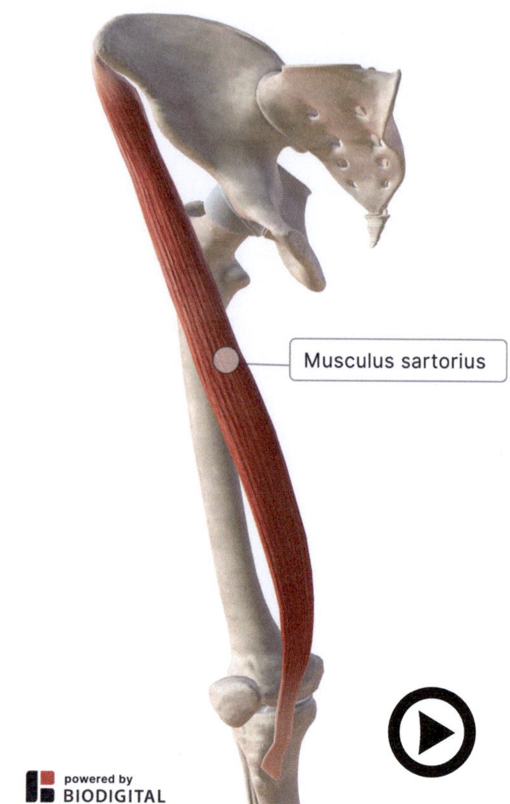

Abb. 5.3 M. sartorius (© BioDigital) und Video 5.3 Palpation M. sartorius (▶ https://doi.org/10.1007/000-5x5)

5.2.4 Palpation des M. gluteus maximus

Der große Gesäßmuskel mit seiner ausgedehnten Ursprungsfläche in den Regionen Ala ossis ilii, dorsale Seite des Os sacrum, Os coccygis sowie dem Lig. sacrotuberale und der Fascia thoracolumbalis, ist oberflächig lokalisiert und daher sehr gut zu erfassen. Im Verlauf nach lateral verjüngt er sich und inseriert schließlich mit den proximalen Ansätzen am Tractus iliotibialis sowie mit dem distalen Ansatz an der Tuberositas glutea des Femurs. Durch die Innervation über den N. gluteus inferior aus dem Plexus sacralis mit den Segmenten L5–S3, kann der M. gluteus maximus eine Extension sowie Außenrotation im Hüftgelenk durchführen. Weiterhin unterstützen die cranialen Anteile die Abduktion, während die caudalen Anteile synergistisch die Adduktion des Art. coxae unterstützen.

Für die Palpation befindet sich der zu palpierende in Bauchlage, während der Kliniker seitlich steht und Kontakt am Os sacrum sowie der S.I.P.S. aufnimmt. Hierfür wird der Handballen in der Ursprungsregion auf dem Kreuzbein so platziert, dass die Finger zur kontralateralen Seite in Richtung Tractus iliotibialis zeigen. Die Hand ist dabei flächig aufgelegt und hat dadurch Kontakt zum gesamten Muskelbauch. Anschließend wird der Klient gebeten das gesamte Bein im langen oder kurzen Hebel in Richtung Extension im Hüftgelenk zu bewegen. Durch die Kontraktion wird der Muskelverlauf deutlich spürbar, sodass anschließend einzelne Regionen des Muskels auch genauer mit den aufgestellten Fingerbeeren untersucht werden können. Die Ansatzregion kann proximal flächig am Tractus iliotibialis (Abschn. 5.3.9) sowie distodorsal an der Tuberositas glutea am Femur erspürt werden.

▶ **Durchführungshinweis** Des Öfteren sorgt die über dem M. gluteus maximus gelegene Fascia glutealis für schmerzhafte Zustände. Aufgrund dieser häufig anzutreffenden Sensibilisierung empfiehlt sich ein zunächst eher sanftes Vorgehen (Abb. 5.4).

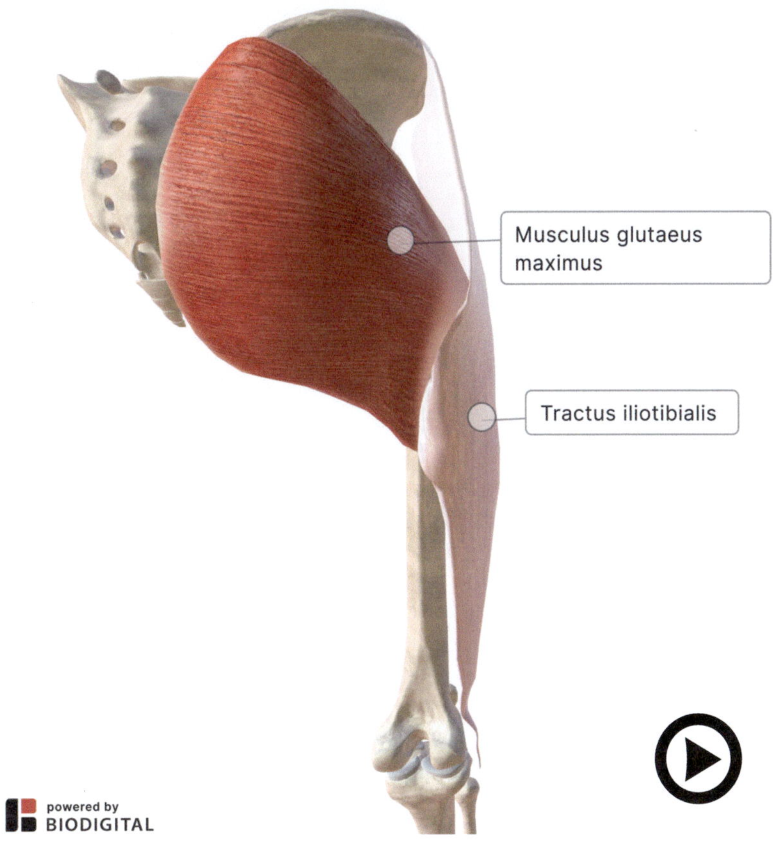

Abb. 5.4 M. gluteus (© BioDigital) und Video 5.4 Palpation M. gluteus maximus (▶ https://doi.org/10.1007/000-5x6)

5.2.5 Palpation des Mm. gluteus medius et gluteus minimus

Der mittlere sowie der kleine Gesäßmuskel tragen maßgeblich dazu bei, dass das Becken in der mittleren Standbeinphase, während des Einbeinstandes stabilisiert wird. Dies gelingt ihnen unter anderem dann, wenn die Innervation über den N. gluteus superior aus den Segmenten L4–S1, harmonisch funktioniert. Neben der Stabilisation des Beckens in der Frontalebene sind beide Muskeln maßgeblich für die Abduktion im Hüftgelenk verantwortlich. Zusätzlich können die ventralen Anteile des M. gluteus medius die Innenrotation und Flexion unterstützen, während die dorsalen Anteile synergistisch bei der Außenrotation sowie Extension im Hüftgelenk mitwirken. Neben diesen Gemeinsamkeiten gibt es in der Palpation kleine Unterschiede, weshalb zunächst der M. gluteus medius thematisiert wird.

Während der Patient in Bauchlage liegt, nehmen die Fingerbeeren der Palpationshand Kontakt zur kontralateralen Crista iliaca auf. Während im dorsalen Drittel der M. gluteus maximus den M. gluteus medius überragt und somit eine präzise Ertastung schwierig macht, bekommt der Palpierende zu jenem einen guten Zugang im medialen sowie anterioren Drittel der oberen Kante des Darmbeins. Ausgehend von dieser Region wandern die Fingerbeeren von Zeige- und Mittelfinger in Richtung distolateral, bis der knöcherne Rand verlassen wird. Sie treffen direkt auf die Ursprungsregion des M. gluteus medius an der Ala ossis ilii zwischen der Linea glutea anterior et posterior. Ausgehend vom Origo wird weiterführend mit aufgestellten Fingerbeeren in Richtung Trochanter major getastet, an dem der Muskel seinen Ansatz findet. Für eine genaue Differenzierung soll der sich in Bauchlage befindende Klient in Richtung Abduktion spannen, um eine Kontraktion des Muskels zu erreichen.

Der M. gluteus minimus wird vollkommen vom M. gluteus medius überdeckt und ist daher nur schwer mit den Fingerbeeren zu erreichen. Mit seiner Ursprungsregion an der Ala ossis ilii zwischen der Linea glutealis inferior und Linea glutealis anterior liegt er in der Tiefe. Für die Ertastung kann ähnlich vorgegangen werden, jedoch etwa drei Patientenquerfinger caudal der Crista iliaca beginnend. Anschließend werden die Fingerbeeren steil aufgestellt und beginnen sanft in die Tiefe zu tasten. Hierbei darf keine Kontraktion des Muskels erfolgen, da die Fingerbeeren die notwendige Tiefe sonst nicht erreichen würden. In der Tiefe kann ein Reiz auf den M. gluteus minimus gesetzt werden.

Der kleine Gesäßmuskel inseriert ebenfalls am Trochanter major, welcher seitlich am Oberschenkel sehr gut zu erfassen ist.

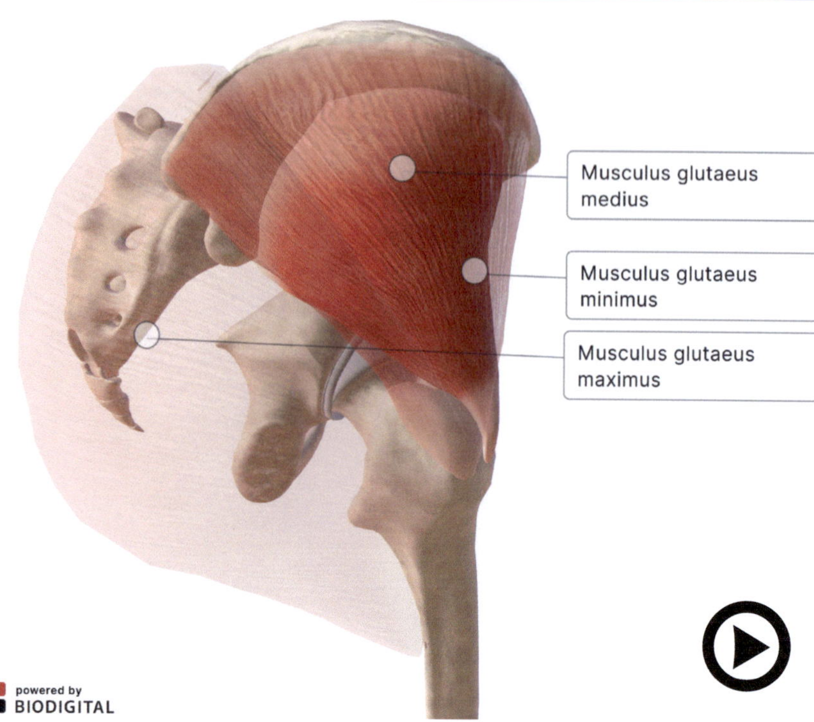

Abb. 5.5 M. gluteus maximus (© BioDigital) und Video 5.5 Palpation M. gluteus maximus (▶ https://doi.org/10.1007/000-5x7)

▶ **Durchführungshinweis** Bei vorhandenen negativen Veränderungen können beide Muskeln mit einem übertragenen Schmerz in die Lateralseite des Beines reagieren (Abb. 5.5).

5.2.6 Palpation des M. piriformis

Der birnenförmige Muskel, welcher aufgrund seines Verlaufs benannt wurde, befindet sich dorsal am Becken. Er verzeichnet seinen Ansatz an der Facies pelvica des Os scarum im anterioren Bereich lateral der Foramina sacralia I–IV. Ausgehend vom Ursprungsareal verläuft er nach lateral und teilt somit das Foramen ischiadicum majus in einen supra- sowie infrapiriformen Anteil. Danach findet er seinen Ansatz am Trochanter major bzw. der Fossa trochanterica des Femurs. Durch die Innervation direkter Äste aus dem Plexus sacralis der Segmente L5–S2 und Teilen des N. ischiadicus kann er das Hüftgelenk in Außenrotation sowie Abduktion bewegen. Zusätzlich sorgt er für eine Polsterung des Ischaisnervs und kann ab einer 80 gradigen Flexion im Hüftgelenk die Innenrotation dessen unterstützen.

Bei der Ertastung des Muskels ist der Klient in Bauchlage positioniert, während der Palpierende auf der ipsilateralen Seite steht. Da der M. gluteus maximus den M. piriformis überdeckt, müssen die steil aufgestellten Fingerbeeren zunächst durch den großen Gesäßmuskel hindurch in die Tiefe palpieren, bevor die Struktur erkenntlich wird. Hierfür gibt es zwei Varianten, um den birnenförmigen Muskelbauch zu reizen.

Für die erste Variante wird ein Dreieck aus den Eckpunkten S.I.P.S., Tuber ischiadicum und Trochanter major gedanklich erstellt und der Mittelpunkt des Dreiecks, durch die Seitenhalbierenden festgelegt. Dieser Mittelpunkt des Dreiecks liegt direkt auf dem Muskelbauch des M. piriformis.

Eine zweite Variante baut auf anatomische Lagezusammenhänge in Bezug zur Hand des Klienten auf. Hierfür vergleicht zunächst der Praktizierende seine Hand mit der Hand des Patienten im Hinblick auf die Handlänge vom Ballen bis zum distalen Ende des Mittelfingers. Anschließend wird, bei dem sich in Bauchlage befindenden Patienten, die distale Hand des Praktizierenden, mit dem Handballen, auf den Tuber ischiadicum der homolateralen Seite aufgelegt. Die Finger werden nach cranial zeigend auf dem Gesäß platziert. Die craniale Hand, des seitlich stehenden Praktikers, sucht mit dem Handballen den Kontakt zum Trochanter major und legt anschließend die nach medial zeigenden Finger auf das Gesäß. Es entsteht ein Schnittpunkt beider Mittelfinger, der direkt auf dem Muskelbauch des M. piriformis entsteht. Hierbei ist anzumerken, dass der Schnittpunkt der Mittelfinger des Klienten zu verwerten ist, weshalb im Vorfeld die Handlänge verglichen wurde.

Beide Varianten führen zum Palpationspunkt, der anschließend mit steil aufgestellten Fingerbeeren für die Ertastung des M. piriformis in der Tiefe genutzt wird. Sobald die Finger der cranialen Palpationshand durch den M. gluteus maximus hindurch Kontakt herstellen konnten, wird über die Muskelfunktion eine Kontraktion eingeleitet, um die Betastung zu präzisieren. Hierfür flektiert der Klient sein

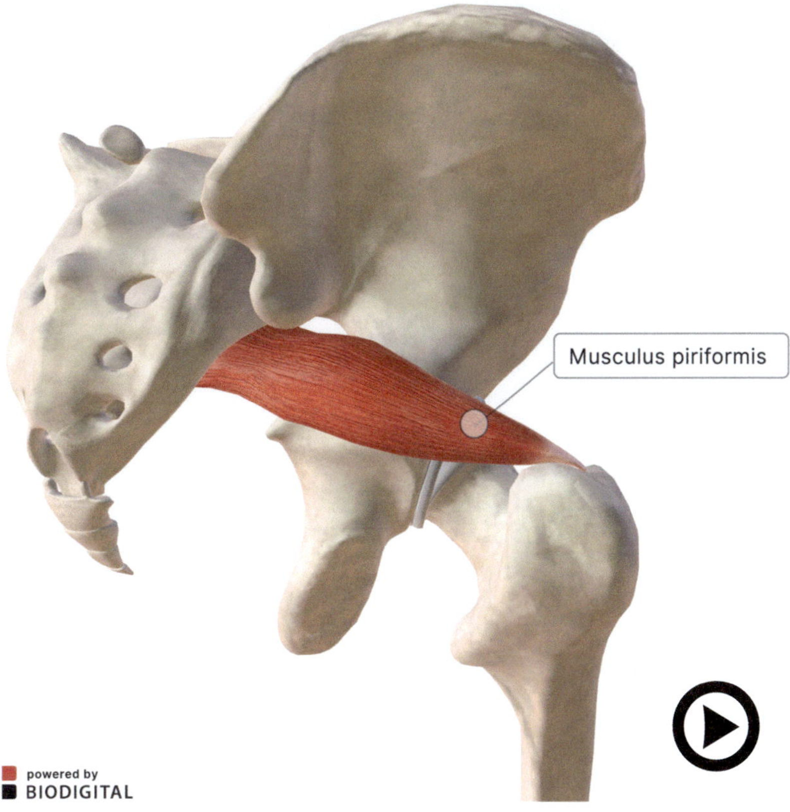

Abb. 5.6 M. piriformis (© BioDigital) und Video 5.6 Palpation M. piriformis (▶ https://doi.org/10.1007/000-5x8)

homolaterales Kniegelenk und wird anschließend aufgefordert, das Hüftgelenk in Außenrotation zu bewegen. Der Praktizierende gibt mit der distalen Hand einen Widerstand am Malleolus medialis und spürt gleichzeitig mit der cranialen Hand, dass der M. piriformis seinen Spannungszustand erhöht.

▶ **Durchführungshinweis** Bei der Betastung können spannungsbedingte, druckdolente Stellen vom Klienten angegeben werden, welche durchaus auch bei Druck nach distal ins Bein ausstrahlen können. Diese Ausstrahlung nach distal ist in vielen Fällen auf eine Irritation des N. ischiadicus zurückzuführen (Kirschner et al. 2009) (Abb. 5.6).

5.2.7 Palpation des M. pectineus

Der Kammmuskel, welcher aufgrund seiner Lage und Funktion der Adduktorengruppe zugeordnet wird, verzeichnet seinen Ursprung am Ramus superior ossis pubis im Verlauf vom Pecten ossis pubis bis zu Tuberculum pubicum. Sein eher kurzer Verlauf nach caudolateral mündet in der Linea pectinea sowie der Linea aspera des Femurs. Die Innervation über den N. obturatorius und den N. femoralis aus den Segmenten L2–L4 ermöglicht ihm eine Adduktion, Außenrotation sowie Flexion im Hüftgelenk durchzuführen.

Um den Muskel zu ertasten, wird zunächst der Klient in Rückenlage platziert, sodass der Kliniker Kontakt zum homolateralen, superioren Schambeinast mit den Fingerbeeren von Zeige- und Mittelfinger aufnehmen kann. Ausgehend vom Tuberculum pubicum wird nach caudolateral palpiert, bis der Finger den hart erscheinenden Knochen verlässt und in Weichteilgewebe eintaucht. Hierbei wird direkt ein Reiz auf den Muskelbauch des M. pectineus gesetzt. Über eine Kontraktion in Adduktion kann eine Differenzierung zu umliegenden Strukturen vorgenommen werden.

▶ **Durchführungshinweis** Die Palpation in dieser Region sollte zunächst sanft durchgeführt werden, da sie zum einen sehr intim ist und zum anderen häufig druckdolent sein kann. Empfehlenswert ist eine deutliche Transparenz für den Klienten in Bezug auf die Lage des Muskels herzustellen (Abb. 5.7).

5.2.8 Palpation des M. adductor longus

Der lange Adduktor, welcher an der Innenseite des Oberschenkels lokalisiert ist, verläuft in Nähe der Symphyse vom Ramus superior ossis pubis schräg nach laterodistal bis er seinen Ansatz im medialen Drittel der Linea aspera des dorsalen Femur findet. Er wird vom N. obturatorius aus den

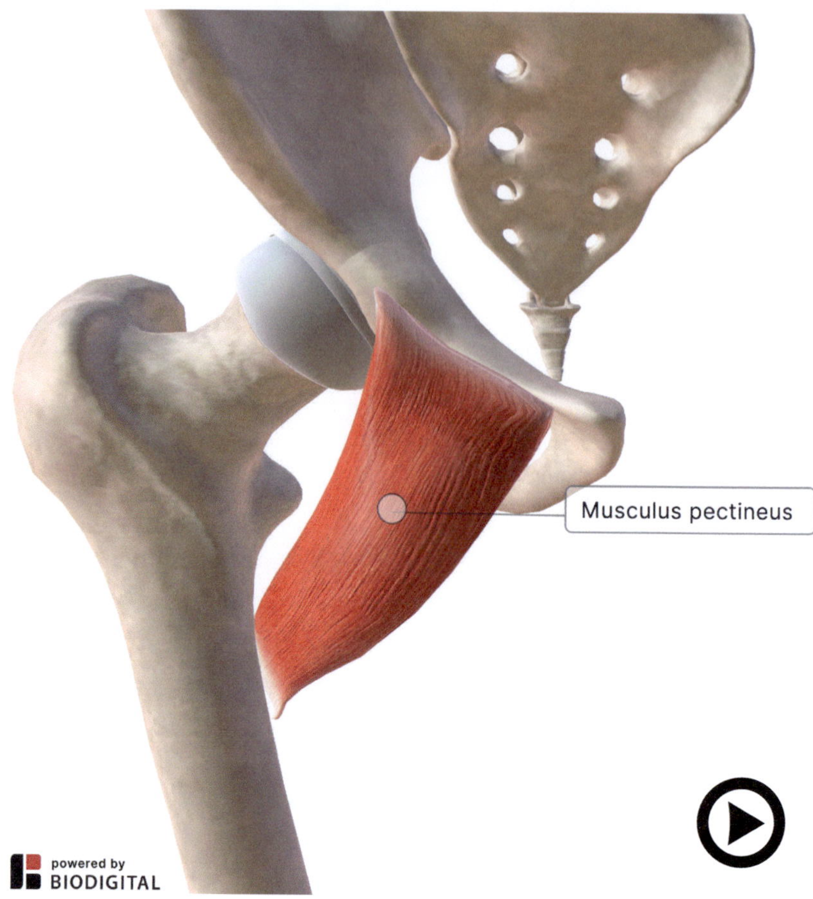

Abb. 5.7 M. pectineus (© BioDigital) und Video 5.6 Palpation M. pectineus (▶ https://doi.org/10.1007/000-5x9)

Segmenten L2–L4 innerviert und kann aufgrund seiner anatomischen Lage das Hüftgelenk in Adduktion, Außenrotation und Flexion bewegen.

Für die Ertastung, bei der der Klient in Rückenlage mit unterlagerten Kniegelenken platziert wird, nimmt der Zeige- bzw. Mittelfinger zunächst Kontakt zum homolateralen Tuberculum pubicum auf. Ausgehend von diesem knöchernen Referenzpunkt wird nach distal und leicht lateral palpiert, bis der Finger in Weichteilgewebe eintaucht. Die Zeige- bzw. Mittelfingerbeere befindet sich unmittelbar distal des M. pectineus und direkt auf dem Muskelbauch des M. adductor longus. Über eine Kontraktion in Adduktion kann dieser Muskel von naheliegenden Anteilen des M. quadriceps femoris differenziert und im Verlauf nach laterodistal erfühlt werden.

▶ **Durchführungshinweis** Der M. adductor longus wird in seinem Verlauf mittig vom M. sartorius gekreuzt und nach dieser Schnittstelle vom M. vastus medialis überlagert. Die Palpation ist somit im proximalen Drittel sehr gut möglich, während sie im weiteren Muskelverlauf durch eine gezielte Kontraktion differenziert werden sollte (Abb. 5.8).

5.2.9 Palpation des M. gracilis

Der schlanke Muskel, welcher oberflächig an der Innenseite des Oberschenkels angelegt ist, wird zu den Adduktoren gezählt und ist gleichzeitig der einzige zweigelenkige Muskel dieser Gruppe. Er entspringt in Nähe der Symphyse am Ramus inferior ossis pubis und verläuft anschließend steil an der Oberschenkelinnenseite nach distal in Richtung Kniegelenk, wo er seinen Ansatz am Pes anserinus superficialis gemeinsam mit dem M. sartorius und dem M. semitendinosus findet. Die Innervation über den N. obturatorius aus den Segmenten L2–L4 ermöglicht dem M. gracilis das Hüftgelenk in Richtung Adduktion, Flexion und Innenrotation sowie das Kniegelenk in Innenrotation zu bewegen.

Die Ertastung dieses Muskels gelingt über einen medialen Zugang, bei dem sich der Klient in Seitlage, mit dem Rücken zum Praktiker, befindet. Das unten liegende Bein ist dabei im Kniegelenk leicht flektiert, während das oben liegende Bein in Hüft- und Kniegelenk extendiert und unterlagert positioniert wird. Die Fingerbeeren werden anteroproximal am Schenkelschluss des unten liegenden

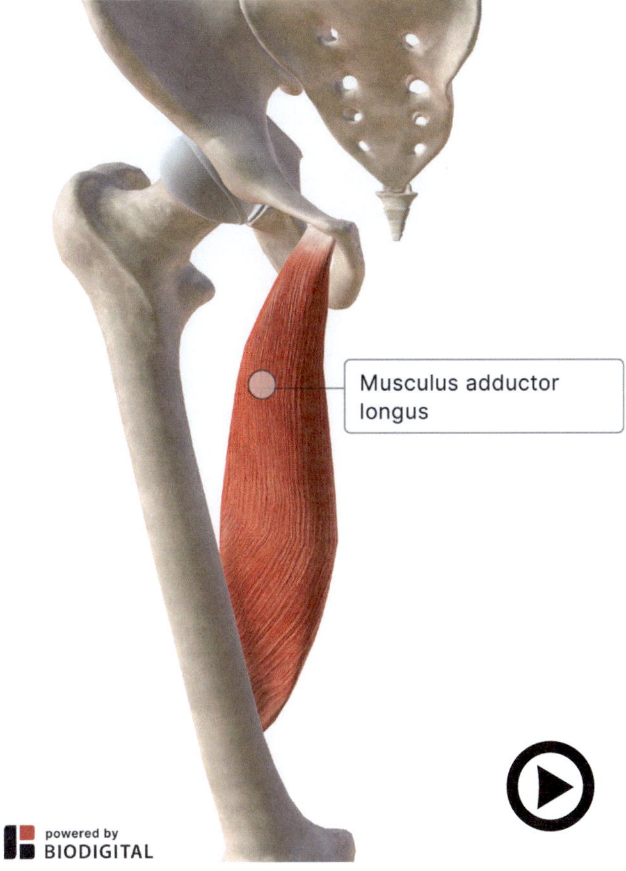

Abb. 5.8 M. adductor longus (© BioDigital) und Video 5.8 Palpation M. adductor longus (▶ https://doi.org/10.1007/000-5xa)

Beins steil aufgestellt. Wichtig ist es hierbei anterior des M. adductor magnus zu bleiben, welcher direkt mittig an der Innenseite und posterior des M. gracilis lokalisiert ist. Anschließend wandern die Fingerbeeren steil nach distal auf den Muskelbauch. Ab der Mitte des Verlaufs wird der M. adductor magnus vom posterior kommenden M. semimembranosus überlagert, was es dem Palpierenden ermöglicht, über eine Kontraktion in Adduktion, den M. gracilis von umliegendem Gewebe zu differenzieren. Zusätzlich kann eine aktive dynamische Bewegung in Knieflexion erfolgen, die den M. semimembranosus kontrahieren lässt und somit die Präzession der Betastung des M. gracilis steigert.

Beide Muskelbäuche liegen direkt nebeneinander, sodass eine genaue Palpation gut möglich ist. Die auslaufende Sehne kann anschließend bis medial am Kniegelenk über den Zeigefinger verfolgt werden.

▶ **Durchführungshinweis** Die Innenseite des Oberschenkels ist häufig sehr empfindlich und intim, was ein sanftes und transparentes Vorgehen gegenüber dem Klienten erfordert (Abb. 5.9).

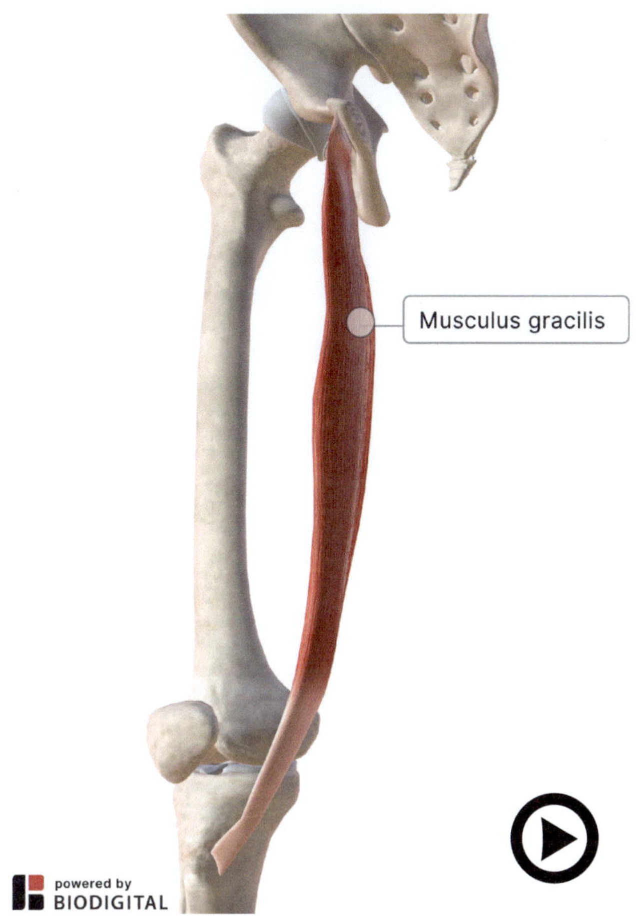

Abb. 5.9 M. gracilis (© BioDigital) und Video 5.9 Palpation M. gracilis (▶ https://doi.org/10.1007/000-5xb)

5.2.10 Palpation des M. adductor brevis

Der tiefliegende kleine Hüftgelenksadduktor ist anterioproximal am Oberschenkel lokalisiert und wird in seinem Verlauf nach distodorsolateral vom M. pectineus sowie dem M. adductor lungus überdeckt. Die Insertion des Muskels erfolgt im dorsalen Bereich des Femurs über die Linea aspera im proximalen Drittel. Funktionell unterstützt er die Adduktion sowie die Flexion im Hüftgelenk. Ab einer Flexion von 80 ° wirkt er wiederum extensorisch im Hüftgelenk. Die Innervation erhält der kleine Adduktor über den N. obturatorius aus den Segmenten L2–L4.

Bei der Betastung, die in Rückenlage erfolgt, orientiert sich der Therapeut am homolateralen M. pectineus sowie dem M. adductor longus. Befinden sich die Finger auf dem M. pectineus, wandern sie entlang der A. femoralis nach distal etwa zwei Querfinger weiter. Sie fallen anschließend in eine kleine Vertiefung, die distal vom Muskelrand des M. adductor longus begrenzt wird. In dieser Vertiefung applizieren die steil aufgestellten Fingerbeeren einen Druck in die Tiefe und setzen somit einen Reiz auf den M. adductor brevis.

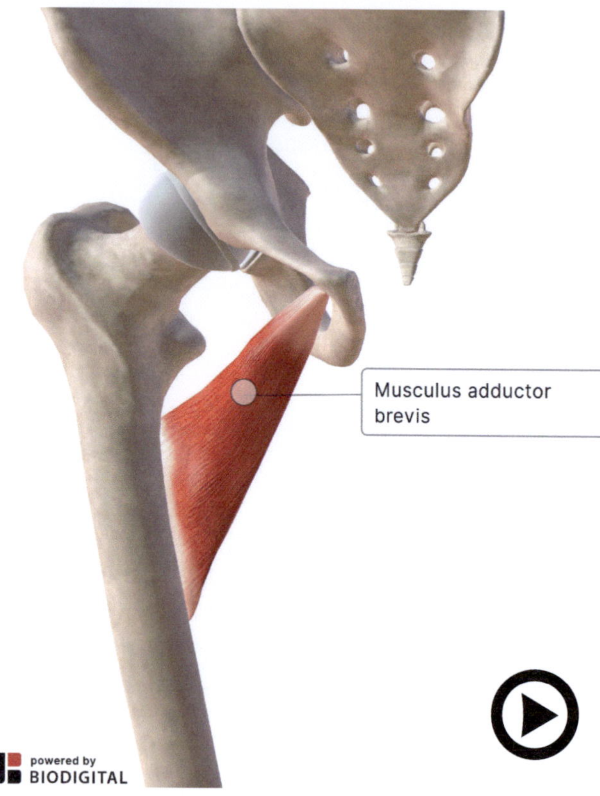

Abb. 5.10 M. adductor brevis (© BioDigital) und Video 5.10 Palpation M. adductor brevis (▶ https://doi.org/10.1007/000-5xc)

▶ **Durchführungshinweis** Aufgrund der anatomischen Lage sowie der überdeckenden Muskulatur, ist ein direkter Reiz auf den Muskel nur in einem kleinen Areal möglich (Abb. 5.10).

5.2.11 Palpation des M. adductormagnus et minimus

Der große Adduktor ist an der Oberschenkelinnenseite lokalisiert und im proximalen Drittel sehr gut palpatorisch zu erfassen. Er besitzt einen breiten Origo am Ramus inferior ossis pubis, der sich bis zum Tuber ischiadicum erstreckt und verläuft anschließend steil nach distal, bis er mit proximalen Fasern ins Labium mediale der Linea aspera sowie mit distalen Fasern am Tuberculum adductorium inseriert. Funktionell ist er für die Adduktion sowie die synergistische Extension im Hüftgelenk verantwortlich. Zudem können proximale Fasern die Außenrotation sowie distale Fasern in flektierter Position aus der Außenrotation das Hüftgelenk zurück in Innenrotation bewegen. Für diese Kontraktion erfährt der M. adductor magnus seine Innervation über den N. obturatorius aus den Segmenten L2–L4 sowie den N. tibialis aus den Segmenten L4–L5.

Für die Betastung des Muskels wird der Klient in Seitlage mit dem Rücken zum Therapeuten gelagert. Während das unten liegende Bein gestreckt liegt, wird das oben liegenden Bein in Knie- und Hüftgelenk flektiert darüber gelagert. Der Palpierende nimmt direkt proxomedial am Schenkelschluss des unten liegenden Beines mit den Fingerbeeren Kontakt zum M. adductor magnus auf. Da der Muskel oberflächig liegt und im proximalen Drittel von keinen Muskeln überdeckt wird, ist der direkte Kontakt zum Gewebe möglich. Tasten die Fingerbeeren weiter auf dem Muskelbauch nach distal, wird nach der Hälfte des Weges spürbar, dass eine Struktur von anterior kommend (M. gracilis) und eine Struktur von posterior kommend (M. semimembranosus) das Palpationsergebnis stark beeinflussen. Im distalen Ende des M. adductor magnus ist ein Zugang mit den Fingerbeeren am Tuberculum adductorium des medialen Epicondylus des Femurs wieder möglich.

Als proximale Abspaltung verläuft der M. adductor minimus vom Ramus inferior ossis pubis schräg nach distolateral und inseriert dorsalseitig im oberen Drittel der Linea aspera des Femurs. Er wird dabei von der ischiocruralen Muskulatur sowie vom M. gluteus maximus überdeckt.

Funktionell unterstützt er die Adduktion sowie die Außenrotation im Hüftgelenk. Die Innervation erhält er über den N. obturatorius aus den Segmenten L2–L4.

Die Reizsetzung auf den Muskelbauch kann über einen dorsalen Zugang hergestellt werden. Hierfür befindet sich der Patient in Bauchlage, während der Therapeut seitlich in Höhe der Oberschenkel steht. Die Fingerbeeren werden zunächst auf den M. biceps femoris (Abschn. 5.3.7) appliziert und palpieren am lateralen Rand nach proximal. Sie treffen im glutealen Bereich anschließend auf Fasern des M. gluteus maximus. Direkt beim ersten Aufeinandertreffen setzten die steil aufgestellten Fingerbeeren einen Reiz in die Tiefe in Richtung anterior. Dieser Reiz wird hierbei auf den M. adductor brevis übertragen, der sich bis nahezu zum inferioren Rand des Trochanter minors erstreckt.

▶ **Durchführungshinweis** Während der Palpation im proximalen Drittel kann über eine Kontraktion in Adduktion das Tastgefühl verstärkt werden. Der M. adductor minimus ist lediglich über eine Reizsetzung zu erfassen (Abb. 5.11).

5.2.12 Palpation der Mm. gemelli des M. obturatorius internus und M. quadratus femoris

Unterhalb des M. gluteus maximus und caudal des M. piriformis ist die pelvitrochantäre Muskulatur angesiedelt, welche auch unter der Abkürzung „GOGO“ bzw. genauer „GOGOQ“ – Muskulatur bekannt ist. Hinter dieser Be-

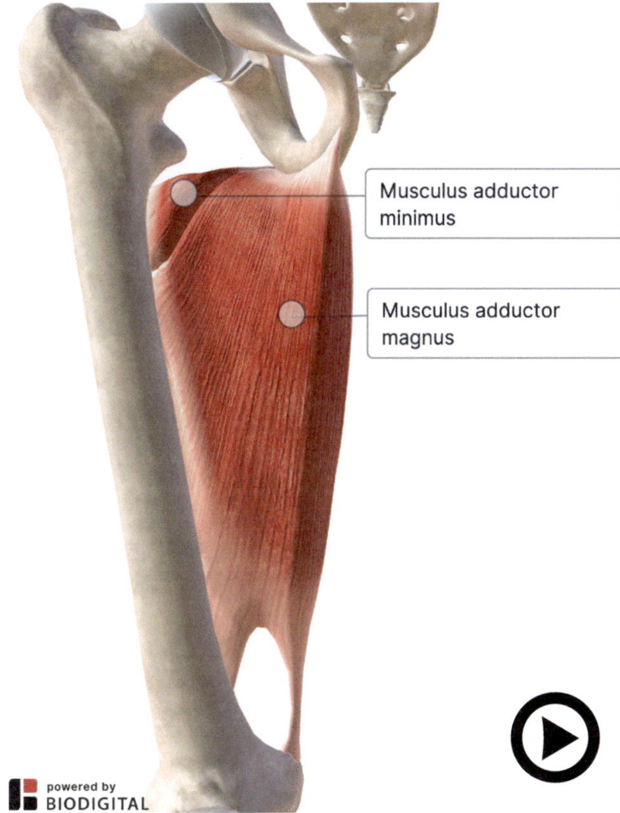

Abb. 5.11 Musculus:adductor minimus (© BioDigital) und Video 5.11 Palpation M. adductor minimus (▶ https://doi.org/10.1007/000-5xd)

zeichnung verbergen sich die einzelnen Muskeln mit ihrem Anfangsbuchstaben in der Reihenfolge von cranial nach caudal. Beginnend mit dem M. gemellus superior und dem M. obturatorius internus folgt der M. gemellus inferior sowie der M. quadratus femoris. Alle vier Muskeln werden unteranderem über direkte Äste des Plexus sacralis aus den Segmenten L5–S2 innerviert. Der M. obturatorius externus wird separat beleuchtet. Die Funktion der Außenrotation im Hüftgelenk ist allen Muskeln gemeinsam. Aufgrund der anatomischen Nähe der vier Muskeln zueinander, bietet sich eine Palpation im Verbund an. Bevor jene beschrieben wird, soll zunächst die Anatomie der einzelnen Bestandteile der pelvitrochantären Muskulatur genauer beleuchtet werden.

Der M. gemellus superior, der seinen Ursprung an der Spina ischiadica findet, verläuft horizontal nach lateral, wo er über eine gemeinsame Sehne mit dem M. obturatorius internus am Trochanter major sowie der Fossa trochanterica des Femurs inseriert. Neben seiner außenrotatorischen Funktion kann er eine Adduktion sowie Extension im Hüftgelenk synergistisch unterstützen. Er kann zusätzlich zur Gruppe des M. triceps coxae gezählt werden.

Der M. obturatorius internus, welcher direkt caudal des M. gemellus superior angesiedelt ist und ebenfalls zum M. triceps coxae zählt, verzeichnet seinen Origo an der posteriorseitigen Membrana obturatoria. Er verläuft schräg nach posterolateral in Richtung Incisura ischiadica minor, auf deren Höhe er nahezu rechtwinklig umgelenkt wird, durch das Foramen ischiadicum minus zieht und am Trochanter major sowie der Fossa trochanterica des Femurs inseriert. Neben seiner außenrotatorischen Funktion kann er in Neutralstellung eine Extension sowie Adduktion im Hüftgelenk unterstützen, während er in flektierter Stellung eher die Abduktion synergistisch durchführt. Der Muskel erfährt seine Innervation über den N. musculi obturatorii interni.

Der M. gemellus inferior, welcher als dritter Bestandteil ebenfalls zum M. triceps coxae gezählt wird, besitzt seinen Ursprung am Tuber ischiadicum des Os ischii. Von dort verläuft er horizontal nach lateral und inseriert über eine gemeinsame Sehne mit dem M. obturatoius internus an der Fossa trochanterica des Femurs. Neben seiner direkten Innervation aus den Ästen des Plexus sacralis wird er zusätzlich über den N. musculi quadrati femoris angesteuert.

Der M. quadratus femoris, welcher der am caudal gelegenste Muskel der pelvitrochantären Gruppe ist, besitzt seinen Ursprung am Tuber ischiadicum, verläuft anschließend nach caudolateral und inseriert an der Crista intertrochanterica, posterior am proximalen Femur. Auch er erfährt eine Innervation über den N. musculi quadrati femoris und kann synergistisch die Adduktion im Hüftgelenk durchführen. Der M. quadratus femoris steht in enger Lagebeziehung zum M. adductor magnus (Kassarjian et al. 2011).

Für die Betastung der pelvitrochantären Muskeln wird der Klient in Bauchlage gelagert, während der seitlich stehende Kliniker mit steil aufgestellten Fingerbeeren Kontakt zur homolateralen Gesäßseite aufnimmt. Als Startpunkt der Kontaktaufnahme kann der M. piriformis, der in Abschn. 5.2.6 beschrieben wird, gewählt werden. Ausgehend von diesem Referenzpunkt wird jeweils mit Versatz um einen Patientenquerfinger nach caudal in der Tiefe getastet. Hierfür ist es wichtig im Vorfeld die Breite der Klientenfinger mit den eigenen zu vergleichen, um ein Verhältnis herstellen zu können. Caudal vom M. piriformis folgt der M. gemellus superior, ein Querfinger weiter der M. obturatorius internus gefolgt im Versatz um einen weiteren Querfinger der M. gemellus inferior und am caudalen Ende um einen weiteren Querfinger der M. quadratus femoris. Anschließend kann eine Reizsetzung der vier Muskeln in ihrem Verlauf von medial nach lateral vorgenommen werden.

▶ **Durchführungshinweis** Alle vier Muskeln werden vom M. gluteus maximus überdeckt, durch den zunächst die Palpationsfinger hindurch gleiten müssen. Aus diesem Grund ist die Betastung anspruchsvoll, da kaum über eine Kontraktion ein spezifischer Muskeltonus zur Differenzierung der „GOGQ-Muskeln" hergestellt werden kann (Abb. 5.12).

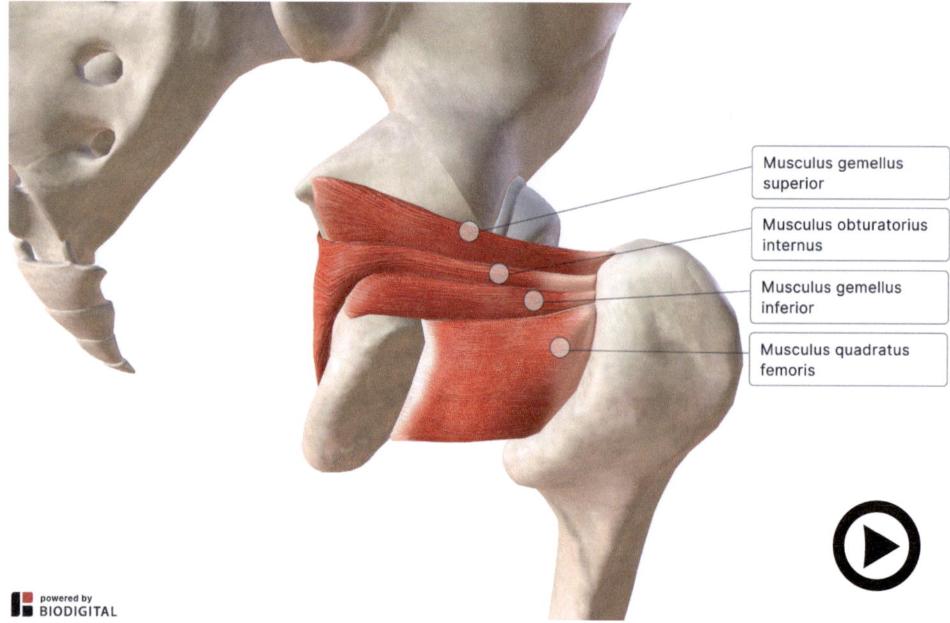

Abb. 5.12 Mm. gemelli (© BioDigital) und Video 5.12 Palpation Mm. gemelli (▶ https://doi.org/10.1007/000-5xe)

5.2.13 Palpation des M. obturatorius externus

Der äußere Hüftlochmuskel, der seinen Ursprung an der anterioren Fläche der Membrana obturatoria besitzt, verläuft nach posterolateral und inseriert an der Fossa trochanterica des Femurs. Über die Innervation durch den N. obturatorius, aus den Segmenten L2–L4, kann er bei Kontraktion das Hüftgelenk in eine Außenrotation bewegen und synergistisch die Adduktion unterstützen.

Aufgrund seiner oberflächigen Lage kann der M. obturatorius externus über einen Zugang von anterior erfühlt werden. Hierfür ist der Klient in Rückenlage mit unterlagerten Kniegelenken platziert, während der Palpierende seitlich steht und mit den Fingerbeeren Kontakt zum homolateralen Ramus superior ossis pubis aufnimmt. Die Fingerbeeren wandern anschließend nach caudal, verlassen den Knochen und treffen auf Weichteilgewebe. In dieser Region müssen sie zwischen dem M. pectineus und dem M. adductor longus in die Tiefe gleiten, um auf den M. obturatius externus zu gelangen.

Empfehlenswert ist hierbei zunächst eine Spannung in Hüftgelenksadduktion durchführen zu lassen, um die beiden Muskelbäuche zu erfühlen. Anschließend wird im Moment der Entspannung mit den steil aufgestellten Fingerbeeren weiter in die Tiefe getastet, bis sie auf eine festelastische Struktur treffen. Diese festelastische Eigenschaft wird vom M. obturatorius externus und der darunterliegenden Membrana obturatoria hergestellt.

▶ **Durchführungshinweis** Die Palpation in dieser Region sollte zunächst sanft durchgeführt werden, da sie zum einen sehr intim ist und zum anderen häufig schmerzhaft sein kann. Im Vorfeld sollte durch eine Aufklärung des Klienten ausreichend Transparenz geschaffen werden (Abb. 5.13).

5.2.14 Palpation des M. tensor fasciae latae

Mit dem Ursprung an der S.I.A.S. und seinen schrägen Verlauf nach distolateral in den Tractus iliotibialis sowie der Fascia lata ist der M. tensor fasciae latae der stärkste Innenrotator des Hüftgelenks. Neben dieser Hauptfunktion kann der durch den N. gluteus superior aus den Segmenten L4–L5 innervierte Muskel ebenfalls eine Abduktion sowie eine Flexion im Art. coxae durchführen.

Aufgrund seiner oberflächigen Lage kann der Muskel sehr gut aus der Rückenlage heraus erspürt werden. Hierfür sind zunächst die Fingerbeeren von Zeige- und Mittelfinger auf der homolateralen S.I.A.S. anzulegen. Anschließend wird der Klient aufgefordert, das Bein im Hüftgelenk in eine Innenrotation zu bewegen. Die deutliche Kontraktion dieses Muskels lässt seinen Verlauf direkt aus der angespannten Situation erfassen und gleichzeitig von umliegenden Strukturen differenzieren. Nach der Kontraktion kann der Muskel im entspannten Zustand ebenfalls im Verlauf gut erfühlt werden.

▶ **Durchführungshinweis** Der M. tensor fasciae latae ist als Innenrotator der Antagonist für die zahlreichen Außenrotatoren im Hüftgelenk. Aus diesem Grund, sowie einer häufigen Annäherung in Flexion durch vermehrtes Sitzen im Alltag, kann der Muskel bei Betastung häufig druckdolent reagieren (Abb. 5.14).

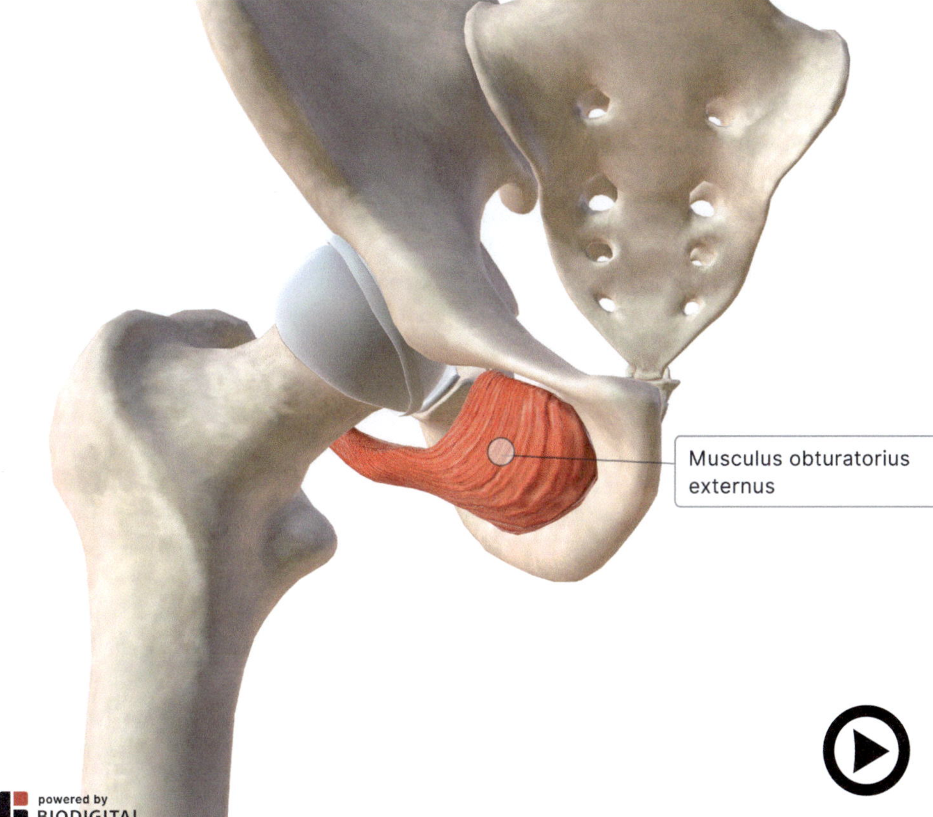

Abb. 5.13 M. obturatorius internus (© BioDigital) und Video 5.13 Palpation M. obturatorius (▶ https://doi.org/10.1007/000-5xf)

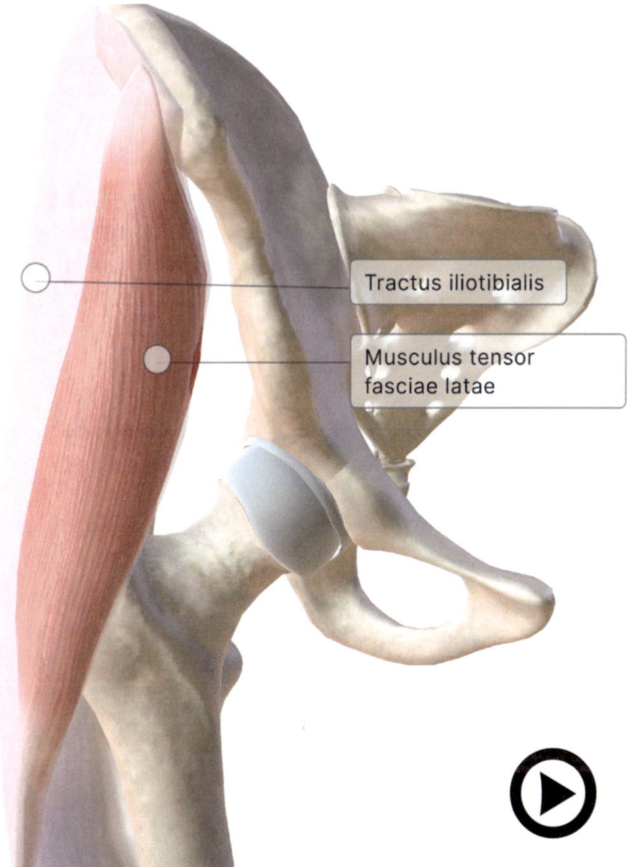

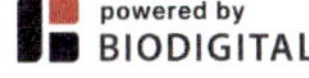

Abb. 5.14 M. tensor fasciae latae (© BioDigital) und Video 5.14 Palpation M. tensor fasciae latae (▶ https://doi.org/10.1007/000-5xg)

5.2.15 Palpation der Beckenbodenmuskulatur

Die Muskulatur im Beckenbodenbereich ist ein Zusammenschluss aus zahlreichen Muskeln. Während das Diaphragma pelvis durch den M. levator ani, den M. coccygeus und den M. sphincter ani externus gebildet wird, besteht das Diaphragma urogenitale aus dem M. transversus perinei superficialis et profundus. Der gesamte Beckenboden ist eine wichtige funktionelle Einheit, die der Belastung durch inneren Organe Widerstand leistet. Zusätzlich kann er durch eine zu starke Spannung, welche unter anderem aus einem emotionalen Hintergrund oder zu hoher körperlicher Belastung resultieren kann, die Statik des Beckens sowie die arterielle, venöse und nervale Versorgung der unteren Extremität beeinflussen. Eine Palpation der zugehörigen Muskeln ist daher empfehlenswert, um das allgemeine Spannungsverhältnis des Beckenbodens zu erfahren. Hierfür müssen jedoch nicht alle Muskeln ertastet werden, was aufgrund der anatomischen Lage ohnehin nicht möglich ist.

Für die Betastung befindet sich der Klient in einer entspannten Rücklage mit unterlagerten Kniegelenken. Der Praktiker steht seitlich und nimmt über einen anterioren Zugang mit dem Zeigefinger oder wahlweise dem Daumen Kontakt zum kontralateralen Tuber ischiadicum auf. Ausgehend vom Innenrand des Sitzbeinhöckers wird anschließend in Richtung Symphyse am Innenrand des Ramus inferior ossis pubis in die Tiefe palpiert. Der palpierende Finger hat hierbei direkten Kontakt zum M. ischiocavernosus sowie zum M. transversus perinei superficialis et profundus. Wandern die Palpationsfinger ausgehend vom Tuber ischiadicum nach posteriomedial, treffen sie direkt auf den M. iliococcygeus, weiter medial auf den M. pubococcygeus sowie medial von diesem auf den M. puborectalis, welche als Verbund zum M. levator ani zählen. Die Palpation kann hierbei nur eine Spannung des gesamten Beckenbodens als Resultat feststellen, da es kaum möglich ist, die einzelnen Muskeln voneinander zu differenzieren. Der Palpierende kann lediglich einen Reiz auf den Muskelkomplex setzen, um die Gesamtspannung dessen zu erfahren.

Um die Palpationsqualität zu verbessern, kann der Klient eine Spannung des Beckenbodens hervorrufen, indem er gedanklich den Harn aktiv zurückhält.

▶ **Durchführungshinweis** Die Palpation in dieser Region sollte zunächst sanft durchgeführt werden, da sie zum einen sehr intim ist und zum anderen häufig mit Schmerzen einhergehen kann. Empfehlenswert ist eine deutliche Transparenz für den Klienten in Bezug auf Lage und Funktion der Muskeln im Vorfeld herzustellen (Abb. 5.15).

5.3 Muskulatur im Bereich des Kniegelenks

Das Kniegelenk gewährleistet als transportables Drehscharniergelenk die Bewegungsmöglichkeit in Flexion, Extension sowie Innen- und Außenrotation. Diese Mobilität wird hauptsächlich von Muskeln durchgeführt, welche anterior, lateral und posterior am Oberschenkel lokalisiert sind. Der anterior gelegene M. quadriceps femoris besteht aus vier Anteilen und ist der Antagonist der posterior gelegenen ischiocruralen Muskelgruppe, die in drei Anteile gegliedert ist. Lateral am Oberschenkel befindet sich der Tractus iliotibialis, welcher ebenfalls einen Einfluss auf das Kniegelenk hat.

Das Kniegelenk muss neben der Mobilität auch die notwendige Stabilität aufweisen, was zu einer hohen Prävalenz an Verletzungen in dieser Region führt. Allein im Jahr 2013 gab es 230.441 stationäre Krankenhausaufenthalte, bedingt durch Knieverletzungen und rund 14 % aller Verletzungen sind auf die Kniegelenksregion zurückzuführen (Schneider et al. 2016). Anhand dieser hohen Zahl ist es erforderlich im Praxisalltag die Muskulatur im Bereich des Kniegelenks palpatorisch untersuchen zu können. Für die Betastung wird der Klient in Rücken- bzw. Bauchlage positioniert, sodass der Praktiker einen guten Zugang zu den Strukturen erhält.

5.3.1 Palpation des M. vastus medialis

Der innere Anteil des M. quadriceps femoris wird durch den M. vastus medialis geprägt, welcher seinen Ursprung am cranialen Teil der Linea intertrochanterica, caudal am Labium mediale der Linea aspera bis zur Linea supracondylaris medialis ausbildet. Über einen schrägen Verlauf nach distomedial findet er seinen Ansatz von medial kommend am Lig. patellae und ferner an der Tuberositas tibiae. Über die Innervation durch den N. femoralis aus den Segmenten L2–L4 kann der Muskel seinen Aufgaben als Kniegelenksextensor, Patellastabilisator sowie der Anteriorisierung der Menisci gerecht werden.

Bei der Betastung ist der Patient in Rückenlage mit unterlagerten Kniegelenk positioniert. Der Praktiker legt seine Hand zunächst flächig auf die Innenseite des distalen Oberschenkels und lässt das Kniegelenk aktiv in Extension spannen. Unter der Hand wird anschließend der innere Rand des M. vastus medialis spürbar. Anschließend kann eine präzise Palpation mit den Fingerbeeren an den Rändern des Muskels sowie am Venter durchgeführt werden.

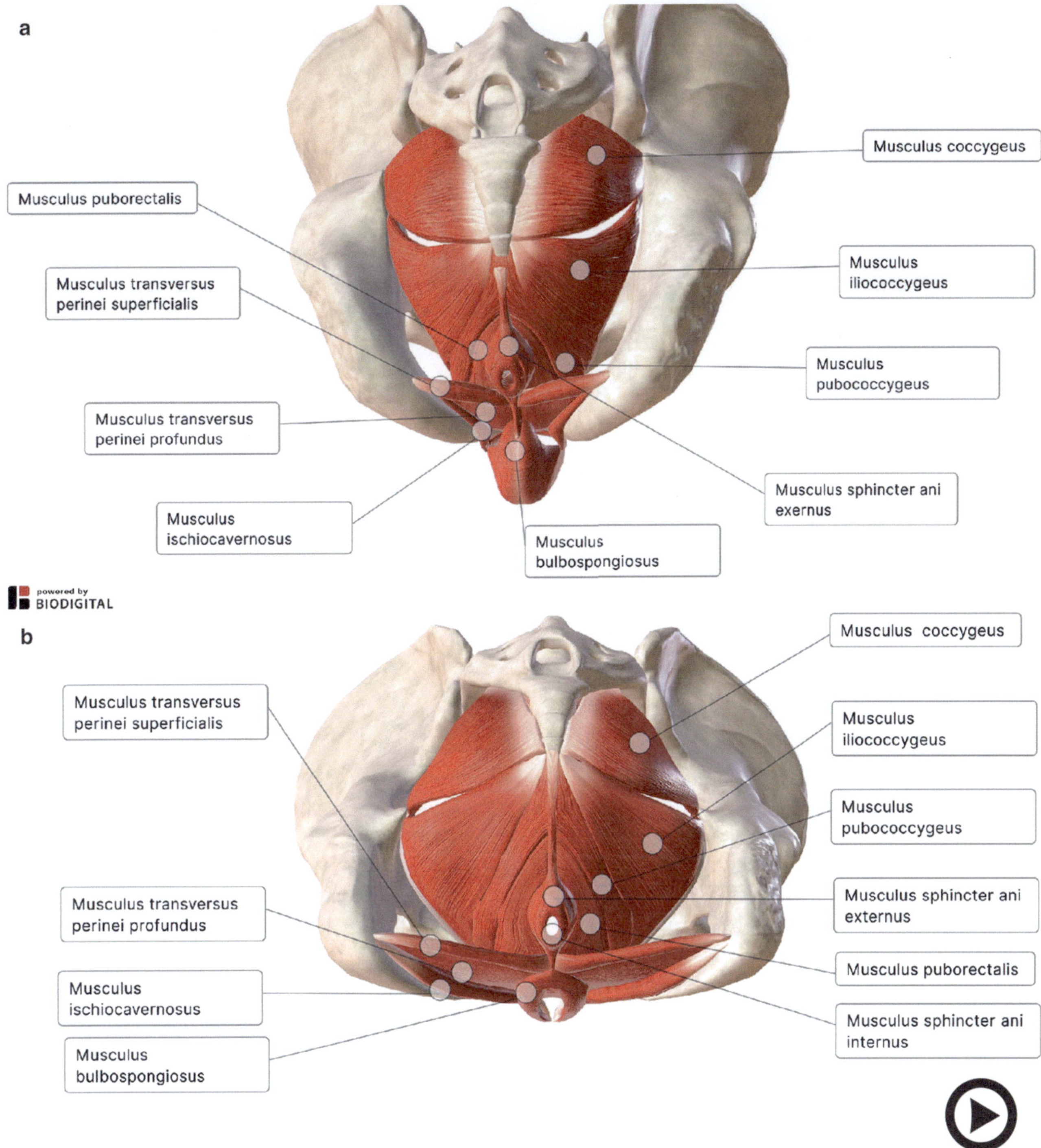

Abb. 5.15 a,b Beckenbodenmuskulatur. **a** männlich, **b** weiblich(© BioDigital) und Video 5.15 Palpation Beckenbodenmuskulatur (► https://doi.org/10.1007/000-5xh)

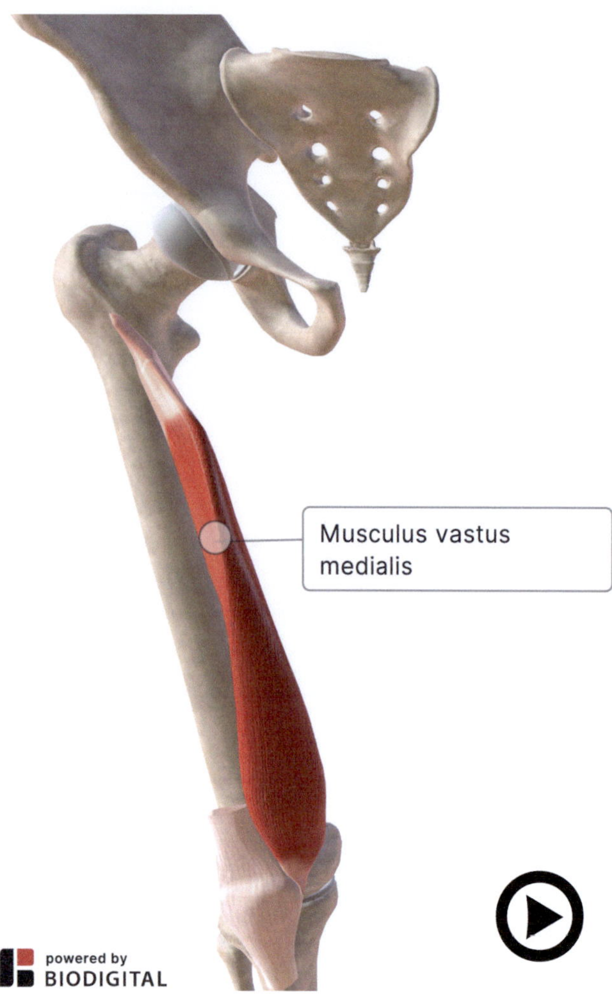

Abb. 5.16 M. vastus medialis (© BioDigital) und Video 5.16 Palpation M. vastus medialis (▶ https://doi.org/10.1007/000-5xj)

▶ **Durchführungshinweis** Der mediale Rand des Muskels bildet eine Begrenzung zum Hiatus adductorius, der die A. und V. femoralis sowie den N. saphenus als Abspaltung des N. femoralis und die A. genus descendens führt. Aus diesem Grund sollte der mediale Rand vorsichtig erfühlt werden (Abb. 5.16).

5.3.2 Palpation des M. vastus intermedius

Der an der anteroproximalen Femurfläche entspringende mittlere Anteil des M. quadriceps femoris verläuft steil nach distal und findet seine Insertion über das Lig. patellae an der Tuberositas tibiae. Über die Innervation durch den N. femoralis aus den Segmenten L2–L4 kann der M. vastus intermedius eine Extension des Kniegelenks sowie die Anteriorisierung der Menisken durchführen.

Die Reizsetzung auf den Muskelbauch erfolgt über steil aufgestellte Fingerbeeren, welche mittig am Oberschenkel

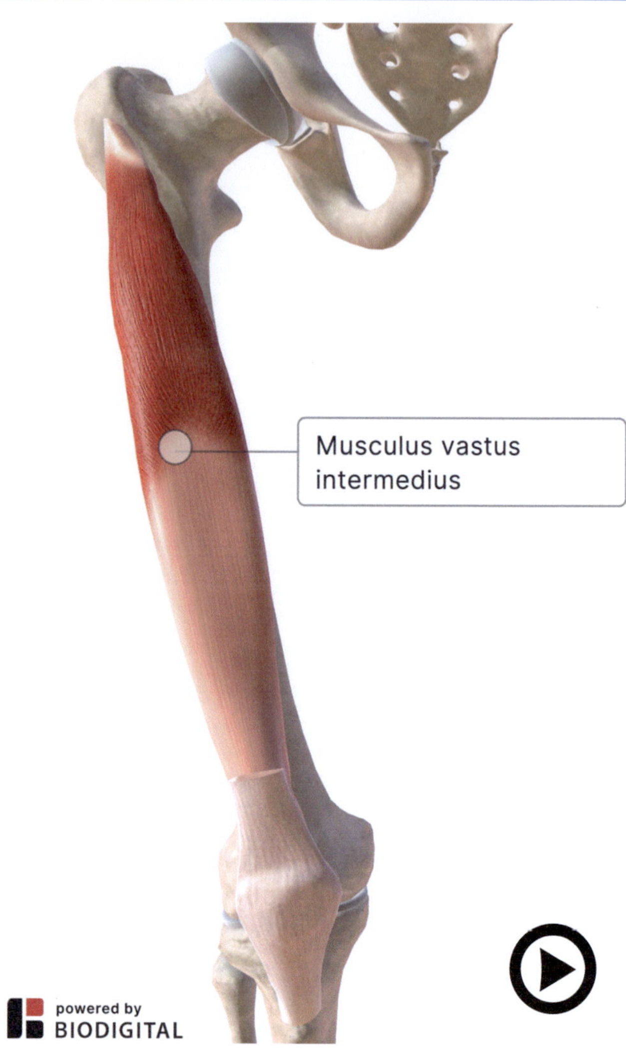

Abb. 5.17 M. vastus intermedius (© BioDigital) und Video 5.17 Palpation M. vastus intermedius (▶ https://doi.org/10.1007/000-5xk)

von anterior durch den M. rectus femoris hindurchtasten. Der sich in Rückenlage befindende Klient kann zusätzlich eine Extension im Kniegelenk durchführen, bei der mittig am Oberschenkel der M. rectus femoris kontrahiert und somit die Differenzierung zum umliegenden Gewebe gewährleistet werden kann.

▶ **Durchführungshinweis** Aufgrund der Lage direkt unmittelbar unter dem M. rectus femoris ist eine direkte Palpation nicht realisierbar. Das Ziel des Praktikers ist es, mit der beschriebenen Durchführung, einen Reiz auf den M. vastus medialis zu setzen (Abb. 5.17).

5.3.3 Palpation des M. vastus lateralis

Der äußere Anteil des M. quadriceps femoris besitzt in vielen Fällen die größte Masse der vier Muskelbäuche und ist über den Zugang von lateral palpatorisch gut erreichbar. Er findet seinen breitgefächerten Ursprung über eine Aponeurose am Labium laterale der Linea aspera, an der lateralen Fläche des Trochanter major, der Linea intertrochanterica sowie über einige Fasern am Septum intermusculare femoris lateralis. Sein distomedialer Verlauf in Richtung Kniescheibe endet im Lig. patellae und schließlich an der Tuberositas tibiae. Der Impulsgeber des M. vastus lateralis ist der N. femoralis, welcher ihn aus den Segmenten L2–L4 ansteuert und somit eine Extension im Kniegelenk sowie eine Lateralisierung der Patella und Anteriorisiereung der Menisci ermöglicht.

Der Kliniker steht für die Betastung seitlich und appliziert seine Hand flächig, distolateral am homolateralen Oberschenkel des in Rückenlage befindlichen Patienten. Anschließend aktiviert der Klient den M. vastus lateralis über eine Extension im Kniegelenk. Währenddessen kann unter der Hand eine erhöhte Spannung wahrgenommen werden. Anschließend wird mit den Fingerbeeren der Rand des M. vastus lateralis ausfindig gemacht, indem während der Kontraktion die Grenzen zu umliegenden Strukturen über die Fingerspitzen definiert werden. Nachdem diese festgelegt sind, wird in entspannter Position der Muskelbauch in der Tiefe mit den Fingerbeeren erfühlt.

▶ **Durchführungshinweis** Der M. vastus lateralis ist schnell zu verwechseln mit dem Tractus iliotibialis, welcher ebenfalls lateral am Oberschenkel lokalisiert ist. Über die Dekontraktion, bei der der Muskeltonus abnimmt, wohingegen der Tractus iliotibialis seine Spannung behält, kann zwischen den Strukturen differenziert werden (Abb. 5.18).

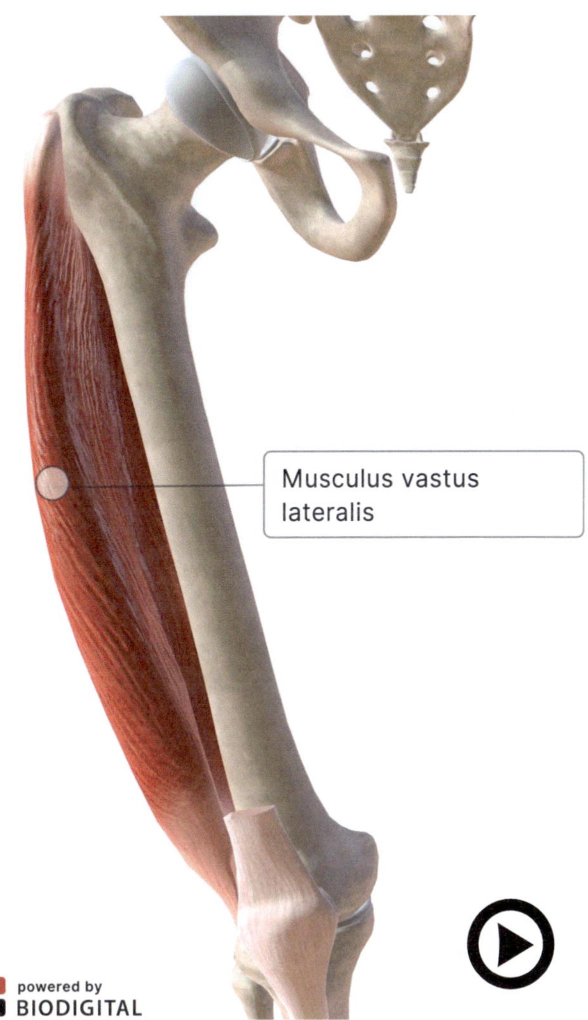

Abb. 5.18 M. vastus lateralis (© BioDigital) und Video 5.18 Palpation M. vastus lateralis (▶ https://doi.org/10.1007/000-5xm)

5.3.4 Palpation des M. rectus femoris

Durch seine oberflächige Anlage ist der senkrecht verlaufende Oberschenkelmuskel sehr gut zu erfühlen und ein Paradebeispiel für die Betastung von Muskulatur. Der M. rectus femoris, der mit seinem Caput rectum an der S.I.A.I. bzw. mit dem Caput reflexum am Oberrand des Acetabulums entspringt, wird seinem Namen gerecht und verläuft steil nach distal, bis er über das Lig. patellae an der Tuberositas tibiae inseriert. Er kann eine Extension im Kniegelenk, sowie eine Anteriorisierung der Menisci initiieren. Aufgrund seiner Anlage über zwei Gelenke zählt er zusätzlich noch zu den Hüftgelenksflexoren und unterstützt somit den M. iliopsoas. Diese zahlreichen Funktionen werden über die Innervation durch den N. femoralis möglich, der aus den Segmenten L2–L4 die Region motorisch ansteuert.

Der Praktiker steht hierbei auf der homolateralen Seite des zu untersuchenden Muskels.

Aus der Rückenlage heraus lässt sich der jeweilige Muskelbauch am besten während der Aktivierung erfühlen. Hierfür platziert der Kliniker seine flache Hand zunächst mittig proximal am Oberschenkel, lässt eine Extension im Kniegelenk durchführen und wird unter der Hand einen längsverlaufenden Muskelstrang spüren. Dieser kann anschließend mit den Fingerbeeren umrandet werden. Nach der Kontraktion wird der Muskelbauch mit steil aufgestellten Fingern untersucht.

▶ **Durchführungshinweis** Bei Verletzungen des Knie- bzw. Hüftgelenks sowie nach Operationen in dieser Region kann der M. rectus femoris hyperton sein, während die restlichen Anteile des M. quadriceps femoris hypoton sind. Diese Erscheinung ist auf die unterschiedliche Verteilung der Muskelfaserarten zurückzuführen (Abb. 5.19).

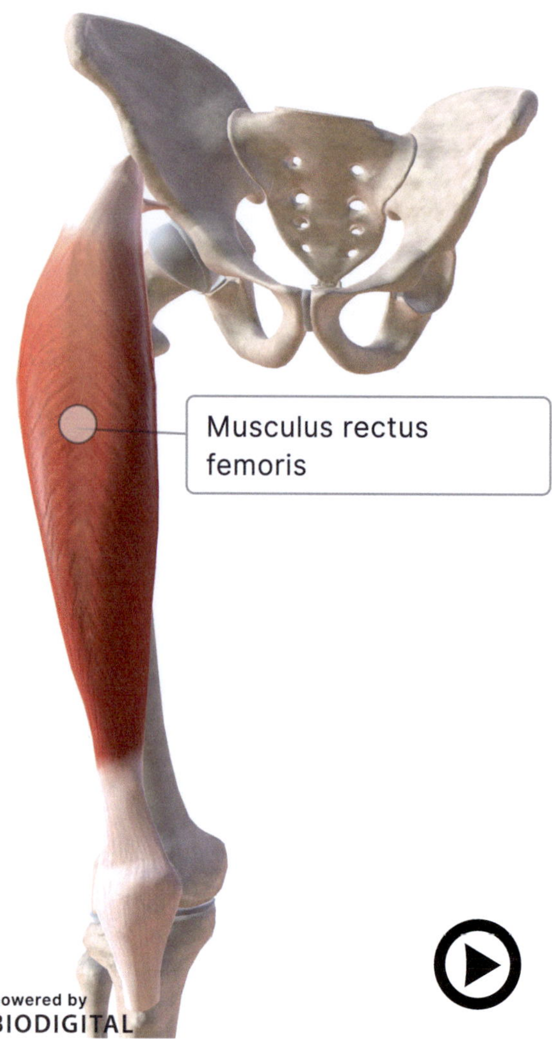

Abb. 5.19 M. rectus femoris (© BioDigital) und Video 5.19 Palpation M. rectus femoris (▶ https://doi.org/10.1007/000-5xn)

5.3.5 Palpation des M. semimembranosus

Aus der Gruppe der posterior am Oberschenkel gelegenen, ischiocruralen Muskulatur verläuft der M. semimembranosus vom Tuber ischiadicum steil nach caudomedial und inseriert am Pes anserinus profundus. Das tiefliegende Gänsefüßchen strahlt über Fasern zum Condylus medialis tibiae, in den medialen Meniskus, die dorsale Kniegelenkskapsel sowie in die Faszie des M. popliteus und in das Lig. popliteum obliquum ein. Durch seine Innervation über den N. tibialis aus den Segmenten L4–S3 kann der M. semimembranosus eine Extension im Hüftgelenk und eine Flexion sowie eine Innenrotation im Kniegelenk durchführen und fixiert ebenfalls den Meniscus medialis von posterior.

Für die Betastung befindet sich der Klient in Bauchlage mit leicht unterlagerten Sprunggelenken. Der Kliniker steht seitlich auf Höhe der Kniegelenke und legt zunächst die flächige Hand medial in die Kniekehle und lässt aktiv das Knie beugen. Unter der Hand werden zwei Sehnen deutlich spürbar, von denen die medial gelegene und eher gerade verlaufende die des M. semimembranosus ist. Unter der gehaltenen Kontraktion verfolgt der Zeigefinger die Sehne nach proximal und stößt auf einen Muskelbauch, der tendenziell eher an der Oberschenkelinnenseite liegt. Da jedoch die innenliegenden Adduktoren ausgeschalten sind, kann der sich in Anspannung befindliche Muskel nur jener der ischiocruralen Muskelgruppe sein. Wandert der steil aufgestellte Finger nach medial, stößt er direkt nach dem Muskelrand auf den M. semitendinosus, welcher wiederum mittig eine Grenze zum M. biceps femoris aufzeigt. Somit ist der Venter des M. semimembranosus, von allen Anteilen der ischiocruralen Muskelgruppe, der am weitesten medial gelegene.

▶ **Durchführungshinweis** Eine häufige Verletzung im Sport ist eine Zerrung im hinteren Oberschenkel als Folge eines schnellen und langen Schrittes. Sollten Muskelfasern im M. semimembranosus gerissen sein, kann dies über ein „Mushy Sign" in der Palpation des entspannten Muskelbauchs analysiert werden (Abb. 5.20).

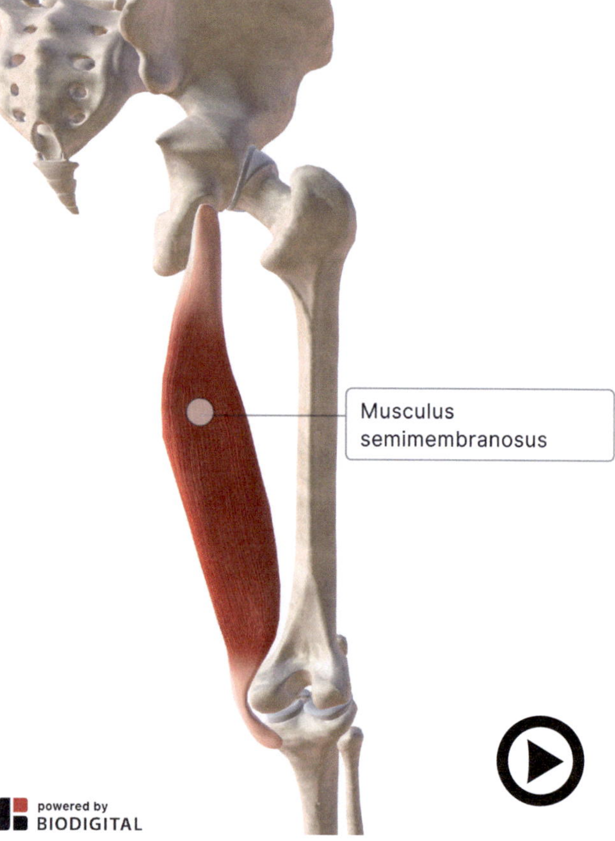

Abb. 5.20 M. semimembranosus (© BioDigital) und Video 5.20 Palpation M. semimembranosus (▶ https://doi.org/10.1007/000-5xp)

5.3.6 Palpation des M. semitendinosus

Der Namensgeber dieses Muskels ist seine lange gut ausgeprägte Ansatzsehne, welche häufig als Plastik für beispielsweise einen Kreuzbandersatz verwendet wird (Roger et al. 2020). Er entspringt über das Caput commune gemeinsam mit dem Caput longum des M. biceps femoris am Tuber ischiadicum. Zusätzlich strahlt er mit einigen Fasern in das Lig. sacrotuberale und kann somit über seine Spannung auf die Kreuzbeinregion einwirken. Nach einem steilen distomedialen Verlauf mündet der M. semitendinosus gemeinsam mit dem M. gracilis sowie dem M. sartorius in das Pes anserinus superficialis. Innerviert wird er über die Rami musculares des N. tibialis aus den Segmenten L5–S2 und kann funktionell das Hüftgelenk in Extension und das Kniegelenk, als zweigelenkiger Muskel, in Flexion sowie Innenrotation bewegen.

Die Betastung des Muskels, welche von zwei Stellen begonnen werden kann, wird in Bauchlage mit unterlagerten Sprunggelenken durchgeführt. Bei der ersten Variante werden die Palpationsfinger medial in der Kniekehle angebracht und eine aktive Flexion des Kniegelenks durchgeführt. Unter dem Finger tritt prominent eine Sehne empor, welche sehr gut an der Oberfläche spürbar wird und weit nach proximal verfolgt werden kann. Nach der Sehne schließt sich der Muskelbauch an, der während der Kontraktion nach medial gut vom M. semimembranosus und nach lateral gut vom M. biceps femoris unterschieden werden kann.

Bei der zweiten Möglichkeit der Palpation steht der Kliniker seitlich in Höhe des Oberschenkels und tastet direkt mittig am hinteren Oberschenkel mit den steil aufgestellten Fingerbeeren beider Finger in die Tiefe. Währenddessen lässt er immer wieder kleine Impulse in Knieflexion durchführen um eine direkte Abgrenzung zum M. biceps femoris, welcher eher lateral lokalisiert ist, zu definieren.

Anschließend kann der Muskelbauch in entspannter Ausgangsstellung mit den Fingerbeeren analysiert werden.

▶ **Durchführungshinweis** Eine häufige Verletzung im Sport ist eine Zerrung im hinteren Oberschenkel als Folge eines schnellen und langen Schrittes. Sollten Muskelfasern im M. semitendinosus gerissen sein, kann dies über ein „Mushy Sign" in der Palpation des entspannten Muskelbauchs analysiert werden (Abb. 5.21).

5.3.7 Palpation des M. biceps femoris

Der zweiköpfige posterior gelegene Oberschenkelmuskel, welcher zur ischiocruralen Muskulatur gezählt wird, besitzt seinen Ursprung am Tuber ischiadicum, dem Lig. sacrotuberale und der mittleren bis distalen Fläche der Linea aspera sowie dem Septum intermusculare femoris. Er verläuft

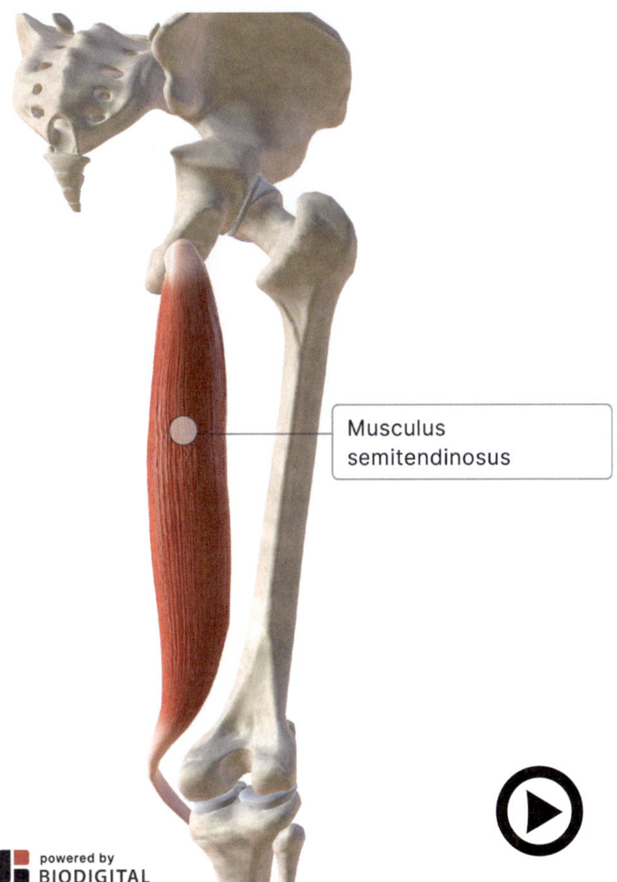

Abb. 5.21 M. semitendinosus (© BioDigital) und Video 5.21 Palpation M. semitendinosus (▶ https://doi.org/10.1007/000-5xq)

schräg nach distolateral und findet seine Insertion am Caput fibulae. Aufgrund seiner Anlage ist der M. biceps femoris in der Lage eine Extension im Hüftgelenk sowie eine Flexion und eine Außenrotation im Kniegelenk durchführen zu können. Die Aktionspotentiale für seine Kontraktion erhält der Caput longum, welcher am Tuber ischiadicum entspringt, über den N. tibialis wohingegen der Caput breve, welcher an der Linea aspera seinen Origo findet, vom N. fibularis communis innerviert wird. Die Rückenmarkssegmente L5–S2 sind die ursprünglichen Informationslieferanten.

Bei der Palpation des M. biceps femoris befindet sich der Patient in Bauchlage, der Palpierende steht seitlich und nimmt Kontakt mit der flächigen Hand in der kontralateralen Kniekehle auf. Die Fingerbeeren zeigen nach lateral und der Klient wird gebeten das Kniegelenk aktiv zu beugen. Währenddessen wird unter der Hand eine Sehne deutlich spürbar, die ausgehend von Fibulaköpfchen in Richtung proximal verläuft. Die Fingerbeeren folgen der Sehne und treffen etwa eine Handbreite oberhalb der Kniekehle auf den Muskelbauch. Dieser kann anschließend auch in dekontrahierter Stellung erfühlt werden. Hierbei wird eine deutliche Furche im medialen Bereich des posterioren Oberschenkels spürbar, welche den Übergang zum M. semitendi-

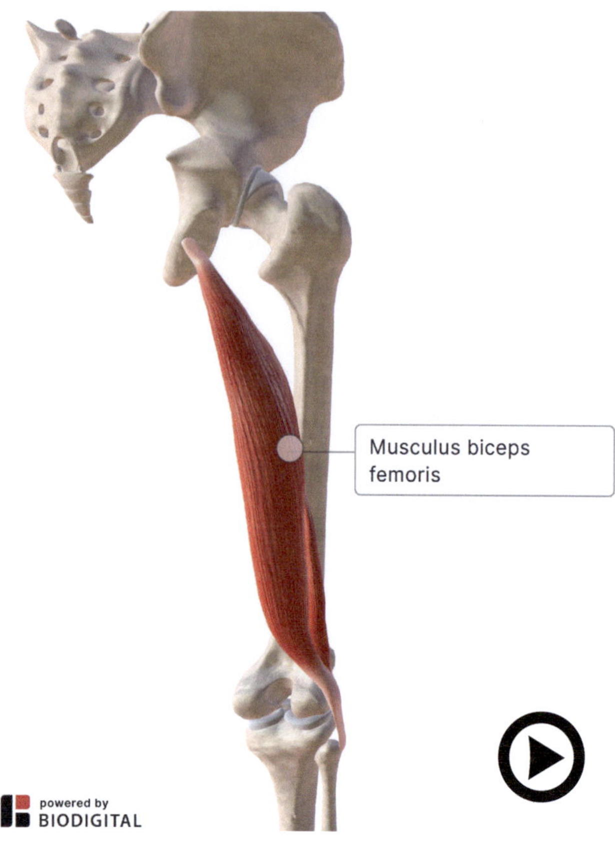

Abb. 5.22 M. biceps femoris (© BioDigital) und Video 5.22 Palpation M. biceps femoris (▶ https://doi.org/10.1007/000-5xr)

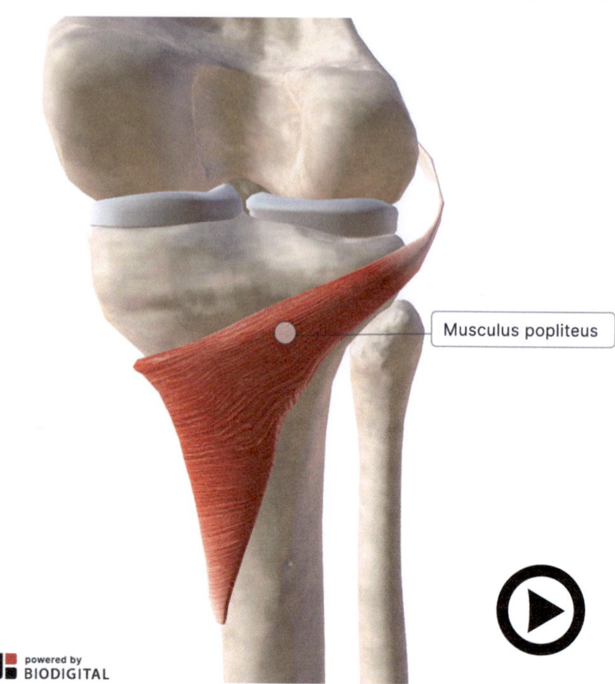

Abb. 5.23 M. popliteus (© BioDigital) und Video 5.23 Palpation M. popliteus (▶ https://doi.org/10.1007/000-5xs)

nosus darstellt. Somit kann auch der Venter von umliegenden Strukturen differenziert werden.

▶ **Durchführungshinweis** Eine häufige Verletzung im Sport ist eine Zerrung im hinteren Oberschenkel als Folge eines schnellen und langen Schrittes. Sollten Muskelfasern im M. biceps femoris gerissen sein, kann dies über ein „Mushy Sign" in der Palpation des entspannten Muskelbauchs analysiert werden (Abb. 5.22).

5.3.8 Palpation des M. popliteus

Der M. popliteus befindet sich getreu seines Namens in der Kniekehle. Während er seinen Origo am Condylus lateralis femoris aufzeigt und schräg nach distomedial verläuft, inseriert er über eine große Fläche, die von der dorsalen Gelenkkapsel über das Planum popliteus tibiae bis teilweise zur Mitte des Unterschenkels an der Facies posterior im medialen Bereich der Tibia reicht. Der M. popliteus wird auch als Kapselspanner betitelt. Dies beschreibt eine seiner Aufgaben. Neben dieser Funktion kann er eine Innenrotation sowie eine Flexion im Kniegelenk unterstützen. Seine Innervation erhält er durch den N. tibialis aus den Segmenten L5–S2.

Die Palpation wird in Bauchlage durchgeführt. Der Kliniker steht seitlich am Kniegelenk und erfühlt über die kontralaterale Kniekehle zunächst von posterior das Caput fibulae mit der Zeigefingerbeere. Ausgehend von diesem Punkt wandert der Finger etwa drei bis vier Querfinger auf einer horizontalen Linie nach medial und appliziert am Endpunkt einen Druck in die Tiefe in Richtung anterior. Über eine aktive Spannung des Unterschenkels in Innenrotation kann der Muskel von umliegendem Gewebe unterschieden werden. Wandert der Finger weiter nach distomedial in Richtung Condylus medialis tibiae bewegt er sich direkt auf dem Muskelbauch. Da der Ansatz relativ breitgefächert ist, kann der Kliniker ebenfalls von posteromedial kommend an der medialen Tibiakante nach distal palpieren, um die Ausläufer des M. popliteus erfassen zu können.

▶ **Durchführungshinweis** Aufgrund seiner Lage ist der M. popliteus bei Verletzungen im Kniegelenk häufig einer verstärkten Belastung ausgesetzt, was als Hypertonus und ggf. auch als druckdolentes Areal wahrgenommen werden kann (Abb. 5.23).

5.3.9 Palpation des Tractus iliotibialis

Die lateral am Oberschenkel lokalisierte Aponeurose bildet die Verstärkung der Fascia lata und bekommt ihre Ursprungssehnen vom M. tensor fasciae latae sowie dem M. gluteus maximus und dem M. gluteus medius. Der steil nach distal ragende Verlauf lässt den Tractus iliotibialis im Tuberculum von Gerdy am Condylus lateralis tibiae inserieren. Funktionell dient die Sehnenplatte der Stabilisierung gegen einen Varusstress im Stand und vervollständigt somit den Zuggurtmechanismus der unteren Extremität an Hüft- und Kniegelenk.

Die strukturelle Betastung erfolgt in Rückenlage mit leicht unterlagertem Knie. Der Praktiker steht auf Höhe der Kniegelenke und nimmt anschließend Kontakt mit dem lateralen Rand der homolateralen Patella auf. Ausgehend von dieser wird nach lateral getastet. Im Verlauf werden feste bindegewebige Fasern spürbar. Diese Fasern sind die Ausläufer des Tractus iliotibialis und werden nun nach proximal mit den Fingern verfolgt. Während der Palpation nach proximal kommt es zu einer Verbreiterung der anfangs schmalen Sehne. Die Aponeurose erstreckt sich über den gesamten lateralen Oberschenkel und kann bis zur S.I.A.S bzw. zur Crista iliaca verfolgt werden. Eine Differenzierung ist über eine aktive Kontraktion in Hüftgelenksinnenrotation möglich, da hierbei der M. tensor fasciae latae den Tractus iliotibialis unter Spannung versetzt.

▶ **Durchführungshinweis** Beim iliotibialen Bandsyndrom, ist der Tractus iliotibialis an seinem distalen Ende gereizt und kann bei der Palpation schmerzhaft in Erscheinung treten (Abb. 5.24).

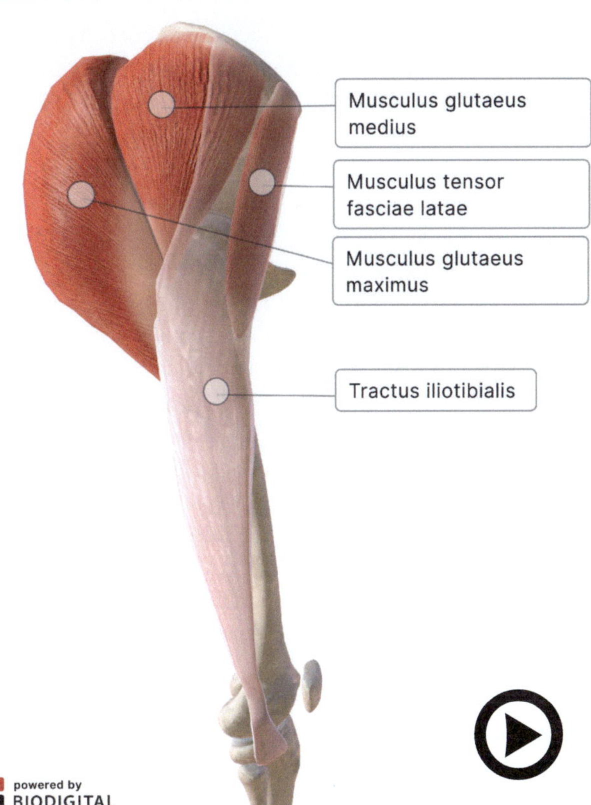

Abb. 5.24 Tractus iliotibialis (© BioDigital) und Video 5.24 Palpation Tractus iliotibialis (▶ https://doi.org/10.1007/000-5xt)

5.4 Muskulatur im Bereich des Unterschenkels/Fuß

Auf zwei Beinen aufrecht zu gehen ist eine Aktivität, die in der Evolution des Menschen etwa vor zwei Millionen Jahren in Erscheinung trat. Es besteht die Möglichkeit, dass der angegebene Zeitpunkt noch weiter in der Vergangenheit liegt (Niemitz 2010). Einige Wissenschaftler setzen diese Entwicklung sogar noch weiter in der Geschichte zurück. Fakt ist jedoch, dass sich der damalige Australopithecus an die Umwelteinflüsse anpassen musste und mit dem aufrechten Gehen begann. Diese Art der Fortbewegung sicherte das Überleben und war täglich mit 20 bis 40 Kilometer Strecke einer der Hauptaktivitäten. Das Gehen an sich ist eine biomechanische Sensation. Aufgrund der technisierten Gesellschaft hat sich das Gehen wieder etwas zurückentwickelt, sodass heutzutage lediglich 10 % der Nahrungskalorien für die Fortbewegung genutzt werden müssen, wohingegen es um 1900 noch etwa 90 % waren (Rossetto 2006). „Sitzen ist das neue Rauchen", heißt es in diversen Schlagzeilen und beschreibt einen Prozess, bei dem zahlreiche Erkrankungen auf einen Verlust an Bewegung zurückzuführen sind. Umso wichtiger ist es die Strukturen, die das Gehen ermöglichen genau analysieren zu können. Zu diesen Strukturen zählen maßgeblich die Muskulatur des Unterschenkels sowie die des Fußes. Sie stabilisieren die Beinachse ausgehend vom Pes, der uns wortwörtlich durchs Leben trägt. Ausgehend von diesem hochkomplexen biomechanischen Gebilde können aufsteigende Ursache-Folgeketten entstehen, die einen Einfluss auf die gesamte Statik des Menschen haben können. Es ist daher unumgänglich die Muskeln in dieser Region in Lage und Gestalt zu kennen. Diese Fakten werden in den folgenden Kapiteln präzise beschrieben, sodass eine genaue Palpation möglich wird. Je nach Muskel ist die Ausgangsposition in Rücken- oder Bauchlage für die Betastung zu wählen.

5.4.1 Palpation des M. tibialis anterior

Der Fußheber leitet den initialen Bodenkontakt ein, bei dem der Fuß den Untergrund erstmalig nach der Schwungbeinphase berührt und somit die Last des Körpers auf die Bodenreaktionskraft treffen lässt. Zur prätibialen Muskelgruppe zugehörig, verzeichnet der M. tibialis anterior seinen Ursprung an der Facies lateralis tibiae in den oberen zwei Dritteln sowie an der Membrana interossea cruris und dem oberen Teil der Fascia cruris superficialis. Als langer, spindelförmiger Muskel verläuft er steil nach distomedial und inseriert an der medialen sowie plantaren Fläche des Os cuneiforme mediale und an der Basis der Metatarsale I. Durch seine Innervation über den N. fibularis profundus aus den Segmenten L4–L5 kann er Bewegungen in Dorsalextension im oberen sowie eine Supination im unteren Sprunggelenk realisieren. Zusätzlich ist er ein wichtiger Bestandteil des Steigbügels, der gemeinsam mit dem M. fibularis longus und dem M. tibialis posterior die Stabilität in den Sprunggelenken gewährleistet.

Die Palpation des M. tibialis anterior erfolgt in Rückenlage mit leicht unterlagerten Kniegelenken. Der Therapeut steht seitlich mit Blickrichtung zum Kopf des Patienten und nimmt Kontakt zur homolateralen Margo anterior tibiae, mittig des Unterschenkels, über die Fingerbeeren auf. Ausgehend von der Schienbeinkante wandern die Fingerbeeren nach lateral, wo sie direkt auf den Muskelbauch treffen. Wird der Fuß aktiv im OSG in Dorsalextension bewegt, so wird eine Kontraktion des Fußhebers deutlich spürbar, was eine genauere Differenzierung ermöglicht. In entspannter Ausgangsstellung kann anschließend der gesamte Muskel auch in der Tiefe erspürt werden.

▶ **Durchführungshinweis** Der M. tibialis anterior kann nach hoher Belastung druckdolent bei der Palpation reagieren. Es wird in diesem Fall von sogenannten „shin splints" oder einem Tibiakantensyndrom gesprochen. Die Ertastung sollte daher zunächst sanft vorgenommen werden. Nach Traumen besteht zusätzlich die Gefahr eines Kompartmentsyndroms (Abb. 5.25).

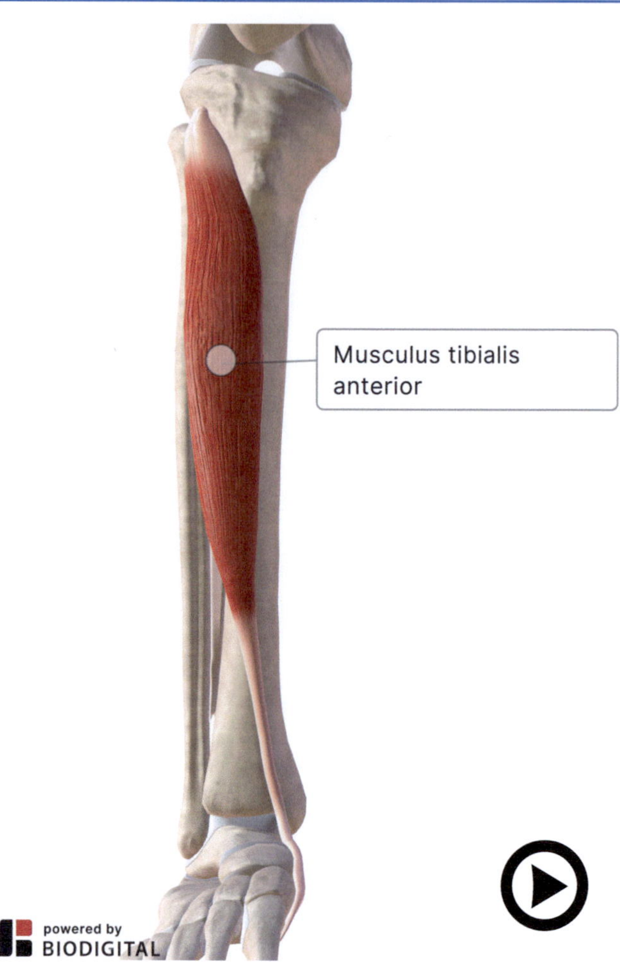

Abb. 5.25 M. tibialis anterior (© BioDigital) und Video 5.25 Palpation M. tibialis anterior (▶ https://doi.org/10.1007/000-5xv)

5.4.2 Palpation des M. extensor hallucis longus

Der Großzehenstrecker besitzt seinen Ursprung am mittleren Drittel der Facies medialis fibulae sowie der Membrana interossea cruris und teilweise am M. extensor digitorum longus. Er wird im proximalen Anteil vom M. tibialis anterior überdeckt, verläuft steil nach distal bis zum Fußrücken, überquert dann schräg nach distomedial die A. tibialis anterior und inseriert schließlich in der Dorsalaponeurose sowie der Basis der distalen Phalanx des Hallux. Der nur kleine Muskelbauch wird von zwei langen Sehnen eingeschlossen und sorgt im oberen Sprunggelenk sowie im Grund- und Interphalangealgelenk des großen Zehs für eine Dorsalextension. Neben diesen Funktionen, die über die Innervation aus dem N. fibularis profundus aus den Segmenten L4–L5 ermöglicht werden, kann er zusätzlich die Supination im unteren Sprunggelenk unterstützen.

Für die Betastung wird der Patient in Rücklage mit unterlagerten Kniegelenken positioniert. Der Therapeut steht seitlich vor dem angewinkelten Bein und nimmt von anterior mit den Fingerbeeren Kontakt am Talus bzw. der Malleolengabel auf. Jetzt wird der Klient gebeten den Großzeh in Extension zu bewegen, sodass die Sehne des M. extensor hallucis longus in Erscheinung tritt. Mithilfe der deutlich werdenden Sehne kann der Muskel nach proximal sowie distal erfühlt werden. Sie kann schließlich bis zur distalen Phalanx mit den Fingerbeeren getastet werden.

▶ **Durchführungshinweis** In der proximalen Region des Muskels ist nur eine Reizsetzung, also keine direkte Palpation möglich, da der M. extensor hallucis longus vom M. tibialis anterior sowie dem M. extensor digitorum longus überdeckt wird. Nach Traumen besteht zusätzlich die Gefahr eines Kompartmentsyndroms (Abb. 5.26).

5.4.3 Palpation des M. extensor digitorum longus

Der lange Zehenstrecker, welcher der prätibialen Muskelgruppe zugehörig ist, verzeichnet seinen breitflächigen Ursprung am Condylus lateralis tibiae sowie am Caput fibulae,

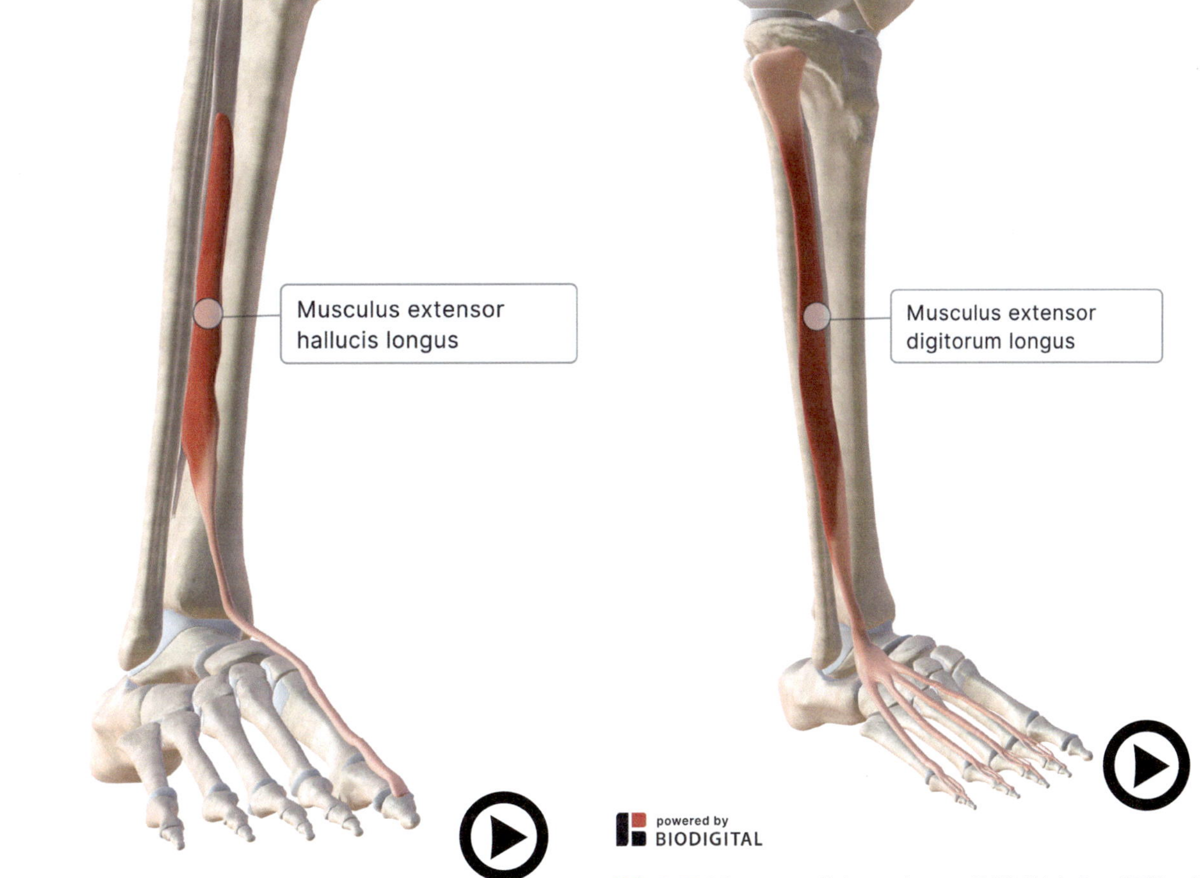

Abb. 5.26 M. extensor hallucis longus (© BioDigital) und Video 5.26 Palpation M. extensor hallucis longus (▶ https://doi.org/10.1007/000-5xw)

Abb. 5.27 M. extensor digitorum longus (© BioDigital) und Video 5.27 Palpation M. extensor digitorum longus (▶ https://doi.org/10.1007/000-5xx)

der Margo anterior fibulae, der Membrana interossea cruris und dem Septum intermusculare cruris. Sein steiler Verlauf nach distal mündet in der Dorsalaponeurose der Zehen II–V sowie der jeweils zugehörigen distalen Phalanx. Über den N. fibularis profundus erhält der M. extensor digitorum longus seine Innervation, die eine Dorsalextension im OSG sowie in den Grund- und Interphalangealgelenken II–V ermöglicht. Zusätzlich unterstützt er die Pronation im unteren Sprunggelenk.

Die Betastung des M. extensor digitorum longus erfolgt aus der Rückenlage mit unterlagerten Kniegelenken. Die Handfläche des seitlich stehenden Praktikers nimmt flächig Kontakt in der Region des Talus auf und der Klient wird gebeten, die Zehen in eine Dorsalextension zu bewegen. Hierbei werden die vier Sehnen deutlich spürbar, welche sich in dieser Region von der Hauptsehne separieren. Sie können anschließend mit den Fingerbeeren nach distal bis zur proximalen Phalanx II–V verfolgt werden, wohingegen sie sich proximalwärts zu einer Sehne und schließlich zum Muskelbauch verbünden. Dieser kann mit den steil aufgestellten Fingerbeeren im Verlauf erfühlt werden.

▶ **Durchführungshinweis** Da in der Region des Unterschenkels einige Muskeln nebeneinander liegen, die ähnliche Funktionen aufzeigen, ist es besonders wichtig, über eine separierte Kontraktion in Dorsalextension der Zehen II–V den M. extensor digitorum longus von weiteren Muskeln bestmöglich zu differenzieren. Nach Traumen besteht zusätzlich die Gefahr eines Kompartmentsyndroms (Abb. 5.27).

5.4.4 Palpation des Mm. fibularis longus et brevis

Die fibulare Muskelgruppe, welche einen wichtigen Bestandteil des Steigbügels darstellt, ist ebenfalls unter der veralteten Bezeichnung „peroneale Muskelgruppe" bekannt und befindet sich lateral am Unterschenkel. Der M. fibularis longus und der M. fibularis brevis bilden hierbei den Hauptbestandteil und werden durch den M. fibularis tertius ergänzt, der als Abspaltung des M. extensor digitorum longus nur inkonstant in Erscheinung tritt. Der am Caput fibulae entspringende M. fibularis longus erstreckt sich steil nach distal, geht in eine lange Sehne über, welche posterior des Malleolus lateralis nach distoplantar verläuft und am Os cuneiforme mediale und der Matatarsale I von plantar inseriert. Einen ähnlichen Verlauf nimmt der M. fibularis brevis ein, der distal an der Facies lateralis fibulae und dem Septum intermusculare cruris anterius et posterius entspringt. Auch seine Sehne verläuft hinter dem Malleolus lateralis, setzt jedoch schon an der Tuberositas ossis metatarsale V an. Der inkonstant vorhandene M. fibularis tertius hingegen entspringt im distalen Bereich der Facies lateralis fibulae sowie der Membrana interossea cruris, verläuft als Abspaltung des M. extensor digitorum longus vor dem Malleolus lateralis nach distal und inseriert dorsal an der Basis der Metatarsale V. Alle drei Muskeln bewegen die Sprunggelenke in Plantarflexion und Pronation. Die aktive Pronation ist dabei eine wichtige Komponente für den Aufbau des Steigbügels. Während der M. fibularis longus et brevis seine Innervation durch den N. fibularis superficialis aus den Segmenten L5–S1 erhält, bekommt der M. fibularis tertius die Aktionspotentiale über den N. fibularis profundus aus den Segmenten L5–S1 übermittelt. Da der M. fibularis tertius bei etwa 10,5 % der Menschen fehlt und in seiner Anlage Variationen aufzeigt, wird er in diesem Kapitel palpatorisch nicht beschrieben, da er, bei Vorhandensein, automatisch mit einem Reiz bei Betastung versehen wird (Joshi et al. 2006).

Für die Erfühlung der fibularen Muskelgruppe wird eine Ausgangsposition in Rücken- oder Seitlage empfohlen. Die Fingerbeeren werden steil auf das Caput fibulae appliziert und wandern ausgehend von diesem Referenzpunkt nach distal entlang des Wadenbeins. Währenddessen führt der Klient eine aktive, dynamische Pronation der unteren Sprunggelenke aus. Die Kontraktion ist deutlich unter den Fingerbeeren zu spüren und kann noch genauer wahrgenommen werden, indem zusätzlich eine aktive Plantarflexion eingenommen wird. Im gesamten Verlauf der Fibula kann die fibulare Muskulatur erspürt werden, wobei im proximalen Bereich eher der M. fibularis longus und distal der M. fibularis brevis et tertius ihre Muskelbäuche verzeichnet.

▶ **Durchführungshinweis** Nach langen Wanderungen kann dieser Muskel gereizt sein, was bei einer Palpation zu schmerzhaften Empfindungen führen kann (Abb. 5.28).

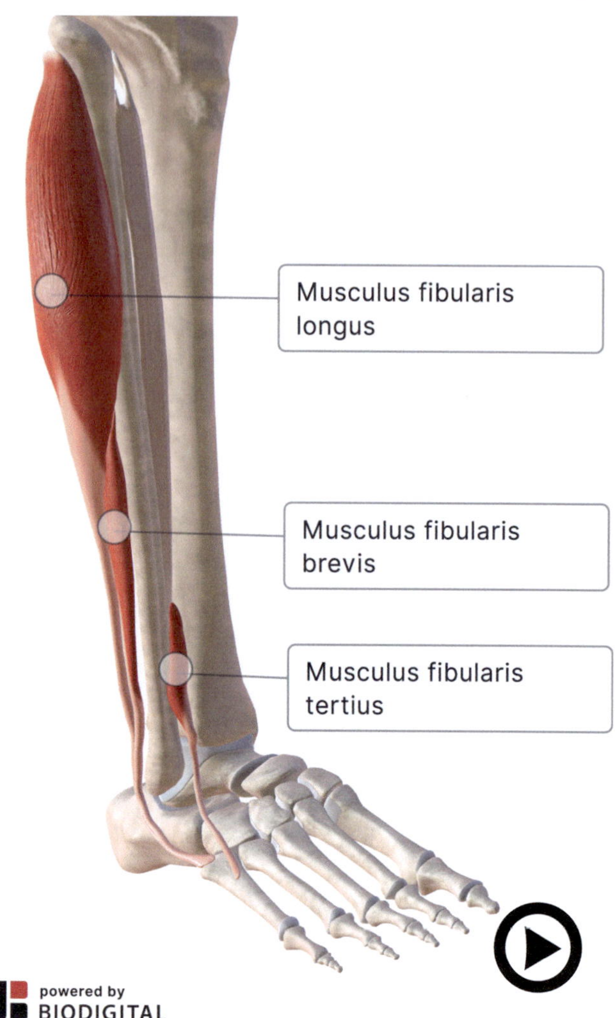

Abb. 5.28 Mm. fibularis longus und brevis (© BioDigital) und Video 5.28 Palpation M. fibularis longus et brevis (▶ https://doi.org/10.1007/000-5xy)

5.4.5 Palpation des M. tibialis posterior

Der hintere Schienbeinmuskel wird häufig als ein Teil des Steigbügels betrachtet und erstreckt sich ausgehend von der posterioren Fläche der Membrana interossea cruris, angrenzenden Flächen der Tibia und Fibula sowie dem tiefen Blatt der Fascia cruris schräg nach distomedial. Der relativ kleine Muskelbauch mündet im distalen Drittel des Unterschenkels in eine Sehne, welche direkt hinter dem Malleolus medialis durch den Tarsaltunnel zieht, die Richtung ändert und nach plantar verläuft. Der Ansatz erstreckt sich fußsohlenseitig von der Tuberositas ossis navicularis über das Os cuneiforme mediale bis zu den Basen der Ossa metatarsalia II–IV. Über die Innervation durch den N. tibialis aus den Segmenten L4–S1 kann der M. tibialis posterior die Sprunggelenke in Richtung Plantarflexion und Supination bewegen.

Die Palpation des Muskels ist lediglich an seiner Sehne direkt am Malleolus medialis möglich, da er in seiner Ursprungsregion vom M. gastrocnemius und dem M. soleus überdeckt wird. Hierfür wird die Zeige- und Mittelfingerbeere flächig auf den Innenknöchel gelegt und aktiv eine Supination mit Plantarflexion durchgeführt. Während dieser Inversionsbewegung tritt eine variabel ausgeprägte Sehne empor, die direkt auf oder unmittelbar hinter dem Malleolus medialis liegt. Die Ertastung ist am besten in Rückenlage durchführbar.

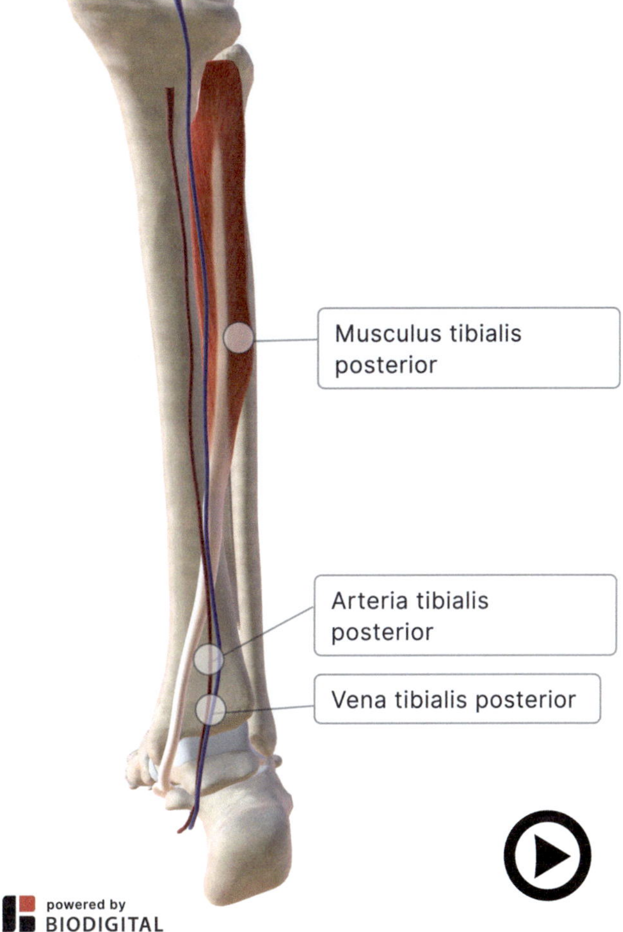

Abb. 5.29 M. tibialis posterior (© BioDigital) und Video 5.29 Palpation M. tibialis posterior (▶ https://doi.org/10.1007/000-5xz)

▶ **Durchführungshinweis** Der M. tibialis posterior verläuft mit dem M. flexor digitorum longus und dem M. flexor hallucis longus sowie mit der A. und V. tibialis posterior und dem N. tibialis durch den Tarsaltunnel und kann bei Reizung ein Tarsaltunnelsyndrom verursachen. Dies führt aufgrund der Kompression der genannten Strukturen zu Schmerzen (Abb. 5.29).

5.4.6 Palpation des M. flexor hallucis longus

Der lange Großzehenbeuger wird zur Gruppe der tiefen Flexorengruppe des Unterschenkels gezählt und verzeichnet seinen Ursprung an der Facies posterior der Fibula sowie der Membrana interossea cruris und dem Septum intermusculare cruris posterior. In seinem steil nach distal angelegtem Verlauf wird er vom M. gastrocnemius und dem M. soleus überdeckt. Die Sehne des M. flexor hallucis longus verläuft anschließend hinter dem Malleolus medialis nach distal weiter unterhalb des Sustentaculum tali durch den Sulcus tendinis musculi flexoris hallucis longi nach plantar und inseriert an der Basis der distalen Phalanx des Hallux. Getreu seines Namens führt er eine Plantarflexion des Großzehs im Interphalangeal- sowie Grundgelenk durch und unterstützt die Plantarflexion im OSG und die Supination im USG. Dies wird über die Innervation durch den N. tibialis posterior aus den Segmenten L5–S1 ermöglicht.

Für die Palpation wird der Klient in Rückenlage mit unterlagerten Kniegelenken positioniert. Der Therapeut steht seitlich in Höhe des Fußes und appliziert die Fingerbeeren von Zeige- und Mittelfinger mittig zwischen Malleolus medialis und Achillessehne. Anschließend führt der Klient aktiv eine Plantarflexion des großen Zehs durch. Dies führt zu einer Anspannung des Muskels, welche wiederum unter den Fingern spürbar wird. Wichtig ist, dass sich lediglich der große Zeh bewegt, da der M. flexor digitorum longus, dessen Sehne etwas anterior liegt, und die Sehne des M. flexor hallucis longus sich kreuzen. Sie nehmen somit einen ähnlichen Verlauf ein. Um dies zu gewährleisten, können die Zehen II–V mit der anderen Hand des Praktikers in Dorsalextension fixiert werden, sodass eine isolierte Bewegung des Hallux abläuft. Zusätzlich kann der Kontraktionsimpuls im unteren Teil des mittleren Drittels der Facies posterior fibularis in der Tiefe wahrgenommen werden. Hierfür werden die Fingerbeeren steil aufgestellt und eine dynamische Bewegung des Großzehs aktiv durchgeführt.

▶ **Durchführungshinweis** Der M. flexor hallucis longus verläuft mit dem M. flexor digitorum longus und dem M. tibialis posterior sowie mit der A. und V. tibialis posterior und dem N. tibialis durch den Tarsaltunnel und kann bei Reizung ein Tarsaltunnelsyndrom verursachen. Dies führt aufgrund der Kompression der genannten Strukturen zu Schmerzen (Abb. 5.30).

5.4.7 Palpation des M. flexor digitorum longus

Der lange Zehenbeuger ist der posterioren tiefen Unterschenkelmuskulatur zugehörig und verzeichnet seinen Origo an der Facies posterior und der Margo medialis der Tibia. Er verläuft steil nach distal, posterior des Malleolus medialis bis unter das Sustentaculum tali durch den Tarsaltunnel und inseriert plantar an den Endphalangen der Zehen II–V. In seinem Insertionsgebiet dient der M. flexor digitorum longus als Ursprung der Mm. lumbricales pedis. Weiterhin führt er eine Plantarflexion in den Grund- und Interphalangealgelenken der Zehen II–V sowie im oberen Sprunggelenk durch. Diese Funktionen kann er durch seine Innervation über den N. tibialis aus den Segmenten S1–S2 realisieren.

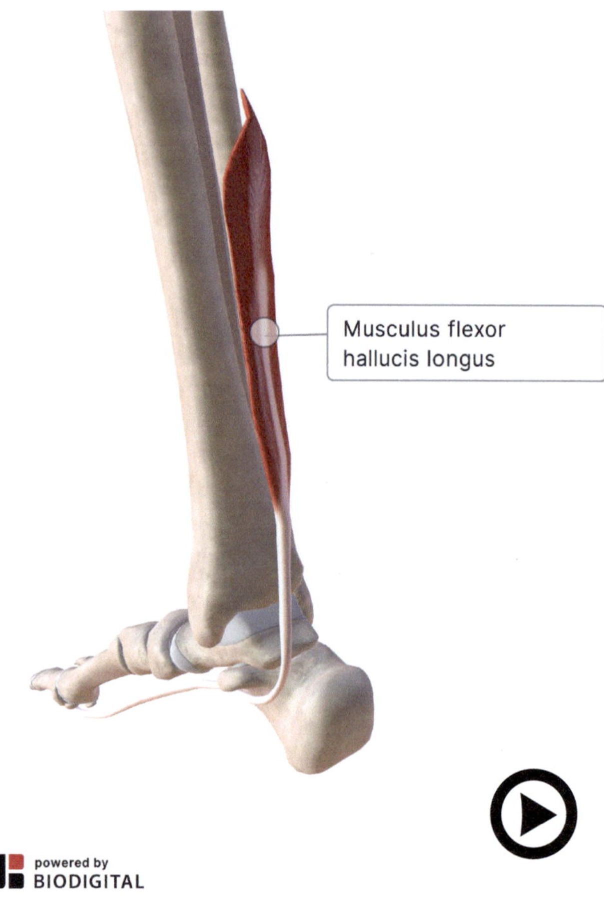

Abb. 5.30 M. hallucis longus (© BioDigital) und Video 5.30 Palpation M. hallucis longus (▶ https://doi.org/10.1007/000-5y0)

Für die Betastung des Muskels ist der Patient in Rücklage mit unterlagerten Kniegelenken zu positionieren. Der Therapeut steht in Höhe des Fußes und legt die Fingerbeeren von Zeige- und Mittelfinger in die Mitte zwischen Malleolus medialis und Achillessehne. Anschließend führt der Klient aktiv eine Plantarflexion der Zehen II–V durch. Dies führt zu einer Anspannung des Muskels, welche die Finger auf der Sehne des M. flexor digitorum longus wahrnehmen können. Wichtig ist, dass sich lediglich die Zehen II–V bewegen, da der M. flexor hallucis longus, dessen Sehne etwas posterior liegt und die Sehne des M. flexor digitorum longus kreuzen. Sie nehmen somit einen ähnlichen Verlauf ein. Um dies zu gewährleisten, kann zusätzlich der große Zeh mit der anderen Hand des Therapeuten passiv in Dorsalextension fixiert werden, sodass ausschließlich eine Bewegung der Zehen II–V in Flexion abläuft. Auch eine Aktivierung des M. tibialis anterior, die den gesamten Fuß in Dorsalextension fixiert, kann das Palpationsergebnis präzisieren.

Zusätzlich kann der Muskelbauch bei wiederholter dynamischer Flexion posteromedial an der Wade vernommen werden. Hierfür nehmen die Fingerbeeren in der Mitte der Margo medialis tibiae Kontakt auf und wandern einen Querfinger in Richtung posteromedial. Anschließend wird eine wiederholende Kontraktion der Zehen II–V in Plantarflexion durchgeführt, welche zu einem spürbaren Impuls unter den Fingerbeeren führt.

▶ **Durchführungshinweis** Der M. flexor digitorum longus verläuft mit dem M. flexor hallucis longus und dem M. tibialis posterior sowie mit der A. und V. tibialis posterior und dem N. tibialis durch den Tarsaltunnel und kann bei Reizung ein Tarsaltunnelsyndrom verursachen. Dies führt aufgrund der Kompression der genannten Strukturen zu Schmerzen (Abb. 5.31).

5.4.8 Palpation des M. soleus

Der Schollenmuskel wird zum M. triceps surae gemeinsam mit dem M. gastrocnemius und dem M. plantaris gezählt. Er verzeichnet seinen Origo an der Facies posterior der Tibia, an der Linea musculi solei und teilweise an der Fibula. In seinem steilen Verlauf nach distal wird er überwiegend vom M. gastrocnemius überdeckt, weshalb die direkte Palpation nur an speziellen Punkten möglich ist. Seine Insertion wird über die Achillessehne am Tuber calcanei gewährleistet. Die Plantarflexion im OSG sowie die Supination im USG kann er durch die Innervation des N. tibialis aus den Segmenten S1–S2 durchführen.

Für die palpatorische Erschließung des Muskels wird der zu Palpierende in Bauchlage positioniert, während der Kliniker seitlich in Höhe des Unterschenkels steht. Der Crus wird unterlagert, sodass eine Winkelposition von ca. 45 ° im Kniegelenk erreicht wird. Dadurch kommt es zu einer Annäherung des M. gastrocnemius, sodass dieser bei Plantarflexion weniger effizient kontrahiert. Die steil aufgestellten Fingerbeeren werden zunächst posterior am Caput fibulae positioniert und wandern dann an der lateralen Fläche nach distal. Währenddessen wird der Fuß aktiv in Plantarflexion gespannt, sodass eine Kontraktion unter dem Finger spürbar wird. Hierbei ist es wichtig, dass sich nur der Fuß und nicht die Zehen in Plantarflexion bewegen, da sonst der M. flexor digitorum longus das Palpationsgefühl verfälschen könnte. Neben der Betastung des lateralen Randes kann auch der mediale Rand des M. soleus mit einer ähnlichen Vorgehensweise, ausgehend vom medialen Condylus tibiae, erfühlt werden. Zusätzlich zu beiden Methoden kann auch ein Reiz aus der Mitte des Unterschenkels auf den M. soleus ausgeübt werden. Hierbei wird mit den Fingerbeeren mittig am Unterschenkel die längsverlaufende Furche zwischen den beiden Gastrocnemiusköpfen mit steil aufgestellten Fingerbeeren gesucht und anschließend in die Tiefe palpiert. Hierbei wird ein direkter Reiz auf den Schollenmuskel ausgeübt, da sich aufgrund der im Kniegelenk flektierten Position der M. gastrocnemius in angenäherter Position befindet. Der distale An-

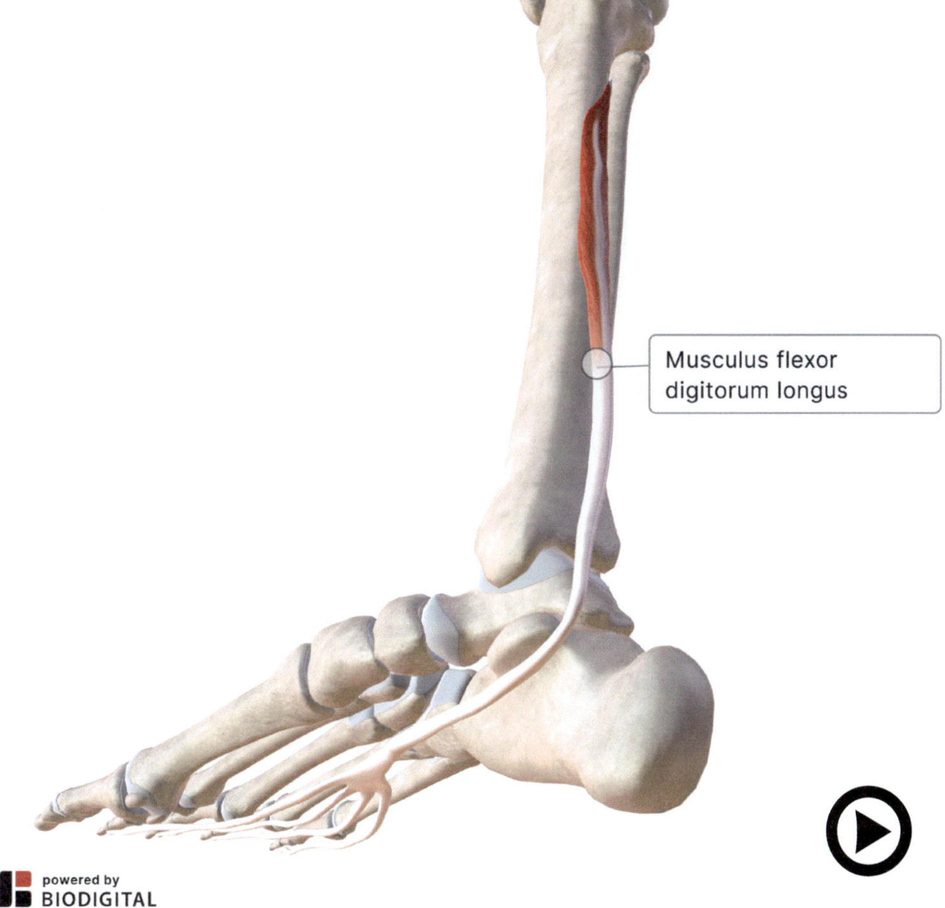

Abb. 5.31 M. flexor digitorum longus (© BioDigital) und Video 5.31 Palpation M. flexor digitorum longus (▶ https://doi.org/10.1007/000-5y1)

satz kann über die posterior am Unterschenkel verlaufende und gut tastbare Achillessehne wahrgenommen werden, welche bei einer Plantarflexion direkt hinter der Malleolengabel in Erscheinung tritt.

▶ **Durchführungshinweis** Nach intensiven Belastungen oder auch nach Kontusionen kann der M. soleus gehäuft einen Reizzustand erfahren. Schmerzen werden von Klienten in diesem Fall im Bereich der Achillessehne, Wade sowie teilweise sogar im homolateralen ISG angegeben (Abb. 5.32).

5.4.9 Palpation des M. gastrocnemius

Der Zwillingsmuskel, welcher sich posterior an der Wade befindet, prägt einen großen Teil des M. triceps surae und bildet das, von außen sichtbare, Relief des Unterschenkels. Der M. gastrocnemius besteht aus zwei Bäuchen, von denen der mediale Anteil am Condylus medialis femoris und der laterale Anteil am Condylus lateralis femoris entspringt. Beide verlaufen steil nach distal und münden etwa im mittleren Drittel des Unterschenkels in der längsverlaufenden Achillessehne. Die Tendo calcanei verläuft anschließend weiter nach distal und findet ihre Insertion am Tuber calcanei. Neben der Hauptfunktion der Plantarflexion im oberen Sprunggelenk kann der M. gastrocnemius die Flexion, sowie der mediale Teil die Innenrotation, der laterale Teil die Außenrotation im Kniegelenk und des Weiteren die Supination im USG unterstützen. Diese motorischen Funktionen resultieren aus der Innervation durch den N. tibialis aus den Segmenten S1–S2.

Aufgrund der oberflächigen Lage lässt sich dieser Muskel palpatorisch ausgezeichnet erschließen. Während der Klient in Bauchlage positioniert wird, steht der Palpierende seitlich in Höhe des Unterschenkels und legt die Hand flächig auf das proximale Drittel der homolateralen Wade. Der zu Palpierende wird gebeten, den Fuß aktiv in Plantarflexion zu bewegen, um eine spürbare Kontraktion des M. gastrocnemius zu erzeugen. Die Handfläche kann hierbei zunächst den gesamten Muskel erschließen, sodass ausgewählte Regionen wie Muskelränder und die Muskelbäuche anschließend mit den Fingerbeeren betastet werden können. Direkt in der Mitte der proximalen Wade kann mit steil aufgestellten Fingern eine Furche erfühlt werden, die den lateralen vom medialen Muskelbauch trennt.

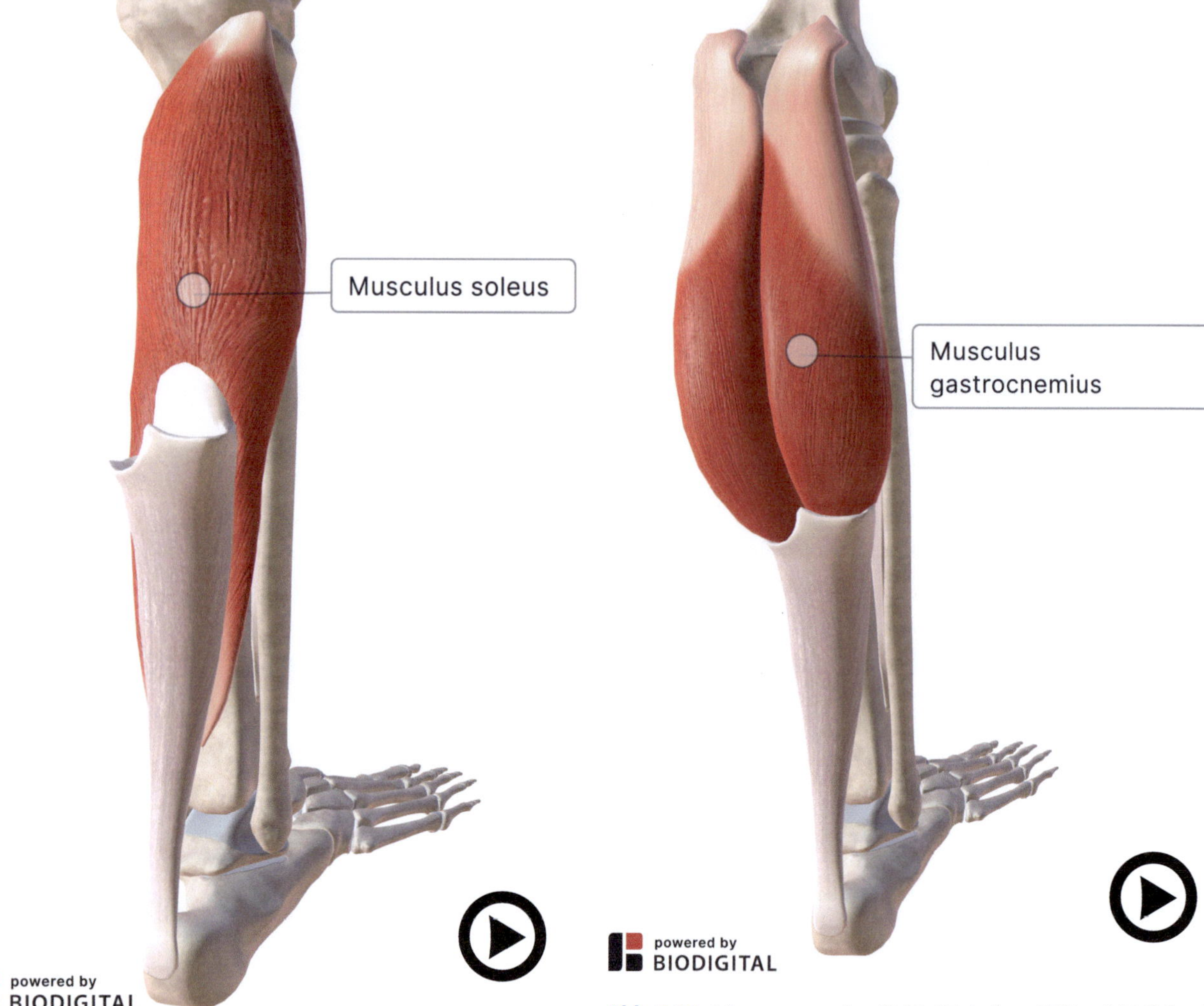

Abb. 5.32 M. soleus (© BioDigital) und Video 5.32 Palpation M. soleus (▶ https://doi.org/10.1007/000-5y2)

Abb. 5.33 M. gastrocnemius (© BioDigital) und Video 5.33 Palpation M. gastrocnemius (▶ https://doi.org/10.1007/000-5y3)

▶ **Durchführungshinweis** Nach Kontusionen im Bereich der Wade oder nach ausdauernden, repetitiven Belastungen kann der Muskel bei Betastung druckdolent reagieren (Abb. 5.33).

5.4.10 Palpation des M. plantaris

Ausgehend von der Linea supracondylaris posterior am lateralen Femurcondyl entspringt der M. plantaris, der direkt in der Kniekehle seinen Muskelbauch verzeichnet und nach der Fossa poplitea in einer schlanken Sehne schräg nach distomedial verläuft. Er inseriert über die Achillessehne am Tuber calcanei und ist aufgrund seiner Anlage synergistisch für die Flexion im Knie- und die Plantarflexion im oberen Sprunggelenk zuständig. Zusätzlich erfüllt er eine wichtige propriozeptive Aufgabe, da er im Verhältnis zu anderen Muskeln eine hohe Dichte an Rezeptoren aufzeigt (Vlaic et al. 2019). Für diese Funktionsweise wird er vom N. tibialis aus den Segmenten S1–S2 innerviert.

Der palpatorische Zugang kann lediglich in der Kniekehle hergestellt werden, da der M. plantaris zwar posterior des M. popliteus aber anterior des M. gastrocnemius lokalisiert ist. Der Klient wird dabei in Bauchlage mit unterlagerten Sprunggelenken positioniert, während der Palpierende, seitlich stehend, mit den Fingerbeeren Kontakt zum homolateralen Condylus lateralis femoris aufnimmt. Die Zeigefingerbeere wandert anschließend nach medial und befindet sich nun proximal des M. popliteus und intermedial der beiden Gastrocnemiusköpfe direkt im Zentrum der Fossa poplitea und auf dem M. plantaris. Eine Reizsetzung ist dabei auf die muskuläre Struktur möglich, während die Erfühlung der Sehne aufgrund des überlagerten M. gastrocnemius nur erschwert möglich ist.

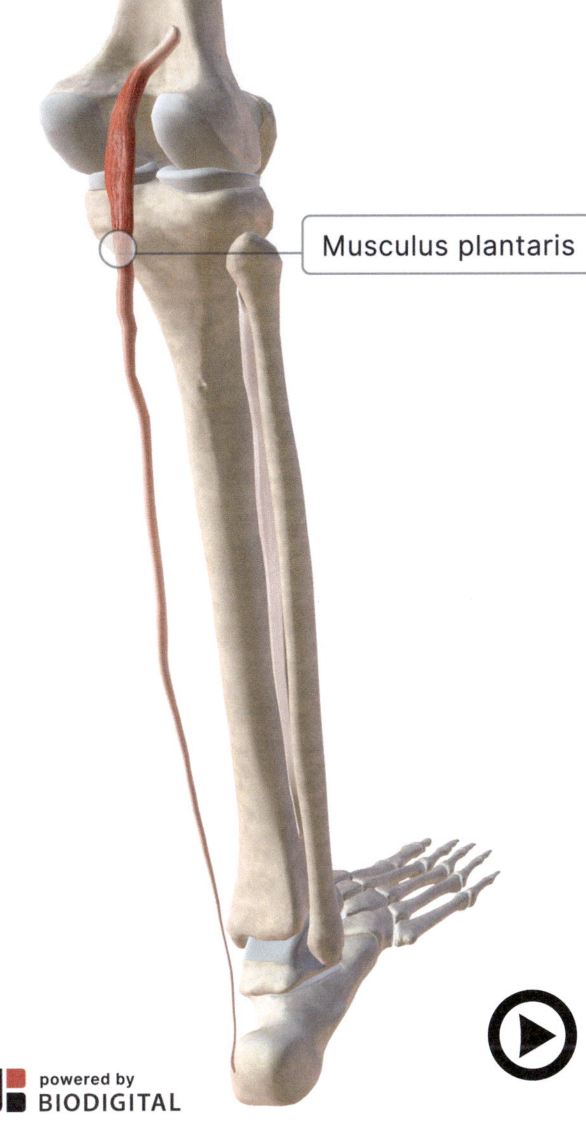

Abb. 5.34 M. plantaris (© BioDigital) und Video 5.34 Palpation M. plantaris (▶ https://doi.org/10.1007/000-5y4)

▶ **Durchführungshinweis** Der M. plantaris kann Spannungszonen im Muskelbauch aufzeigen, welche bei der Palpation druckdolent in Erscheinung treten können. Der Klient empfindet dabei in vielen Fällen Schmerzen im Bereich der Kniekehle (Abb. 5.34).

5.5 Muskulatur im Bereich des Fußes

Der Fuß trägt den Menschen durch das Leben. Tagtäglich passt er sich an verschiedenste Bodenbeschaffenheiten und Schuhwerke an. Dies kann durch 28 Knochen sowie 21 Muskeln realisiert werden. Durch diese Vielfältigkeit wird der Fuß zu einem anpassungsfähigen Instrument, welches das Gehen, Rennen, Springen und viele weitere Aktivitäten ermöglicht. Ähnlich wie bei der Hand kann auch die kurze Fußmuskulatur in Gruppen eingeteilt werden. Hierfür gibt es die plantare und dorsale sowie die Groß- und Kleinzehenballenmuskulatur. In den folgenden Kapiteln werde alle 21 Muskeln den jeweiligen Gruppen zugeordnet und anatomisch in Lage und Funktion beschrieben. Ebenso wird der Palpationsvorgang im Sinne der genannten Gruppen erläutert.

Für die Betastung wird eine Ausgangsposition in Rücken- oder Bauchlage empfohlen, um die Strukturen gut erschließen zu können.

5.5.1 Palpation der plantaren Fußmuskulatur

Die Gruppe der plantaren Muskulatur umfasst den M. quadratus plantae, den M. flexor digitorum brevis, die Mm. interossei plantares pedis I–III sowie die Mm. lumbricales I–IV. All diese Muskeln sind der Palpation von plantar zugänglich. Als adäquate Ausgangsstellung wird daher die Bauchlage mit 90 ° gebeugtem Kniegelenk favorisiert.

Der zweiköpfige M. quadratus plantae verzeichnet seinen Ursprung an der plantaren Fläche des Calcaneus. Es wird ein Caput mediale von einem Caput laterale unterschieden. Der kurze Muskel verläuft nach distal und mündet direkt in der Sehne des M. flexor digitorum longus und hat daher die Aufgabe diesen aktiv zu unterstützen. Die Handlungsfähigkeit wird durch eine Innervation des N. plantaris lateralis aus den Segmenten S1–S2 ermöglicht.

Der M. flexor digitorum longus befindet sich im Bereich der Fußsohle. Er entspringt plantar am Calcaneus und verläuft dann flächig nach distal. Im Verlauf teilt er sich in vier Ansatzsehnen auf, welche sich anschließend nochmals auf Höhe der Zehengrundgelenke in jeweils zwei Anteile aufgliedern, um dann an dem jeweiligen medialen bzw. lateralen Rand der entsprechenden mittleren Phalanx anzusetzen. Die dadurch entstandene Lücke, auf Höhe der Zehengrundgelenke, wird als Durchtrittsstelle für den M. flexor digitorum longus benötigt. Funktionell dient der M. flexor digitorum brevis namensgetreu für eine Flexion der Zehen II–V im Grund- sowie proximalen Interphalangealgelenk. Innerviert wird der kurze Fußmuskel über den N. plantaris medialis aus den Segmenten L5–S2.

Die Mm. interossei plantares pedis befinden sich medial an den Mittelfußknochen III–V. Sie entspringen jeweils an der Basis und der medialen Seite der Ossa metatarsalia III–V. Ihr Weg nach distal endet an der medialen Seite der jeweiligen proximalen Phalanx sowie an den Dorsalaponeurosen der Sehnen des M. extensor digitorum longus. Durch die Innervation über den N. plantaris lateralis aus den Segmenten S1–S2 können die drei Muskelbäuche eine Adduktion und Flexion in den Grundgelenken III–V sowie eine Extension der Mittel- und Endgelenke III–V durchführen.

Die vier Mm. lumbricales gehören zu den kurzen Fußmuskeln und befinden sich im Bereich des Metatarsus. Die Ursprünge der einzelnen Bäuche sind jeweils medial an den Sehnen des M. flexor digitorum longus zu verzeichnen. Hierbei beginnt der erste Muskel mit seinem Ursprung an der medialen Seite der Sehne der zweiten Zehe, der zweite, dritte und vierte Muskel entspringt von der medialen und lateralen Seite der jeweils zwei benachbarten Sehnen. Alle vier verlaufen entlang der Metatarsalen nach distal und inserieren an den Dorsalaponeurosen der Digiti II–V und an den Sehnenausläufern des M. extensor digitorum longus. Sie sind in der Lage die Grundgelenke der Zehen II–V in eine Flexion zu führen. Zudem können sie in den Mittel- und Endgelenken eine Dorsalextension erzeugen und gleichzeitig die abgespreizten Zehen II–V in eine Adduktion bewegen. Diese Funktionen werden durch den N. plantaris medialis für die Mm. lumbricales I–II und durch den N. plantaris lateralis für die Mm. lumbricales III–IV ermöglicht. Beide Anteile stammen aus den Segmenten S1–S2.

Für die Betastung der plantaren Muskelgruppe wird der Klient in Bauchlage mit unterlagerten Sprunggelenken positioniert. Der Therapeut steht direkt seitlich in Höhe der Füße und nimmt mit der Zeige- und Mittelfingerbeere Kontakt zum Calcaneus von plantar auf. Anschließend sollen die Zehen und der Fuß dynamisch in Dorsalextension bewegt werden. Hierbei wird die Plantaraponeurose merklich unter den Fingern gespannt, woraufhin die palpierenden Finger die Struktur fersenwärts bis zum Ursprung verfolgen. Direkt unter der Plantaraponeurose in Höhe des Calcaneus sowie im Übergang zu den Metatarsalen befindet sich der M. flexor hallucis brevis. Die steil aufgestellten Fingerbeeren erspüren den Muskel in der Tiefe, sobald der Patient die Zehen und den Fuß in Richtung Plantarflexion bewegt. Da sich der M. quadratus plantae noch weiter unter dem M. flexor hallucis brevis befindet, kann lediglich in Höhe des Os cuboideums von plantar ein Reiz mit den steil aufgestellten Fingerbeeren gesetzt werden. Auch die Mm. interossei plantares sowie die Mm. lumbricales können lediglich mit einer Reizsetzung versehen werden. Hierfür wandern die Fingerbeeren von Zeige- und Mittelfinger in den Zwischenraum der Metatarsalen II–V und können, steil aufgestellt, die drei Mm. interossei plantares betasten. Die Mm. lumbricales befinden sich direkt plantar der Metatarsalen II–V und werden somit über die knöcherne Palpation der inferioren Knochenflächen mit den Fingerbeeren erschlossen. Auch bei diesen Muskeln ist keine direkte Palpation möglich, da zahlreiche Strukturen die Muskeln überdecken.

▶ **Durchführungshinweis** Eine Palpation in der plantaren Region des Calcaneus kann bei einem ausgeprägten plantaren Fersensporn schmerzhaft sein, da hierbei die Kontinuumsdistorsion in das Weichteilgewebe vordringt (Abb. 5.35).

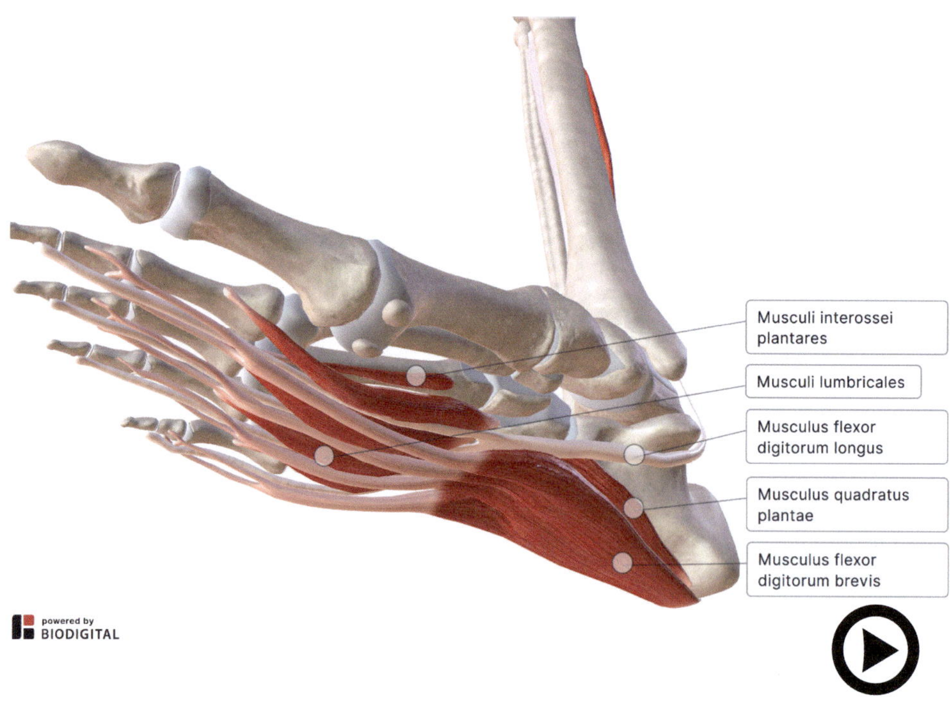

Abb. 5.35 Plantare Fußmuskulatur (© BioDigital) und Video 5.35 Palpation plantare Fußmuskulatur (▶ https://doi.org/10.1007/000-5y5)

5.5.2 Palpation der kurzen Fußmuskeln des Hallux

Die Gruppe der kurzen Fußmuskeln am Großzehenballen besteht aus dem M. abductor hallucis dem M. flexor hallucis brevis und dem M. adductor hallucis. Alle drei Muskel stehen in engem Kontakt zum Hallux und können diesen bewegen. Der Großzeh bildet einen wichtigen Bestandteil der funktionellen Fußlängsachse. Diese Achse sowie das mediale Fußlängsgewölbe und das Abrollen über den Großzehenballen sind Faktoren, die für den physiologischen Gang elementar sind. Die palpatorische Vorgehensweise ist daher wichtig, um die kurze Fußmuskulatur des Hallux analysieren zu können.

Der M. abductor hallucis, welcher sich aus der Gruppe am proximal gelegensten befindet, verzeichnet seinen Ursprung an der plantaren, medialen Fläche des Proc. medialis am Tuber calcanei. Er verläuft anschließend plantar nach distal und medial unter dem Os naviculare sowie dem Os cuneiforme mediale und inseriert in einer langen Sehne medial an der Grundphalanx des Hallux sowie mit einige Fasern in der Gelenkkapsel des Großzehengrundgelenkes. Durch die Innervation über den N. plantaris medialis aus den Segmenten L5–S2 kann er die große Zehe in Plantarflexion sowie Abduktion bewegen.

Etwas weiter distal, ausgehend von der medialen Unterseite des Os cuboideum, des Os cuneiforme mediale et intermedium sowie der Sehne des M. tibialis posterior, dem Lig. calcaneocuboideum und dem Lig. plantare longum, erstreckt sich der M. flexor hallucis brevis entlang der Metatarsale I nach distal. Während das Caput mediale über das mediale Sesambein an der Basis der Grundphalanx des Hallux sowie an der Kapsel des MCP I inseriert, setzt das Caput laterale über das laterale Sesambein an der Basis der Grundphalanx des Hallux sowie der Kapsel des MCP I an. Die Plantarflexion, welche beide Muskelbäuche gemeinsam im Art. metatarsophalangealis I erzeugen, erfolgt über eine Innervation durch den N. plantaris medialis aus den Segmenten L5–S1 für das Caput mediale und durch den N. plantaris lateralis aus den Segmenten S1–S2 für das Caput laterale.

Der M. adductor hallucis, welcher sich aus dieser Gruppe am weitesten distal befindet, kann in ein Caput transversum und in ein Caput obliquum unterteilt werden. Wie es der Name schon aussagt, verläuft das Caput transversum quer von den Kapseln und den Ligamenta der MCP's III–V zur lateralen Seite der Basis der proximalen Phalanx des Hallux und somit über den Fußballen. Das schräg verlaufende Caput obliquum entspringt in den Regionen der Metatarsalbasen II–IV und setzt ebenfalls an der lateralen Seite der Basis der proximalen Phalanx des Hallux an. Beide Anteile werden durch den N. plantaris lateralis innerviert und führen die Adduktion im Art. metatarsophalangealis I durch.

Die Palpation ist nur eingeschränkt möglich und wird in Bauchlage des Patienten durchgeführt. Der seitlich stehende Kliniker appliziert die Fingerbeeren von Zeige- und Mittelfinger von medial kommend an die mediale Fläche des Calcaneus etwa drei Querfinger distal des Malleoulus medialis. Anschließend bewegt der Patient aktiv seinen großen Zeh in eine Abduktion, indem er alle Zehen spreizt. Hierbei wird eine deutliche Kontraktion des M. abductor hallucis unter den Fingern spürbar, da dieser Muskel direkt an der Oberfläche lokalisiert ist. Die Finger folgen anschließend dem Muskelbauch nach distal, bis sie etwa in Höhe der Basis der Metatarsale I von medial angekommen sind. Nun wird der Großzeh aktiv in Richtung Flexion bewegt, was eine spürbare Kontraktion des Caput mediale des M. flexor hallucis brevis zur Folge hat. Das Caput laterale sowie der M. adductor hallucis können nicht direkt palpatorisch erschlossen werden, da sich die Plantaraponeurose sowie die Mm. lumbricales plantar der Anteile befinden und sie somit überdecken. Lediglich eine Reizsetzung über steil aufgestellte Fingerbeeren im Bereich des jeweiligen Caput der Ossa metatarsalia II–IV kann zu einem indirekten Kontakt zum Muskelbauch führen.

▶ **Durchführungshinweis** Das mediale Fußlängsgewölbe, welches bei der Palpation des M. abductor hallucis sowie des M. flexor hallucis brevis als Orientierungshilfe genutzt wird, kann bei diversen Fußdeformitäten sensibel auf Druck reagieren (Abb. 5.36).

5.5.3 Palpation der kurzen Fußmuskeln des Digitus minimus pedis

Neben der speziellen Muskulatur des Großzehs existiert als laterales Pendant die Gruppe der Kleinzehenmuskulatur die aus dem M. abductor digiti minimi pedis, dem M. flexor digiti minimi brevis pedis und dem inkonstanten M. opponens digiti minimi pedis besteht. Der Fuß bildet eine Gesamtkontaktfläche von etwa 100 cm^2 zum Boden aus (Gabel 2015). Somit leistet die Muskulatur am Digitus minimus pedis einen wichtigen Beitrag im Hinblick auf das laterale Fußlängsgewölbe und die individuelle Bewegung des kleinen Zehs.

Der Muskel mit dem größten Muskelbauch aus dieser Gruppe ist der M. abductor digiti minimi pedis. Er besitzt seinen Ursprung am Proc. medialis et lateralis des Tuber calcanei sowie plantar an der Os metatarsale V und der Plantaraponeurose. Sein steiler Verlauf nach distal mündet an der Basis der proximalen Phalanx der Kleinzehe und an der Tuberositas ossis metatarsale V. Über die Innervation durch den N. plantaris lateralis aus den Segmenten S1–S2 kann der M. abductor digit minimi pedis eine Abduktion sowie eine Flexion im Kleinzehengrundgelenk durchführen.

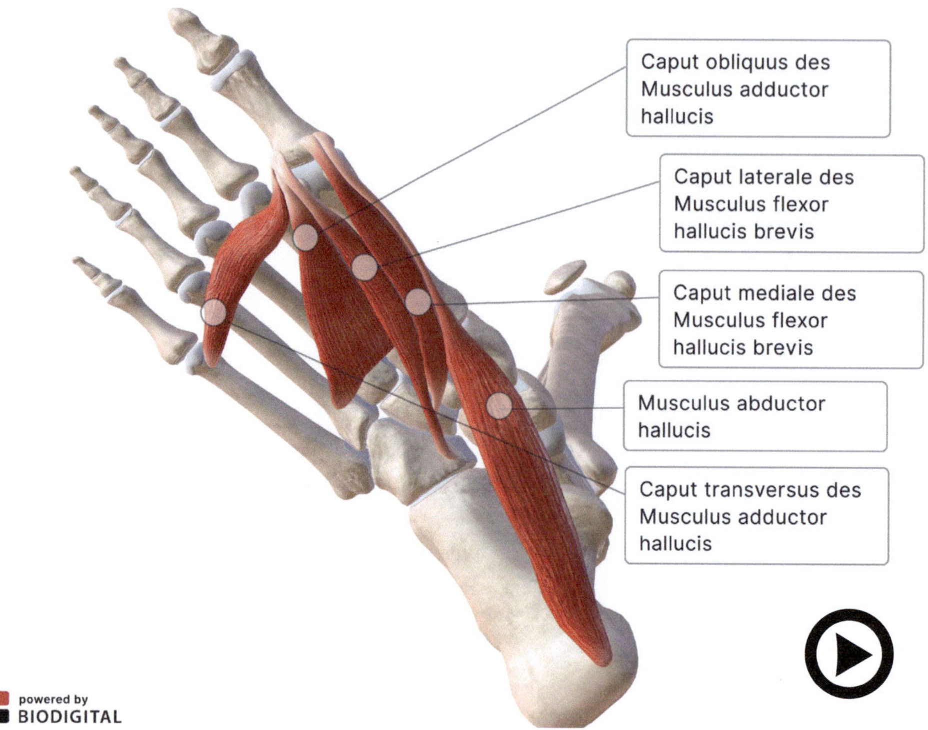

Abb. 5.36 Kurze Fußmuskeln des Hallux (© BioDigital) und Video 5.36 Palpation kurze Fußmuskeln des Hallux (▶ https://doi.org/10.1007/000-5y6)

Der M. flexor digiti minimi brevis, welcher direkt plantar an der Metatarsale V lokalisiert ist, verzeichnet seinen Ursprung plantar an der Basis der Os metatarsale V sowie am Lig. plantare longum und der Sehnenscheide des M. peroneus longus. Er verläuft ebenfalls nach distal und inseriert an der Basis der Phalanx proximalis der Kleinzehe. Die nervale Versorgung, welche ebenfalls über den N. plantaris lateralis aus den Segmenten S1–S2 erfolgt, führt dazu, dass der Muskel bei einer Kontraktion das Kleinzehengrundgelenk in Flexion und Abduktion bewegen kann.

Der inkonstant auftretende M. opponens digiti minimi pedis verläuft plantar ausgehend von der Basis der Metatarsale V sowie dem Lig. plantare longum und der Sehne des M. fibularis longus nach distal und inseriert an der lateralen distalen Fläche der Metatarsale V. Er wird innerviert durch den N. plantaris lateralis aus den Segmenten S1–S2 und ist überwiegend für den Zuggurtmechanismus des Fußes vorhanden. Zusätzlich unterstützt er die Opposition mit der zugehörigen Mobilisierung der Metatarsale V.

Die Palpation der Kleinzehenballenmuskulatur erfolgt aus der Bauchlage mit unterlagerten Sprunggelenken. Der Palpierende steht seitlich und nimmt zunächst über die Fingerbeeren Kontakt zur kontralateralen Tuberositas ossis metatarsalis V auf. Ausgehend von diesem knöchernen Referenzpunkt am lateralen Fußrand wandern die Fingerbeeren etwa einen Querfinger nach plantar und der Patient wird gebeten seine Fußzehen zu spreizen. Eine Kontraktion des M. abductor digiti minimi pedis wird spürbar, sodass der Muskelbauch im Verlauf in Richtung Ferse bzw. in Richtung des kleinen Zehs erfühlt werden kann.

Für die Betastung des M. flexor digiti minimi brevis pedis wird aus der gleichen Ausgangsposition die homolaterale Metatarsale V mittig in den Zangengriff zwischen Daumen und Zeigefinger gefasst, sodass der Zeigefinger plantar und der Daumen dorsalseitig aufliegt. Anschließend wird der Patient aufgefordert eine Flexion im Kleinzehengrundgelenk durchführen, sodass eine Tonuserhöhung des Muskels unter dem Zeigefinger spürbar wird. Da jedoch die Plantaraponeurose Anteile des Muskelbauchs überdeckt, wird eine direkte Palpation schwierig. Eine Reizsetzung ist jedoch auch durch die Aponeurose hindurch möglich.

Gleiches gilt auch für den inkonstanten M. opponens digiti minimi pedis. Dessen Verlauf ist mit jenem des M. flexor digiti minimi brevis vergleichbar.

▶ **Durchführungshinweis** Bei diversen Fußdeformitäten kann es bei der Palpation am lateralen Fußrand zu unangenehmen Sinneseindrücken kommen, weshalb die Betastung zunächst sanft begonnen werden sollte (Abb. 5.37).

5.5.4 Palpation der dorsalen kurzen Fußmuskulatur

Der initiale Bodenkontakt, bei dem der Fuß mit der Ferse zuerst aufsetzt, wird von einer Dorsalextension der Zehen

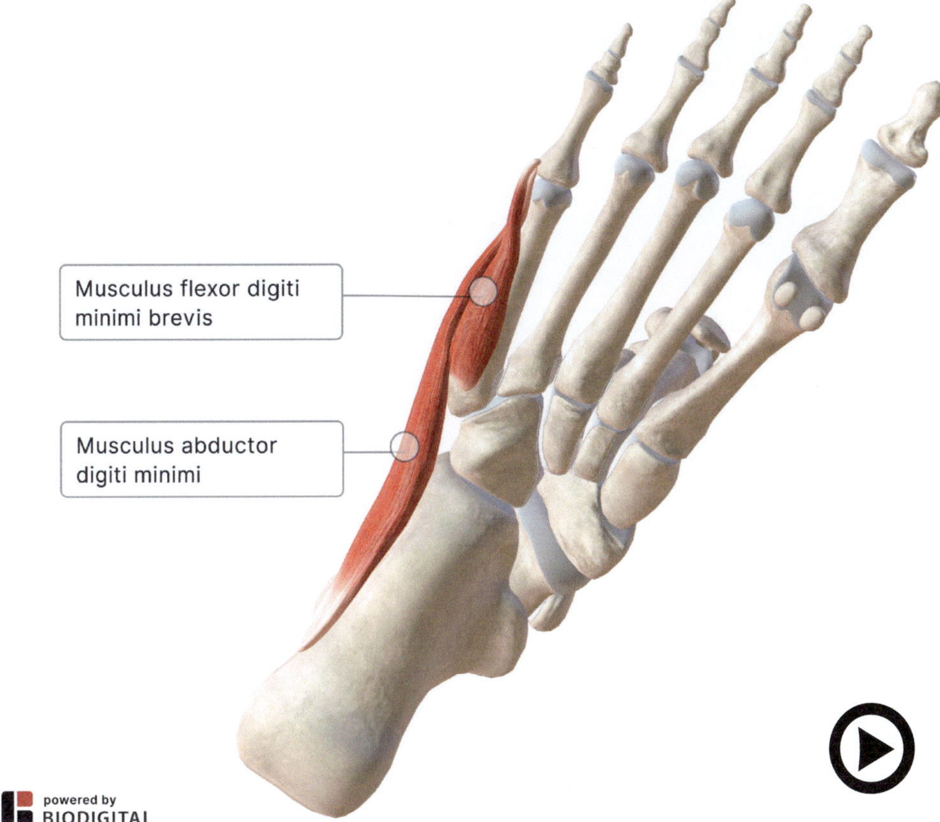

Abb. 5.37 Kurze Fußmuskeln des Digitus minimus pedis (© BioDigital) und Video 5.37 Palpation kurze Fußmuskeln des Digitus minimus pedis (▶ https://doi.org/10.1007/000-5y7)

begleitet. Für diese Gangphase müssen die Fußzehenheber aktiviert werden, um die Bewegung durchführen zu können. Als Teil dieser Gruppe liegen die kurzen dorsalen Fußmuskeln am Fußrücken der Fußwurzel sowie des Mittelfußes und werden in drei Anteile, den M. extensor digitorum brevis sowie den M. extensor hallucis brevis und die Mm. interossei dorsales pedis I–IV gegliedert.

Der Ursprung des eher lateral gelegen M. extensor digitorum brevis befindet sich an der proximolateralen Fläche des Calcaneus. Er verläuft anschließend in Form von drei Sehnen nach distal, welche in die Dorsalaponeurose der Zehen II, III und IV einstrahlen. Durch die Innervation über den N. fibularis profundus aus den Segmenten L5–S1 kann der Muskel kontrahieren. Dies führt zu einer Dorsalextension der Zehen.

Der an der dorsalen Fläche des Calcaneus entspringende M. extensor hallucis brevis verläuft eher schräg nach distomedial und inseriert an der proximalen Phalanx sowie der Dorsalaponeurose des Hallux. Aufgrund des ähnlichen Verlaufs wird der Muskel häufig auch als medialer Teil des M. extensor digitorum brevis beschrieben. Er erfährt seine Innervation ebenfalls über den N. fibularis profundus, aus den Segmenten L5–S1 und ist mit für eine Dorsalextension des großen Zehs notwendig.

Die eher intermetatarsal gelegenen Mm. interossei dorsales pedis I–IV erstrecken sich zwischen den Mittelfußknochen zweier gegenüberliegender Knochenflächen nach distal und münden in der Grundphalanx sowie der jeweils zugehörigen Dorsalaponeurose. Die Innervation über den N. plantaris lateralis aus den Segmenten S1–S2 ermöglicht eine Abduktion der Zehen III–IV von der zweiten Zehe weg, eine Flexion der Zehen II–IV in den Grundgelenken und eine Extension in der Grund- und Mittelphalangen der Zehen II–IV.

Die Betastung der dorsalen kurzen Fußmuskulatur erfolgt in Rückenlage mit leicht unterlagerten Kniegelenken. Der Palpierende nimmt mit der Zeige- und Mittelfingerbeere Kontakt von dorsal zum Os cuboideum auf und befindet sich nun direkt auf dem Muskelbauch des M. extensor digitorum brevis. Über eine aktive Dorsalextension der Zehen tritt dessen Venter über seine Kontraktion deutlich in Erscheinung. Häufig ist dieser Muskel schon bei Kontraktion sichtbar, da er oberflächig lokalisiert ist. Lediglich die Sehnen des M. extensor digitorum longus verlaufen oberhalb und müssen vom kurzen Fußmuskel palpatorisch unterschieden werden.

Ausgehend vom Os cuboideum wandern die Finger nach medial in Richtung Os cuneiforme intermediale und befinden sich direkt auf dem Muskelbauch des M. extensor hallucis brevis. Auch dieser Muskel kann über eine separierte

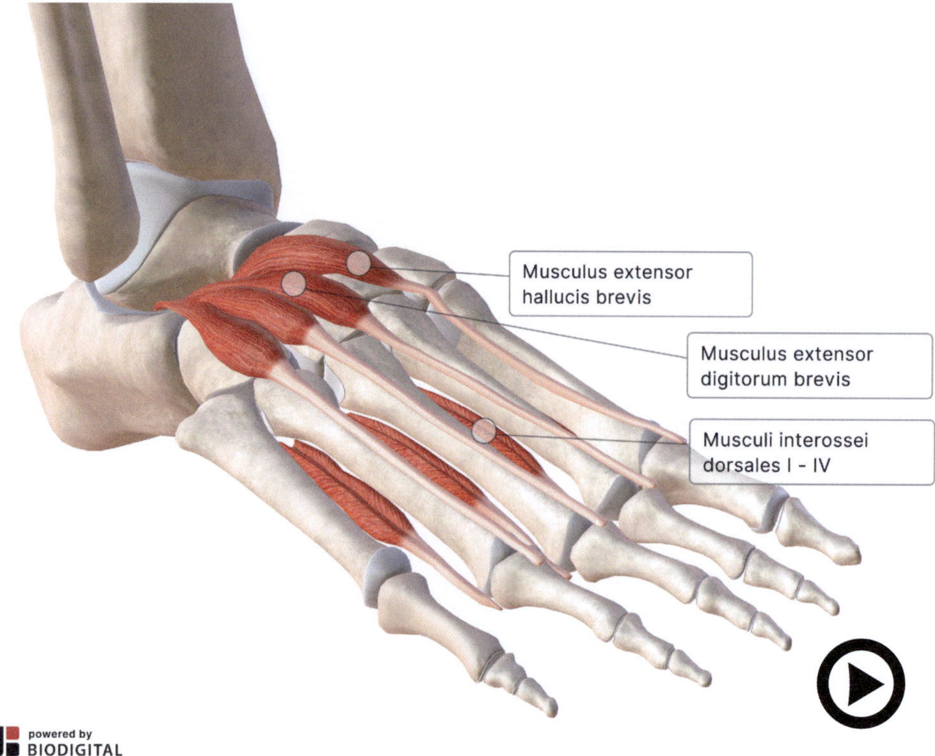

Abb. 5.38 Dorsale kurze Fußmuskeln (© BioDigital) und Video 5.38 Palpation dorsale kurze Fußmuskeln (► https://doi.org/10.1007/000-5y8)

Dorsalextension des Hallux genauer von umliegenden Strukturen differenziert werden. Er ist eher oberflächig lokalisiert, sodass ein direkter Zugang zum Muskelbauch möglich ist.

Für die Betastung der Mm. interossei dorsales pedis I–IV werden die steil aufgestellten Langfingerbeeren von dorsal in die vier Metatarsalzwischenräume gelegt. Im mittleren Drittel der Mittelfußknochen kann ein Reiz auf den jeweiligen Muskelbauch gesetzt werden.

► **Durchführungshinweis** Nach Inversionstraumen kann die Ursprungsregion des M. extensor digitorum und des M. extensor hallucis brevis gereizt sein, weshalb die Betastung sanft begonnen werden sollte (Abb. 5.38).

5.6 Muskulatur im Bereich des Rumpfes

Der Mensch ist nach dem Tensegrity-Modell im Sinne des Zuggurtsystems aufgebaut. Aus labilen Gelenksystemen werden, über biegestabile Knochen und dehnungsstabile Muskeln, Sehnen und Bänder, formstabile Körper. Auch der Rumpf, mit der zugehörigen Wirbelsäule und dem Thorax, spiegelt dieses System wider. Neben der mobilisierenden Aufgabe kommen der Rumpfmuskulatur zahlreiche weitere Aufgaben wie z. B. den Schutz der inneren Organe, die harmonische Fortbewegung sowie die Beteiligung am Atmungssystem zu. Die Rumpfmuskulatur kann dabei in verschiedene Gruppen untergliedert werden. Im Folgenden werden die einzelnen Muskeln im Überblick dargestellt. Anschließend wird die Palpation der tastbaren Strukturen in den Folgekapiteln detailliert erläutert.

Im Allgemeinen wird in Rumpfwandmuskulatur im engeren und weiteren Sinn, in Beckenboden- und in sekundär eingewanderte Rumpfmuskeln unterteilt.

Zur Rumpfwandmuskulatur im engeren Sinn gehört übergreifend die autochthone Rückenmuskulatur, die prävertebrale Halsmuskulatur sowie die Thorax- und Bauchwandmuskulatur.

Die autochthone Rückenmuskulatur wird in einen lateralen und einen medialen Trakt gegliedert. Innerhalb des lateralen Trakts existiert das intertransversale System mit den Mm. levatores costarum und den Mm. intertransversarii, das spinotransversale System mit dem M. splenius und das sacrospinale System mit dem M. longissimus und dem M. iliocostalis.

Der mediale Trakt wird in ein transversospinales System unterteilt, dazu gehören der M. semispinalis, die Mm. rotatores longi et brevi sowie die Mm. multifidii. Zusätzlich kann der mediale Trakt in ein spinales System, welches aus dem M. spinalis und den Mm. interspinales besteht, eingeteilt werden.

Die kurzen Nacken- bzw. Kopfmuskeln werden gebildet durch den M. rectus capitis posterior minor et major und den M. obliquus capitis superior et inferior.

Zu den prävertebralen tiefen Halsmuskeln zählt der M. rectus capitis lateralis et anterior sowie der M. longus colli und der M. longus capitis. Da diese Muskeln direkt an den Halswirbelkörpern lokalisiert sind und zahlreiche weitere Strukturen sie überdecken, sind sie nicht palpabel und werden an dieser Stelle lediglich zur Vollständigkeit genannt.

Die Thoraxwandmuskeln werden durch die Mm. scaleni, den M. transversus thoracis sowie durch die Mm. intercostales und Mm. subcostales geprägt.

Die Bauchmuskulatur, welche ebenfalls zur Rumpfmuskulatur im engeren Sinn zählt, wird unterteilt in einen geraden, einen schrägen und einen tiefen Anteil. Zu den geraden Bauchmuskeln zählt der M. rectus abdominis und der M. pyramidalis. Die schräge Bauchmuskulatur wird gebildet durch den M. transversus abdominis sowie den M. obliquus externus et internus abdominis. Zum tiefen Anteil wird der M. quadratus lumborum und der M. psoas major, welcher im Kapitel Muskulatur des Hüftgelenks (Abschn. 5.2) thematisiert wurden, zugeordnet.

Der Vertreter der Rumpfwandmuskulatur im weiteren Sinn ist das respiratorische Diaphragma mit dem Pars sternalis, Pars costalis und dem Pars lumbalis.

Die Beckenbodenmuskulatur, welche als caudalste Struktur eine Verbindung zum Rumpf über das Os coccygis aufweist, kann zur Rumpfmuskulatur aber auch zur Beckenmuskulatur gezählt werden. In diesem Buch werden die Muskeln des Diaphragma pelvis et urogenitale im Kapitel der Beckenmuskulatur (Abschn. 5.2) beschrieben.

Zur sekundär eingewanderten Rumpfmuskulatur zählen die Rumpf-Rippen-Muskeln bestehend aus dem M. serratus posterior inferior et superior.

5.6.1 Palpation der autochthonen Rückenmuskulatur

Die wortwörtlich an Ort und Stelle entstandene Rückenmuskulatur, welche sich paravertebral auf der rechten und linken Seite der Wirbelsäule erstreckt, wird im Zusammenschluss als M. erector spinae bezeichnet und in zwei Teile mit jeweils fünf Muskeln gegliedert. Diese funktionelle Einheit, die maßgeblich der Aufrichtung des Menschen dient, bildet einen elementaren Teil des Bewegungsapparates, wird direkt durch die Rami dorsales der Spinalnerven innerviert und liegt unmittelbar unterhalb der Fascia thoracolumbalis.

Der laterale Trakt setzt sich aus den Mm. levatores costarum, den Mm. intertransversarii, dem M. splenius capitis et cervicis, dem M. longissimus und dem M. iliocostalis zusammen. Der mediale Trakt wird gebildet durch den M. semispinalis, die Mm. rotatores, die Mm. multifidii, den M. spinalis sowie den Mm. interspinales. Teilweise werden die kurzen Nackenmuskeln noch dazu gezählt, welche in diesem Buch jedoch unter dem Abschn. 5.6.2 extra aufgeführt werden.

Bevor der M. erector spinae als gesamte Struktur erfühlt wird, ist der anatomische Verlauf der einzelnen Teile zu erläutern. Hierfür wird mit dem lateralen Trakt begonnen.

Die Mm. levatores costarum sind zwölf paarig angelegte Rippenhebermuskeln und werden in die Mm. levatores costarum brevis et longi unterteilt. Die kurzen Anteile finden ihren Ursprung an den Procc. transversi des 7. Halswirbels und 1.–11. Brustwirbels und inserieren am jeweiligen Angulus costae der nächsttieferen Rippe. Die langen Anteile verzeichnen einen ähnlichen Verlauf ausgehend von den Procc. transversi des 7. Halswirbels und 1.–10. Brustwirbels zum Angulus costae der jeweils übernächsten Rippe. Entgegen ihres Namens heben sie funktionell die Rippen nicht an, sondern sorgen bei beidseitiger Kontraktion für eine Extension und bei einseitiger Kontraktion für eine ipsilaterale Flexion sowie geringfügige kontralaterale Rotation.

Die Mm. intertransversarii verlaufen, wie es im Strukturnamen ersichtlich wird, von Wirbelquerfortsatz zu Wirbelquerfortsatz. Dabei werden sie in hintere und vordere cervicale sowie in thoracale und schließlich auch in mediale und laterale lumbale Anteile klassifiziert. Sie unterstützen bei beidseitiger Kontraktion die Extension der Wirbelsäule und bei einseitiger Kontraktion die ipsilaterale Lateralflexion.

Der M. splenius wird in einen Pars capitis und einen Pars cervicis unterteilt. Der obere Anteil trägt seinen Namenszusatz aufgrund der Verbindung zum Schädel, während der untere Anteil an der Halswirbelsäule lokalisiert ist. Ausgehend von den Procc. spinosi des 3.–7. Hals- und 1.–3. Brustwirbels sowie dem Lig. nuchae verläuft der M. splenius capitis schräg zum Proc. mastoideus des Os temporale sowie zu lateralen Anteile der Linea nuchae superior. Der M. splenius cervicis hingegen zieht vom Proc. spinosus des 3.–6. Brustwirbels zu den Tubercula posteriora der Querfortsätze des 1.–3. Halswirbels. Eine beidseitige Kontraktion führt zu einer Extension, also zu einer Streckung der Halswirbelsäule wohingegen die einseitige Kontraktion die ipsilaterale Lateralflexion. unterstützt.

Der M. longissimus ist, wie es im Namen deutlich wird, der längste Muskel aus dem System des M. erector spinae. Der Muskel kann in einen thoracalen, cervicalen sowie einen capitalen Anteil untergliedert werden. Der thoracale Anteil verläuft von der Facies dorsalis des Os sacrum, den Procc. spinosi der LWS und den Procc. transversi der unteren BWS zu den Procc. transversi der BWS, den Procc. costales der LWS sowie zur 2. bis 12. Rippe zwischen dem Angulus costae und dem jeweiligen Tuberculum costae. Der M. longissimus cervicis entspringt an den Procc. transversi des 1. bis 6. Brustwirbels und inseriert an den Tubercula posteriora sowie den Procc. transversi des 2.–7. Halswirbels. Der M. longissimus capitis zieht von den Procc. transversi des 4.–7. Halswirbels sowie den Procc. transversi des 1.–3. Brustwirbels direkt zum Procc. mastoideus des Os temporale. Aufgrund seiner Anlage kann der M. longissimus in den jeweiligen Regionen die Extension sowie Lateralflexion der Wirbelsäule unterstützen. Zusätzlich wirkt der Muskel in der thoracalen Region synergistisch für die Exspiration sowie in der Kopfregion für die gleichseitige Rotation.

Der M. iliocostalis kann in drei Anteile gegliedert werden. Der M. iliocostalis lumborum verläuft vom Labium externum der Crista iliaca, der Facies dorsalis des Os sacrum, des oberflächigen Blatts der Fascia thoracolumbalis sowie den Dornfortsätzen der Lendenwirbel zum Angulus costae der 5. bzw. 6. bis 12. Rippe, zum tiefen Blatt der Fascia thoracolumbalis sowie zu den Procc. transversi der oberen LWS. Der M. iliocostalis thoracis entspringt caudal am Angulus costae der 7.–12. Rippe und inseriert cranial am Angulus costae der 1.–6. Rippe. Der M. iliocostalis cervicis verzeichnet seinen Origo am Angulus costae der 3.–7. Rippe und setzt am Tuberculum posterius des Proc. transversus des 4.–6. Halswirbels an. Je nach Region unterstützen sie die Extension sowie die ipsilaterale Lateralflexion. Speziell der M. iliocostalis unterstützt zusätzlich die Exspiration wohingegen der cervicale Anteil eher die Inspiration helfend beeinflusst.

Der dem medialen Trakt zugehörige M. semispinalis wird zum transversospinalen System gezählt und ist lediglich in der BWS und in der HWS zu finden. Im Gesamtbild betrachtet, verläuft er jeweils vom Proc. transversus und umliegenden Arealen steil nach mediocranial und inseriert, jeweils sechs bis sieben Wirbeletagen höher, am Proc. spinosus bzw. dem Os occipitale. Da der caudalste Muskelursprung am Querfortsatz von Th12 lokalisiert ist, wird der M. semispinalis in einen Pars thoracis, einen Pars cervicis sowie einen Pars capitis gegliedert. Bei beidseitiger Kontraktion führt er eine Extension der HWS sowie die Aufrichtung der Wirbelsäule und die Stabilisierung der Kopfgelenke durch. Die einseitige Kontraktion führt zu einer gegensinnigen Rotation mit gleichsinniger Lateralflexion.

Die Mm. rotatores sind überwiegend in der BWS ausgeprägt und in der HWS sowie LWS bei Menschen eher inkonstant. Sie erstrecken sich vom Proc. transversus zum Proc. spinosus des jeweils darüber liegenden Wirbels. Lediglich in der HWS bildet der jeweilige Proc. articularis den Ursprung. In der BWS existiert jeweils ein kurzer und ein langer Anteil, wobei der Mm. rotatores longi lediglich zwei Segmente weiter cranial inseriert. Getreu ihres Namens führen sie bei einseitiger Kontraktion eine Rotation zur Gegenseite sowie eine Lateralflexion zur gleichen Seite durch. Beidseitig unterstützen sie die Aufrichtung in Extension.

Die Mm. multifidii werden in einen cervicalen, thoracalen sowie einen lumbalen bzw. sacralen Anteil unterteilt. Im Bereich des Thorax sowie der Halswirbelsäule verläuft der Muskel jeweils vom Proc. transversus bzw. vom Proc articularis der HWS zum Proc. spinosus des darüber liegenden Wirbels. In der sacralen Region bildet das Os sacrum sowie das Lig. sacrotuberale und die Crista iliaca die Ursprungsfläche aus. Während in der tiefen Schicht die Ansätze jeweils zwei Wirbelkörper cranialer am Proc. spinosus lokalisiert sind, überspringen die oberflächig angelegten Bäuche häufig bis zu fünf Wirbeletagen. Die einseitige Kontraktion erzielt eine gegensinnige Rotation sowie eine gleichsinnige Lateralflexion. Die beidseitige Kontraktion hingegen führt zu einer Aufrichtung des jeweiligen Wirbelsäulenabschnittes.

Der M. spinalis erhält seinen Namen aufgrund seines Verlaufs von Proc. spinosus zum jeweils darüber liegenden Proc. spinosus. Mit seinem thoracalen, cervicalen und capitalen Anteil erstreckt sich der M. spinalis vom dritten Lendenwirbel nach cranial bis zum Occiput. Somit inserieren die cervicalen Anteile an der Linea nuchealis superior et inferior. Die einseitige Muskelaktivierung führt zu einer Lateralflexion zur ipsilateralen und einer Rotation zur kontralateralen Seite. Die beidseitige Kontraktion lässt die Wirbelsäule aufrichten.

Die Mm. interspinales erstrecken sich, ihrem Namen folgend, zwischen den Procc. spinosi der Wirbelsäule jeweils seitlich der Dornfortsätze. Sie werden in einen cervicalen, einen thoracalen und einen lumbalen Anteil gegliedert, wobei die Muskelbäuche in der BWS inkonstant auftreten. Der cranialste Ursprung befindet sich an C2 wohingegen der caudalste Ansatz am Proc. spinosus von S1 zu finden ist. Die Mm. interspinales dienen ebenfalls der Aufrichtung der Wirbelsäule.

Der M. erector spinae wird als Verbund des lateralen und medialen Trakts in Bauchlage erfühlt. Zwei Stränge verlaufen hierbei jeweils paravertebral vom Os sacrum bis zur Linea nuchae am Occiput. Es ist zu beachten, dass der lange Rückenstrecker in der Lenden- und bis zur mittleren Brustwirbelsäule vom M. latissimus dorsi und ab der mittleren Brustwirbelsäule bis zum Occiput vom M. trapezius überdeckt wird. Da jedoch die großflächigen Muskeln eher dünn sind und den Schultergürtel statt der Wirbelsäule bewegen, kann palpatorisch gut differenziert werden. Zusätzlich ist zu beachten, dass der M. erector spinae schräg und stufenartig aufgebaut ist und sich zahlreiche Muskeln in der Tiefe befinden und somit nicht spürbar sind. Im folgenden Abschnitt werden die jeweils oberflächig angelegten Muskeln beschrieben, die bei der Palpation eine Reizsetzung erfahren können.

Die Betastung beginnt am Os sacrum auf der homolateralen Seite. Die Palpationsfinger nehmen Kontakt zum Proc. spinosus von L5 auf und wandern anschließend lediglich eine Querfingerbreite nach lateral. Sie befinden sich direkt auf den Lendenwirbelsäulenanteilen des M. erector spinae. Genau genommen liegen die Fingerbeeren auf dem M. longissimus und weitere 2 Querfinger nach lateral dann auf dem M. iliocostalis lumborum. Diese beiden Muskelstränge können bis Th12 direkt neben der Wirbelsäule erfühlt werden. Anschließend verlaufen sie schräg nach craniolateral. Der Muskelstrang, welcher sich direkt ab Th12 paravertebral anschließt, ist jener des M. spinalis thoracis. Lateral dieses Muskels schließt auf dem Weg nach cranial der M. semispinalis an. Ab Th5–6 wird der längsverlaufende M. erector spinae vom M. splenius cervicis gebildet. Dieser ist wieder direkt paravertebral mit den steil aufgestellten Langfingerbeeren in der Tiefe spürbar. Weiter lateral dessen begleitet der M. semispinalis thoracis bis etwa Th2 und wird dann durch den M. semispinalis capitis ersetzt. Ab Th1 ist paravertebral der M. splenius capitis spürbar, welcher dann ab C3 vom M. semispinalis capitis abgelöst wird. Dieser verläuft dann anschließend bis zum Occiput. Lateral dessen befindet sich dann am Kopf der M. splenius capitis.

Generell kann bei der Betastung eine Extension der jeweiligen Wirbelsäulenregion durchgeführt werden, um den Strang des langen Rückenstreckers besser von umliegenden Geweben differenzieren zu können.

▶ **Durchführungshinweis** Der M. erector spinae ist beidseitig ca. 3–4 Querfinger lateral des Proc. spinosus gut zu ertasten. Weiter lateral wird er von umliegenden Strukturen verdeckt (Abb. 5.39).

5.6.2 Palpation der kurzen Nackenmuskulatur

Der Schädel hat eine zentrale Schlüsselfunktion für den Menschen. Er beherbergt nicht nur das Gehirn sowie zahlreiche Sinnesorgane, sondern sorgt auch für die Orientierung im Raum und eine gezielte nonverbale Kommunikation. Diese Orientierung im Raum, aber auch die nonverbale Reizsendung erfolgen über kleinste Bewegungen des Kopfes, welche über kleine Muskeln realisiert werden. Ein elementarer Anteil wird hierbei den kurzen Nackenmuskeln zugeschrieben, welche als Verbund auch als Nackenrosette beschrieben werden können. Vier Muskeln im Übergang zwischen oberer HWS und Schädel bilden diese Einheit. Hierzu zählen der M. rectus capitis posterior minor et major sowie der M. obliquus capitis inferior et superior. Alle vier Muskeln besitzen im Vergleich zu anderen Muskeln eine hohe Dichte an Rezeptoren (Sasaki und Polus 2012). Die Innervation erhalten die Mm. nuchae über direkte Zugänge aus den Rami posteriores der Spinalnerven sowie den N. subocipitalis aus dem Segment C1.

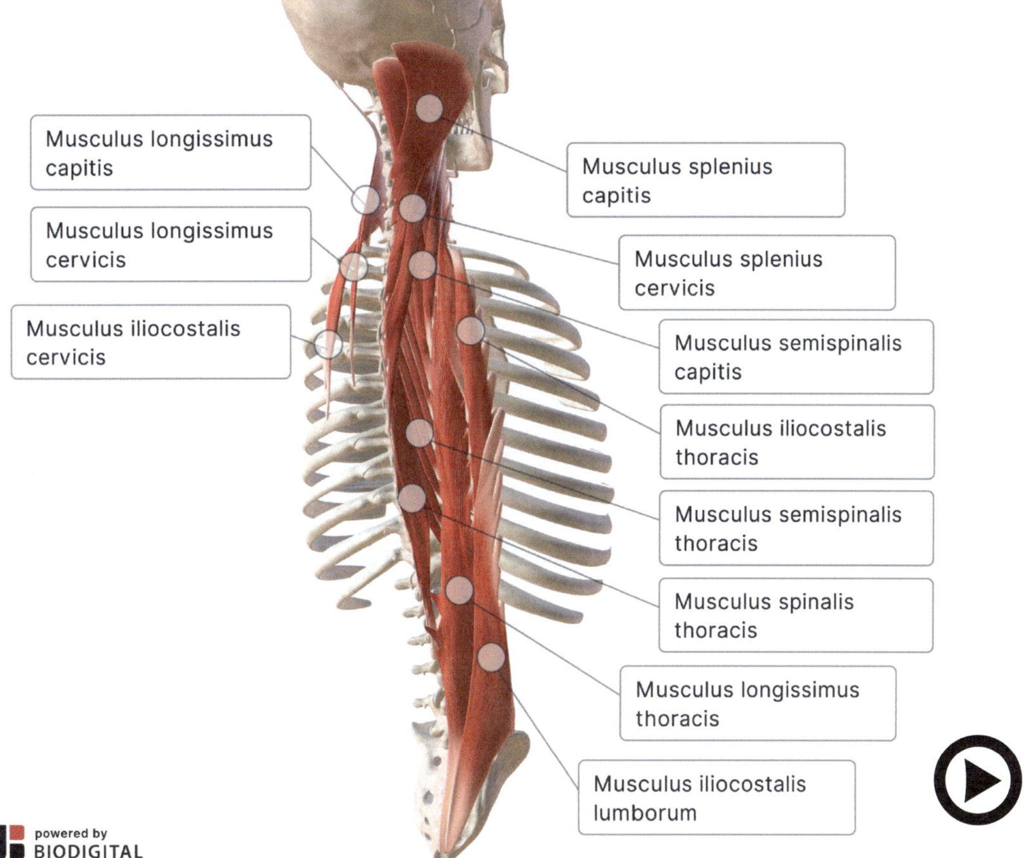

Abb. 5.39 Autochthone Rückenmuskulatur (© BioDigital) und Video 5.39 Palpation autochthone Rückenmuskulatur (▶ https://doi.org/10.1007/000-5y9)

Die Palpation der Muskelgruppe kann lediglich durch eine Reizsetzung erfolgen, da der M. semispinalis capitis sie überdeckt. Bei der Erfühlung dienen die jeweiligen knöchernen Referenzpunkte als Orientierung. Zunächst wird der anatomische Verlauf und anschließend die Palpation im Zusammenschluss erläutert.

Der M. rectus capitis posterior minor hat seinen Ursprung am Tuberculum posterior des Atlas und verläuft nach cranial zu seinem Insertionsgebiet, dem inneren Drittel der Linea nuchae inferior. Bei einseitiger Kontraktion kann er den Kopf ipsilateral rotieren und seitneigen, wohingegen er bei beidseitiger Kontraktion eine Extension des oberen Kopfgelenkes durchführt.

Der M. rectus capitis posterior major verläuft leicht schräg vom Proc. spinosus des Axis zum mittleren Drittel der Linea nuchae inferior. Er führt ebenfalls bei einseitiger Kontraktion eine ipsilaterale Rotation sowie Lateralflexion und bei beidseitiger Kontraktion die Extension in den Kopfgelenken durch.

Der schräg verlaufende M. obliquus capitis inferior verzeichnet seinen Ursprung am Proc. spinosus des Axis und inseriert am Proc. transversus des Atlas. Er hat somit keinen direkten Kontakt zum Schädel und kann daher eine Rotation des Atlas zur ipsilateralen Seite initiieren, um eine funktionelle Verlagerung der Atlantoocipitalgelenke zu ermöglichen.

Der M. obliquus capitis superior, der wie auch alle anderen Muskeln der Nackenrosette zur autochthonen Muskulatur gezählt werden kann, verläuft vom Proc. transversus des Atlas schräg zum lateralen Drittel der Linea nuchae inferior. Er inseriert cranial des Ansatzes des M. rectus capitis posterior major und kann bei einseitiger Kontraktion eine ipsilaterale Lateralflexion und bei beidseitiger Aktivierung die Extension im oberen Kopfgelenk unterstützen.

Die Betastung der kurzen Nackenmuskulatur erfolgt im Verbund, währenddessen sich der Klient in Rückenlage befindet. Der Therapeut sitzt am Kopfteil hinter dem Patienten, sodass er dessen Schädel in seine Hände legen kann. Der posteriore Anteil des Os occipitale wird jeweils durch den rechten und linken Handballen gehalten, während die aufgestellten Fingerbeeren von Zeige-, Mittel- und Ringfinger jeweils rechts und links des Tuberculum posterior des Atlas appliziert werden. Hierbei ist zu beachten, dass sich der Kopf in Neutralposition bzw. leichter, passiv eingestellter Extension befindet und die flektierten Fingerbeeren in Verlängerung nach anterior zeigen. In der Tiefe kann anschließend ein Reiz auf die kurzen Nackenmuskeln ausgeübt werden. Unmittelbar rechts und links der Mittellinie treffen die Finger dabei auf den M. rectus capitis posterior minor, einen Querfinger nach lateral anschließend auf den M. rectus capitis posterior major sowie erneut etwa einen Querfinger weiter lateral auf den M. obliquus capitis superior. Wandern die Fingerbeeren ausgehend vom Processus spinos des Axis einen Querfinger nach lateral, treffen sie direkt auf den M. obliquus capitis inferior. Generell zu bedenken ist, dass sich direkt unter den Fingern zunächst noch Anteile des M. trapezius pars descendens und danach folgend der M. semispinalis capitis befinden, bevor die kurzen Nackenmuskeln, direkt an der Wirbelsäule, den Reiz der Finger erhalten.

▶ **Durchführungshinweis** Aufgrund der starken sensiblen Verschaltung können die kurzen Kopfmuskeln schnell einen Hypertonus aufbauen, was zu Spannungskopfschmerzen führen kann (Abb. 5.40).

5.6.3 Palpation der Mm. scaleni

Die Treppenmuskeln, welche zur tiefen Halsmuskulatur gezählt werden, sind in einen anterioren, einen medialen sowie einen posterioren Anteil gegliedert. Ihre anatomische Nähe zu Nerven- und Gefäßstraßen beschreibt die Prägnanz der Palpation dieser drei paarigen Strukturen. Ihre Lage in der Regio cervicalis lateralis hat zur Folge, dass der M. scalenus anterior mit dem M. sternocleidomastoideus und der ersten Rippe die vordere Scalenuslücke prägt, welche die V. subclavia als Durchtrittsstelle nutzt. Die mittlere Scalenuslücke wird vom M. scalenus anterior, dem M. scalenus medius und der ersten Rippe gebildet. Durch diese verläuft die A. subclavia und auch Fasern des Plexus brachialis.

Der M. scalenus anterior verzeichnet seinen Verlauf von den Tubercula anteriora der Procc. transversi des dritten bis sechsten Halswirbels zum Tuberculum musculi scaleni anterioris in der Mitte des Corpus der homolateralen ersten Rippe.

Die hintere Scalenuslücke wird vom M. scalenus medius, dem M. scalenus posterior sowie den ersten beiden Rippen gebildet. Es gilt zu beachten, dass in Bezug auf die Scalenuslücken je nach Literatur unterschiedliche Definitionen existieren (Rarreck 2011).

Der M. scalenus medius hat seinen Ursprung an den Tubercula posteriora der Procc. transversi des dritten bis siebten Halswirbels. Er inseriert dorsal des M. scalenus anterior am mittleren Teil des Corpus der ersten Rippe posterior des Sulcus arteriae subclaviae.

Der M. scalenus posterior entspringt an den Tubercula posteriora der Procc. transversi des fünften bis siebten Halswirbels und verläuft nach caudolateral zu den Außenflächen der zweiten und gelegentlich bis zur dritten Rippe.

Alle drei Anteile werden über direkte Nervenäste aus dem Plexus cervicalis sowie dem Plexus brachialis aus den Segmenten C3–C6 innerviert und unterstützen bei einseitiger Kontraktion die ipsilaterale Lateralflexion. Bei beidseitiger Muskelaktivierung heben sie den Thorax an und unterstützen so die Atmung.

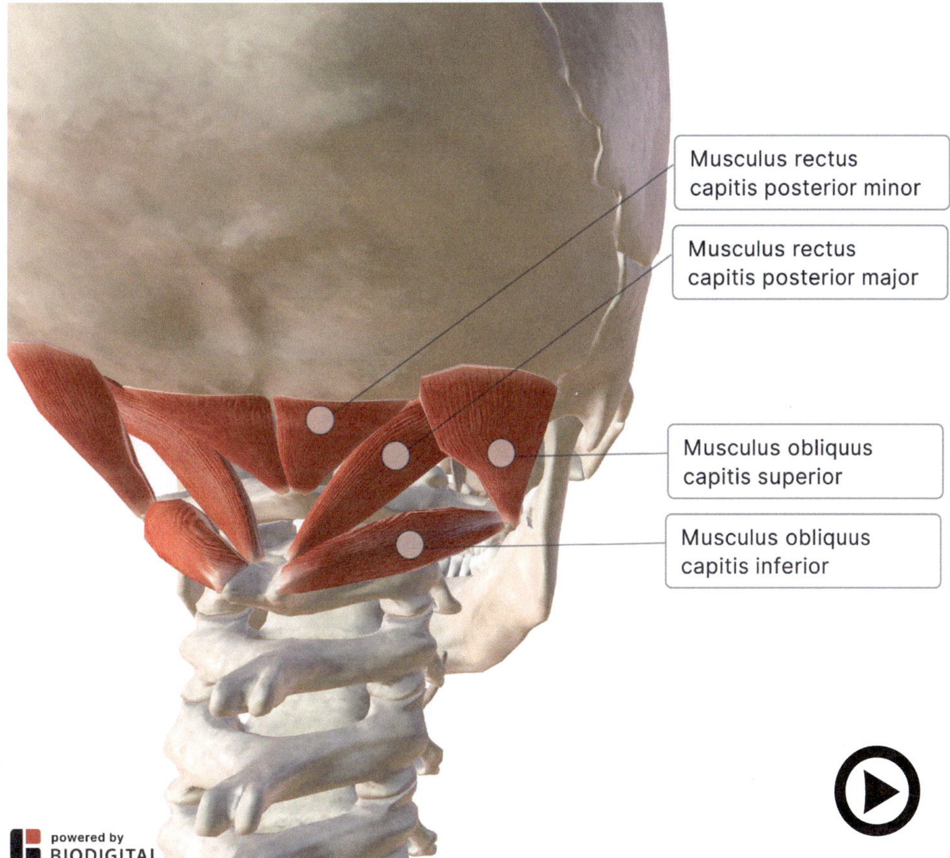

Abb. 5.40 Kurze Nackenmuskulatur (© BioDigital) und Video 5.40 Palpation kurze Nackenmuskulatur (▶ https://doi.org/10.1007/000-5ya)

Die palpatorische Erschließung der Mm. scaleni erfolgt aus der Rückenlage. Der Kopf wird leicht unterlagert und der Therapeut steht seitlich in Höhe des Brustkorbs mit Blickrichtung zum Hals des Klienten. Der Patient dreht den Kopf aktiv vom Therapeuten weg, sodass der M. sternocleidomastoideus kontrahiert. Die Fingerbeeren von Zeige- und Mittelfinger nehmen Kontakt im mittleren Drittel des Kopfwenders auf. Anschließend wird der Kopf zurückbewegt und die Muskulatur leicht in Lateralflexion zur gleichen Seite angenähert. Am hinteren Muskelrand kann anschließend eine Rinne, welche zum M. trapezius pars descendens abgrenzt, wahrgenommen werden. Die steil aufgestellten Fingerbeeren begeben sich in diese Rinne und palpieren in die Tiefe. Sie befinden sich nun direkt auf dem M. scalenus medius. Bei entspannter Ausgangsstellung kann anterior dieser Struktur ein Reiz auf den M. scalenus anterior gesetzt werden. Der M. scalenus posterior wird vom M. trapezius pars descendens komplett überdeckt, was eine Erfühlung des Muskels erschwert. Es kann lediglich ein Reiz vom hinteren Rand des M. scalenus medius in Richtung dorsal auf die Struktur gesetzt werden.

▶ **Durchführungshinweis** Aufgrund der beschriebenen Nähe zu Nerven- und Gefäßstraßen muss die Betastung der Mm. scaleni sanft erfolgen, da ansonsten Schutzspannungen das Palpationsergebnis negativ beeinflussen können. Zudem können die Musculi scaleni für übertragene Schmerzen in die obere Extremität verantwortlich sein (Abb. 5.41).

5.6.4 Palpation der Mm. intercostales

Die Zwischenrippenmuskeln spannen sich, wie es der Name vorgibt, zwischen den Rippen und komplettieren somit über den Zuggurtmechanismus den Thorax, welcher Herz und Lunge schützt. Gleichzeitig dienen sie auch der Beweglichkeit des Thorax, indem sie die Rippen in Richtung Ein- und Ausatmung bewegen. In jedem Intercostalraum können drei Muskelpartien vorgefunden werden. Neben den Mm. intercostales externi sind auch die Mm. intercostales interni et intimi existent. Ihre nervale Versorgung erhalten die Muskeln über die Nn. intercostales 1–11 aus den jeweils gleichnamigen Segmenten.

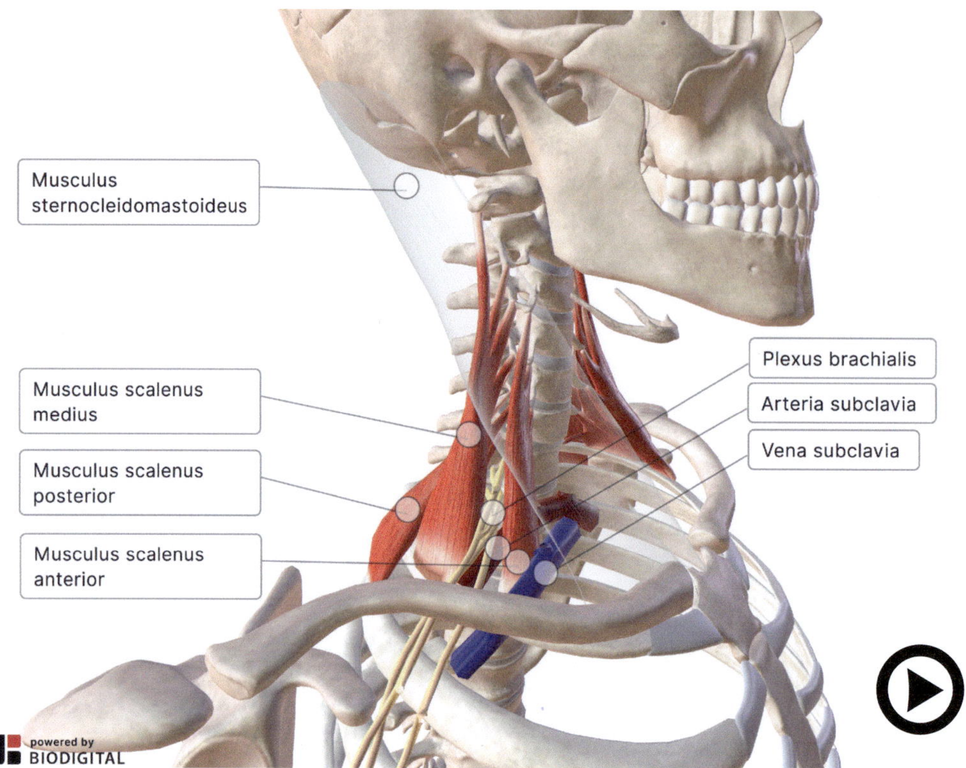

Abb. 5.41 Musculi scaleni (© BioDigital) und Video 5.41 Palpation Musculi scaleni (▶ https://doi.org/10.1007/000-5yb)

Die äußeren Mm. intercostales externi verlaufen schräg von dorsocranial nach ventrocaudal von Rippe zu Rippe. Sie verzeichnen hierbei ihren Ursprung am Unterrand der 1.–11. Rippe und inserieren an den Oberrändern der jeweils nächsttieferen Rippe 2–12. Sie erstrecken sich vom Tuberculum costae bis zum Übergang von Knochen- zu Knorpelgewebe und unterstützen die Inspiration.

Die inneren Mm. intercostales interni verlaufen schräg von dorsocaudal nach ventrocranial von Rippe zu Rippe und überkreuzen somit die Mm. intercostales externi. Sie verzeichnen hierbei ihren Ursprung am Oberrand der 2.–12. Rippe und inserieren an den Unterrändern der jeweils nächsthöheren Rippe 1–11. Sie erstrecken sich vom Tuberculum costae bis zum Übergang von Knochen- zu Knorpelgewebe und unterstützen die Exspiration. Im besonderen Falle können Muskelfasern eine Rippe überspringen. Diese Fasern werden in ihrer Gesamtheit als Mm. subcostales geführt.

Die Mm intercostales intimi stellen eine tiefe Abspaltung der Mm. intercostales interni dar. Der jeweilige Interkostalnerv und zusätzlich die Interkostalarterie stellen die Trennstrukturen beider Muskelgruppen dar. Der Verlauf sowie die Funktion sind identisch.

Für die Palpation, welche aus der Rücken- oder Seitlage erfolgt, ist zu bedenken, dass der Thorax vom M. obliquus externus abdominis im caudalen und dem M. pectoralis major et minor im cranialen Bereich überdeckt wird. Im dorsocaudalen Gebiet wird der M. latissimus dorsi sowie dorsocranial der M. teres major und das Schulterblatt mit dem M. serratus anterior die Betastung beeinflussen. Trotz dieser Ausgangssituation kann ein direkter Reiz in den Zwischenrippenräume auf die Mm. intercostales appliziert werden. Für die Palpation werden zunächst die Rippen im mittleren bzw. anterioren Drittel mit dem Zeig- und Mittelfinger als Ausgangspunkt erfühlt. Anschließend wandern die Finger in einen höher-, bzw. tiefergelegenen Intercostalraum und fühlen in die Tiefe. Der erzeugte Reiz trifft anfangs auf die Mm. intercostales externi und erreicht anschließend in der Tiefe die Mm. intercostales interni. Je nach Region können somit die Zwischenrippenmuskeln mit den Fingerbeeren erspürt werden.

▶ **Durchführungshinweis** In den Intercostalräumen verlaufen die Intercostalnerven, welche durch die Mm. intercostales beeinflusst werden und bei der Betastung empfindlich reagieren können. Die Palpation sollte daher zunächst sanft erfolgen (Abb. 5.42).

5.6.5 Palpation des M. rectus abdominis und M. pyramidalis

Der unter dem Begriff „Sixpack" bekannte, gerade Bauchmuskel ist paarig, ventral am Bauch angelegt und erhält seinen Spitznamen aufgrund seiner drei bis vier Zwischen-

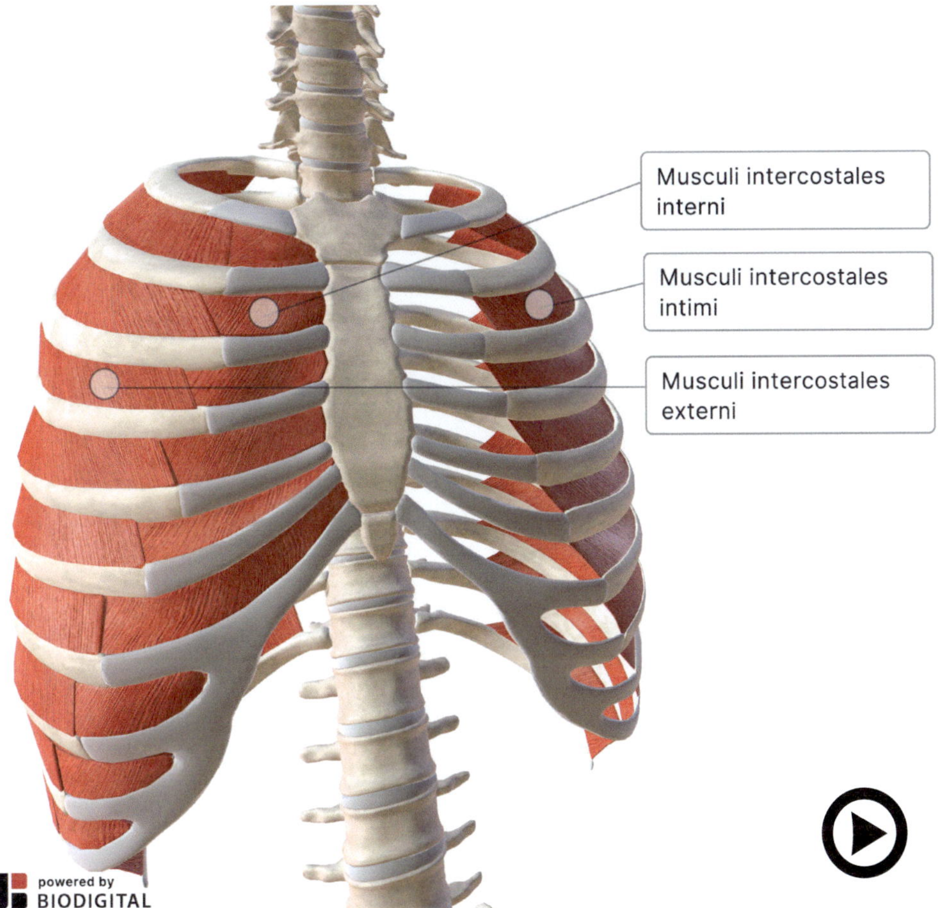

Abb. 5.42 Musculi intercostales (© BioDigital) und Video 5.42 Palpation Musculi intercostales (▶ https://doi.org/10.1007/000-5yc)

sehnen, welche den Muskel in einzelne Segmente gliedern. Der vertikal verlaufende Muskel verzeichnet seinen Ursprung an der Vorderfläche der Knorpel der 5.–7. Rippe. Einige Fasern sind zusätzlich mit dem Lig. costoxiphoidea und dem Proc. xiphoideus des Sternums verwachsen. Beide Muskelstränge verlaufen anschließend rechts und links der Linea alba steil nach caudal und inserieren am Ramus superior ossis pubis sowie an symphysennahen Strukturen. Der M. rectus abdominis wird sowohl von ventral als auch von dorsal von der Rectusscheide umschlossen. Er erhält seine Innervation durch die Rr. anteriores der Nn. thoracales 5–12 sowie den zugehörigen Nn. intercostales und durch die Nn. lumbales 1–2. Er führt die Flexion des Rumpfes durch und erhöht die Spannung der Bauchwand, was grundlegend für die Bauchpresse und somit für die tiefe Ausatmung wichtig ist.

Die Betastung der einzelnen Segmente des M. rectus abdominis erfolgt aus der Rückenlage mit unterlagertem Kopf sowie unterlagerten oder angestellten Beinen, sodass die Bauchdecke entspannt ist. Im Vorfeld zu beachten ist, dass der parallel verlaufende Bauchmuskel vom M. obliquus externus abdominis, dem M. obliquus internus abdominis und teilweise vom M. transversus abdominis durch deren flächige Aponeurosen überdeckt wird. Da jedoch die superficialen Muskeln eher dünn sind, ist es gut möglich den M. rectus abdominis zu erfühlen. Je nach Körperfettgehalt des Patienten sind die einzelnen Segmente bereits in der Inspektion visuell erkennbar, sodass die Region der Betastung direkt deutlich wird.

Die Fingerbeeren von Zeige- und Mittelfinger werden etwa zwei Querfinger neben dem Bauchnabel jeweils rechts und links aufgelegt. Anschließend wird der Klient gebeten, den Oberkörper mit flektiertem Kopf leicht anzuheben. Bereits beim Start der Bewegung wird eine deutliche Anspannung der caudalen Bauchmuskelareale deutlich. Fortlaufend kann so der komplette Muskel erfühlt werden, indem die Fingerbeeren nach cranial bis in Höhe des Proc. xiphoideus wandern. Im caudalen Bereich, direkt über der Symphyse, wird bei der Betastung zusätzlich ein Reiz auf den M. pyramidalis appliziert, welcher die Linea alba spannt und bei einem kleinen Teil der Menschheit nicht vorhanden ist (Natsis et al. 2016). Er verläuft paarig vom Tuberculum pubicum schräg nach craniomedial und inseriert in der Linea alba. Er wird durch den zwölften N. thoracalis sowie den ersten N. lumbalis und den N. subcostalis innerviert.

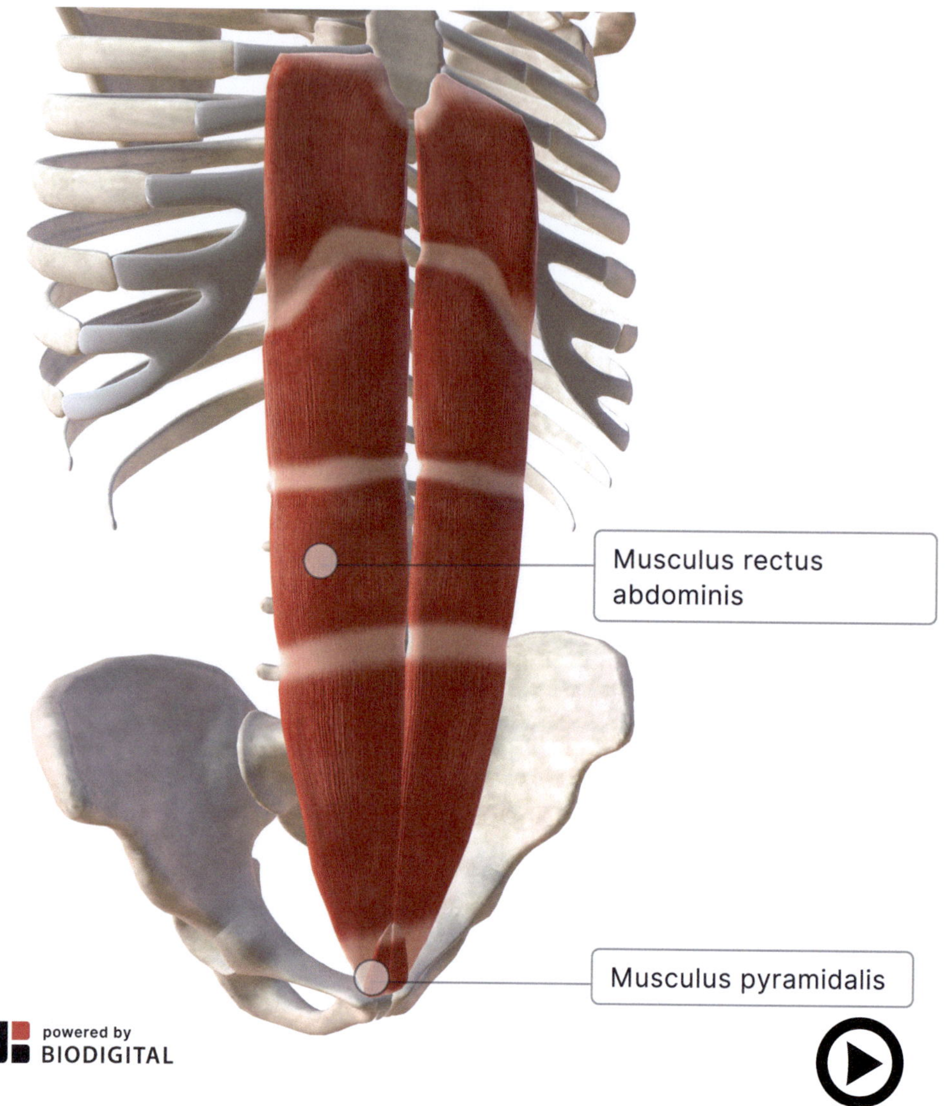

Abb. 5.43 M. rectus abdominis (© BioDigital) und Video 5.43 M. pyramidalis (▶ https://doi.org/10.1007/000-5yd)

▶ **Durchführungshinweis** Der Begriff „Sixpack" sollte nicht davon ablenken, dass der Muskel in acht bis zehn Segmente unterteilt ist. Meist sind leidglich sechs sichtbar, aber mindestens acht spürbar (Abb. 5.43).

5.6.6 Palpation des M. transversus abdominis

Der querverlaufende Bauchmuskel besitzt einen großflächigen Ursprung, der sich von den Innenflächen des siebten bis zehnten Rippenknorpels, der elften und zwölften Rippe über die Fascia thoracolumbalis, bis zur Crista iliaca sowie der S.I.A.S. und dem Lig. inguinale erstreckt. Er verläuft nach seinem Namen quer in Richtung Bauchmitte und inseriert im hinteren Blatt der Rectusscheide, sowie in der Linea alba. Er bildet zusätzlich im Zusammenschluss mit Fasern des M. obliquus internus abdominis den M. cremaster beim männlichen Geschlecht. Bei der Frau strahlt er mit einigen Fasern in das Lig. teres uteri ein. Er wird über die Nn. intercostales 5–12, den N. ilioinguinalis sowie über den N. iliohypogastricus innerviert. Funktionell schnürt er bei beidseitiger Kontraktion die Bauchorgane ein und unterstützt die Bauchpresse und damit die Exspiration. Die einseitige Aktivierung des Muskels führt zu einer gleichseitigen Rumpfrotation.

Die Palpation wird in Rückenlage auf der jeweils kontralateralen Seite durchgeführt. Im Vorfeld zu bedenken ist, dass der M. transversus abdominis unter dem M. obliquus internus et externus abdominis lokalisiert ist, was lediglich eine Reizsetzung auf diese Struktur ermöglicht. Die Fingerbeeren nehmen zunächst Kontakt zur zehnten Rippe am caudolateralen Thorax auf. Ausgehend von diesem Referenzpunkt wandern die Finger etwa drei bis vier Querfinger nach caudal und treffen direkt auf Weichteilgewebe. Nun wird der Patient gebeten eine Rumpfrotation zur gleichen Seite durchzuführen, was eine Kontraktion des Muskels mit sich bringt und die Palpationsqualität steigert.

▶ **Durchführungshinweis** Eine mangelnde Rekrutierung des M. transversus abdominis äußert sich häufig in einem Hypotonus. Dieser kann eine Instabilität der Lendenwirbelsäule begünstigen (Abb. 5.44).

5.6.7 Palpation des Mm. obliquus externus et internus abdominis

Die schräge Bauchmuskulatur kann in einen äußeren und einen inneren Anteil untergliedert werden. Der außenliegende M. obliquus externus abdominis entspringt an den Außenflächen der 5.–12. Rippe und verläuft divergierend nach caudomedial. In seinem Verlauf kreuzt er senkrecht die Fasern des M. obliquus internus abdominis, welcher einen craniomedialen bzw. kreuzenden Verlauf einnimmt. Zusätzlich bildet er mit den Zacken des M. serratus anterior die sogenannte Gerdy-Linie anterolateral am Rumpf. Im Ansatz bildet er zwei Ausläufer. Das Crus mediale, welches die

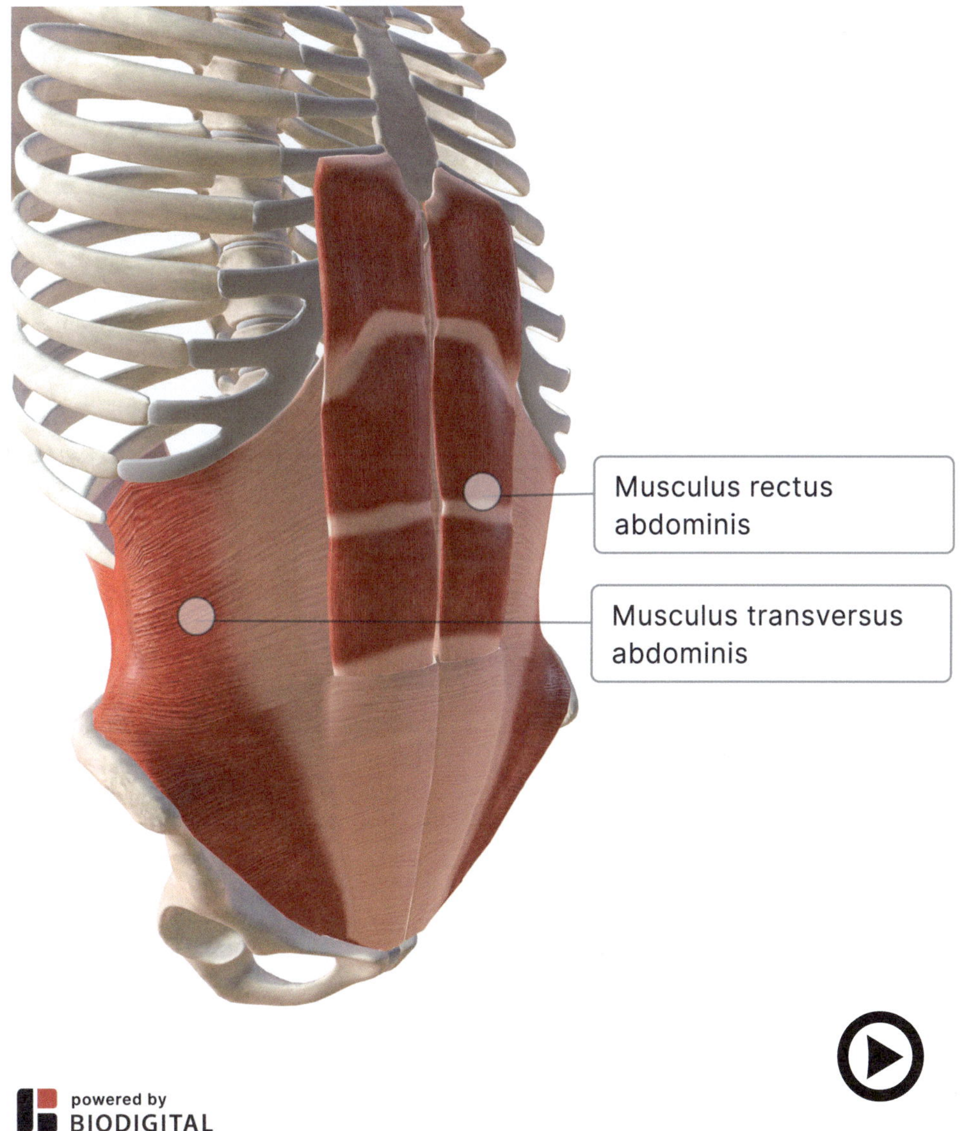

Abb. 5.44 M. transversus abdominis (© BioDigital) und Video 5.36 Palpation M. transversus abdominis (▶ https://doi.org/10.1007/000-5ye)

Rectusscheide prägt und in die Linea alba einstrahlt und das Crus laterale, welches am Labium externum der Crista iliaca, dem Lig. inguinale sowie dem Tuberculum pubicum inseriert. Zwischen diesen beiden Ausläufern entsteht eine kleine Öffnung, welche den Anulus inguinalis superficialis, zu Deutsch den Leistenkanal, bildet. Die einseitige Kontraktion des M. obliquus externus abdominis führt zu einer gegenseitigen Rotation des Rumpfes, was nur mit einem Zusammenspiel des M. obliquus internus abdominis der kontralateralen Seite funktioniert. Zusätzlich führt er eine Ipsilateralflexion durch, welche wiederum nur im Zusammenspiel mit dem gleichseitigen M. obliquus internus abdominis ablaufen kann. Die beidseitige Kontraktion führt zu einer Flexion des Rumpfes, zur Dorsalkippung des Beckens und unterstützt die Bauchpresse während der Exspiration.

Der M. obliquus internus abdominis verläuft im 90 ° Winkel kreuzend zum äußeren seitlichen Bauchmuskel von der Lamina profunda der Fascia thoracolumbalis, der Linea intermedia der Crista iliaca sowie dem lateralen Anteil des Lig. inguinale und der S.I.A.S schräg nach mediocranial. Er inseriert am 9.–12. Rippenknorpel, bildet das hintere Blatt der Rectusscheide und strahlt in die Linea alba ein. Caudale Fasern bilden zusätzlich mit Anteilen des M. transversus abdominis den M. cremaster beim männlichen Geschlecht. Bei der Frau strahlen Fasern in das Lig. teres uteri ein. Die einseitige Kontraktion des M. obliquus internus abdominis führt zu einer Ipsilateralflexion, bei gemeinsamer Anspannung des M. obliquus externus abdominis, sowie zu einer gleichseitigen Rotation. Bei beidseitiger Muskelaktivierung kommt es zur Flexion des Rumpfes, zur Anhebung des vorderen Beckenrandes sowie zur Unterstützung der Bauchpresse bei der Exspiration.

Die Innervation beider Muskeln erfolgt über die Rr. anteriores der Spinalnerven direkt aus den Segmenten Th5–Th12 (M. obliquus externus abdominis) bzw. Th8–Th12 (M. obliquus internus abdominis) und den jeweiligen Nn. intercostales. Zusätzlich werden caudale Anteile teilweise über den N. iliohypogastricus, den N. genitofemoralis und den N. ilioinguinalis versorgt.

Die Palpation des M. obliquus externus et internus abdominis erfolgt aus der Rücken- oder Seitlage mit unterlagertem Kopf und angestellten bzw. unterlagerten Kniegelenken. Da beide Muskeln direkt übereinander liegen, wird durch die Betastung häufig ein Reiz auf beide Strukturen gesetzt. Hierbei kann eine Differenzierung über die Muskelaktivierung erfolgen. Während die Fingerbeeren flächig am homolateralen, vorderen unteren Rippenbogen angelegt werden, wird der Patient aufgefordert die gleichseitige Schulter in Richtung des gegenseitigen Kniegelenks zu bewegen. Über diese aktive Rotation wird der gleichseitige M. obliquus externus abdominis und der kontralaterale M. obliquus internus abdominis angespannt. Diese Spannung kann als Muskelschlinge im Verlauf mit den Fingern erfühlt werden. Eine Reizsetzung auf den äußeren schrägen Bauchmuskel kann auch anterolateral am Rumpf erfolgen. Hierfür werden die in Zacken angelegten Ursprungsregionen des M. serratus anterior an der Rippe 4–9 ausfindig gemacht. Sie werden deutlich am lateralen Thorax, direkt auf den Rippen spürbar, wenn der Patient den in 90 ° antevertierten Arm in Richtung Protraktion, von der Unterlage abhebt. Direkt zwischen den Zacken befinden sich Ausläufer des M. obliquus externus abdominis, der in dieser Region die Gerdy-Linie ausprägt.

▶ **Durchführungshinweis** Bei negativen Veränderungen können die seitlichen Bauchmuskeln während der Palpation Schmerzen in den Bereich der Leiste sowie in das Areal des epigastrischen Winkels übertragen (Abb. 5.45).

5.6.8 Palpation des M. quadratus lumborum

Der quadratische Lendenmuskel wird zur hinteren tiefen Bauchmuskulatur gezählt und ist als Fortsetzung des M. transversus abdominis anzusehen. Er entspringt an der Crista iliaca sowie am Lig. iliolumbale und verläuft steil in Richtung cranial. Er inseriert am Unterrand der 12. Rippe sowie an den Procc. costales von L1 bis L4. Der M. quadratus lumborum wird über die Rr. musculares aus dem Plexus lumbalis, sowie über den N. intercostales, den N. subcostales und N. iliohypogastricus aus den Segmenten Th12–L2 innerviert. Bei einer einseitigen Kontraktion zieht er die 12. Rippe in Richtung caudal und kann eine Ipsilateralflexion des Rumpfes ausführen. Bei fixiertem Thorax hebt er den seitlichen Beckenrand an. Zusätzlich fixiert er die freien Rippen bei der Exspiration und unterstützt somit die Bauchpresse. Die beidseitige Muskelaktivierung führt zu einer Lordosierung bzw. Extension der Lendenwirbelsäule.

Ventral des Muskels befindet sich das Colon und die Niere sowie das Zwerchfell und der M. iliopsoas, daher wird der palpatorische Zugang von dorsal aus der Seit- bzw. alternativ der Bauchlage heraus möglich. Der Patient liegt zum Therapeuten zugewandt auf der Seite und die Palpationsfinger nehmen Kontakt zur homolateralen 12. Rippe von dorsal auf. Während die Fingerbeeren etwa drei bis vier Querfinger nach caudal wandern, versucht der Klient den Oberkörper leicht von der Unterlage in Richtung Lateralflexion abzuheben. Allein die Vorspannung für diese Bewegung reicht aus, um den Muskel so kontrahieren zu lassen, dass er palpatorisch erschlossen werden kann. Anschließend kann der gesamte M. quadratus lumborum erfühlt werden.

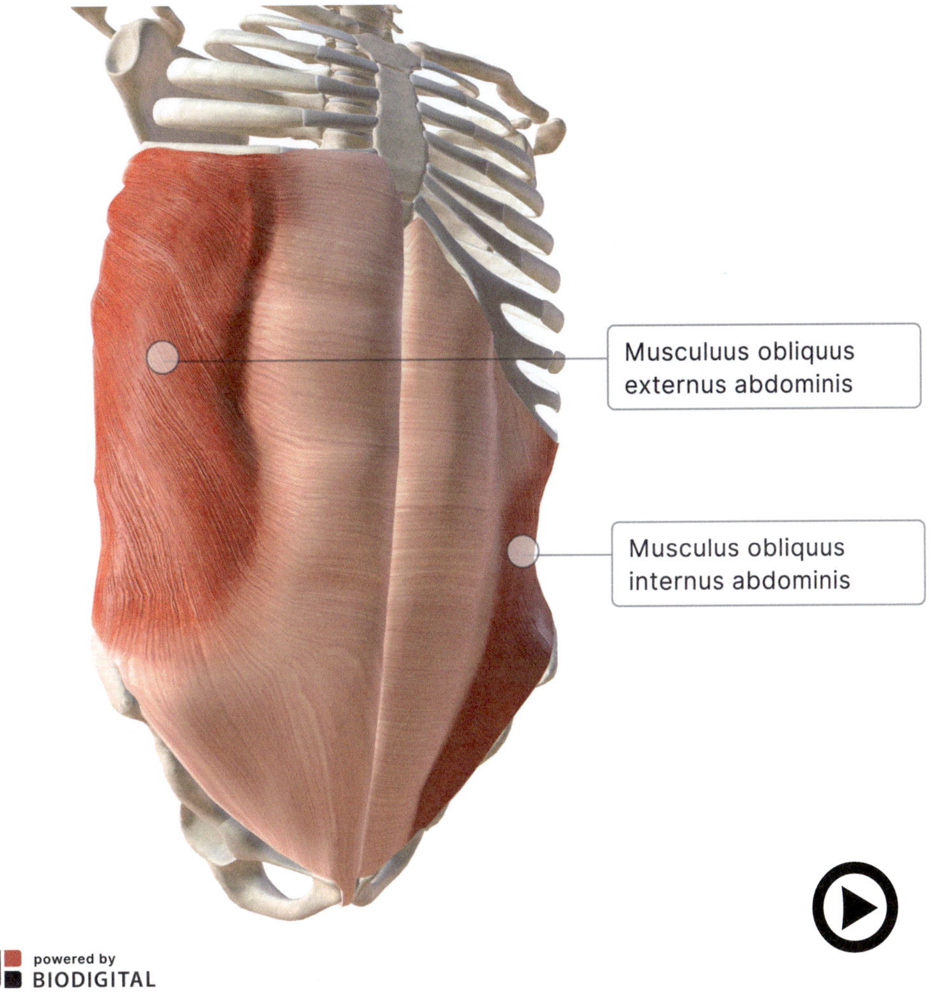

Abb. 5.45 M. obliquus externus et internus abdominis (© BioDigital) und Video 5.45 Palpation M. obliquus externus et internus abdominis (▶ https://doi.org/10.1007/000-5yf)

▶ **Durchführungshinweis** Bei Überlastung des M. quadratus lumborum kann jener zu übertragenen schmerzhaften Zuständen in den lumbalen sowie abdominalen Bereich führen (Abb. 5.46).

5.6.9 Palpation des Diaphragma respiratorii

Der Mensch führt im Schnitt pro Tag 25.000 Atemzüge für den Gasaustausch durch, um Sauerstoff für den Stoffwechsel bereitzustellen und Kohlenstoffdioxid als Stoffwechselendprodukt wieder abzutransportieren. Bei etwa 500 ml Luft pro Atemzug entspricht das in etwa 12.500 Liter Luft am Tag. Diese gewaltige Aufgabe übernimmt hauptsächlich das respiratorische Diaphragma als wichtigster Inspirationsmuskel mit der Unterstützung von Atemhilfsmuskulatur. Auch Fehlsteuerungen wie Seitenstechen und Schluckauf sind häufig auf diese Struktur zurückzuführen. Der Begriff Diaphragma steht hierbei für Trennwand, da das Zwerchfell die Brusthöhle zur Bauchhöhle abtrennt, um die Druckverhältnisse aufrecht erhalten zu können. Diese Druckventilfunktion kann die komplette Homöostase des Körpers beeinflussen, da es mit zahlreichen Strukturen, die in diesem Artikel aufgeführt werden, in Verbindung steht. Das etwa drei bis fünf Millimeter starke Zwerchfell wird als Muskelplatte beschrieben und kann in mehrere Teile gegliedert werden. Neben den muskulären Anteilen, wie die Pars sternalis, die Pars costalis und die Pars lumbalis mit dem Crus laterale und dem Crus mediale dextrum et sinistrum, existiert in der Zwerchfellmitte die zentrale Sehne, das Centrum tendineum. Anhand der Namensgebung der Anteile wird die Lokalisierung des respiratorischen Diaphragmas deutlich. Es erstreckt sich von der Rückseite des Proc. xiphoideus über die knorpeligen Regionen des unteren Rippenbogens der Rippen 6–12 bis hin zum 1. bis 4. Lendenwirbelkörper und deren anliegenden Bandscheiben von ventral. Alle drei Anteile strahlen dabei in das mittig liegende Centrum tendineum ein. Zu-

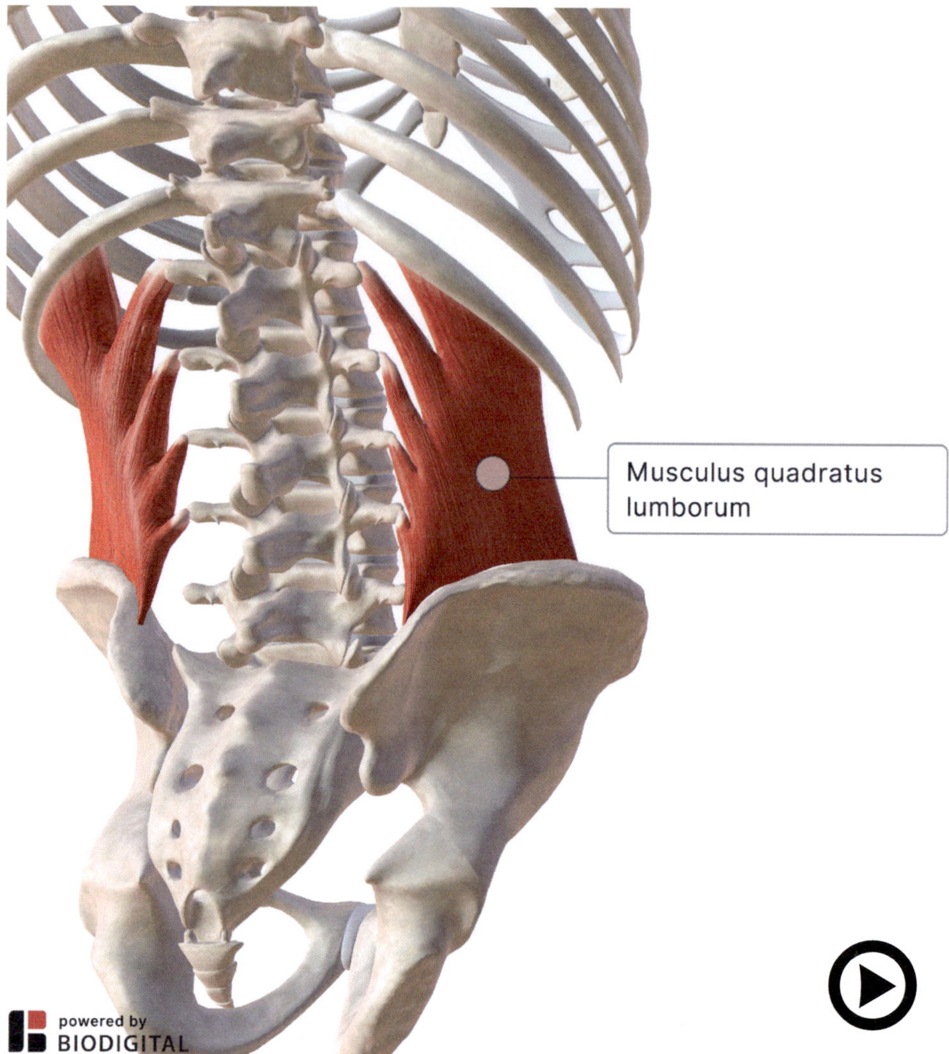

Abb. 5.46 M. quadratus lumborum (© BioDigital) und Video 5.46 Palpation M. quadratus lumborum (▶ https://doi.org/10.1007/000-5yg)

sätzlich verzahnt es sich mit Anteilen des M. transversus abdominis und hat Kontaktstellen zum Arcus lumbocostalis medialis, welcher dadurch die Psoasarkade über das Lig. arcuatum mediale und die Quadratusarkade über das Lig. arcuatum laterale ausprägt. Zwischen der Pars lumbalis und der Pars costalis existiert eine muskelfreie Zone, welche als Bochdalek-Spalte bekannt ist. Das Zwerchfell ist weiterhin über das Lig. phrenopericardiacum direkt mit dem Herzbeutel in Verbindung stehend und erstreckt sich auf der linken Thoraxhälfte bis in den fünften Intercostalraum, während der höchste Punkt auf der rechten Seite am vierten Intercostalraum zu verzeichnen ist.

Neben den zahlreichen Verbindungsstellen weist das respiratorische Diaphragma wichtige Perforationen auf, durch die elementare Strukturen vom Thorax ins Abdomen oder umgekehrt verlaufen. Hierzu zählen der Ösophagus, die V. cava inferior, die Aorta, der Ductus thoracicus sowie der N. vagus und der N. phrenicus. Weiterhin ziehen eher kleine Strukturen durch die Trennwand wie beispielsweise die linke A. et V. epigastrica superior in der Larrey-Spalte (Trigonum sternocostale sinistrum), die rechte A. et V. epigastrica superior im Morgagni-Loch (Trigonum sternocostale dextrum), die V. azygos und die V. hemiazygos, der N. splanchnicus major et minor sowie der Grenzstrang des Sympathicus. Alle diese Strukturen können über den Tonus des Zwerchfells beeinflusst werden.

Die weitreichende Innervation der Muskel- und Sehnenplatte erfolgt über mehrere Nerven. Diese erhalten ihre Informationen aus dem Atemzentrum, welches in der Medulla oblongata lokalisiert ist.

Somit steuern die Nn. phrenici, aus den Segmenten C3–C5, die Nn. phrenici accessorii aus den Segmenten C5–C7 sowie die Spinalnerven der Brustwirbelsegmente maßgeblich die Funktion des Zwerchfells. Die Atmung ist daher bewusst willkürlich aber auch unbewusst unwillkürlich durch den Menschen steuerbar.

Die oben beschriebene Hauptfunktion, als wichtigster Inspirationsmuskel und somit Garant für die Energiegewinnung und den Stoffwechsel, wird durch zahlreiche weitere Funktionen ergänzt. Es kontrahiert bei Inspiration und entspannt sich bei der Exspiration bis es dann wieder aktiv die Bauchpresse beim letzten Abschnitt des Ausatmens unterstützt. Es kann sich dabei ca. 20–30 % verkürzen und wandert während des Atemzyklus etwa vier bis sechs Zentimeter nach cranial und caudal (Harper et al. 2013). Somit übt das respiratorische Diaphragma einen Druck auf umliegende Strukturen aus und dient daher ebenfalls der Anregung der Darmtätigkeit, der Gallenausscheidung, unterstützt den Blutrückfluss über eine Sogwirkung in den Venen, unterstützt das Schreien, die Entbindung und reguliert nicht zuletzt das Säure-Base-Verhältnis im Körper (Kocjan et al. 2017).

Sowohl Dysfunktionen, welche durch negative Haltungsmuster hervorgerufen werden, als auch emotionale Stresssituationen können den Tonuszustand des Zwerchfells neben vielen anderen Faktoren erhöhen. Diese Spannung kann bei der Erfühlung mit den Fingerbeeren wahrgenommen werden. Für die Palpation wird der Patient in Rückenlage mit unterlagertem Kopf sowie angestellten Beinen positioniert. Der Therapeut steht in Höhe des Thorax mit Blickrichtung nach cranial und legt beide Hände ventrolateral auf den homolateralen Rippenbogen, wobei die Fingerbeeren leicht versetzt in Richtung Bauchraum positioniert werden. Während der Patient entspannt atmet, beginnt der Therapeut während der Ausatmung über eine Flexion der Finger sich leicht unter den Rippenbogen in das Gewebe hineinzutasten. Dabei wandern die Fingerbeeren direkt hinter die unteren Rippen. Während der Einatmung verspürt der Therapeut, dass die Fingerbeeren aufgrund der Kontraktion einen zunehmenden Druck ausgesetzt sind. Diesem Reiz wird zunächst stattgegeben, bis beim folgenden Ausatmen die Fingerbeeren erneut in die Tiefe wandern. Dies kann am gesamten unteren Rippenbogen durchgeführt werden. Bei dieser Vorgehensweise wird ein direkter Reiz auf das Zwerchfell gesetzt. Der gleiche Vorgang kann ebenfalls im Sitz durchgeführt werden, während der Therapeut hinter dem Klienten steht und dieser sich anlehnen kann.

▶ **Durchführungshinweis** Es sollte unbedingt zunächst sanft palpiert werden. Aufgrund der zahlreichen Verbindungen zum vegetativen und visceralen System kann die Betastung auch unangenehme Empfindungen wie Schmerz, Übelkeit oder Luftnot erzeugen (Abb. 5.47).

5.6.10 Palpation des Mm. serratus posterior superior et inferior

Der hintere Sägemuskel kann zur spinocostalen bzw. Rumpf-Rippenmuskulatur gezählt werden. Er ist ein eher flacher, tiefgelegener Muskel, welcher in einen superioren und einen inferioren Anteil gegliedert werden kann.

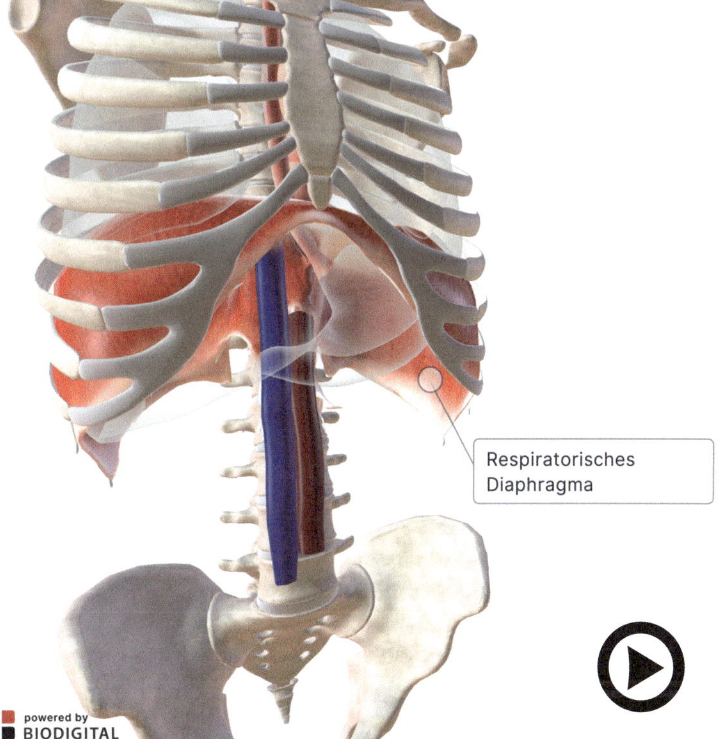

Abb. 5.47 Respiratorisches Diaphragma (© BioDigital) und Video 5.47 Palpation respiratorisches Diaphragma (▶ https://doi.org/10.1007/000-5yh)

Der M. serratus posterior superior wird in seinem Verlauf vom M. trapezius pars transversus sowie den Mm. rhomboidei überdeckt. Er entspringt über eine Aponeurose an den Procc. spinosi des 6. und 7. Hals- sowie des 1. und 2. Brustwirbels und am Lig. nuchae. In drei bis vier Zacken verläuft der Muskel nach laterocaudal und inseriert an der 2.–5. Rippe lateral des Angulus costae. Aufgrund seiner Anlage kann er bei Kontraktion die Inspiration unterstützen, indem er die Rippen anhebt.

Der M. serratus posterior inferior entspringt an den Procc. spinosi von Th11 bis L3 sowie an der Fascia thoracolumbalis und verläuft in vier einzelnen Zacken in Richtung craniolateral. Er inseriert an den unteren Rändern der 9.–12. Rippe in der Nähe des Angulus costae und wird vom M. latissimus dorsi überdeckt. Bei einer einseitigen Kontraktion kann der hintere unter Sägemuskel leicht die ipsilaterale Rumpfrotation unterstützen. Die beidseitige Kontraktion zieht die Rippen nach dorsocaudal, was die Verengung des Thorax und somit die Exspiration unterstützt. Zusätzlich gibt er dem Zwerchfell ein stabiles Punctum fixum, das wiederum dem cranioventralen Zug des Zwerchfells entgegenwirkt und somit auch die Thoraxverengung verhindert und indirekt die Inspiration unterstützt. Synergistisch führt er eine Extension der Wirbelsäule durch und trägt der Stabilisierung dieser bei.

Die nervale Versorgung des M. serratus posterior erfolgt über die Rr. anteriores der Spinalnerven aus den Segmenten Th1–Th5 für den superioren und Th11–L2 für den inferioren Anteil.

Die Palpation der hinteren Sägemuskeln erfolgt aus der Bauchlage.

Für die Betastung des oberen Anteils steht der Therapeut seitlich in Höhe des Brustkorbs und legt die Fingerbeeren der cranialen Hand auf den prominenten Dornfortsatz von C7 und die Fingerbeeren der caudalen Hand auf die cranialen Anteile der kontralateralen Margo medialis scapulae. Eine Linie zwischen beiden Händen beschreibt den Verlauf des Muskels, sodass ein gezielter Reiz auf die Struktur appliziert werden kann, indem sich die Fingerbeeren der cranialen Hand in Richtung der anderen Hand bewegen. Aufgrund der Muskelfläche von etwa vier Querfingern, kann der Reiz ausgehend von C7 ca. ein Querfinger ober- und zwei Querfinger unterhalb ebenfalls auf die Struktur gesetzt werden.

Der inferiore Anteil ist über den unteren Rippenbogen zu erschließen. Die Palpationsfinger nehmen Kontakt zur kontralateralen 12. Rippe von dorsal auf und wandern waagerecht in Richtung Wirbelsäule. Hierbei treffen sie genau in der Mitte des Weges auf den unteren Muskelbauch des M. serratus posterior inferior. Auf den flächigen Muskel kann anschließend etwa drei Querfinger in Richtung cranial ein Reiz gesetzt werden. Eine weitere Orientierung kann über eine Verbindungslinie der beiden Ellenbogen hergestellt werden. Liegen beide Arme locker entlang des Körpers, wird eine waagerechte Linie zwischen beiden gebildet, welche die Wirbelsäule in einer gewissen Höhe schneidet. In dieser Höhe befindet sich rechts und links des Proc. spinosus der untere hintere Sägemuskel.

▶ **Durchführungshinweis** Durch die Überlagerung von oberflächig gelegener Muskulatur sind der M. serratus posterior superior et inferior der Palpation lediglich über eine Reizsetzung in der Tiefe zugänglich (Abb. 5.48).

5.7 Muskulatur im Bereich des Schultergürtels/Schultergelenks

Das beweglichste Gelenk des Körpers ist das Schultergelenk. Bei zahlreichen Alltagsbewegungen der Arme ist die Beweglichkeit des Schultergürtels unabdingbar. Daraus entwickelt sich eine funktionelle Einheit aus Schultergürtel und Schultergelenk, bei der das Zusammenspiel über zahlreiche Muskeln realisiert werden kann. Neben der Clavicula nimmt die Scapula, die sich über ihrer Aufhängung in Muskelschlingen, fein abgestuft auf dem Thorax bewegen kann, eine wichtige Rolle ein. Somit kann der biomechanisch, wichtige humeroscapuläre Rhythmus sichergestellt werden. Damit diese Einheit den Anforderungen aus dem Alltag gerecht werden kann, ist es elementar, die muskulären Strukturen, welche die Funktionalität beeinflussen können, betasten und somit den Tonus beurteilen zu können.

Für die Palpation eignet es sich, den Patienten im Sitz mit passiv gelagerten Armen zu positionieren. Wahlweise kann auch die Bauch-, Seit-, oder Rückenlage je nach Muskel gewählt werden. Zu den betastbaren Muskeln, welche einzeln in den folgenden Kapiteln in Lage, Funktion und Palpation beschrieben werden, gehören der M. levator scapulae, der M. trapezius, der M. sternocleidomastoideus, der M. rhomboideus major et minor, der M. subclavius, der M. pectoralis minor und der M. serratus anterior. Weiterhin betastbar sind die vier Muskeln der Rotatorenmanschette, der M. deltoideus, der M. latissimus dorsi, der M. teres major sowie der M. pectoralis major und der M. coracobrachialis.

5.7.1 Palpation des M. levator scapulae

Das lateinische Wort „levare" bedeutet ins Deutsche übersetzt „erheben". Der M. levator scapula wird daher als Schulterblattheber bezeichnet. Diese Funktion ist wichtig, um die Scapula, in Kombination mit anderen Muskeln, immer perfekt zum Humerus auszurichten. Er kann zur sekundären Rückenmuskulatur gezählt werden, ist jedoch funktionell dem Schultergürtel zugeordnet und wird im cranialen Teil vom M. sternocleidomastoideus und dem M. splenius capitis et cervicis und im caudalen Teil vom M. trapezius pars descendens überdeckt. Er verbindet die Hals-

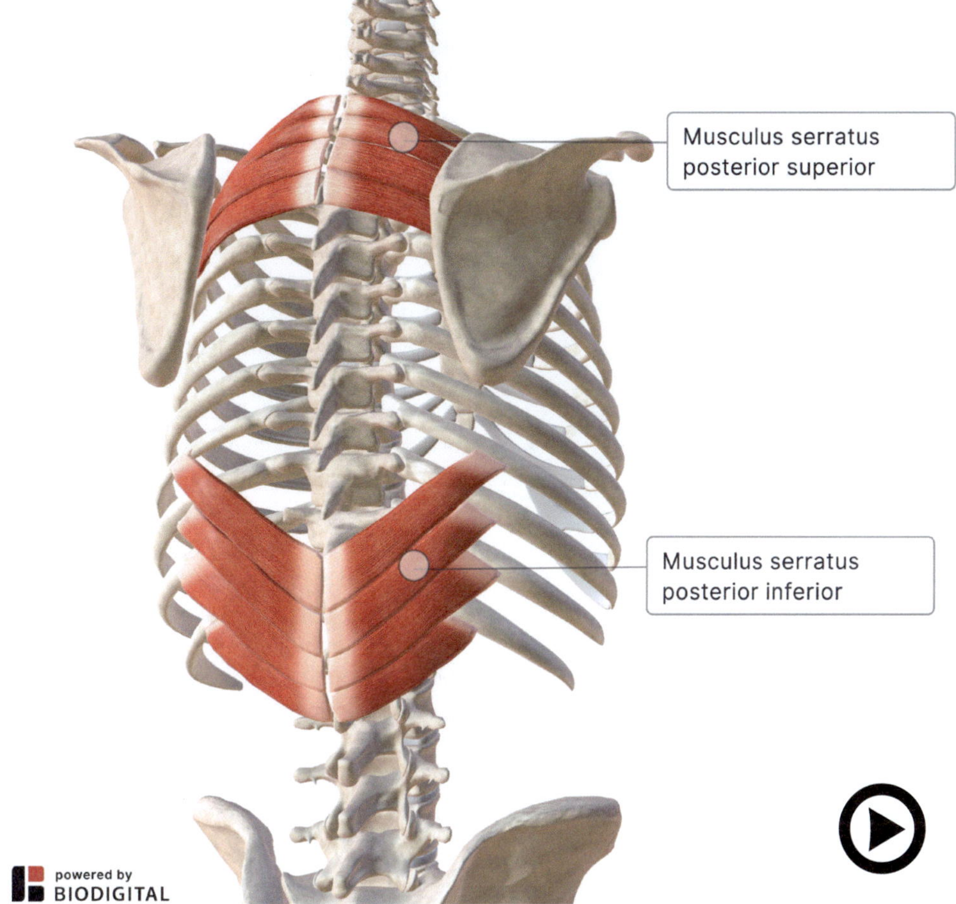

Abb. 5.48 Mm. serratus posterior superior et inferior (© BioDigital) und Video 5.48 Palpation Mm. serratus posterior superior et inferior (▶ https://doi.org/10.1007/000-5yj)

wirbelsäule mit dem Schultergürtel, da er sich von den Procc. transversi des 1.–2. Halswirbels, sowie den Tubercula posteriora der Procc. transversi des 3.–4. Halswirbels schräg nach caudolateral zum Angulus superior sowie zur Spina scapulae und dem oberen Rand der Margo medialis scapulae erstreckt. Die Innervation erhält der Schulterblattheber über den N. dorsalis scapulae des Plexus brachialis aus den Segmenten C4–C5 und weiteren Fasern des 3.–5. Zervikalnervs aus dem Plexus cervicalis. Funktionell hebt er das Schulterblatt in Richtung craniomedial an und führt zeitgleich eine leichte Rotation dessen durch. Er wirkt ebenfalls synergistisch bei der Ipsilateralflexion der Halswirbelsäule mit, wenn die Scapula das Punctum fixum darstellt.

Im mittleren Teil tritt der M. levator scapulae in der Regio cervicalis lateralis hervor. Dort wird er von keinem Muskel überlagert. Diese Stelle eignet sich unter anderem gut für die Palpation, während der Patient in Bauchlage oder im Sitz mit unterlagertem Arm positioniert wird. Über eine aktive Elevation des Schultergürtels kann der vordere Rand des M. trapezius pars descendens zunächst erfühlt werden. Als zweites wird eine Rotation des Kopfes zur Gegenseite durchgeführt, was den hinteren Rand des homolateralen M. sternocleidomastoideus erspüren lässt. Als drittes wird der Proc. spinosus von C4 ertastet, der lediglich als Orientierungslinie dient. Wandern die steil aufgestellten Fingerbeeren nun zwischen dem Vorderrand des M. trapezius pars descendens und dem Hinterrand des M. sternocleidomastoideus in Höhe von C4 in die Tiefe in Richtung der Wirbelsäule, treffen sie direkt auf den M. levator scapulae. Diese Vorgehensweise ist für die Ausgangsstellung im Sitz geeignet.

In Bauchlage werden die Palpationsfinger zunächst auf die homolaterale Scapula gelegt und mit den Fingerbeeren der Angulus superior scapulae als craniale Spitze der Margo medialis erfühlt. Ausgehend von diesem Referenzpunkt wandern die Finger in Richtung craniomedial zur Halswirbelsäule. Der Muskelstrang des M. levator scapulae kann hierbei am besten quer zum Verlauf von caudomedial nach craniolateral getastet werden.

▶ **Durchführungshinweis** Der M. levator scapulae kann bei negativer Veränderung seinen Schmerz in den Nackenbereich, die homolaterale Schulterregion und auch nach caudal entlang der Margo medialis scapulae übertragen (Abb. 5.49).

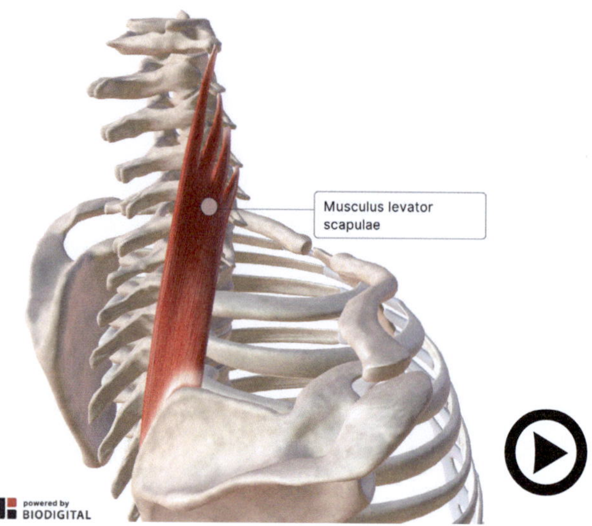

Abb. 5.49 M. levator scapulae (© BioDigital) und Video 5.49 Palpation M. levator scapulae (▶ https://doi.org/10.1007/000-5yk)

5.7.2 Palpation des M. trapezius

Der trapezförmige Kapuzenmuskel, welcher sich zwischen Wirbelsäule und Schultergürtel aufspannt, wird zur sekundären Rückenmuskulatur gezählt und kann in einen Pars ascendens, Pars transversa und Pars descendens unterteilt werden. Die Anteile sind jedoch nicht direkt voneinander abtrennbar, sondern gehen fließend ineinander über.

Der cranial liegende Pars descendens verzeichnet seinen Ursprung an der Linea nuchalis superior und der Protuberantia occipitalis externa sowie am Lig. nuchae und den Procc. spinosi aller Halswirbel. Er verläuft schräg nach caudolateral und inseriert am lateralen Drittel der Clavicula. Er bildet die dorsale Begrenzung der Regio cervicales lateralis und führt die Elevation im Schultergürtel durch. Zusätzlich zieht er die Scapula schräg nach craniomedial und dreht sie mit dem M. serratus anterior pars inferior nach außen. Auch eine Drehung des Kopfes zur Gegenseite sowie eine Ipsilateralflexion der HWS kann der deszendierende Anteil bei fixiertem Schultergürtel und einseitiger Kontraktion durchführen. Die beidseitige Kontraktion kann zudem die Dorsalextension der HWS unterstützen.

Der horizontal verlaufende M. trapezius pars transversa entspringt über einen Sehnenspiegel in Höhe der Procc. spinosi des 1.–4. Brustwirbels sowie am Lig. supraspinale und inseriert am Acromion. Er führt die Retraktion im Schultergürtel durch und verlagert die Scapula in Richtung medial.

Der aufsteigende Anteil des Kapuzenmuskels entspringt an den Procc. spinosi des 5.–12. Brustwirbels und am Lig. supraspinale. Nach seinem craniolateralen Verlauf inseriert er an der Spina scapulae. Aufgrund seines Verlaufs kann er eine Depression im Schultergürtel durchführen und unterstützt den deszendierenden Anteil bei der Rotation der Scapula, indem er diese nach caudomedial bewegt.

Alle drei Anteile fixieren die Scapula am Thorax, sodass sie ein vielseitig ausrichtbarer Gelenkpartner für den Humerus wird.

Die nervale Versorgung wird für alle drei Anteile über zwei Zugänge realisiert. Motorisch wird der M. trapezius über den Ramus externus des N. accessorius (XI. Hirnnerv) und propriozeptiv über den Ramus trapezius des Plexus cervicalis aus den Segmenten C2–C4 versorgt.

Der oberflächig lokalisierte M. trapezius lässt sich palpatorisch gut in Bauchlage und im Sitz erschließen. Wird gedanklich ein Dreieck zwischen der Protuberantia occipitalis externa, dem Proc. spinosus von Th12 und dem Acromion gebildet, so beschreibt die entstandene Fläche die Lage des M. trapezius mit seinen drei Anteilen. Über die flächig aufgelegten Fingerbeeren kann anschließend jede beschriebene Pars über ihre individuelle Funktion im Schultergürtel durch die entstehende Kontraktion fühlbar gemacht werden. Der M. trapezius pars descendens kann zusätzlich über den von cranial kommenden Zangengriff zwischen Zeigefinger und Daumen ausfindig gemacht werden.

▶ **Durchführungshinweis** Aufgrund von alltagsbedingten Haltungsmustern neigt der M. trapezius pars descendens zu erhöhten Spannungsentwicklungen, die bei der Betastung, vor allem im Zangengriff, druckdolent reagieren können. Es kann somit zu übertragenen Schmerzen in den Kopfbereich kommen (Abb. 5.50).

5.7.3 Palpation des M. sternocleidomastoideus

Der Muskel dessen Namen auf seine ossären Aufhängungsstellen zurückzuführen ist, wird aufgrund seiner Funktion als Kopfwender bezeichnet und zählt zur oberflächigen Schicht der Halsmuskulatur. Der M. sternocleidomastoideus verzeichnet zwei Köpfe, das Caput mediale und das Caput laterale. Das Caput mediale hat seinen Ursprung an der ventralen craniolateralen Fläche des Manubrium sterni und das Caput laterale am mittleren Drittel der Claviculavorderfläche bzw. der Margo superior claviculae. Beide Teile verlaufen in Richtung craniodorsal, prägen die Fossa supraclavicularis in dessen Tiefe sich der N. vagus befindet und verjüngen sich etwa ab der Mitte des Halses. Der Muskel inseriert am Proc. mastoideus des Os temporale sowie mit einigen Fasern lateral an der Linea nuchae superior des Os occipitale. Der Verlauf des Kopfwenders bildet sowohl eine Trennlinie für

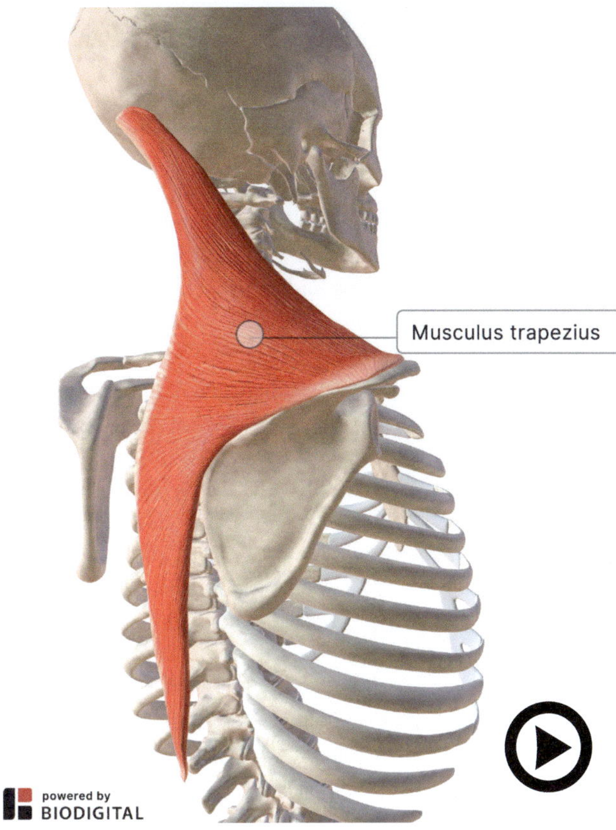

Abb. 5.50 M. trapezius (© BioDigital) und Video 5.50 Palpation M. trapezius (▶ https://doi.org/10.1007/000-5ym)

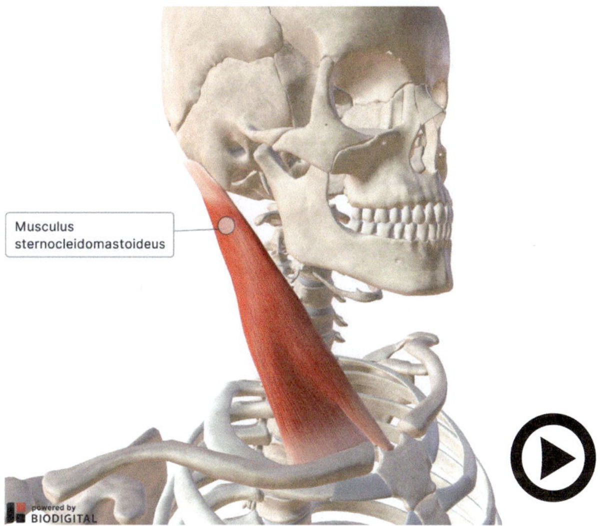

Abb. 5.51 M. sternocleidomastoideus (© BioDigital) und Video 5.51 Palpation M. sternocleidomastoideus (▶ https://doi.org/10.1007/000-5yn)

das Trigonum colli mediale bzw. die Regio cervicalis medialis als auch für das Trigonum colli laterale bzw. die Regio cervicalis lateralis. Beide Stellen sind hochsensibel, da sich z. B. im erstgenannten der N. vagus (X. Hirnnerv), der N. hypoglossus (XII. Hirnnerv), der N. accessorius (XI. Hirnnerv) sowie Arterien, Venen, die Luft- und Speiseröhre und im Zweitgenannten der N. accessorius, Teile des Plexus cervicalis sowie die A. subclavia und die V. jugularis befinden.

Die Innervation des M. sternocleidomastoideus erfolgt über den N. accessorius sowie durch Nervenäste des Plexus cervicalis aus den Segmenten C1–C4. Bei aktiver Kontraktion bewegt er den Kopf in Ipsilateralflexion, in Rotation zur kontralateralen Seite, in Flexion bei bereits gebeugten und in Extension bei gestrecktem Kopf. Weiterhin dient er als inspiratorischer Atemhilfsmuskel bei fixiertem Kopf.

Aufgrund seiner oberflächigen Lage ist eine Palpation gut in Rückenlage mit unterlagertem Kopf oder im Sitz zu realisieren. Der Therapeut steht seitlich zum Patienten und appliziert seine Finger flächig auf die homolaterale Vorderfläche des Manubriums. Sobald der Patient eine aktive Kopfrotation zur Gegenseite durchführt, wird eine deutliche Kontraktion über die Ursprungssehne spürbar. Anschließend kann der gesamte Verlauf, zunächst flächig mit den Fingerbeeren erschlossen werden. Nach einer ersten Gewöhnungsphase seitens des Klienten, kann die durchaus intime Palpation im Halsbereich zusätzlich im Zangengriff durchgeführt werden. Hierbei ist es empfehlenswert den Kopf passiv zu lagern, um die Struktur gut bis in die Tiefe erfühlen zu können.

▶ **Durchführungshinweis** Dysfunktionen des M. sternocleidomastoideus können sich in übertragenen Schmerzen in den Kopfbereich äußern (Abb. 5.51).

5.7.4 Palpation des Mm. rhomboideus major et minor

Die beiden rautenförmigen Muskeln, welche zur mittleren Schicht der sekundären Rückenmuskulatur gezählt werden, verbinden den Schultergürtel mit der Wirbelsäule und wirken funktionell auf diesen ein. Während der M. rhomboideus major seinen Ursprung an den Procc. spinosi des 1.–4. Brustwirbels und dem Lig. supraspinale findet, entspringt der M. rhomboideus minor etwas weiter cranial an den Procc. spinosi des 6.–7. Hals- sowie des 1. Brustwirbels und am Lig. nuchae. Beide verzeichnen einen ähnlichen rautenförmigen Verlauf nach caudolateral und inserieren an der Margo medialis scapulae. Hierbei setzt der große Anteil unterhalb und der kleine Anteil in Höhe der Spina scapulae an. Sie verlaufen somit direkt parallel untereinander. Beide Anteile werden über den N. dorsalis scapulae aus dem Plexus brachialis über die Segmente C4–C6 innerviert und fixieren die

Scapula am Thorax. Zusätzlich ziehen beide das Schulterblatt nach craniomedial und unterstützen somit die Scapularotation, die elementar für die Gelenksfunktionalität des Schultergelenks ist.

Die Mm. rhomboidei werden vom M. trapezius überdeckt und sind daher nur indirekt über eine Reizsetzung palpabel. Nachdem der zu Palpierende in Bauchlage positioniert wurde, nimmt der seitlich stehende Therapeut mit den steil aufgestellten Fingerbeeren der cranialen Hand Kontakt zum Proc. spinosus von C7, dem Vertebra prominens, auf. Die Zeigefingerbeere der caudalen Hand nimmt Kontakt zur medialen Region der Spinae scapulae auf. Die zwischen beiden Fingern entstehende Linie bildet den oberen Rand des M. rhomboideus minor. Von dieser Linie nach caudal gehend, kann über eine aktive Rektraktionsbewegung eine Kontraktion beider Muskeln hervorgerufen werden. Zu beachten ist jedoch der oberflächig liegende M. trapezius, welcher ebenfalls eine Retraktion durchführt, weshalb lediglich eine Reizsetzung auf die tiefer liegende Rautenmuskulatur möglich ist.

▶ **Durchführungshinweis** Die Mm. rhomboidei können bei negativen Veränderungen zu übertragenden Schmerzen im Bereich der Margo medialis scapulae führen (Abb. 5.52).

5.7.5 Palpation des M. subclavius

Unter dem Schlüsselbein befindet sich der kurze und eher schmale M. subclavius, welcher sich hinter dem M. pectoralis major in der Tiefe lokalisiert ist. Er verzeichnet seinen Ursprung über eine kurze kräftige Ursprungssehne am ventralen Corpus costae der Costa prima sowie ihrem Rippenknorpel. Der M. subclavius verläuft anschließend in Richtung laterocranial im Sulcus musculi subclavii am Unterrand der Clavicula und inseriert am medialen sowie lateralen Drittel der Claviculaunterseite. Die Innervation geschieht über die Segmente C5–C6 über den Plexus brachialis und letztlich über den N. subclavius. Je nach Punctum fixum caudalisiert der M. subclavius das laterale Drittel Clavicula bzw. eleviert die erste Rippe. Zusätzlich schützt er die A. und V. subclavia sowie den Plexus brachialis und stabilisiert das SCG.

Die Palpation des M. subclavius erfolgt aus der Rückenlage mit unterlagertem Kopf. Der seitlich stehende Therapeut nimmt mit den Fingerbeeren Kontakt zur homolateralen Clavicula im medialen Drittel auf. Anschließend wandern die Finger in Richtung caudal und geraten direkt in eine Vertiefung. In dieser Furche treffen sie direkt auf den M. subclavius. Anschließend kann der Muskel in Richtung Manub-

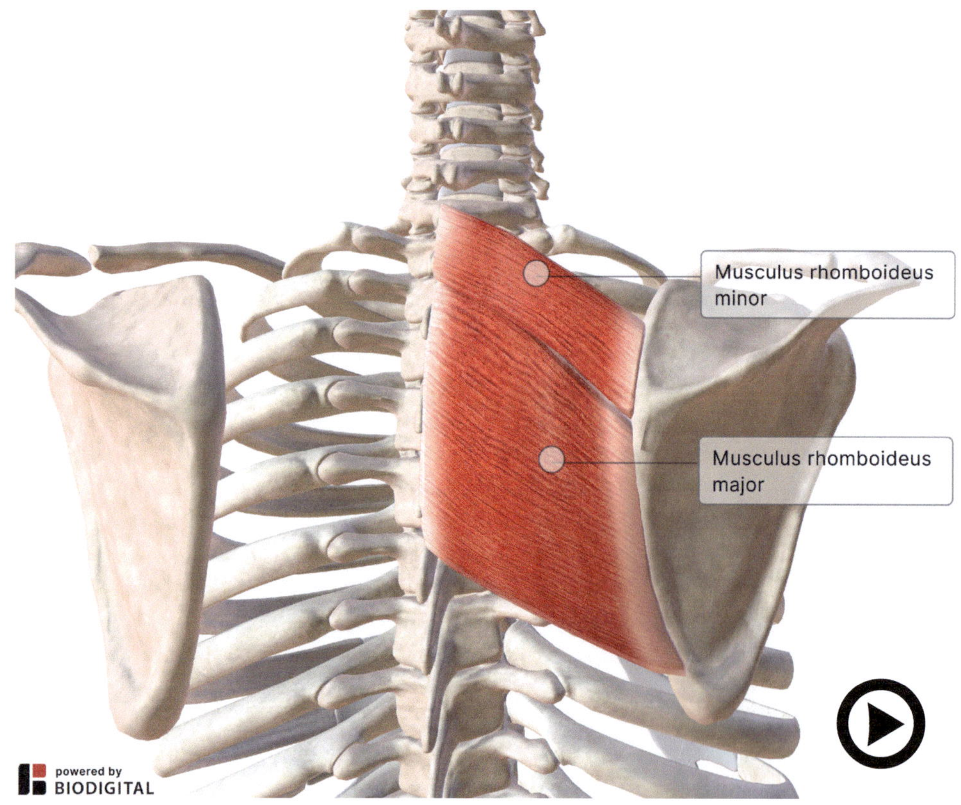

Abb. 5.52 Mm. rhomboideus major et minor (© BioDigital) und Video 7.52 Palpation Mm. rhomboideus major et minor (▶ https://doi.org/10.1007/000-5yp)

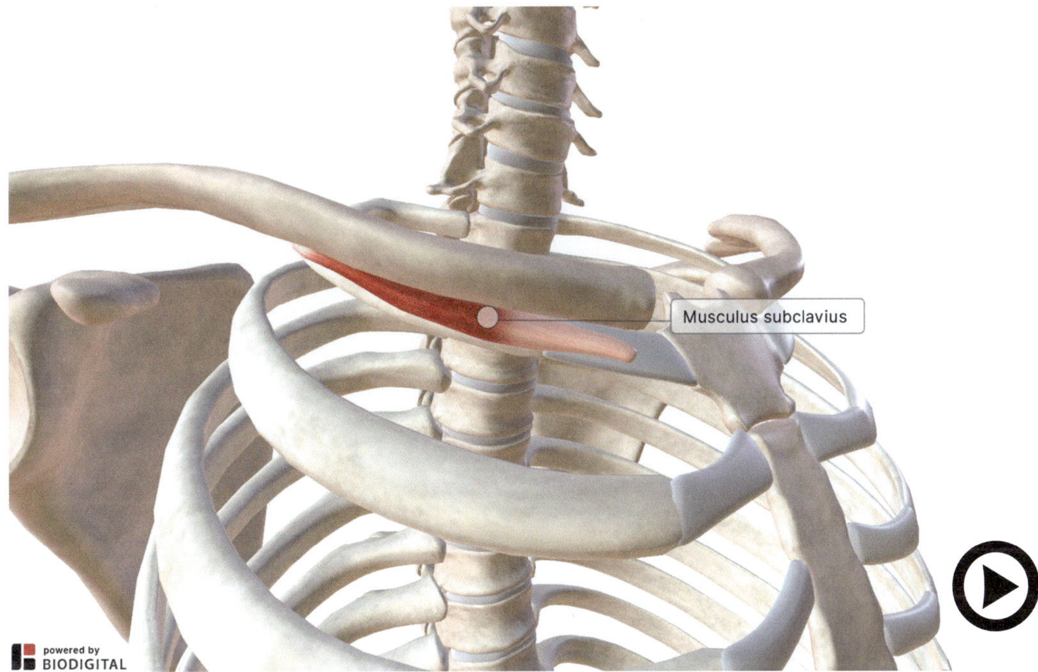

Abb. 5.53 M. subclavius (© BioDigital) und Video 5.53 Palpation M. subclavius (▶ https://doi.org/10.1007/000-5yq)

rium sterni verfolgt werden. Aufgrund der Überlagerung durch den M. pectoralis major ist hierbei lediglich eine Reizsetzung möglich.

▶ **Durchführungshinweis** Bei der Druckapplikation wird ebenfalls ein Reiz auf die sich hinter dem M. subclavius befindlichen nervalen und vaskulären Strukturen ausgeübt, welche druckempfindlich reagieren können. Eine sanfte Vorgehensweise ist daher empfehlenswert (Abb. 5.53).

5.7.6 Palpation des M. pectoralis minor

Der kleine Brustmuskel ist ein dünner, dreieckförmiger Muskel und unter dem M. pectoralis major am superolateralen Teil des Thorax lokalisiert. Er verbindet den Schultergürtel mit dem Rumpf, da er von den ventralen Corpusflächen der 3.–5. Rippe sowie den zugehörigen Aponeurosen nach craniolateral über eine verjüngende Sehne zum Proc. coracoideus der Scapula verläuft. Seine Innervation erhält er über den N. pectoralis medialis aus den Segmenten C8–Th1 sowie den N. pectoralis lateralis aus den Segmenten C5–C7. Der eher kleine Muskel zieht die Scapula nach caudomedial und unterstützt dadurch die Bewegung des Schulterblatts, welche für einen optimalen Bewegungsablauf im Schultergelenk elementar ist. Weiterhin beteiligt sich der M. pectoralis minor gemeinsam mit dem M. pectoralis major als Atemhilfsmuskel.

Für die Palpation des M. pectoralis minor befindet sich der Patient in entspannter Rückenlage. Der Therapeut steht seitlich und nimmt über die steil aufgestellte Zeige- und Mittelfingerbeere Kontakt zum Proc. coracoideus (Abschn. 2.8.2) auf, welcher sich caudal des lateralen Drittels der Clavicula befindet. An diesem Referenzpunkt trifft der Finger auf die Ansatzsehne des Muskels. Für den weiteren Muskelverlauf muss unter den M. pectoralis major gefühlt werden. Hierfür abduziert der Patient seinen homolateralen Arm aktiv in ca. 90 ° und führt mit selbiger Schultergürtelseite eine Protraktion durch. Hierbei wird der Muskelrand des M. pectoralis major, ventral an der Schulter in Richtung Axilla, spürbar. Über eine horizontale Adduktion des Armes kann diese Abgrenzung noch deutlicher hervorgerufen werden. Die zu palpierenden Finger orientieren sich am Muskelrand des großen Brustmuskels und wandern unterhalb dessen in die Tiefe entlang der Rippen in Richtung des ventralen Thorax und des Proc. coracoideus. Die sich jetzt unterhalb des M. pectoralis major befindlichen Fingerbeeren können mit moderatem Druck auf den Brustkorb einen Reiz auf den M. pectoralis minor erzeugen.

▶ **Durchführungshinweis** Bei der Ertastung des M. pectoralis minor ist zu beachten, dass in sich in unmittelbarer Nähe nervale sowie vaskuläre Strukturen befinden, welche die obere Extremität speisen. Ein sanftes Vorgehen ist daher erforderlich (Abb. 5.54).

5.7.7 Palpation des M. serratus anterior

Der sogenannte Boxer- oder Sägezahnmuskel hat seinen Namen aufgrund seines in zacken ausgeprägten Ursprungs

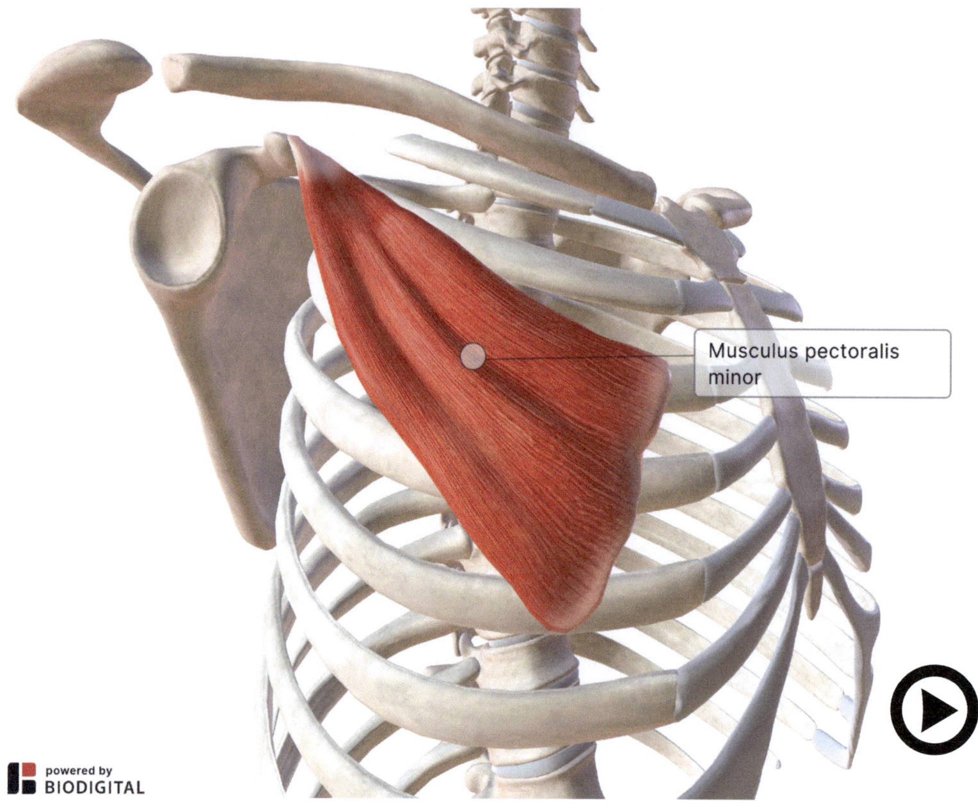

Abb. 5.54 M. pectoralis minor (© BioDigital) und Video 5.54 Palpation M. pectoralis minor (▶ https://doi.org/10.1007/000-5yr)

an den Rippen und seiner besonderen Ausprägung bei Sportlern dieser Sportart. Er wird in drei Anteile, den Pars superior, den Pars intermedia und den Pars inferior untergliedert. Der obere Teil verläuft vom Corpus der 1.–2. Rippe schräg nach dorsal und inseriert am Angulus superior der Scapula. Der Pars intermedia, welcher am größten ausgeprägt ist, verläuft vom Corpus der 2.–3. Rippe eher horizontal zur Margo medialis der Scapula. Der untere Anteil des M. serratus anterior entspringt am Corpus der 4.–9. Rippe, verläuft schräg nach dorsocranial und setzt an der Margo medialis sowie dem Angulus inferior des Schulterblatts an. Der Pars inferior ist jener, der bei gutem Trainingszustand sichtbar wird. Alle Ursprünge bilden ein Widerlager für den M. obliquus externus abdominis und bilden mit diesem die Gerdy-Linie. Innerviert wird der Boxermuskel über den N. thoracicus longus aus dem Plexus brachialis über die Segmente C5–C7. Aufgrund seines Verlaufs kann er die Scapula so auf dem Thorax bewegen, dass sie eine optimale Ausrichtung gegenüber dem Humerus ausbildet. Somit führt der obere Anteil eher eine Elevation des Schulterblatts durch, wohingegen der mittlere und untere Anteil forciert eine Lateralisierung durchführen. Auch die Protraktion des Schultergürtels und eine Fixation der Scapula am Thorax wird gemeinsam mit den Mm. rhomboidei ermöglicht. Dadurch erhöht sich bei einer guten Ausprägung des Muskels die Schlagkraft des Armes. Zusätzlich trägt er auch der Bildung der thoracalen Gleitfläche bei und bildet die mediale Wand der Axilla.

Die Betastung des M. serratus anterior wird in Rücken- oder Seitlage durchgeführt. Hierbei ist zu beachten, dass der Pars superior vom M. pectoralis major überdeckt wird und sich daher nicht direkt für die Palpation eignet. Der Therapeut steht seitlich neben dem sich in Rückenlage befindlichen Patienten in Höhe des Brustkorbs und legt die Fingerbeeren von Zeige- und Mittelfinger auf das caudale Ende des Sternums. Von diesem Ausgangspunkt wandern die Finger am unteren Muskelrand des gegenüberliegenden M. pectoralis major nach lateral entlang der fünften Rippe. Kurz bevor sie zum seitlich liegen Arm gelangen, wird dieser aktiv vom Patienten in etwa 90 ° Anteversion bewegt und anschließend der Patient aufgefordert den Arm mit Schultergürtel in Richtung Protraktion von der Unterlage abzuheben. Bei dieser Aktion kontrahiert der M. serratus anterior und wird in seinem Ursprung direkt auf der fünften Rippe unter den Fingern spürbar. Anschließend können die Finger in Richtung craniale und caudale Rippen die weiteren Muskelbäuche erfühlen.

▶ **Durchführungshinweis** Führt der Patient aus der Seitlage eine Abduktion des obenliegenden Armes durch, so wird das Areal gedehnt und die Muskelbäuche direkt auf den Rippen besser tastbar (Abb. 5.55).

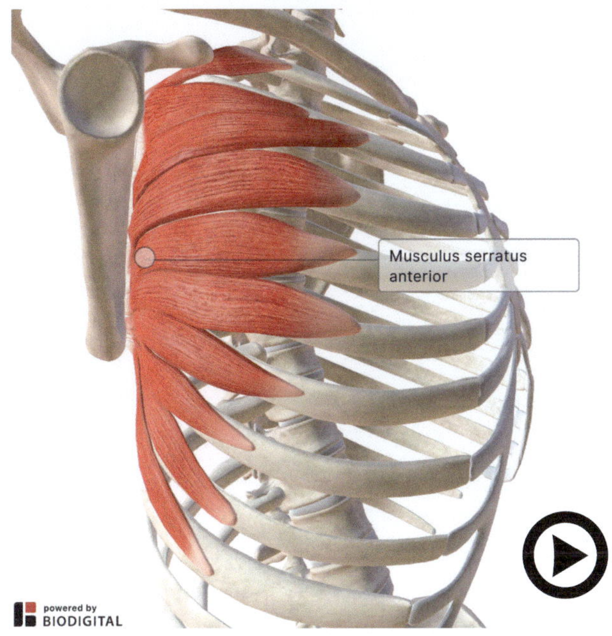

Abb. 5.55 M. serratus anterior (© BioDigital) und Video 5.5 Palpation M, serratus anterior (► https://doi.org/10.1007/000-5ys)

5.7.8 Palpation des M. supraspinatus

Der Obergrätenmuskel ist Bestandteil der Rotatorenmanschette und zählt zur Gruppe der dorsalen Schultermuskulatur. Der eher schmale längliche Muskel entspringt flächig in der Fossa supraspinata oberhalb der Spina scapulae. Der horizontale Verlauf endet am Tuberculum majus des Humerus sowie mit einigen Fasern an der Kapsel und dem Lig. transversum humeri. Er wird über den N. suprascapularis aus den Segmenten C4–C6 innerviert und ist der Initiator der Abduktion, welche er gemeinsam mit dem M. deltoideus realisiert (Reinold et al. 2007). Weiterhin führt er eine Außenrotation durch, zentriert das Caput humeri und spannt die Schultergelenkskapsel. Aufgrund seines Verlaufs unter dem Acromion kann es zu Impingementsituationen im subacromialen Nebengelenk kommen, wodurch die Muskelsehne stark gereizt werden kann.

Der M. supraspinatus wird überwiegend vom M. trapezius pars descendens überdeckt, wodurch die Palpation nur im Sinne einer Reizsetzung möglich ist. Hierfür befindet sich der Patient in Bauch- oder Seitlage. Bei ersterer Ausgangsstellung steht der Therapeut seitlich und legt die Fingerbeeren auf den medialen Beginn der Spina scapulae der homolateralen Seite. Anschließend wandern die Fingerbeeren leicht nach cranial und gelangen in eine Vertiefung, die Fossa supraspinata. Hier befindet sich der Ursprung des Obergrätenmuskels, der cranial der Schulterblattgräte nach lateral in Richtung Acromion über die Betastung mit einem Reiz versehen werden kann. Liegt der Patient in Seitlage, wird der Arm entlang des Körpers gelegt, während der Therapeut am Kopfende des Klienten mit Blickrichtung nach caudal steht. Die Finger werden auf das Acromion von medial so appliziert, dass sie Kontakt zum Art. acromioclavicularis herstellen. Fühlen die steil aufgestellten Finger nun direkt in die Tiefe in Richtung dorsomedial, geben sie einen direkten Reiz auf die Muskelsehne des M. supraspinatus.

► **Durchführungshinweis** Aufgrund der anatomischen Lage des M. supraspinatus kann es gehäuft zu Reizungen und somit zu Tonusveränderungen und Druckdolenzen im Muskelverlauf kommen (Abb. 5.56).

5.7.9 Palpation des M. infraspinatus

Der Untergrätenmuskel besitzt eine dreieckige Grundform, ist ein Teil der Rotatorenmanschette und wird zur Gruppe der dorsalen Schultermuskulatur gezählt. Sein großflächiger Ursprung befindet sich in der Fossa infraspinata unterhalb der Spina scapulae und teilweise an der Facies infraspinata. Die oberen Anteile verlaufen eher horizontal, während die unteren Anteile einen eher craniolateralen Verlauf einnehmen. Alle Abschnitte verjüngen sich in einer Ansatzsehne, die am Tuberculum majus inseriert. Die Innervation erhält der M. infraspinatus über den N. suprascapularis aus den Segmenten C4–C6 sowie akzessorisch über den N. axillaris, welcher aus dem Plexus brachialis hervorgeht. In der Gruppe der Rotatorenmanschette sorgt er ebenfalls für die Zentrierung des Caput humeri in der Cavitas glenoidalis. Aus der Neutralstellung heraus unterstützt er die Abduktion, wohingegen er bei abduziertem Arm das Zurückführen bzw. die Adduktion im Schultergelenk begleitet.

Die Reizsetzung wird über die steil aufgestellten Fingerbeeren ermöglicht, die ausgehend von der medialen Spina scapulae nach caudal in die Fossa infraspinata gleiten und diese nach lateral verfolgen. Aufgrund der Überlagerung des M. trapezius und des M. deltoideus ist die Palpation nur durch die genannten Strukturen möglich.

► **Durchführungshinweis** Der M. infraspinatus kann nach häufigen und intensiven Wurfbewegungen gereizt sein, was bei einer Betastung zu verstärkten Schmerzempfindungen des Klienten führen kann (Abb. 5.57).

5.7.10 Palpation des M. teres minor

Der kleine Rundmuskel ist ein Teil der Rotatorenmanschette und wird zur dorsalen Schultermuskulatur gezählt. Der M. teres minor nimmt einen ähnlichen Verlauf wie der M. infraspinatus ein und entspringt am mittleren Drittel der Margo

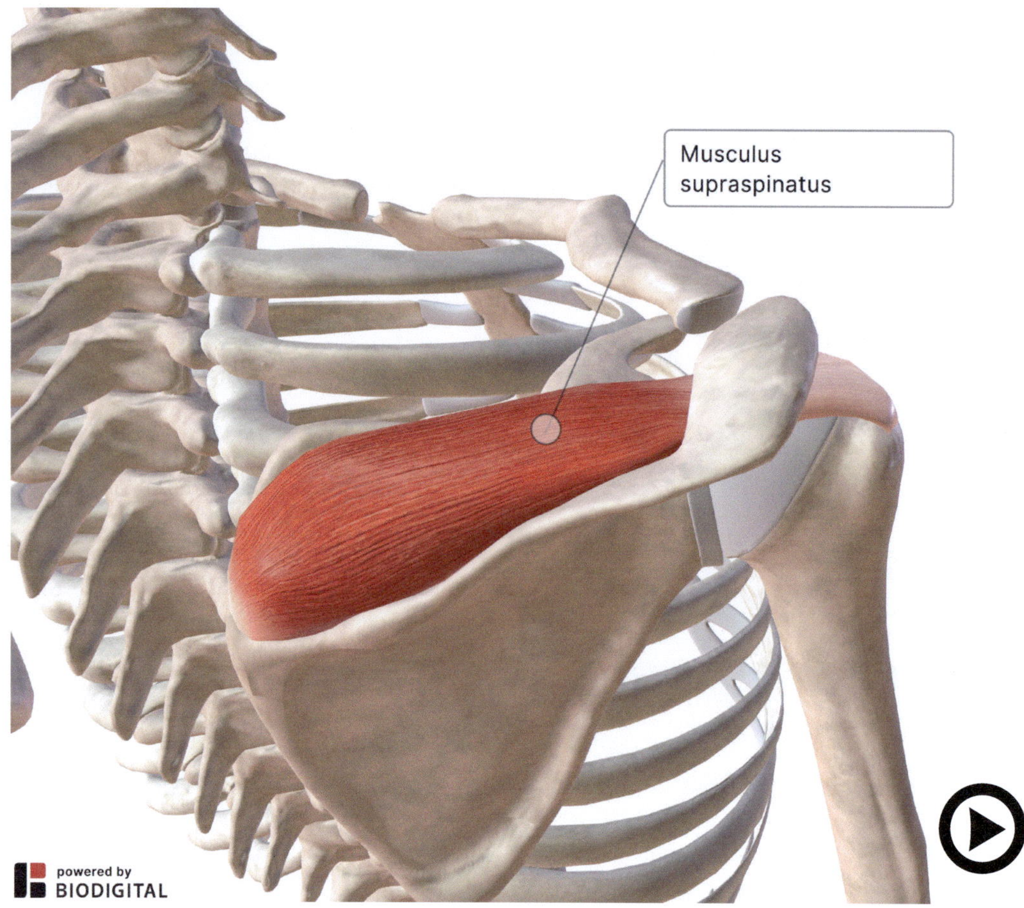

Abb. 5.56 M. supraspinatus (© BioDigital) und Video 5.56 Palpation M. supraspinatus (▶ https://doi.org/10.1007/000-5yt)

lateralis scapulae. Sein schräger Verlauf nach craniolateral endet am Tuberculum majus des Humerus sowie der Gelenkkapsel. Der schwächste Muskel der Rotatorenmanschette erhält seine Innervation durch den N. axillaris aus den Segmenten C4–C6 und unterstützt weitestgehend die Funktionen der genannten funktionellen Einheit. Er wirkt bei der Adduktion und Retroversion des Armes mit, stabilisiert das Schultergelenk und begrenzt die mediale und laterale Achsellücke. Zusätzlich unterstützt er die Arthrokinematik, indem er das Caudalgleiten des Caput humeri, während der Abduktion, gemeinsam mit dem M. latissimus dorsi unterstützt.

Die Erfühlung des M. teres minor wird aus der Bauch- oder wahlweise Seitenlage durchgeführt. Der Therapeut steht seitlich und nimmt zunächst mit den Fingerbeeren Kontakt zum Angulus inferior der Scapula auf. Ausgehend von diesem Referenzpunkt wandern die Finger entlang der Margo lateralis scapuale nach cranial und überqueren dabei eine muskuläre Struktur, den M. teres major. Nach dieser ersten rundlichen Struktur weiter in Richtung cranial palpierend, erscheinen die nächsten nach craniolateral verlaufenden Muskelfasern. Diese sind dem M. teres minor zuzuordnen. Da jener vom M. deltoideus überdeckt wird, ist eine komplette Erfühlung nicht möglich.

▶ **Durchführungshinweis** Aufgrund seiner regen Beteiligung an Alltagsbewegungen treten nicht selten Dysfunktion des M. teres minor auf. Diese können zu übertragenen Schmerzen in die Region des Schultergelenkes führen (Abb. 5.58).

5.7.11 Palpation des M. subscapularis

Der Unterschulterblattmuskel ist einer der vier Anteile der Rotatorenmanschette. Er ist der Gruppe der ventralen Schultermuskeln zugehörig. Als größter Muskel der Rotatorenmanschette findet er seine breite Ursprungsregion im Bereich der Fossa subscapularis. Seine Faserverläufe sind in den superioren Anteilen horizontal und in den inferioren Bereichen laterocranial angelegt, somit bedeckt der Muskel das ventrale Schulterblatt nahezu vollständig. Die sich verjüngende Sehne inseriert am Tuberculum minus humeri sowie mit einigen Fasern an der Kapsel des Schultergelenks. Die Innervation erfährt der M. subscapularis über die Nn. subscapulares aus den Segmenten C5–C8. Er ist ein Innenrotator des Schultergelenks, führt die Adduktion des angehobenen Armes durch und spannt die Schultergelenkskapsel. Weiterhin trägt er der

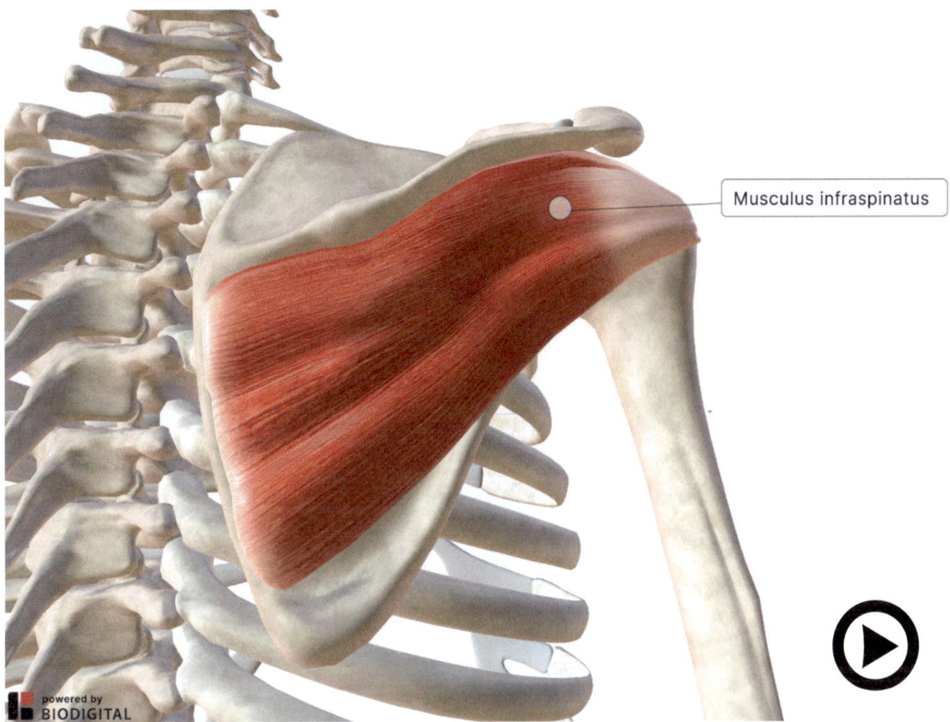

Abb. 5.57 M. infraspinatus(© BioDigital) und Video 5.57 Palpation M. infraspinatus (▶ https://doi.org/10.1007/000-5yv)

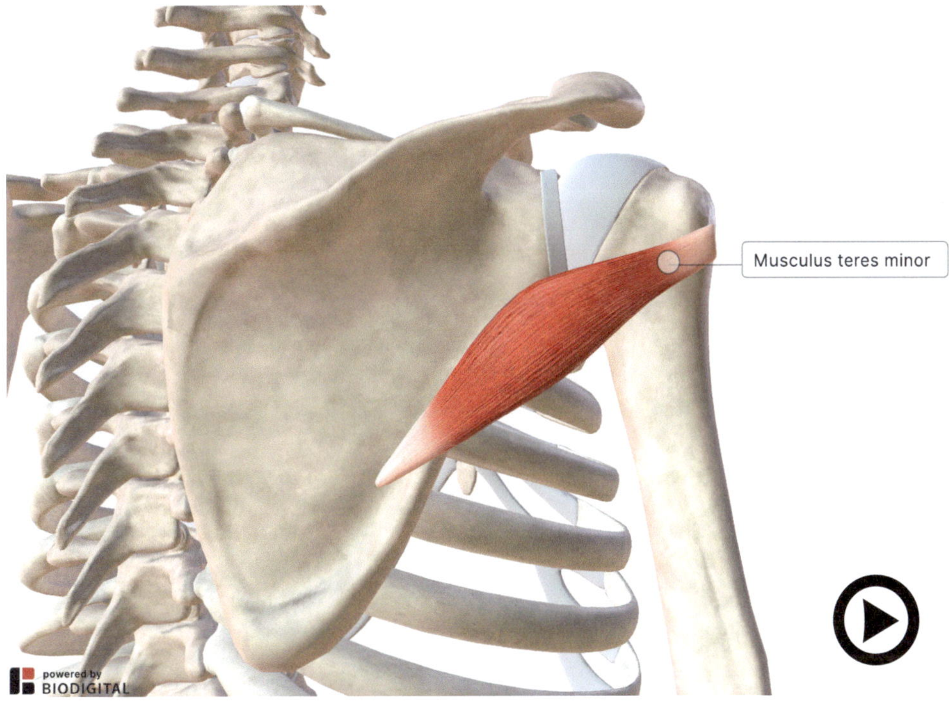

Abb. 5.58 M. teres minor (© BioDigital) und Video 5.58 Palpation M. teres minor (▶ https://doi.org/10.1007/000-5yw)

Stabilisierung und Zentralisierung des Caput humeri bei und schützt das Gelenk aufgrund seines breitflächigen Ansatzes vor Luxationen. Neben diesen Funktionen bildet er gemeinsam mit dem M. serratus anterior die thorakale Gleitfläche zwischen der Scapula und dem Thorax, sodass sich diese auf dem Brustkorb bewegen kann.

Die Betastung des M. subscapularis erfolgt aus der Bauch- oder Seitlage. Befindet sich der Patient in Bauchlage, steht der Therapeut seitlich in Höhe des Thorax und legt den homolateralen Arm des Klienten auf den Rücken, sodass der Handrücken das Os sacrum berührt. Anschließend umgreift die craniale Hand die homolaterale Schulter von ventral und bewegt den Schultergürtel passiv in Retraktion, sodass sich die Scapula leicht vom Thorax abhebt. Die caudale Hand nimmt über die Fingerbeeren Kontakt zur Margo medialis scapulae auf. Anschließend wandern die Finger langsam unter das Schulterblatt, sodass sie Kontakt zur ventralen Fläche der Scapula herstellen. Hierbei treffen sie direkt auf den Unterschulterblattmuskel.

Ist der Patient in Seitlage positioniert, wird der oben liegende Arm passiv hinter den Rücken gelegt. Bei dieser Bewegung wird die Scapula leicht vom Thorax abgehoben, sodass ein palpatorischer Zugang unter das Schulterblatt ermöglicht wird. Der in Höhe Brustkorb stehende Therapeut fixiert passiv das Schultergelenk mit der ventralen Hand und tastet sich mit den Fingerbeeren der dorsalen Hand in der Region der Margo medialis unter das Schulterblatt vor. Hierbei treffen sie direkt auf den Ursprung des M. subscapularis.

▶ **Durchführungshinweis** Kann der Klient seine Muskulatur nicht umfänglich entspannen oder haftet die Scapula zu stark über die Gleitfläche am Thorax, wird sich die Palpation unter dem Schulterblatt als schwierig oder zunächst nicht möglich erweisen. Zudem kann der M. subscapularis bei negativen Veränderungen einen Schmerz an die dorsale Seite des Schultergelenkes sowie in die obere Extremität übertragen (Abb. 5.59).

5.7.12 Palpation des M. deltoideus

Der dreieckförmige Deltamuskel wird zur dorsalen Schultermuskulatur gezählt und ist biomechanisch betrachtet ein Rollmuskel, welcher das Relief der Schulterpartie maßgeblich ausprägt. Er umschlingt mit drei Anteilen das Art. humeroscapularis von ventral, lateral und dorsal. Vorn existiert die Pars clavicularis, welche am lateralen Drittel der Clavicula ihren Ursprung verzeichnet, seitlich die Pars acromialis, welche eher breitflächig am Acromion haftet und dorsal die Pars spinalis, welche am lateralen Drittel der Spina scapulae entspringt. Während der vordere einen dorsolateralen und der hintere einen ventrolateralen Verlauf einnimmt, zieht der acromiale Anteil steil nach distal und inseriert wie die beiden anderen Anteile an der Tuberositas deltoidea. Der M. deltoideus wird vom N. axillaris aus den Segmenten C5–C6 innerviert und erhält eine zusätzliche akzessorische Ansteuerung über die Rr. ventrales der Nervi thoracici. Funktionell führt die Pars clavicularis eine Anteversion, Adduktion und Innenrotation im Schultergelenk durch. Die Pars acromialis bewegt bei Kontraktion das Schultergelenk in Abduktion und kann anteilig sowohl die Anteversion mit der Pars clavicularis als auch die Retroversion mit der Pars spinalis unterstützen. Zusätzlich ist es dieser Anteil, welcher osteokinematisch für das Rollen des Humerus sorgt. Die Pars spinalis führt hingegen eine Retroversion, Adduktion und Außenrotation bei hängendem Arm durch. Sowohl die Pars clavicularis als auch die Pars spinalis unterstützen ab einer Abduktion von 30 °–60 ° aufgrund der Umkehrungsfunktion die Abduktion.

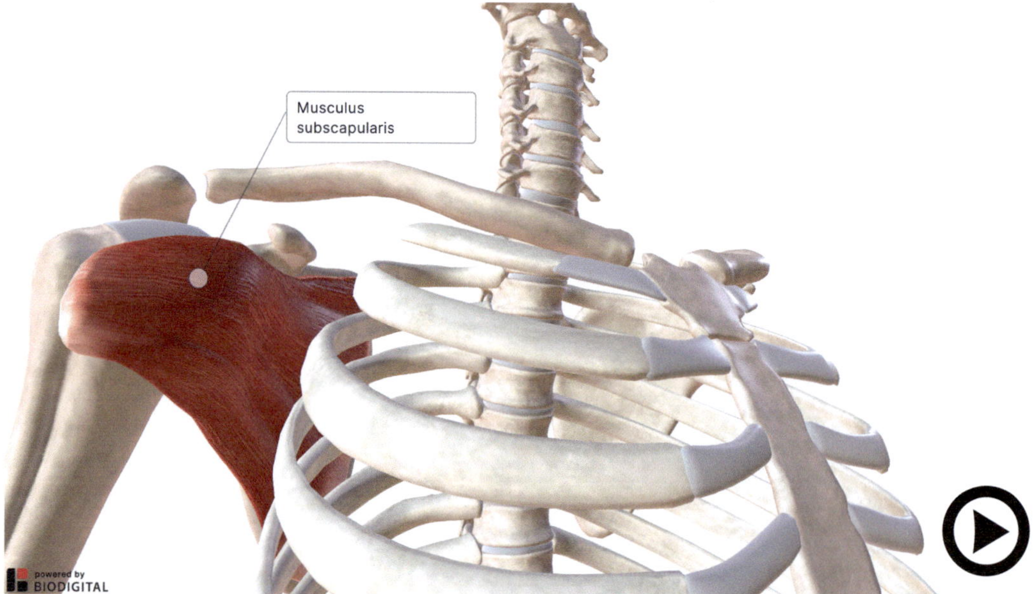

Abb. 5.59 M. subscapularis (© BioDigital) und Video 5.59 Palpation M. subscapularis (▶ https://doi.org/10.1007/000-5yx)

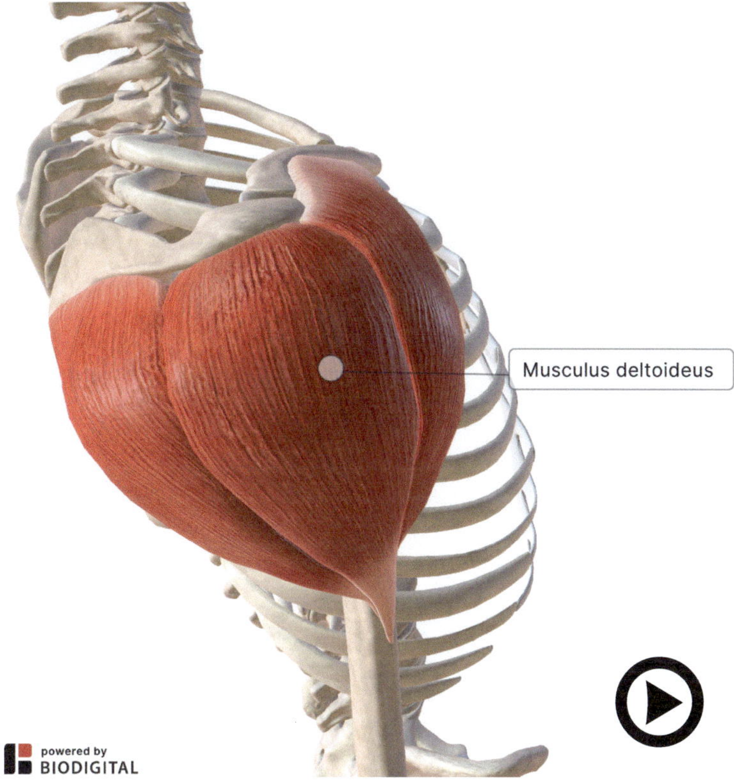

Abb. 5.60 M. deltoideus (© BioDigital) und Video 5.60 Palpation M. deltoideus (▶ https://doi.org/10.1007/000-5yy)

Der palpatorische Zugang ist als sehr gut zu betrachten, da der M. deltoideus oberflächig liegt und von keinem Muskel überdeckt wird. Der Klient wird hierfür in Seitlage positioniert, während der Therapeut in Höhe der Schulter steht. Als erstes wird die gesamte Hand flächig auf die Schulter gelegt und der Patient gebeten seinen Arm aktiv in Abduktion zu bewegen. Hierbei kontrahieren weite Teile des Deltamuskels, sodass ein Überblick über die Lage eingeholt werden kann. Anschließend können die steil aufgestellten Fingerbeeren die Muskelränder erfühlen, indem sie von der Tuberositas deltoidea zur Extremitas acromialis der Clavicula über die Schulterhöhe zur Spina scapulae wandern (Abschn. 2.8.2). Somit werden alle Ursprünge betastet. Auch die Muskelbäuche können über eine direkt Betastung in der Tiefe erreicht werden. Es eignet sich hierfür den Arm passiv entlang des Körpers zu lagern.

▶ **Durchführungshinweis** Die Betastung kann ebenfalls in Rücken- oder Seitlage durchgeführt werden. Der M. deltoideus kann Schmerzen in den Bereich des Schultergelenkes übertragen (Abb. 5.60).

5.7.13 Palpation des M. latissimus dorsi

Der große, breite Rückenmuskel überdeckt einen großen Teil des Rückens und prägt das V-förmige Relief vom Becken zu den Schultern aus. Der eher dünne Muskel ist flächenmäßig gesehen der größte des menschlichen Körpers und kann in vier ineinander übergehende Teile gegliedert werden.

Die Pars iliaca, welche am posterioren Drittel der Crista iliaca entspringt verläuft nach craniolateral und inseriert an der Crista tuberculi minoris und im Sulcus intertubercularis.

Die Pars vertebralis entspringt an den Procc. spinosi des 7.–12. Brustwirbels sowie an der Fascia thoracolumbalis und damit auch an den Dornfortsätzen der Lendenwirbelsäule bis hin zum ersten sacralen Proc. spinosus und der angrenzenden Facies dorsalis ossis sacri. Der Anteil verläuft nach craniolateral und setzt ebenfalls an der Crista tuberculi minoris und dem Sulcus intertubercularis an.

Die Pars costalis, welche den Ursprung an der 9.–12. Rippe verzeichnet, verläuft in Richtung laterocranial und inseriert ebenfalls an der Crista tuberculi minoris und im Sulcus intertubercularis.

Die eher inkonstante Pars scapularis verzeichnet ihren Origo am Angulus inferior scapulae, verläuft horizontal in Richtung lateral und setzt, wie die anderen Anteile, an der Crista tuberculi minoris sowie im Sulcus intertubercularis an. Die sich überkreuzenden Ansatzsehnen führen zu verbesserten Hebelverhältnissen und tragen somit zur Ökonomisierung bei Krafteinsätzen bei.

Der M. latissimus dorsi wird über den N. thoracodorsalis aus den Segmenten C6–C8 innerviert und ist aufgrund seiner Funktion der Innenrotation, Adduktion und Retroversion im Schultergelenk auch als Schürzenbindermuskel bekannt. Zusätzlich hilft er beim Husten bzw. der Pressatmung, bildet

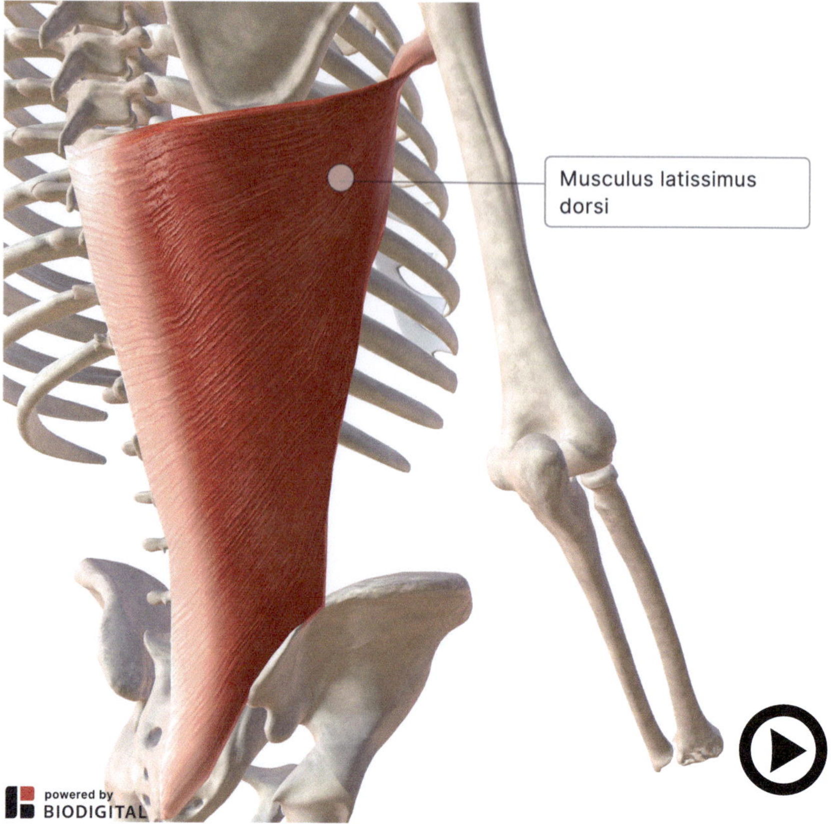

Abb. 5.61 M. latissimus dorsi (© BioDigital) und Video 5.61 Palpation M. latissimus dorsi (▶ https://doi.org/10.1007/000-5yz)

mit dem M. teres major die hintere Achselfalte und zieht den Oberkörper beim Klimmzug noch oben, wenn der Arm das Punctum mobile darstellt. Er bildet den biomechanischen Antagonisten zum M. deltoideus und dient aus arthrokinematischer Sichtweise für ein optimales Caudalgleiten des Caput humeri während der Abduktion.

Die oberflächige Lage des M. latissimus dorsi ermöglicht eine gute Palpation, die aus der Bauchlage heraus erfolgt. Der Therapeut steht seitlich und legt beide Hände flächig auf die kontralaterale Rumpfhälfte. Anschließend wird der Patient gebeten den Handrücken des kontralateralen Armes auf das Os sacrum zu legen. Durch diese Bewegung in Adduktion, Innenrotation und Retroversion im Schultergelenk wird der Muskel kontrahieren und somit sehr gut zu erfühlen sein. In entspanntem Zustand, sobald der Arm zurückgelegt wird, kann der komplette Muskelbauch auch im Zangengriff mit einer Hand umfasst werden. Die Muskelränder werden punktuell an den jeweiligen Ursprungsregionen mit den aufgestellten Fingerbeeren erfühlt.

▶ **Durchführungshinweis** Der M. latissimus dorsi kann während der Palpation übertragene Schmerzen in den Bereich rund um den Angulus inferior scapulae der homolateralen Seite hervorrufen. Zudem können sich Veränderungen des Spannungszustandes des Muskels, durch die anatomische Verbindung, auf die Fascia thoracolumbalis übertragen (Abb. 5.61).

5.7.14 Palpation des M. teres major

Der große Rundmuskel wird zur dorsalen Schultermuskulatur gezählt, ist jedoch kein Bestandteil der Rotatorenmanschette, da er nicht in die Schultergelenkskapsel einstrahlt. Seinen Ursprung verzeichnet er am Angulus inferior der Scapula. Seinen Ansatz findet der Muskel über eine lange Sehne im craniolateralen Bereich der Crista tuberculi minoris. Jene Sehne wird über einen Schleimbeutel von der Ansatzsehne des M. latissimus dorsi getrennt, welche einen ähnlichen Verlauf einnimmt. Die Innervation wird durch den N. subscapularis aus den Segmenten C5–C8 gewährleistet. Eine weitere nervale Ansteuerung erfährt er über den N. thoracodorsalis und in seltenen Fällen über den N. axillaris. Funktionell unterstützt er den M. latissimus dorsi im Sinne der Innenrotation, Adduktion und Retroversion im Schultergelenk. Ist die Scapula das Punctum mobile, so bewegt der große Rundmuskel das Schulterblatt in Richtung einer Rotation nach lateral, sodass eine optimale Gelenkstellung hergestellt werden kann. Zusätzlich bildet er die mediale und laterale Achsellücke und stabilisiert das Schultergelenk.

Die Erfühlung des M. teres major wird aus der Bauch- oder wahlweise Seitlage durchgeführt. Der Therapeut steht seitlich und nimmt zunächst mit den Fingerbeeren Kontakt zum Angulus inferior der Scapula auf. Ausgehend von diesem Referenzpunkt wandern die Finger entlang der Margo lateralis scapulae nach cranial und überqueren direkt eine leicht nach craniolateral verlaufende Struktur. Diese rundliche Struktur ist der M. teres major, der in seinem Verlauf weiter mit den Fingerbeeren erfühlt werden kann.

▶ **Durchführungshinweis** Der M. teres major ist ein länglicher und rundlicher Muskel, der bei der Palpation schnell übergangen wird. Wichtig ist es daher, direkt den ersten Widerstand jener Struktur zu spüren und ihn in seinem Verlauf zu verfolgen. Der Muskel kann für übertragene Schmerzen in den dorsalen Schulterbereich verantwortlich sein (Abb. 5.62).

5.7.15 Palpation des M. pectoralis major

Direkt über dem M. pectoralis minor ist der M. pectoralis major anzufinden. Über diesen Muskel wird eine Verbindung zwischen Thorax, Schultergürtel und Schultergelenk hergestellt. Er ist zwischen der Fascia pectoralis und der Fascia clavipectoralis lokalisiert und lässt sich in drei Anteile untergliedern.

Die Pars clavicularis, welche an der medialen Hälfte der Clavicula entspringt verläuft nach laterocaudal und inseriert über eine flache Sehne distal an der Crista tuberculi majoris.

Die Pars sternocostalis verzeichnet ihren Ursprung an der homolateralen Seite des Corpus sterni sowie der Knochenknorpelgrenzen der 2.–7. Rippe, verläuft eher horizontal und setzt über eine flache Sehne im mittleren Bereich der Crista tuberculi majoris an.

Die Pars abdominis entspringt an der Lamina anterior der Rectusscheide, verläuft in Richtung craniolateral und prägt ihren Ansatz an der Crista tuberculi majoris im proximalen Bereich aus. Alle Ansatzsehnen der drei Teile überkreuzen sich, sodass ein längerer Kraftarm entsteht Der M. pectoralis major, der über den N. pectoralis medialis aus den Segmenten C8–Th1 und den N. pectoralis lateralis aus den Segmenten C5–C7 innerviert wird, bildet mit dem M. deltoideus und der Clavicula die Fossa infraclavicularis, die den Durchtritt der Vena cephalica gewährleistet. Kontrahiert der Muskel, führt er im Schultergelenk eine Adduktion und Innenrotation durch. Zusätzlich unterstützten die Pars clavicularis und die Pars sternocostalis die Anteversion und bilden gemeinsam die ventrale Wand der Axilla. Bei fixiertem Arm fungiert er zusätzlich als inspiratorischer Hilfsmuskel.

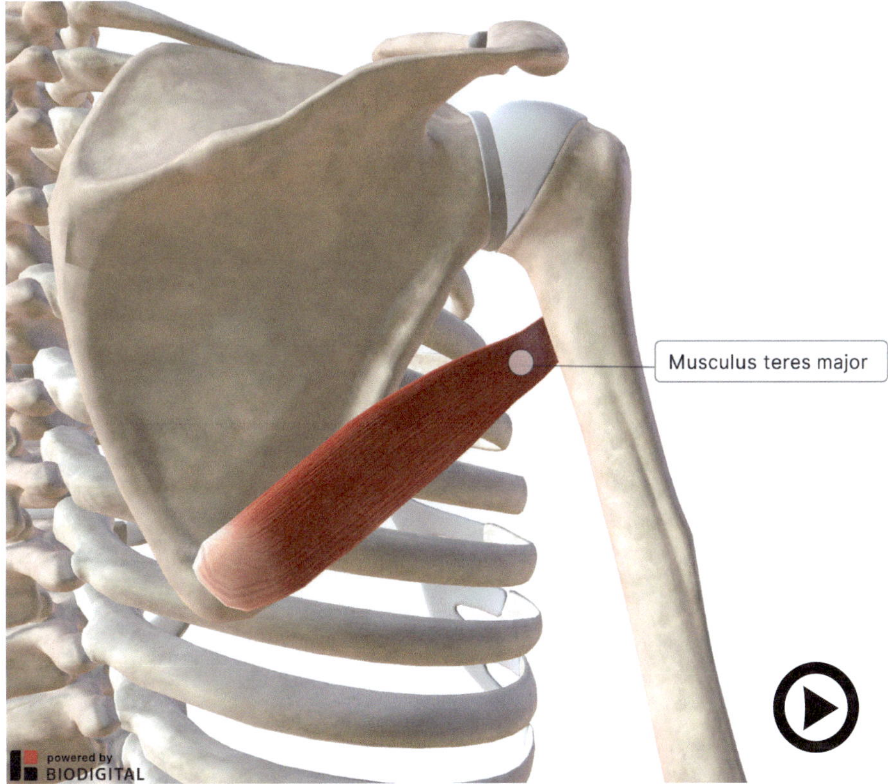

Abb. 5.62 M. teres major (© BioDigital) und Video 5.62 Palpation M. teres major (▶ https://doi.org/10.1007/000-5z0)

Die Betastung des großen Brustmuskels erfolgt aus der Rückenlage. Der Therapeut steht seitlich in Höhe des Kopfes des Klienten mit Blickrichtung nach caudal und nimmt mit den Fingerbeeren Kontakt zur homolateralen Clavicula auf. Anschließend bewegt der Patient seinen Arm in 90 ° Abduktion mit folgender Horizontalflexion. Bei dieser Aktivität kontrahiert der M. pectoralis major, was wiederum am unteren Rand der Clavicula über die Fingerbeeren wahrgenommen werden kann. Anschließend können die Muskelränder in Richtung medial am Schlüsselbein, über das Sternum bis ca. zur 7.Rippe verfolgt werden. Zusätzlich wird die Ansatzsehne ventral an der Axilla im Übergang zum Arm während der Kontraktion deutlich spürbar. Legt der Patient seinen Arm wieder passiv ab, kann der Muskelbauch, welcher oberflächig lokalisiert ist, mit den Fingerbeeren untersucht werden.

► **Durchführungshinweis** Der M. pectoralis major kann für übertragene Schmerzen in den Brust- und Armbereich sorgen und so das fälschliche klinische Bild einer Angina pectoris hervorrufen (Abb. 5.63).

5.7.16 Palpation des M. coracobrachialis

Der zu Deutsch Rabenschnabeloberarmmuskel, der seinen Namen aufgrund seines Verlaufs trägt, wird zur ventralen Gruppe der Schultermuskeln gezählt. Sein Ursprung ist am Proc. coracoideus der Scapula gemeinsam mit dem Caput breve des M. biceps brachii, mit dem er teilweise auch verwachsen ist, gelegen (El-Naggar 2001). Er verläuft steil nach caudal und leicht lateroventral und führt die neurovaskulären Straßen des Oberarms, die aus der Arteria und Vena brachialis sowie dem N. radialis, N. ulnaris und dem N. medianus gebildet werden. Der M. coracobrachialis setzt an der Facies anterior des Humerus in Verlängerung der Crista tuberculi minoris an. Seine Innervation erfährt er über den N. musculocutaneus aus den Segmenten C5–C6. Anhand der Anlage des Muskels kann er bei Kontraktion funktionell eine Anteversion, Adduktion und Innenrotation im Schultergelenk unterstützen und den Humerus im Schultergelenk stabilisieren.

Die Reizsetzung auf den M. coracobrachialis erfolgt aus der Rückenlage. Der Therapeut steht seitlich in Höhe des Abdomens und der Arm des Klienten wird leicht in Abduktion gelagert, sodass in die Axilla getastet werden kann. Die Fingerbeeren, der zum Klienten gewandten Hand, werden zunächst auf der homolateralen Seite die A. brachialis in der Achselhöhle aufsuchen. Hierfür werden die Fingerbeeren proximal am Oberarm zwischen dem M. biceps brachii (Caput breve), dem M. triceps brachii (Caput longum) und der proximalen Begrenzung, dem M. latissimus dorsi, angelegt. In der Lücke befindet sich in der Tiefe eine pulsierende Struktur, die A. brachialis. Aufgrund dessen, dass sich der M. coracobrachialis direkt unter der A. brachialis befindet, kann in dieser Region ein direkter Reiz auf die Struktur mit den Fingerbeeren appliziert werden.

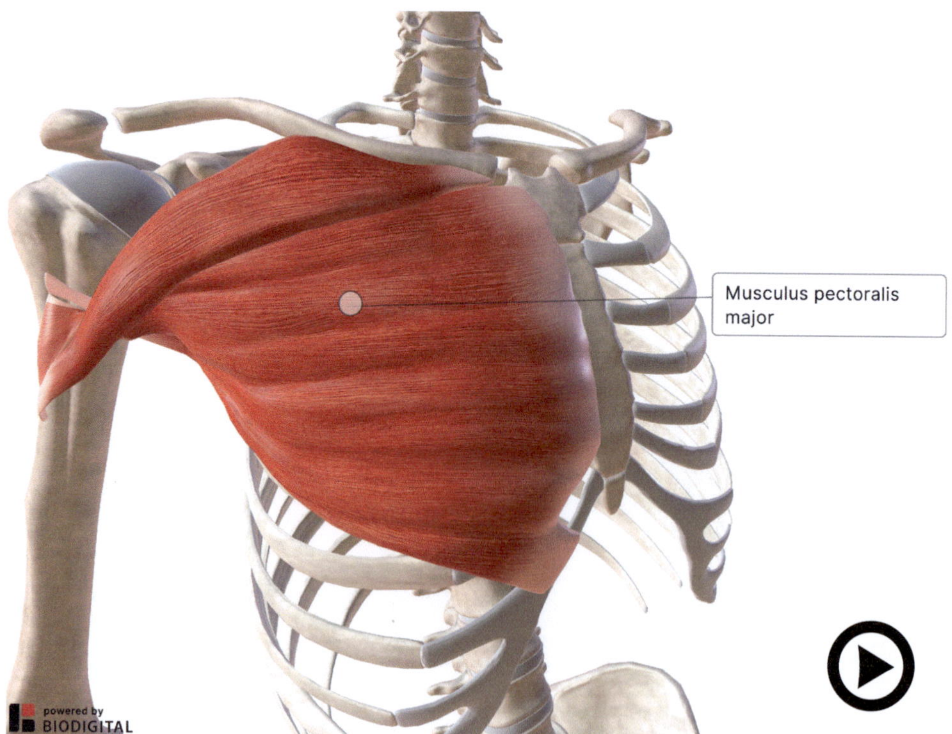

Abb. 5.63 M. pectoralis major (© BioDigital) und Video 5.63 Palpation M. pectoralis major (► https://doi.org/10.1007/000-5z1)

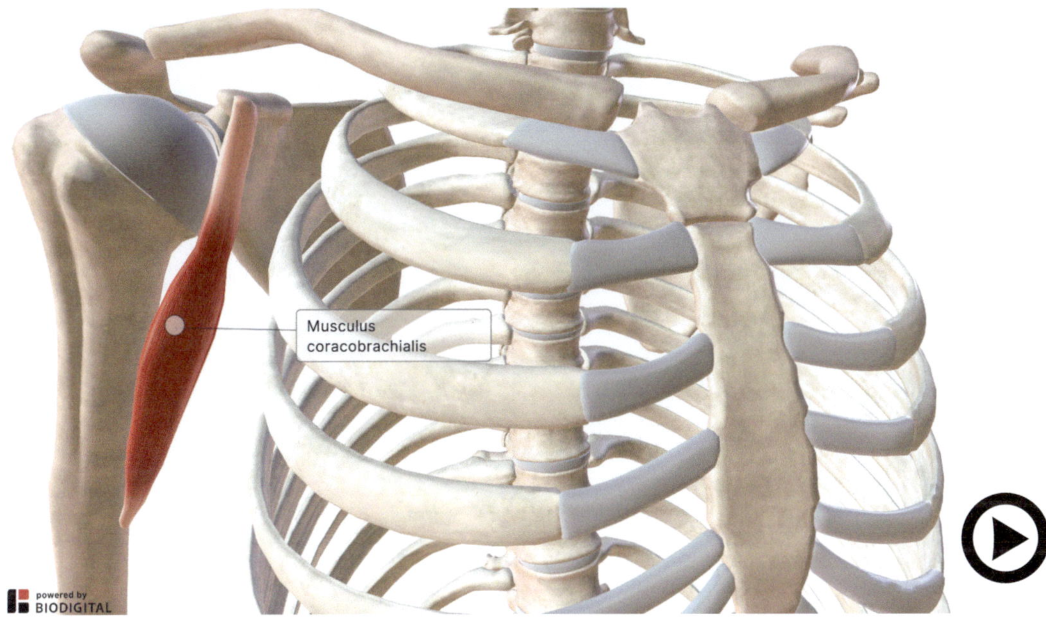

Abb. 5.64 M. coracobrachialis (© BioDigital) und Video 5.64 Palpation M. coracobrachialis (▶ https://doi.org/10.1007/000-5z2)

▶ **Durchführungshinweis** Die beschriebene Nerven- und Gefäßstraßen ver- und entsorgen den Arm und sollten nur sanft betastet werden (Abb. 5.64).

5.8 Muskulatur im Bereich des Ellenbogengelenk

Die Beweglichkeit der oberen Extremität spielt bei der Bewältigung von Alltagsaktivitäten eine wichtige Rolle. Die Ellenbogengelenke dienen dabei als Längenregler und sind somit in der Lage die Hand perfekt in Szene zu setzen. Für die Beweglichkeit der einzelnen Gelenke des Art. cubiti sorgt dessen Muskulatur. Hierzu zählen der M. triceps brachii und der M. anconeus, welche posterior an der oberen Extremität lokalisiert sind. Diese werden vervollständigt durch den M. biceps brachii sowie den M. brachialis, welche anterior im Bereich des Oberarms angesiedelt sind. In den folgenden Kapiteln werden, die genannten Muskel in ihrem Verlauf und deren Funktion beschrieben. Zusätzlich wird eine individuelle Palpationsanleitung für jede Struktur präsentiert. Muskeln, die ebenfalls im Bereich der Ellenbogengelenke angesiedelt sind, ihren Haupteinfluss jedoch im Bereich des Unterarms bzw. der Hand geltend machen, werden im thematisiert (Abschn. 5.9 bzw. 5.10).

5.8.1 Palpation des M. triceps brachii

Der dreiköpfige Oberarmmuskel ist an der Rückseite des Humerus lokalisiert und besteht folglich aus drei Anteilen. Das Caput longum, das Caput mediale und das Caput laterale bilden gemeinsam den M. triceps brachii, der in seinem proximalen Anteil vom M. deltoideus überdeckt wird. Während der lange Kopf seinen Ursprung am Tuberculum infraglenoidale verzeichnet, beginnen die Fasern des äußeren Anteils an der Margo lateralis und der innere Anteil an der Margo medialis der Facies dorsalis des Humerus. Alle Anteile verlaufen steil nach distal und inserieren am Olecranon der Ulna. Bereits etwa ab der Mitte des Oberarms beginnt sich die lange Sehne zu entwickeln. Die Ansatzsehne strahlt in die Kapsel des Ellenbogengelenkes ein und wird durch die Bursa subtendinea musculi triceps brachii vor übermäßiger Reibung geschützt. Der M. triceps brachii wird hauptsächlich vom N. radialis aus den Segmenten C6–C8 innerviert und ist somit auch der Kennmuskel für das Segment C7. Das Caput longum verzeichnet eine zusätzliche Innervation durch den N. axillaris. Aufgrund der Lage des Muskels ist er hauptsächlich für die Extension im Ellenbogengelenk verantwortlich. Zusätzlich stabilisiert er das Art. cubiti und cranialisiert den Caput humeri in der Cavitas glenoidale beim Tragen schwerer Lasten. Diese Funktionen sowie die der Retroversion und Adduktion im Schultergelenk erfolgen durch das Caput longum.

Der oberflächig gelegene Armstrecker ist sehr gut zu erfühlen. Hierfür ist der Patient in Bauch- oder Seitlage bzw. im Sitz zu positionieren, während der Therapeut seitlich steht und mit der flächig aufgelegten Hand Kontakt zur Rückseite des Oberarms aufnimmt. Der Klient wird gebeten den Arm im Ellenbogen aktiv maximal zu strecken und diese Position am Ende zu halten. Hierbei kontrahiert der M. triceps brachii, der in diesem Moment unter der Handfläche

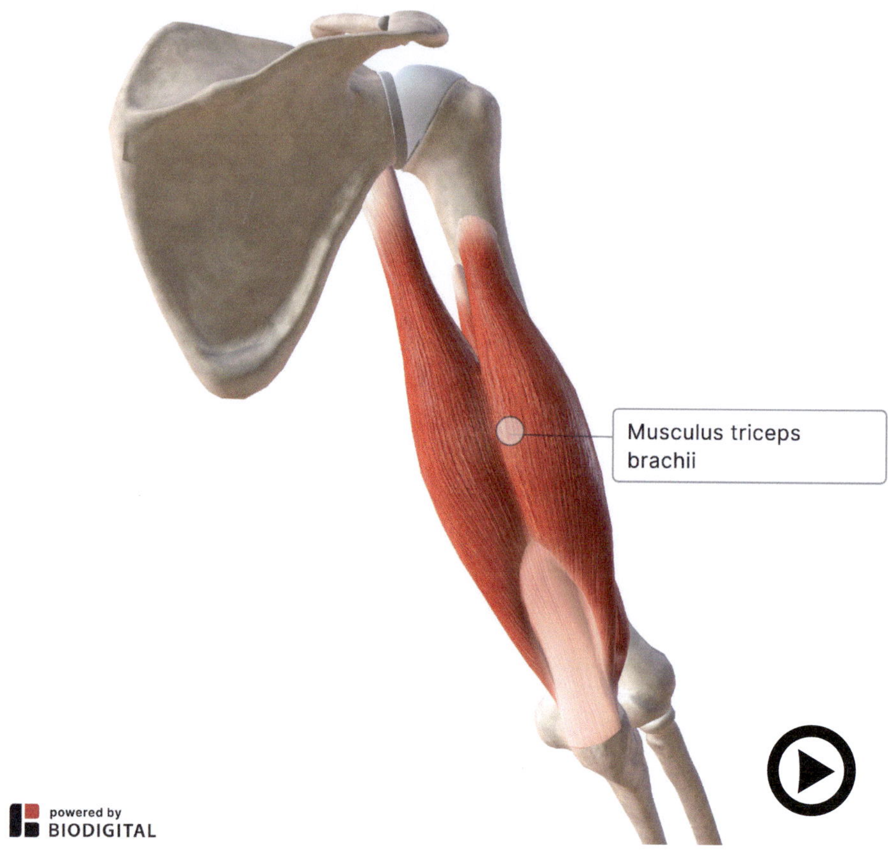

Abb. 5.65 M. triceps brachii (© BioDigital) und Video 5.65 Palpation M. triceps brachii (▶ https://doi.org/10.1007/000-5z3)

zum Vorschein kommt. Die Muskelränder können anschließend mit den Fingerbeeren erschlossen werden, wobei das Caput mediale größtenteils von den anderen beiden überdeckt wird und nur medial am Arm spürbar ist. Somit zielt die Erfühlung eher auf das Caput longum und das Caput laterale ab, welche wiederum im proximalen Anteil vom M. deltoideus überdeckt werden.

▶ **Durchführungshinweis** Bei einem guten Trainingszustand ist der M. triceps brachii bereits im Sichtbefund zu erkennen. Dies kann die darauffolgende Betastung zusätzlich erleichtern (Abb. 5.65).

5.8.2 Palpation des M. anconeus

Gelenkkapseln verbinden und schützen die entsprechenden knöchernen Gelenkpartner. Zusätzlich sorgen sie für eine ausreichende Produktion von Synovialflüssigkeit, welche das Gelenk mit Nährstoffen versorgt. Die Kapsel muss sich während der Mobilisation des Gelenkes dynamisch mitbewegen und darf nicht zwischen den Gelenkpartnern eingeklemmt werden. Zur Verhinderung dessen, treten Muskeln mit der Gelenkkapsel in Kontakt. Der M. anconeus ist einer dieser Kapselspanner, welcher sich posterior am Ellenbogen befindet. Der kleine oberflächig liegende, dreieckige Muskel entspringt am Epicondylus lateralis humeri, am Lig. collaterale ulnare sowie an der Kapsel und verläuft nach distomedial zur lateralen Seite des Olecranons. Teilweise ziehen Fasern auch zum proximalen Teil der posterioren Fläche der Ulna und zur Kapsel. Er wird über den N. radialis aus den Segmenten C7–Th1 innerviert und ist funktionell, wie eingangs erwähnt, für die Spannung der Kapsel zuständig. Weiterhin unterstützt er die Extension im Ellenbogengelenk und führt die Ulna bei Pronationsbewegungen in den radioulnaren Gelenken.

Der oberflächig liegende M. anconeus kann mit einer Reizsetzung über die Fingerbeeren palpatorisch erschlossen werden. Hierfür befindet sich der Patient in Bauch- bzw. Seitlage oder im Sitz und der seitlich stehende Therapeut nimmt mit dem Zeigefinger Kontakt zum Olecranon der Ulna des getreckten Arms auf. Ausgehend von diesem Referenzpunkt wandert der Finger ein bis zwei Querfinger nach distal sowie einen Querfinger nach lateral. Er befindet sich nun direkt in der Mitte zwischen Ulnakante und dem Art. radioulnaris proximalis und somit direkt auf dem M. anconeus. Eine genauere Differenzierung kann erfolgen, indem der Arm aktiv in die Extension gespannt wird, worauf der M. anconues kontrahiert und somit noch besser zu erfühlen ist.

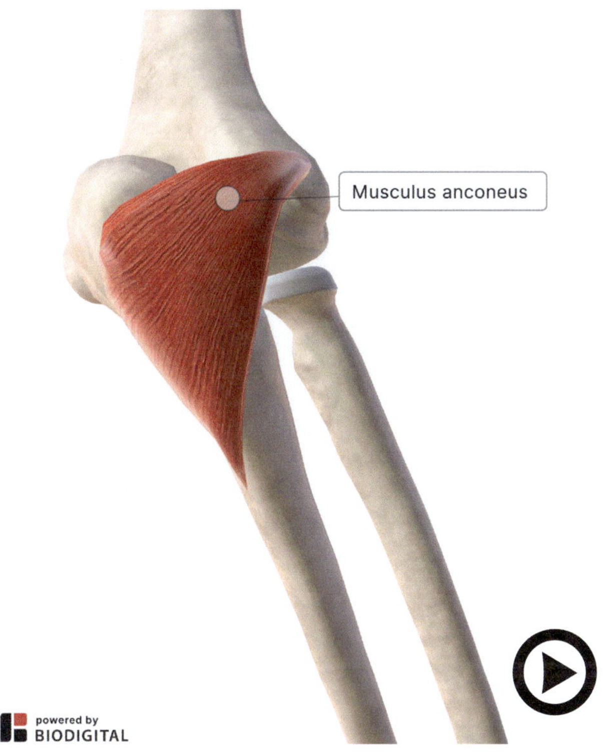

Abb. 5.66 M. anconeus(© BioDigital) und Video 5.66 Palpation M. anconeus (▶ https://doi.org/10.1007/000-5z4)

▶ **Durchführungshinweis** Bei Reizung der Bursa olecrani kann der direkte Druck über die Fingerbeeren einen Schmerz in der Nähe des Olecranons erzeugen (Abb. 5.66).

5.8.3 Palpation des M. brachialis

Ein bedeutender Flexor am Ellenbogen ist der M. brachialis, welcher unter dem M. biceps brachii direkt anterior am Humerus lokalisiert ist. Der eher breitflächige Muskel ragt jeweils medial und lateral am Rand des M. biceps brachii hervor und trägt einen großen Teil für das Muskelrelief des Armes bei, auch wenn er nicht direkt oberflächig liegt. Der Oberarmmuskel entspringt an der Facies anterior sowie der Margo anterior des Humerus und am Septum intermusculare brachii mediale et laterale. Der nach distal ragende breite Muskelbauch endet in einer starken Sehne, die an der Tuberositas ulnae sowie der anterioren Fläche des Proc. coronoideus und zum Teil der Gelenkkapsel inseriert. Die nervale Versorgung wird über den N. musculocutaneus und den N. radialis aus den Segmenten C5–C7 gewährleistet. Funktionell sorgt der M. brachialis, wie eingangs bereits erwähnt, für die kräftige Flexion im Ellenbogengelenk, da er nur über ein Gelenk zieht. Weiterhin strafft er die Kapsel von anterior.

Für die Betastung wird der Patient in Rückenlage positioniert, während der Therapeut seitlich steht. Der homolaterale Arm wird passiv gelagert, sodass die Hand auf dem Bauch liegt. Die distale Hand des Therapeuten umfasst das Handgelenk des Klienten und die proximale Hand wird mit der Handfläche anterior am Oberarm positioniert. Nun wird der Patient gebeten eine Flexion im Ellenbogengelenk gegen Widerstand durchzuführen, sodass der M. biceps brachii unter der proximalen Hand zum Vorschein kommt. Unter dieser Spannung palpieren die Fingerbeeren die Muskelränder von medial und lateral. Nachdem der Widerstand weggenommen wurde und der Arm des Patienten wieder passiv liegt, wird der Muskelbauch des M. biceps brachii nach medial bzw. lateral verschoben, sodass die Fingerbeeren in Richtung Humerus palpieren können. In der Tiefe wird nun der Reiz auf den M. brachialis gesetzt, der bis zu seiner Ansatzsehne am Proc. coronoideus der Ulna verfolgt und erfühlt werden kann.

▶ **Durchführungshinweis** Da sich am medialen Muskelrand der N. ulnaris und am lateralen Rand der N. radialis erstreckt, sollte die Betastung zunächst sanft begonnen werden. Diverse ausstrahlende Empfindung in Richtung Daumen bzw. Kleinfingerseite können auf nervale Strukturen zurückzuführen sein (Abb. 5.67).

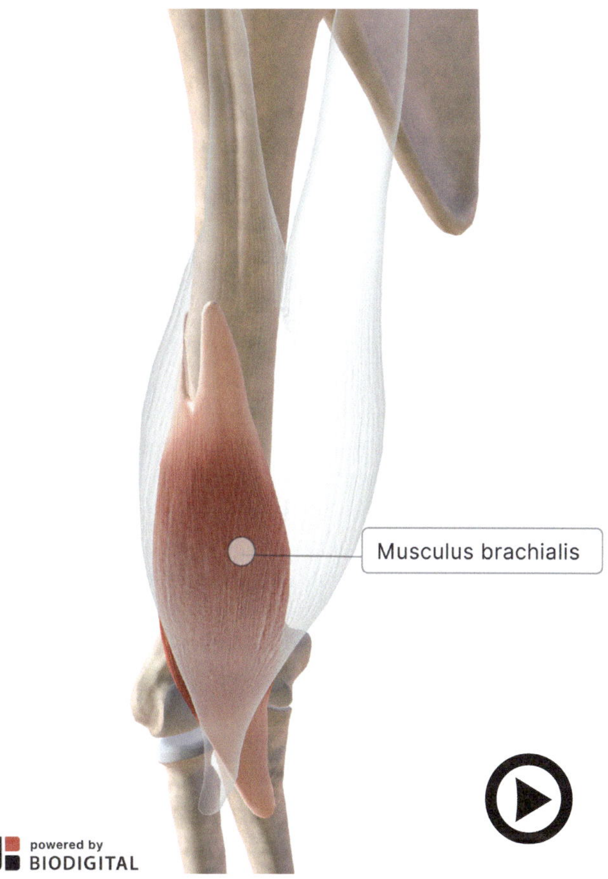

Abb. 5.67 M. brachialis (© BioDigital) und Video 5.67 Palpation M. brachialis (▶ https://doi.org/10.1007/000-5z5)

5.8.4 Palpation des M. biceps brachii

Der zweiköpfige Oberarmmuskel verzeichnet zwei große, dicke Muskelbäuche, die maßgeblich das Relief des Oberarms prägen. Der zweigelenkige Muskel besteht aus einem Caput longum und einem Caput breve, wird proximal vom M. deltoideus verdeckt und weist in einigen der Fälle ein Caput tertium auf, welches lediglich am Humerus entspringt und dann in den Muskelbauch einstrahlt (Ferner 1938). Während das Caput longum seinen Urpsrung am Tuberculum supraglenoidale verzeichnet, entspringt das Caput breve am Proc. coracoideus der Scapula und ist teilweise mit dem M. coracobrachialis verbunden. Beide verlaufen entlang des Humerus nach distal, wobei das Caput longum lateral und das Caput breve medial lokalisiert ist. Wichtig in diesem Zusammenhang ist der Verlauf der langen Bizepssehne, die durch die Kapsel in den Sulcus intertubercularis innerhalb der Vagina synovialis intertubercularis und unter dem Lig. transversum humeri zieht. Beide Muskelbäuche münden distal in eine Sehne, welche an der Tuberositas radii inseriert bzw. in die Aponeurosis musculi bicipitis, dem sogenannten Lacertus fibrosus der Unterarmfaszie einstrahlt. Innerviert wird der M. biceps brachii durch den N. musculocutaneus aus den Segmenten C5–C7 und ist somit auch der Kennmuskel für das Segment C6. Während der zweigelenkige Muskel im Schultergelenk die Anteversion sowie das Caput laterale die Abduktion und Innenrotation und das Caput mediale die Adduktion unterstützen, ist er im Ellenbogengelenk für die Flexion und die Supination bei gebeugtem Arm zuständig. Der M. biceps brachii ist in diesem Zusammenhang meist der stärkste Supinator neben dem M. supinator (Sturzenegger et al. 1986).

Die Betastung der zwei Muskelköpfe wird in Rückenlage durchgeführt, während sich der Therapeut seitlich, in Höhe der Schulter stehend, befindet. Um den Muskelbauch zu erfühlen, werden die Fingerbeeren direkt anterior mittig am Oberarm angelegt und der Klient aufgefordert eine aktive Flexion im Ellenbogengelenk durchzuführen. Hierbei kontrahiert spürbar der oberflächig liegende M. biceps brachii. Wird in gebeugter Position gleichzeitig eine Supination durchgeführt, kann das Palpationsergebnis noch präziser gestaltet werden. Die sichtbare Kontraktion erleichtert das Auffinden des Muskels zusätzlich. Bei präziser Betastung und einer dynamischen An- und Entspannung des Muskels kann sogar die längsverlaufende Rinne, die beide Bäuche voneinander trennt, erfühlt werden.

Die Ursprungssehne des Caput longum wird über die Zeigefingerbeere proximal am Humerus palpiert. Hierfür wird zunächst das Tuberculum majus lokalisiert (Abschn. 2.9). Ausgehend von diesem Referenzpunkt wandert der Finger in Richtung anteromedial am Knochen entlang und wird bei horizontalem Verlauf eine kreuzende, schnürsenkelartige Struktur wahrnehmen. Diese Sehne, die

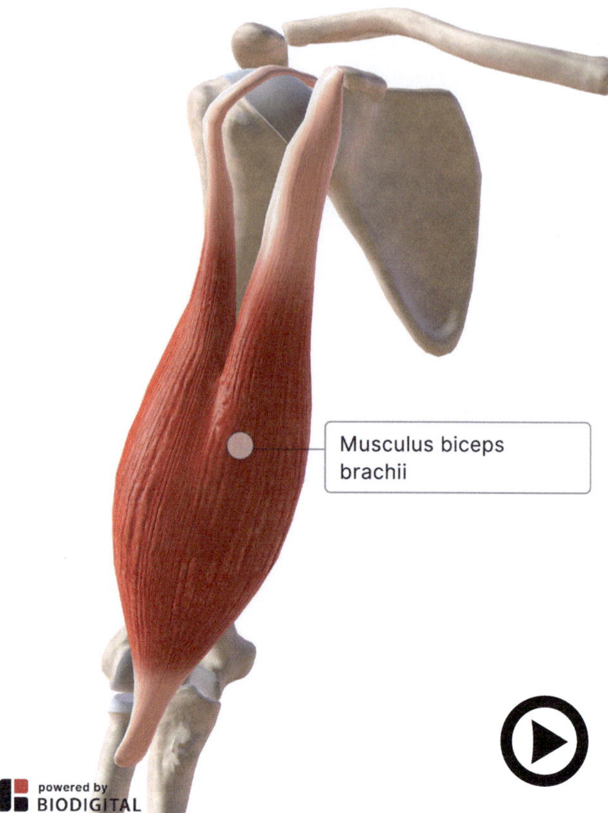

Abb. 5.68 M. biceps brachii (© BioDigital) und Video 5.68 Palpation M. biceps brachii (▶ https://doi.org/10.1007/000-5z6)

sich im Sulcus intertubercularis befindet, ist direkt jene des Caput longum des M. biceps brachii.

Der Ansatz wird palpatorisch ermittelt, indem der Zeige- oder Mittelfinger zentral in der Ellenbogenbeuge aufgelegt wird und der Patient aktiv eine Flexion durchführt. Hierbei werden zwei Sehnen spürbar. Die Mediale ist die des M. brachialis und führt zum Proc. coronoideus, während die laterale Sehne, die des M. biceps brachii, zur Tuberositas radii führt. Um diese Insertion zu erfühlen, wird eine Supination bei passiv in Flexion gelagertem Ellenbogen durchgeführt. Diese Bewegung lässt die Tuberositas radii nach anterior bewegen, sodass die Fingerbeeren, die steil aufgestellt in der Ellenbogenbeuge tasten, aus dieser Vertiefung herausgedrückt werden.

▶ **Durchführungshinweis** Bei Reizungen der langen Bizepssehne können druckdolente Stellen in der Region des Sulcus intertubercularis auftreten (Abb. 5.68).

5.9 Muskulatur im Bereich des Unterarms

Das Antebrachium weist eine hohe Anzahl an Muskeln auf, welche die präzisen und hochkomplexen Bewegungen der Hand steuern. Für diese Feineinstellung stehen Muskelgruppen zur Verfügung, die in eine dorsale und ventrale jeweils oberflächige und tiefe Schicht sowie eine radiale Muskelgruppe unterteilt werden können. In den folgenden Kapiteln werden die einzelnen Gruppen präsentiert und die anatomische Lage sowie die Erfühlung der jeweiligen Muskeln im Komplex beschrieben. Da die Muskeln meist nah beieinander liegen, ist eine direkte und präzise palpatorische Unterscheidung schwierig, weshalb sie im Zusammenschluss beschrieben werden. Je nach Anlage werden die dorsalen Muskeln eher in Rückenlage oder im Sitz ertastet. Für die ventral gelegenen Muskeln empfiehlt sich die Ausgangsposition in Bauchlage bzw. im Sitz.

5.9.1 Palpation der dorsalen oberflächigen Gruppe

Zur Gruppe der rückseitigen oberflächigen Unterarmmuskulatur zählen, in der Reihenfolge von radial nach ulnar, der M. extensor digitorum, der M. extensor digiti minimi und der M. extensor carpi ulnaris. Alle drei Muskeln entspringen am Condylus lateralis humeri, verlaufen schräg nach distoulnar und werden über den N. radialis aus den Segmenten C6–C8 innerviert. Lediglich die differenzierten Ansätze lassen unterschiedliche Funktionen der Muskeln zu.

Der M. flexor digitorum inseriert über die Dorsalaponeurose an der mittleren und distalen Phalanx des Digitus II–V und führt somit an den genannten Fingergliedern und zugehörigen Grund- sowie Interphalangealgelenken eine Dorsalextension durch. Weiterhin unterstützt er die Fingerspreizung sowie die Dorsalextension des Hand- und des Ellenbogengelenks.

Der M. extensor digiti minimi inseriert, wie es bereits aus dem Namen zu entnehmen ist, über die Dorsalaponeurose an der proximalen und distalen Phalanx des kleinen Fingers. Aufgrund dieser Anlage führt er die Extension des Grundgelenks sowie der Interphalangealgelenke am kleinen Finger durch. Zusätzlich unterstützt er die Abspreizung des Digitus V sowie die Dorsalextension und Ulnarabduktion des Handgelenks und die Extension der Ellenbogengelenke.

Der M. extensor carpi ulnaris, der in dieser Gruppe am weitesten dorsal lokalisiert ist, inseriert an der Basis der Os metacarpale V und kann somit eine Ulnarabduktion sowie Extension im Handgelenk und eine Extension der Ellenbogengelenke durchführen.

Für die Betastung der dorsalen oberflächigen Muskelgruppe wird der Patient in Rückenlage oder Sitz mit leicht flektiertem Art. cubiti gelagert. Der seitlich stehende Therapeut legt zunächst die Hand flächig in die proximale dorsale Region des Unterarms. Der Patient beginnt eine Dorsalextension des Zeigefingers dynamisch durchzuführen, was zu einer spürbaren Kontraktion des M. extensor digitorum führt. Übt der Patient die Bewegung mit dem dritten, vierten und fünften Finger aus, so kann der gesamte Muskelbauch erfühlt werden. Die Palpation der einzelnen Muskelstränge erfolgt mit aufgestellten Fingerbeeren, die den Muskel nach distal bis in den Handrücken abtasten. Hierbei sind häufig die Extensorensehnen, welche etwa in Höhe des Handgelenks beginnen, bereits im Vorfeld schon sichtbar. Um die Sehne auch dorsal an den Phalangen zu erfühlen ist eine aktive Dorsalextension der Finger sowie eine quer zum Verlauf erfolgende Betastung notwendig.

Durch selbiges Vorgehen wird der M. extensor digiti minimi erfühlt, welcher sich ulnarwärts an den M. extensor digitorum anschließt. Über eine gezielte Bewegung des kleinen Fingers kann der Muskelbauch sowie die Sehne über die Fingerbeeren ausfindig gemacht werden.

Für die Betastung des M. extensor carpi ulnaris, der sich ulnarwärts des M. extensor digiti minimi anschließt, ist es empfehlenswert, den Unterarm passiv auf einer Unterlage und bei leicht flektiertem Ellenbogengelenk zu lagern. Der Therapeut appliziert seine Fingerbeeren mittig an der Ulnakante, während der Patient eine aktive Ulnarabduktion der Hand durchführt. Bei dieser Bewegung ist eine Kontraktion unter den Fingerbeeren direkt wahrnehmbar und der Muskel kann in seinem Verlauf ertastet werden.

Da alle drei Muskeln am Condylus lateralis humeri entspringen, ist der Origo über die direkte Betastung des knöchernen Vorsprungs zu erfühlen. Dieser wird genauer im Kapitel der knöchernen Palpation des Humerus beschrieben (Abschn. 2.9).

▶ **Durchführungshinweis** Im Ursprungsbereich kann es bei Überbelastungen zu Reizzuständen kommen, die als Epicondylopathia lateralis humeri oder Tennisellenbogen bekannt sind. Die Palpation in dieser Region sollte daher zunächst sanft beginnen um keine Überreizung auszulösen (Abb. 5.69).

5.9.2 Palpation der dorsalen tiefen Gruppe

Die rückseitige, tiefe Unterarmmuskelgruppe besteht aus dem M. supinator, dem M. abductor pollicis longus, dem Mm. extensor pollicis brevis et longus sowie dem M. extensor indicis. Alle Muskeln dieser Gruppe werden über den N. radialis aus dem Plexus brachialis mit einer segmentalen Zuordnung von C5–C8 innerviert. In diesem Kapitel werden zunächst alle Muskeln kompakt in ihrer anatomischen Lage vorgestellt und anschließend in ihrer Gesamtheit als Gruppe palpiert.

Der M. supinator entspringt, als so genannter „Außwärtsdreher“, am Epicondylus lateralis humeri sowie am Lig. collaterale radiale, dem Lig. anulare und der Crista musculi supinatoris. Er ummantelt den Radius in seinem Verlauf und inseriert in dessen proximalem Drittel. Ganz nach seinem

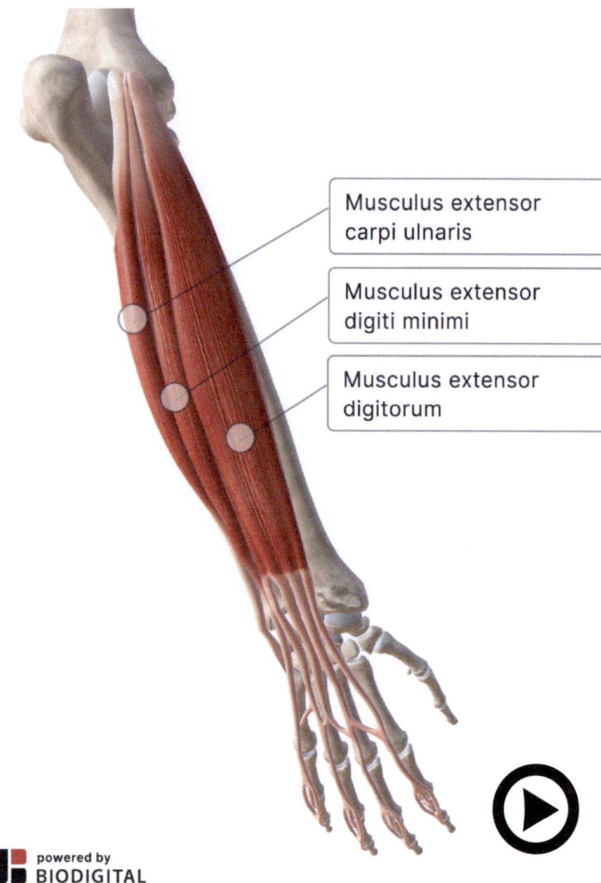

Abb. 5.69 Dorsale oberflächige Gruppe (© BioDigital) und Video 5.69 Palpation dorsale oberflächige Gruppe (▶ https://doi.org/10.1007/000-5z7)

Namen führt er im Art. radioulnaris proximalis eine Supination durch.

Der an der Facies dorsalis des Radius, der Ulna sowie am Ende des proximalen Drittels der Membrana interossea antebrachii entspringende M. abductor pollicis longus verläuft schräg nach distoradial unter dem M. supinator. Er zieht durch das erste Sehnenscheidenfach unter dem Retinaculum extensorum hindurch und inseriert an der Basis der Os metacarpale I sowie dem Os trapezium von radial. Funktionell wird er seinem Namen gerecht und führt eine Abduktion im Daumensattelgelenk durch. Zusätzlich unterstützt er die Supination in den Artt. radioulnares sowie die Radialabduktion im Art. radiocarpalis.

Der M. extensor pollicis brevis entspringt im distalen Drittel der Facies dorsalis radii sowie der Membrana interossea antebrachii. Er verläuft schräg nach distoradial, zieht durch das erste Sehnenscheidenfach unter dem Retinaculum extensorum hindurch und bildet über dem Daumensattelgelenk die radiale Begrenzung der Foveola radilis (Tabatière). Über seine Ansatzsehne, welche die A. radialis überkreuzt, findet er seine Insertion an der Basis der proximalen Phalanx des Pollex. Er führt die Extension im Daumengrund- und Sattelgelenk durch und unterstützt die Radialabduktion und Extension im Handgelenk.

Der M. extensor pollicis longus entspringt im medialen Drittel der Ulna sowie der Membrana interossea antebrachii und verzeichnet einen Verlauf nach distoradial, welcher mit dem M. extensor pollicis brevis vergleichbar ist. Im dritten Sehnenscheidenfach unterläuft er das Retinaculum extensorum, zieht anschließend über den Listerhöcker hinweg und bildet die ulnare Begrenzung der Tabatière. Die Ansatzsehne überkreuzt, wie auch jene des M. extensor pollicis brevis, die A. radialis setzt jedoch dorsal an der Basis der distalen Phalanx des Pollex an. Somit kann der M. extensor pollicis longus im Handgelenk eine Extension sowie Radialabduktion, im Daumensattelgelenk eine Adduktion sowie im Grund- und Interphalangealgelenk eine Extension durchführen.

Der M. extensor indicis verzeichnet als schmaler Muskel seinen Origo im distalen Bereich der Facies dorsalis der Ulna sowie an der Membrana interossea antebrachii. Im vierten Sehnenfach verläuft er unter dem Retinaculum extensorum schräg nach distoradial und inseriert über eine lange Sehne in der Dorsalaponeurose des zweiten Fingers. Aufgrund seiner Lage führt er die Extension im Hand- sowie den Grund-, Mittel- und Endgelenken des zweiten Fingers durch. Zusätzlich ist er für Adduktion des Index zum Mittelfinger hin zuständig.

Die palpatorische Erschließung der Gruppe der dorsalen tiefen Unterarmmuskulatur erfolgt, wie in der oben aufgelisteten Reihenfolge, da die Muskeln von proximal nach distal bzw. radial nach ulnar in diesem Verlauf, dorsal am Unterarm lokalisiert sind. Der Patient wird in Rückenlage oder im Sitz gelagert. Der Therapeut befindet sich seitlich stehend und erfühlt die Strukturen auf der homolateralen Seite. Über die eingangs beschriebenen Bewegungen lassen sich zahlreiche Muskeln bzw. Sehnen erfühlen, jedoch ist teilweise nur die indirekte Reizsetzung auf die aufgeführten Strukturen möglich, da diese zum Teil überlagert werden.

Für die Betastung des M. supinator umschließen der Daumen und Zeigefinger im Lumbrikalgriff den Radius von dorsal im proximalen Drittel. Anschließend können die Konturen des Muskels während einer aktiven Supination wahrgenommen werden. Über die steil aufgestellten Fingerbeeren wird der Muskel über eine Reizsetzung in der Tiefe ertastet. Ausgehend vom distalen Ende des M. supinator wandern die steil aufgestellten Fingerbeeren einen Querfinger in Richtung der Ulna. Anschließend wird der Patient gebeten den Daumen in Richtung Abduktion, gegen den Widerstand der Unterlage, dynamisch zu bewegen. Diese Bewegungen, welche um eine radioulnare Achse stattfinden, werden den M. abductor pollicis longus zu einer wahrnehmbaren Kontraktion zwingen. Verfolgen die Fingerbeeren den Muskelbauch nach distal, wird dieser im distalen Drittel, dorsal am Radius, immer deutlicher palpabel. In diesem Bereich angekommen, wandern die flach angelegten Finger-

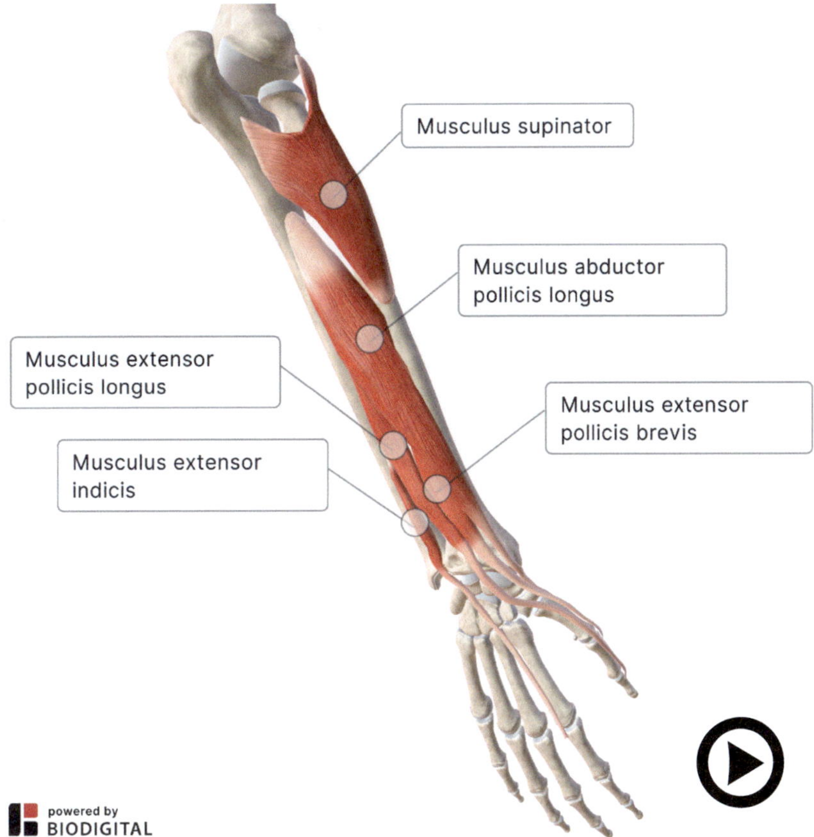

Abb. 5.70 Dorsale tiefe Gruppe (© BioDigital) und Video 5.70 Palpation dorsale tiefe Gruppe (▶ https://doi.org/10.1007/000-5z8)

beeren einen Querfinger in Richtung ulnar. Der Patient wird gebeten eine Extension des Daumens durchzuführen, was zu einer spürbaren Kontraktion des M. extensor pollicis brevis führt. Die Bewegung, welche um eine dorsopalmare Achse stattfindet, leitet die Palpationsfinger entlang der Muskelsehne nach distoradial zu einer empor tretenden Sehne, die die radiale Begrenzung der Tabatière ausbildet. Ausgehend von dieser Sehne wird direkt einen Querfinger in Richtung ulnar eine weitere, während der Extension des Daumens empor tretende Sehne deutlich. Diese ist jene des M. extensor pollicis longus und kann über die Fingerbeeren nach proximal verfolgt werden. Auch hier bietet sich eine dynamische Bewegung des Daumens in Extension an, um ein präziseres Palpationsgefühl zu erlangen. Ausgehend vom Muskelbauch des M. extensor pollicis longus im distodorsalen Drittel des Radius wandern die Fingerbeeren erneut einen Querfinger in Richtung ulnar und gelangen direkt auf den M. extensor indicis. Dieser wird während der aktiv dynamischen Bewegung des Zeigefingers in Extension mit den flach angelegten Fingerbeeren im Verlauf der Sehne nach distal erfühlt. Zu beachten ist hierbei, dass ebenfalls die Sehnen des M. extensor digitorum in dieser Region lokalisiert sind.

▶ **Durchführungshinweis** Bei einer Tendovaginitis stenosans im Bereich der Unterarmextensoren kann es in dieser Region bei der Palpation gehäuft zu Druckdolenzen kommen (Abb. 5.70).

5.9.3 Palpation der ventralen oberflächigen Gruppe

Die handflächenseitige, oberflächige Unterarmmuskulatur besteht von radial nach ulnar gegliedert aus dem M. pronator teres, dem M. flexor carpi radialis, dem M. palmaris longus sowie dem M. flexor digitorum superficialis und dem M. flexor carpi ulnaris. Alle Muskeln dieser Einheit, bis auf den M. pronator teres, führen gemeinsam eine Palmarflexion im Handgelenk durch und werden, bis auf den M. flexor carpi ulnaris, vom N. medianus aus dem Plexus brachialis durch die Segmente C6–Th1 innerviert. Jener M. flexor carpi ulnaris erhält seine motorische Ansteuerung über den N. ulnaris des Plexus brachialis. Während die anatomische Lagebeschreibung kompakt und für jeden Muskel einzeln aufgeführt wird, ist die palpatorische Vorgehensweise, bei der sich der Patient in Rückenlage oder Sitz befindet, als Komplex am Ende dieses Kapitels beschrieben.

Der M. flexor carpi radialis entspringt am Epicondylus medialis humeri und verläuft distoradial schräg über die Ulna hinweg. In der Handfläche tangiert er von palmar das Os scaphoideum sowie das Os trapezium bis er seinen Ansatz an der Basis der Os metacarpale II und teilweise III findet. In den Ellenbogengelenken unterstützt er die Flexion und Pronation, während er im Handgelenk die Palmarflexion und die Radialabduktion durchführt.

Das Caput humerale des M. pronator teres entspringt am Epicondylus medialis humeri sowie der Fascia antebrachii und dem Septum intermusculare, während das Caput ulnare seinen Origo am Proc. coronoideus ulnae verzeichnet. Zwischen diesen beiden Köpfen verläuft der N. medianus im sogenannten Medianustunnel, während die A. radialis darüber und die A. ulnaris sowie die A. brachialis unter dem Muskel entlang ziehen. Aufgrund seiner Anatomie bildet er daher den Leitmuskel für den N. medianus. Er inseriert an der Facies lateralis sowie der Margo anterior im medialen Bereich des Radius und führt, getreu seines Namens, in den Ellenbogengelenken eine Flexion und in den Artt. radioulnares eine Pronation durch.

Der spindelförmige M. palmaris longus, der inkonstant auftritt, verzeichnet seinen Ursprung am Epicondylus medialis humeri (Thompson et al. 2001). Er verläuft zunächst distal entlang der Ulna, kreuzt sie anschließend etwa im mittleren Drittel des Knochens in Richtung Radius, läuft oberhalb des Retinaculum flexorum und strahlt schließlich in die Palmaraponeurose ein. Neben der synergistischen Flexion und Pronation im Unterarm führt er eine Palmarflexion der Handgelenke durch und spannt gleichzeitig die Palmaraponeurose.

Der großflächige M. flexor digitorum superficialis besitzt drei Köpfe mit jeweils unterschiedlichen Ursprüngen. Das Caput humerale entspringt am Epicondylus medialis humeri. Das Caput ulnare hingegen entstammt dem Proc. coronoideus der Ulna sowie der Fascia antebrachii. Das Caput radiale findet seinen Ursprung an der Tuberositas radii. Alle drei Muskelursprünge verlaufen nach distal unter dem Retinaculum flexorum durch den Canalis carpalis und münden in vier Endsehnen, die sich am Ansatz, jeweils lateral an der medialen Phalanx II–V in zwei Teile aufspalten. Zwischen dieser Aufspaltung verläuft die Sehne des M. flexor digitorum profundus. Während der M. flexor digitorum superficialis im Art. humeroulnare eine Flexion durchführt, unterstützt er im Handgelenk die Palmarflexion sowie die Flexion der Finger II–V im Grund- und proximalen Interphalangealgelenk.

Der am weitesten ulnar der Gruppe gelegene M. flexor carpi ulnaris entspringt über das Caput humerale am Epicondylus medialis humeri und über das Caput ulnare an der medialen Seite des Olecranons der Ulna. Er verläuft distalwärts entlang der Ulna und führt die Vena, Arteria und den Nervus ulnaris und stellt somit deren Leitstruktur dar. Die Endsehne des M. flexor carpi ulnaris verläuft oberhalb des Retinaculum flexorum und inseriert am Hamulus ossis hamati, der Basis der Metacarpale V und dem Os pisiforme. Aufgrund seiner Lage kann er im Handgelenk eine Palmarflexion und eine Ulnarabduktion durchführen.

Bei der Betastung dieser Muskelgruppe, bei der sich der Patient im Sitz oder in Rückenlage mit in Supination rotierten Unterarmen befindet, appliziert zunächst der seitlich stehende Therapeut seine distale Hand flach auf der proximoulnaren Unterarminnenfläche. Anschließend wird der Patient gebeten seine Hand aktiv in eine Palmarflexion zu bewegen, was zu einer spürbaren Kontraktion der ventralen oberflächigen Unterarmmuskulatur führt. Direkt mittig dieser Gruppe, am distalen Ende des proximalen Drittels der Ulna, wird der Muskelbauch des M. flexor carpi radialis spürbar, da er oberflächig liegt und umliegende Muskeln zum Teil überdeckt. Wandern die bereits steil aufgestellten Fingerbeeren in Richtung radial, wird am Muskelrand eine Vertiefung spürbar. Die Finger bleiben in dieser Vertiefung und während der Patient eine Pronation im Unterarm durchführt, wird eine Kontraktion des M. pronator teres ermöglicht. Wandern die Finger vom Startpunkt in Richtung ulnar, schließt sich nach dem spürbaren Muskelrand der M. palmaris longus an, sofern er vorhanden ist. Im distalen Bereich dieses Muskels kann die Sehne erspürt und teilweise schon im Sichtbefund bei Vorhandensein erkannt werden. Hierfür bewegt der Patient, mit palmarflektierten Handgelenken, aktiv seine Daumenspitze in Richtung Kleinfingerspitze. Es tritt die Sehne des M. palmaris longus palmar am Handgelenk empor. Die Sehne, welche direkt radial davon lokalisiert ist, ist jene des M. flexor carpi radialis. Die steil aufgestellten Fingerbeeren fühlen entlang des M. palmaris longus, oder wenn nicht vorhanden entlang des M. flexor carpi radialis, etwa bis in das mediale Drittel des Unterarms und verspüren erneut eine Vertiefung in Richtung ulnar. Direkt in dieser Vertiefung kann ein Reiz auf den M. flexor digitorum superficialis gesetzt werden, welcher fast vollständig vom M. flexor carpi radialis überdeckt wird. Dieser Fingerbeuger kann ebenfalls im medialen Unterarmdrittel zwischen dem M. pronator teres und dem M. flexor carpi radialis über eine Reizsetzung in die Tiefe erreicht werden. Zusätzlich werden die Sehnen des Muskels deutlich spür- und teilweise sichtbar, sobald der Patient aktiv die Finger II–V in Flexion bewegt. Bei einem dynamischen Wechsel zwischen Kontraktion und Dekontraktion kann bereits der Muskelbauch inspektorisch erfasst werden. Für die Palpation des M. flexor carpi ulnaris werden die Fingerbeeren an den proximalen ulnaren Unterarmrand angelegt und der Patient gebeten eine Ulnarabduktion der Handgelenke durchzuführen. Bei dieser Bewegung wird über eine Kontraktion der Muskel zum Vorschein kommen und in seinem Verlauf deutlich zu erfühlen sein. Distal kann seine Ansatzsehne im palmoulnaren Bereich des Handgelenks deutlich im Zangengriff erfasst werden.

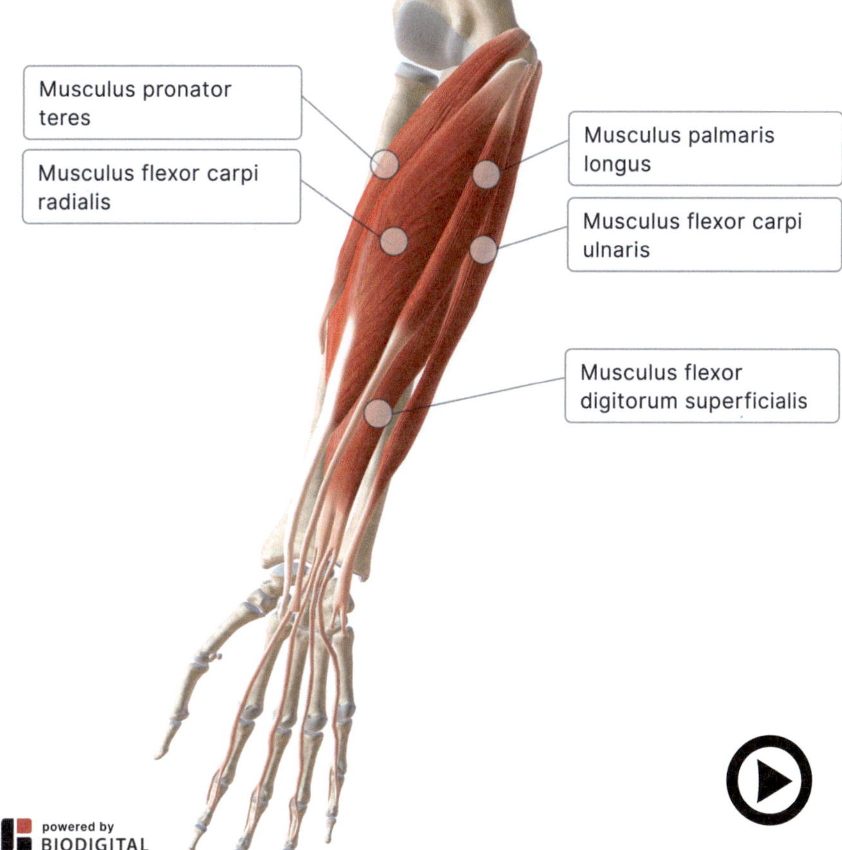

Abb. 5.71 Ventrale oberflächlige Gruppe (© BioDigital) und Video 5.71 Palpation ventrale oberflächige Gruppe (▶ https://doi.org/10.1007/000-5z9)

▶ **Durchführungshinweis** Bei einer akuten Epicondylopathia medialis humeri oder auch Golferellenbogen, kann die Ursprungsregion bei der Palpation gehäuft sensibel reagieren (Amin et al. 2015).

Durch die vorhandene anatomische Nähe kann die Ertastung des M. pronator teres zu Irritationen des N. medianus führen (Zancolli et al. 2012) (Abb. 5.71).

5.9.4 Palpation der ventralen tiefen Gruppe

Der M. flexor digitorum profundus, der M. flexor pollicis longus und der M. pronator quadratus bilden als Gruppe die ventrale tiefe Unterarmmuskulatur. Sie werden überwiegend von den Muskeln aus der oberflächigen Gruppe überdeckt und sind daher nur spärlich über eine Reizsetzung erreichbar. Im Folgenden werden die Muskeln zunächst einzeln in ihrem anatomischen Verlauf vorgestellt sowie einzeln die Anleitung zur Palpation vermittelt. Der Patient befindet sich im Sitz mit passiv gelagertem Arm oder wahlweise in der Rückenlage.

Der M. flexor digitorum profundus entspringt als tiefer Fingerbeuger von der Facies anterior der proximalen zwei Drittel der Ulna und der palmarseitigen Membrana interossei antebrachii. Der Muskelbauch wird komplett vom M. flexor digitorum superficialis überdeckt und erstreckt sich nach distal entlang der Ulna. Der M. flexor digitorum profundus teilt sich in vier Endsehnen auf, die unter dem Retinaculum flexorum verlaufen und palmarseitig an den Endphalangen des 2.–5. Fingers inserieren. Anhand der Innervation des Muskels durch den N. medianus sowie durch den N. ulnaris aus den Segmenten C7 bis Th1 kann er eine Flexion im Handgelenk sowie den Grund-, Mittel-, und Endgelenken der Finger II–V durchführen.

Für die Betastung des M. flexor digitorum profundus orientiert sich der Therapeut an der A. ulnaris, die er flächig über die Fingerbeeren des Zeige- und Mittelfingers zunächst im distalen Drittel der Ulna von ventral aufspürt. Direkt unterhalb der Arterie kann ein Reiz mit steil aufgestellten Fingerbeeren auf den Muskelbauch appliziert werden. Weitere Bereiche des Muskels werden vom M. flexor digito dfwbvhjrum superficialis überdeckt und sind somit nicht direkt palpabel.

Der M. flexor pollicis longus entspringt palmarseitig im medialen Drittel der Facies anterior des Radius sowie der Membrana interossea antebrachii. In seinem Verlauf, welcher steil nach distal dem Radius folgt, wird er vom M. flexor digitorum superficialis vollständig überdeckt. Die Sehne des Muskels verläuft unterhalb des Retinaculum flexorum durch den Carpaltunnel und inseriert palmarseitig an der distalen Phalanx des Daumens. Der M. flexor pollicis longus wird durch den N. medianus aus den Segmenten C6–C8 innerviert und führt eine Flexion und Radialabduktion in den Handgelenken sowie eine Opposition im Daumensattel- und eine Flexion in Daumengrund- und Endgelenk durch.

Der palpatorische Zugang für den M. flexor pollicis longus kann lediglich im distalen Bereich des Muskels hergestellt werden. Der Palpierende orientiert sich an der Sehne des M. flexor carpi radialis, die bei einer aktiven Flexion des Handgelenks, mittig und radial der Sehne des M. palmaris longus, wenn vorhanden, deutlich empor tritt. In dieser palmaren Region wird die Zeigefingerbeere steil zwischen beiden Sehnen aufgestellt, um in der Tiefe einen direkten Reiz auf den M. flexor pollicis longus zu applizieren. Das Palpationsgefühl kann über eine separierte Flexion des Daumens verstärkt werden.

Der M. pronator quadratus verläuft von der Margo anterior der Ulna im distalen Viertel quer in Richtung laterodistal zum Radius, an dem er über die Facies anterior im distalen Viertel inseriert. Der quadratische Einwärtsdreher wird seinem Namen gerecht, indem er aufgrund seiner Lage und der Innervation über den N. medianus aus den Segmenten C7–Th1, eine Pronation in den Artt. radioulnares durchführt. Zusätzlich stabilisiert er das distale radioulnare Gelenk.

Für die Palpation des M. pronator quadratus orientiert sich der Therapeut an der A. radialis im distalen lateralen Viertel des Radius. Direkt ulnar dieser Arterie ist der Ursprung des Muskels, welcher über eine direkte Reizsetzung mit den steil aufgestellten Fingerbeeren palpiert werden kann, lokalisiert. Wird der M. pronator quadratus weiter in Richtung ulnar betastet, so erschweren zahlreiche Flexorensehnen, die in dieser Region lokalisiert sind, das Palpationsgefühl.

▶ **Durchführungshinweis** Aufgrund der räumlichen Nähe zum Carpaltunnel sowie zum Retinaculum flexorum können bei einer Sehnenreizung Druckdolenzen, speziell in dieser Region, bei der Betastung auftreten (Abb. 5.72).

5.9.5 Palpation der radialen Gruppe

An der radialen Seite des Unterarms sind im proximalen sowie medialen Drittel des Radius die palpablen Muskelbäuche des M. brachioradialis und des Mm. extensor carpi radialis longus et brevis lokalisiert. Die genannten Muskeln werden der radialen Gruppe der Unterarmmuskulatur zugeordnet und im Folgenden zunächst separiert in ihrem anatomischen Verlauf vorgestellt und anschließend als Gruppe in Bezug auf die Ertastung beschrieben. Neben der gemeinsamen Funktion der Flexion im Art. cubiti werden alle Muskeln über den N. radialis aus den Segmenten C5–C7 innerviert.

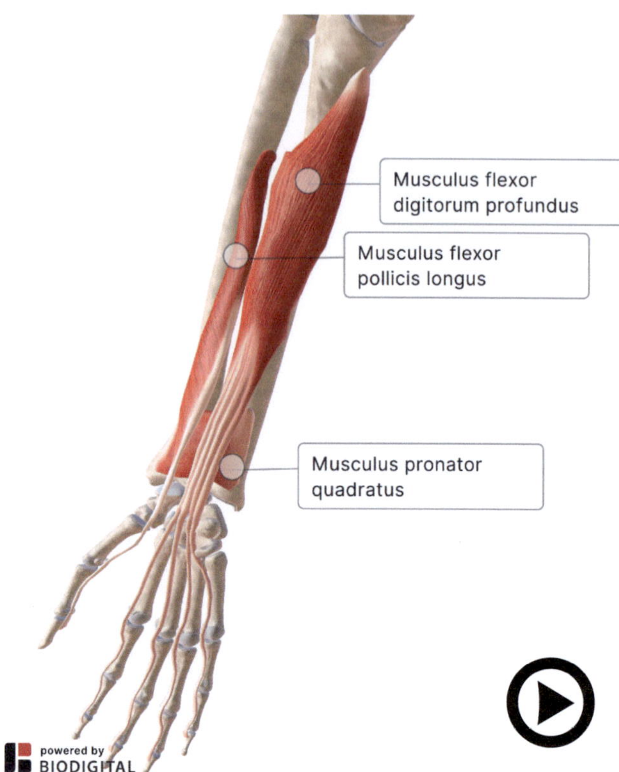

Abb. 5.72 Ventrale tiefe Gruppe (© BioDigital) und Video 5.72 Palpation ventrale tiefe Gruppe (▶ https://doi.org/10.1007/000-5za)

Der M. brachioradialis verzeichnet seinen Origo am distalen Drittel der Margo lateralis humeri sowie dem Septum intermusculare brachii laterale. Er erstreckt sich entlang des Radius nach distal und nimmt einen ähnlichen Verlauf wie der M. extensor carpi radialis longus ein und inseriert schließlich distal am Proc. styloideus radii. Neben der Flexion im Ellenbogengelenk führt er je nach Gelenkstellung zusätzlich eine Pro- bzw. Supination in den Artt. radioulnares aus.

Der M. extensor carpi radialis longus entspringt an der Facies lateralis des distalen Humerus sowie der Crista supracondylaris lateralis und dem Septum intermusculare laterale. In seinem Verlauf steil nach distal und entlang des Radius wird die Sehne teilweise vom M. extensor carpi radialis brevis überdeckt. Nach seinem Durchtritt im zweiten Sehnenfach unterhalb des Retinaculum extensorum setzt der M. extensor carpi radialis longus dorsal an der Basis der Os metacarpale II an. Aufgrund seiner Lage führt er neben der Flexion im Ellenbogengelenk ebenfalls eine Dorsalextension sowie Radialabduktion in den Handgelenken durch.

Mit seinen Ursprüngen am Epicondylus lateralis humeri, dem Lig. anulare radii und dem Lig. collaterale radii ist der M. extensor carpi radialis brevis am weitesten radial dieser Gruppe lokalisiert. Er verläuft ebenfalls entlang des Radius steil nach distal, wird proximal teilweise vom M. extensor carpi radialis longus überlagert und verläuft unter dem Retinaculum extensorum im zweiten Sehnenfach bis zu seinem Ansatz dorsal an der Basis der Os metacarpale III. Wie auch sein längerer Namensvetter führt er neben einer Flexion in den Ellenbogengelenken ebenfalls eine Radialabduktion sowie Dorsalextension in den Handgelenken durch.

Die Palpation der radialen Gruppe wird im Sitz mit passiv gelagertem Arm in 90 ° Ellenbogenflexion durchgeführt. Der Patient legt seinen Unterarm so auf die Unterlage, dass der Daumen nach oben zeigt. Anschließend fixiert der Therapeut distal den Unterarm, während der Patient versucht seine Hand über eine Ellenbogenflexion in Richtung Schulter zu bewegen. Es kontrahiert der M. brachioradialis, welcher teilweise schon durch den Sichtbefund ausfindig gemacht werden kann. Der Muskelbauch kann nun proximal im Zangengriff oder über eine direkte Palpation der Fingerbeeren erfühlt und in seinem Verlauf nach distal erschlossen werden. Im proximalen Bereich wandern die steil aufgestellten Fingerbeeren nach lateral, fallen nach dem M. brachioradialis in eine Vertiefung und befinden sich nun direkt auf dem Muskelbauch des M. extensor carpi radialis longus. Da diese Muskelgruppe generell sehr oberflächig liegt, fällt die Betastung deutlich wahrnehmbar aus. Eine noch präzisere Erfühlung dieses Muskels kann über eine aktive Radialabduktion der Hand des Patienten auf der Unterlage erfolgen. Wandern die Fingerbeeren etwa einen Querfinger weiter in Richtung radial, treffen sie direkt auf den Muskelbauch des am äußersten Rand der Gruppe gelegenen M. extensor carpi radialis brevis, welcher ebenfalls über eine Radialabduktion in seinem Verlauf erfühlt werden kann. Da der M. extensor carpi radialis brevis proximal teilweise von seinem langen Mitspieler überdeckt wird, ist er häufig erst im mittleren Drittel fühlbar.

▶ **Durchführungshinweis** Bei einer akuten Epicondylopathia lateralis humeri oder auch Tennisellenbogen kann die Ursprungsregion bei der Palpation gehäuft sensibel reagieren (Abb. 5.73).

5.10 Muskulatur im Bereich der Hand

Das im Abschn. 3.7 beschriebene „Instrument der Instrumente", wie die Hand gern bezeichnet wird, kann die Vielfalt an Bewegungen nur über ein hochkomplexes System, bestehend aus Muskulatur, erzeugen. Dieses muskuläre System, welches die filigranen Motionen steuert, wird in die Gruppe der Mittelhandmuskulatur sowie der thenaren und hypothenaren Gruppe untergliedert. Folgend werden die einzelnen Gruppen mit ihren Bestandteilen anatomisch erläutert sowie die Anleitung zur Palpation gegeben. Es empfiehlt sich eine Ausgangsstellung des Klienten in Rückenlage oder im Sitz.

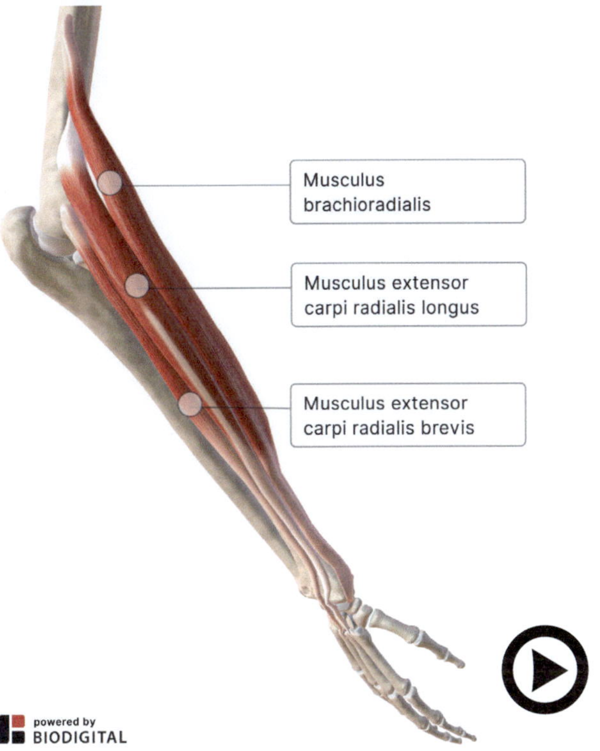

Abb. 5.73 Radiale Gruppe(© BioDigital) und Video 5.73 Palpation radiale Gruppe (▶ https://doi.org/10.1007/000-5zb)

5.10.1 Palpation der metacarpalen Muskelgruppe

Die sich im Metacarpus befindliche Hohlhandmuskulatur verzeichnet als Gruppe drei Mitglieder, die Mm. lumbricales I–IV, die Mm. interossei dorsales I–IV und die M. interossei palmares I–III.

Die Mm. lumbricales verzeichnen ihren Origo an der Sehne des M. flexor digitorum profundus. Der I. und II. Muskel entspringen radial- und volarseitig der Sehne des Zeige- bzw. Mittelfingers, der III. Muskel entspringt von den Sehnen des Mittel- und Ringfingers und der IV. Muskel entspringt von den Sehnen des Ring- und Kleinfingers. Sie verlaufen steil nach distal und münden in die Dorsalaponeurose des zweiten bis fünften Digitus. Aufgrund ihrer Anlage führen sie in den Grundgelenken der Finger II bis IV eine Flexion durch, wohingegen sie in den Mittel und Endgelenken eine Extension initiieren. Dies ermöglicht die Innervation über den N. medianus für den I. und II. Muskel und die Innervation über den N. ulnaris für den III. und IV. Muskel jeweils aus den Segmenten C8–Th1.

Die den Intermetacarpalraum ausfüllenden Mm. interossei dorsales I–IV sind zweiköpfig und verzeichnen ihren Ursprung an den sich jeweils zugewandten Flächen der Metacarpalen im proximalen Bereich. Somit existieren acht Ur-

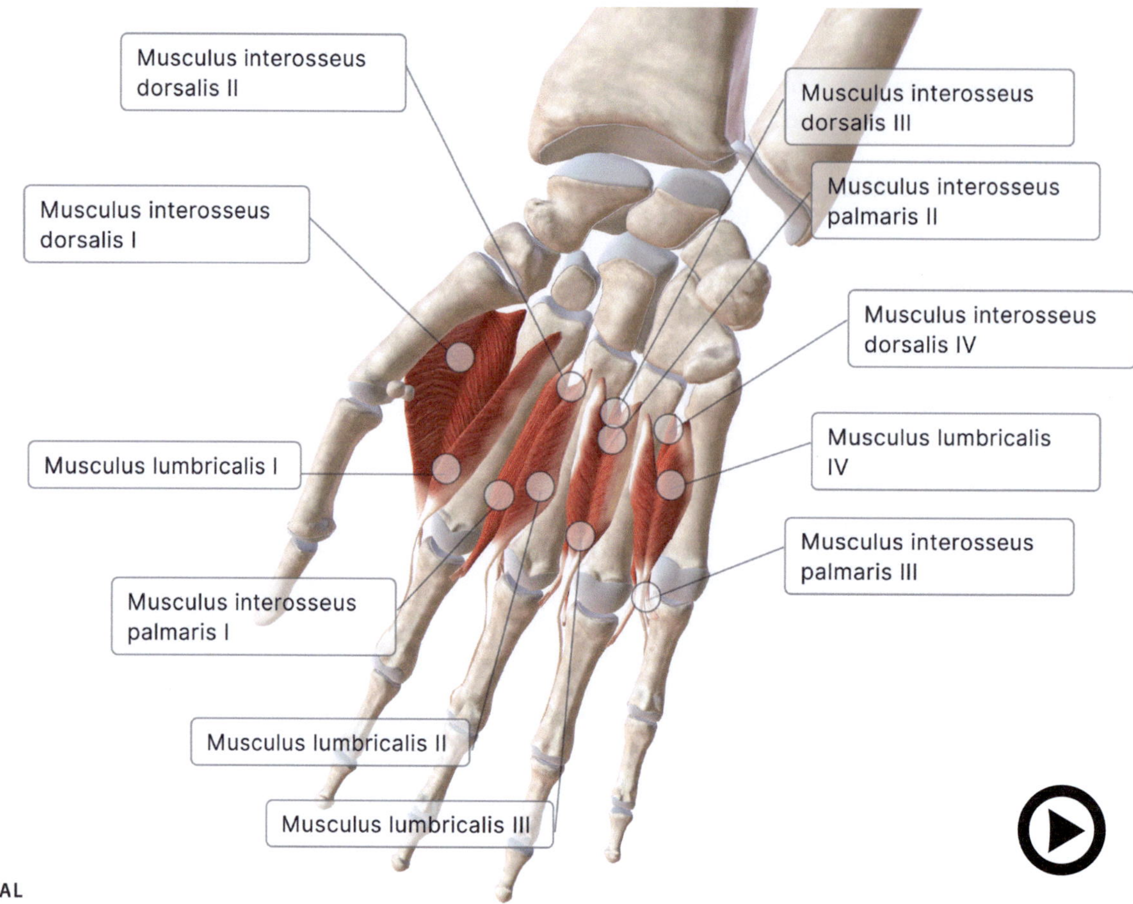

Abb. 5.74 Mittelhandmuskulatur (© BioDigital) und Video 5.74 Palpation Mittelhandmuskulatur (▶ https://doi.org/10.1007/000-5zc)

sprungsregionen, vier Zwischenräume und vier Muskeln, die sich nach distal erstrecken. Sie inserieren in die Dorsalaponeurose des II. bis IV. Fingers sowie an der Basis der proximalen Phalanx der gleichen Finger. In diesem Zusammenhang ist es wichtig zu erwähnen, dass der zweite Muskel von radial und ulnar an den Mittelfinger zieht, während sich der erste zum Zeige- und der vierte zum Ringfinger erstreckt. Sie werden über den N. ulnaris aus den Segmenten C8–Th1 innerviert und führen in Grundgelenken eine Flexion durch, wohingegen sie in den Mittel- und Endgelenken über die Aponeurose die Extension unterstützen. Zusätzlich führen sie eine Abduktion des II. und IV. Fingers, vom Mittelfinger weg, durch.

Die Mm. interossei palmares I–III haben lediglich Kontakt zum Zeige-, Ring- und Kleinfinger. Sie besitzen ihren Ursprung an der ulnaren Seite der Metacarpale II sowie der radialen Seite der IV. sowie V. Metacarpale im proximalen Bereich. Die Muskeln verlaufen nach distal und inserieren in der Dorsalaponeurose sowie der jeweiligen proximalen Basis des gleichen Fingers. Sie werden vom N. ulnaris aus den Segmenten C8–Th1 innerviert und führen in den jeweiligen Grundgelenken eine Flexion durch, wohingegen sie in den Mittel- und Endgelenken extensorisch tätig werden. Zusätzlich führen sie eine Adduktion des II., IV., und V. Fingers, zum Mittelfinger hin, durch.

Die Betastung der Mittelhandmuskulatur erfolgt als Gruppe über einen palmaren Zugang. Hierbei wird ein Reiz über den Zangengriff mit Daumen und Zeigefinger in die Intermetacarpalräume appliziert. Es entsteht somit eine Reizsetzung auf die Hohlhandmuskulatur, welche nicht genauer palpatorisch erschlossen werden kann. Die Gegebenheit, dass sich im Zwischenraum von D1 und D2 kein Anteil der Mm. interossei palmares I–III befindet, kann als Differenzierungsmöglichkeit genutzt werden (Abb. 5.74).

5.10.2 Palpation der thenaren Muskelgruppe

Der Daumenballen wird aus der thenaren Muskelgruppe gebildet, welche sich aus dem M. abductor pollicis brevis, dem M. adductor pollicis, dem M. flexor pollicis brevis und dem M. opponens pollicis zusammensetzt. Für den Menschen nimmt der Daumen mit all seinen Bewegungsmöglichkeiten eine elementare Rolle im Alltag ein. Nicht nur beim Greifen ist er sehr bedeutend, sondern auch beim Fühlen wird er verstärkt eingesetzt. Eine weitere Herausforderung entstand mit der Einführung des Mobiltelefons. Hier wird er eingesetzt, um Nachrichten zu schreiben und weitere Tätigkeiten am Handy durchzuführen. Die filigranen sowie kraftvollen Bewegungen werden über die bereits genannten Muskeln realisiert, welche im Folgenden in ihrer anatomischen Lage beschrieben und anschließend als Gruppe palpatorisch erschlossen werden.

Der M. abductor pollicis brevis ist oberflächig lokalisiert und entspringt am Tuberculum ossis scaphoidei des Os scaphoideum sowie am Os trapezium von palmar und dem Retinaculum musculorum flexorum. In seinem Verlauf nach distal, entlang der palmaren Metacarpale I, überdeckt er flächig den M. flexor pollicis brevis und den M. opponens pollicis bis er über das radiale Sesambein an der Basis der proximalen Phalanx sowie anteilig an der Gelenkkapsel inseriert. Mittels der Innervation über den N. medianus aus den Segmenten C6–C7 führt er im Daumensattelgelenk eine Abduktion durch und unterstützt somit auch die Opposition, während er im Daumengrundgelenk die Flexion durchführt.

Der M. adductor pollicis kann in ein Caput transversum sowie ein Caput obliquum unterteilt werden. Das Caput transversum entspringt palmar an der Metacarpale III. Das Caput obliquum hingegen findet seinen Ursprung palmar am Os capitatum, der Basis ossis metacarpi II, III und teilweise IV sowie palmar teilweise am Os hamatum und dem Os trapezium. Beide Anteile verlaufen je nach Faserzug in Richtung Daumengrundphalanx und somit schräg nach distoradial bzw. horizontal nach radial. Der kräftigste Muskel im Daumenballen inseriert über das ulnare Sesambein an der Basis der proximalen Phalanx des Pollex und wird über den N. ulnaris aus den Segmenten C8–Th1 innerviert. Zu seinen Hauptfunktionen gehören die Adduktion und Opposition im Daumensattelgelenk sowie die Flexion im Daumengrundgelenk.

Der sich unter dem M. abductor pollicis brevis befindliche M. flexor pollicis brevis kann in ein Caput superficiale, welches am distalen Rand des Retinaculum flexorum sowie dem Os trapezium vom palmar entspringt und in ein Caput profundum mit den Ursprungsregionen am Os capitatum, dem Os trapezium und dem Os trapezoideum von palmar, unterteilt werden. In seinem Verlauf nach distoradial folgt er der Sehne des M. flexor pollicis longus sowie der Metacarpale I und inseriert mit dem Caput superficiale über das radiale Sesambein und mit dem Caput profundum über das ulnare Sesambein an der Basis der Daumengrundphalanx. Während der oberflächige Anteil vom N. medianus aus den Segmenten C7–Th1 innerviert wird, erhält der tiefliegende Anteil die nervalen Impulse über den N. ulnaris aus den Segmenten C8–Th1. Beide zusammen führen eine Flexion und Opposition im Daumensattelgelenk durch. Im Daumengrundgelenk unterstützten beide die Flexion sowie das Caput superficiale die Abduktion und das Caput profundum die Adduktion.

Der kurze und dreieckförmige M. opponens pollicis bildet den tiefgelegendsten Anteil der thenaren Muskelgruppe und entspringt am Tuberculum ossis trapezii sowie palmar am Retinaculum flexorum und teilweise am Os scaphoideum. Er verläuft nach distoradial und mündet über eine eher kurze Sehne am radialen Rand der Metacarpale I. Funktionell führt er im Daumensattelgelenk eine Opposition aus und unterstützt weiterhin die Adduktion sowie die Flexion.

Die Muskulatur des Daumenballens wird als Gruppe betastet. Der Patient befindet sich in Rückenlage oder im Sitz, während der Therapeut Kontakt zum homolateralen Daumenballen aufsucht. Die Hand wird zunächst passiv gelagert und die palpierende Zeige- und Mittelfingerbeere flächig und mittig in der Region der Metacarpale I von palmar aufgelegt. Hierbei treffen die Finger direkt auf den M. abductor pollicis brevis, welcher oberflächig gelegen ist. Wird der Patient gebeten den Daumen in eine Abduktion, um eine radioulnare Achse, zu bewegen, wird durch die Kontraktion der Muskelbauch deutlich spürbar. Eine Oppositionsbewegung sowie eine Flexion im Grundgelenk können die Palpation noch weiter präzisieren. Wandern die Fingerbeeren etwas in Richtung ulnar, treffen sie direkt in den Zwischenraum der I. und II. Metacarpale, die auch als sogenannte Schwimmhaut bezeichnet wird. Kneift der Therapeut über den Zangengriff den Zeigefinger und den Daumen in diesen Raum und fordert den Patienten auf, den Daumen in Richtung Adduktion, gegen seinen Zangengriff zu spannen, wird der flächige M. adductor pollicis deutlich spürbar. Ausgehend von selbigem Griff wird nun der Patient gebeten, den in Opposition passiv gelagerten Daumen im Grundgelenk in eine isolierte Flexion zu bewegen, was im proximalen Bereich der Metacarpale von palmar deutlich zur tastbaren Kontraktion des M. flexor pollicis brevis führt. Die Palpation des M. opponens pollicis kann nur über eine Reizsetzung aus dem Zangengriff heraus erfolgen. Die Metacarpale I wird von dorsal kommend so mit Zeigefinger und Daumen umfasst, dass sie von radial und ulnar direkt auf dem knöchernen Rand appliziert werden. Anschließend kann aktiv eine Opposition durchgeführt werden, was zu einer spürbaren Kontraktion am radialen Rand führen kann, wenn der Muskelbauch nicht zu stark vom M. abductor pollicis brevis überlagert wird.

▶ **Durchführungshinweis** Bei einem Carpaltunnelsyndrom kann es zu einer sicht- und tastbaren Atrophie der thenaren Muskelgruppe kommen (Abb. 5.75).

5.10.3 Palpation der hypothenare Muskelgruppe

Die Muskelgruppe, die den Kleinfingerballen im palmaren Bereich ausprägt, besteht aus dem M. palmaris brevis, dem M. abductor digiti minimi, dem M. flexor digiti minimi brevis und

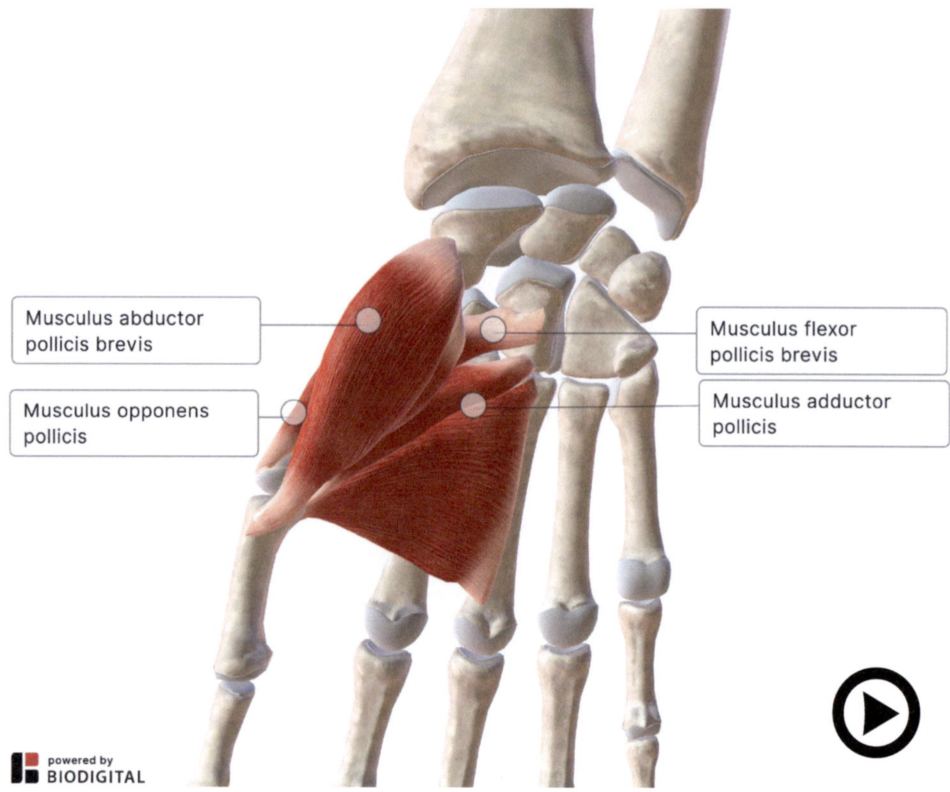

Abb. 5.75 Thenare Muskelgruppe(© BioDigital) und Video 5.75 Palpation thenare Muskelgruppe (▶ https://doi.org/10.1007/000-5zd)

dem M. opponens digiti minimi. Die hypothenare Muskelgruppe ist elementar für das Greifen, da sie im Wesentlichen den kleinen Finger in Richtung des Daumens bewegt, was für den kraftvollen sowie den präzisen Griff unabdingbar ist. Alle vier Muskeln werden durch den N. ulnaris aus den Segmenten C8–Th1 innerviert und folgend einzeln in ihrer anatomischen Lage beschrieben. Im Anschluss an den Überblick folgt die Anleitung zur Betastung, welche die ganze Muskelgruppe umfasst. Der Patient wird in Rückenlage oder im Sitz positioniert.

Der oberflächig gelegene M. palmaris brevis spannt sich als quadratischer Muskel vom ulnaren Rand der Palmaraponeurose im Bereich des Art. metacarpophalangealis IV. und V. in Richtung ulnodistal und inseriert an der Haut des Hypothenars. Er spannt die Haut in dieser Region sowie die Palmaraponeurose, wenn der M. palmaris longus (Abschn. 5.9.3) nicht vorhanden ist.

Maßgeblich für die Form des Hypothenars verantwortlich ist der M. abductor digiti minimi. Er entspringt am Os pisiforme sowie an Bandstrukturen des Retinaculum flexorum und der Sehne des M. flexor carpi ulnaris. Sein steil nach distal, entlang der Metacarpale V verlaufender Muskelbauch, mündet ulnar an der Basis der Grundphalanx des Digitus minimus sowie in der Dorsalaponeurose. Aufgrund seiner anatomischen Lage führt er im Kleinfingergrundgelenk eine Flexion und Abduktion durch, wohingegen er die nach distal folgenden Phalangen in Extension bewegt.

Der M. flexor digiti minimi brevis ist unter dem M. abductor digiti minimi lokalisiert und entspringt am Hamulus ossis hamati sowie an Anteilen des Retinaculum flexorum. Etwas radial des M. abductor digiti minimi gelegen nimmt er denselben Verlauf nach distal ein und inseriert an der Basis der Grundphalanx des kleinen Fingers sowie mit einigen Fasern in der Dorsalaponeurose. Funktionell führt er eine Flexion im Kleinfingergrundgelenk durch und unterstützt zusätzlich die Adduktion des Digitus quintus.

Der eher kurze und dreieckförmige M. opponens digiti minimi bildet den tiefliegenden ulnaren Rand des Hypothenars. Er verzeichnet seinen Origo am Hamulus ossis hamati, verläuft schräg nach distoulnar und inseriert an der Facies lateralis der Metacarpale V im distalen Drittel. Der M. opponens digiti minimi wird auch Kleinfingergegenübersteller bezeichnet, da er zur Krümmung der Hohlhand beiträgt und die Metacarpale V in Richtung palmar bewegt.

Für die Betastung des Kleinfingerballens umfasst der Therapeut mit dem Zangengriff das Gewebe, welches sich proximoulnar der Metacarpale V befindet, mit dem Zeigefinger und dem Daumen. Anschließend wird der Patient gebeten das Kleinfingergrundgelenk in Richtung des Daumens zu bewegen. Das nur kleine Bewegungsausmaß genügt, um eine Kontraktion der hypothenaren Muskelgruppe zu erzeugen. Im Anschluss können die einzelnen Bestandteile separiert untersucht werden. Wandern die Fingerbeeren in die

Handfläche proximal auf den Kleinfingerballen, so wird direkt ein Reiz auf den M. palmaris brevis appliziert. Werden die Fingerspitzen an den ulnaren Rand der Metacarpale V aufgelegt, befinden sie sich direkt auf dem sehr gut fühlbaren und im Verhältnis großen M. abductor digiti minimi, welcher die Form des Ballens maßgeblich prägt. Etwas radial des Muskels und gleichzeitig auf der palmaren Fläche der Metacarpale V ist der M. flexor digiti minimi brevis lokalisiert, der über die steil aufgestellten Fingerbeeren mit einem Reiz in der Tiefe versehen werden kann. Etwas ulnar und unter dem M. abductor digiti minimi kann über die steil aufgestellten Fingerbeeren in der Tiefe ein Reiz auf den M. opponens digiti minimi gesetzt werden.

▶ **Durchführungshinweis** Bei einer Schädigung des N. ulnaris kann eine sicht- und tastbare Atrophie des Kleinfingerballens verzeichnet werden (Abb. 5.76).

5.11 Muskulatur im Bereich des Schädels

Zahlreiche Muskeln im Bereich des Schädels sorgen dafür, dass der Mensch alltägliche Aktivitäten wie Sprechen, Kauen und Schlucken ausführen oder mithilfe der Mimik nonverbal kommunizieren kann. Diese überlebenswichtigen Tätigkeiten werden von der Muskulatur durchgeführt, die in verschiedene Gruppen klassifiziert werden kann. Hierzu zählen die Muskulatur des Kiefergelenks, die supra- und infrahyoidale Muskulatur sowie die mimischen Muskeln an Stirn, Auge, Nase, Mund, dem Ohr und der Zunge, das Platysma sowie die äußeren Augenmuskeln. Aufgrund der oberflächigen Lage lassen sich zahlreiche der aufgezählten Strukturen komplikationslos erfühlen.

Für die Betastung wird der Patient in Rückenlage oder dem Sitz gelagert. In den folgenden Kapiteln werden die einzelnen Vertreter der Gruppen in Lage und Funktion erläutert, sowie deren Palpation beschrieben.

5.11.1 Palpation der Muskulatur am Kiefergelenk

Das Kauen ist ein wichtiger Prozess bei der Verarbeitung von Nahrung. Jeder Bissen sollte laut Experten gründlich vor dem Schlucken gekaut werden. Dies fördert die Hunger-Sättigungs-Regulation im Körper, erleichtert die Nährstoffaufspaltung und somit die Energiegewinnung und führt dazu, dass Aromen besser wahrgenommen werden können

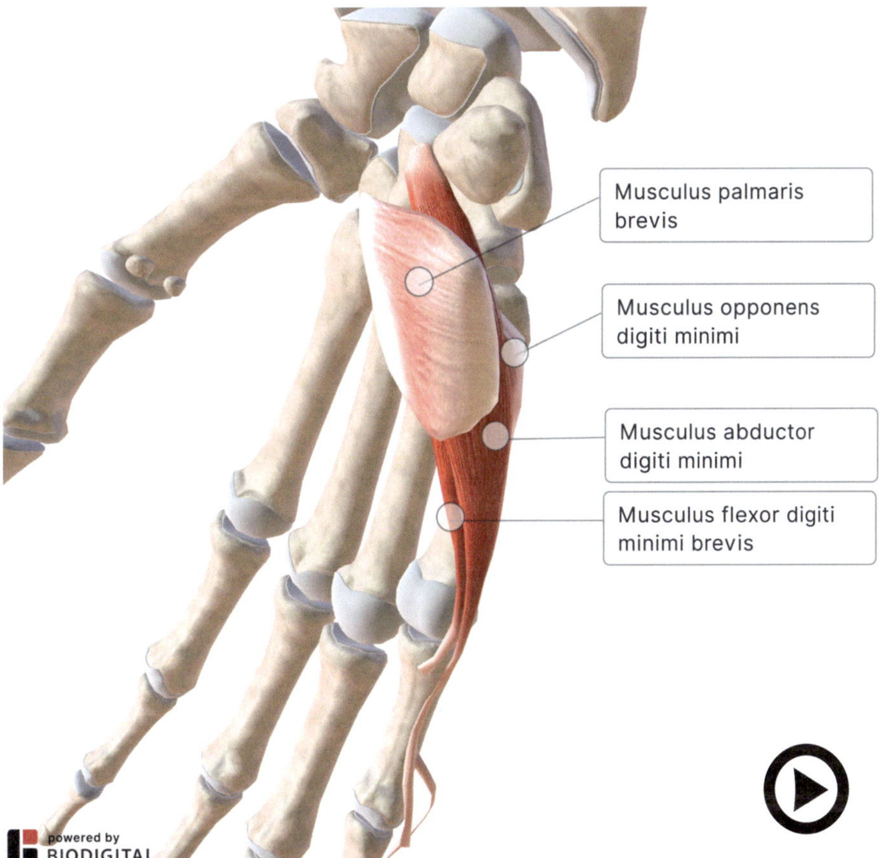

Abb. 5.76 Hypothenare Muskelgruppe (© BioDigital) und Video 5.76 Palpation Hypothenare Muskelgruppe (▶ https://doi.org/10.1007/000-5ze)

(Miquel-Kergoat et al. 2015). Für den Prozess des Kauens werden zahlreiche Muskeln rekrutiert, die durch ihre Synergie die Aktivität steuern. Die elementaren Strukturen sind in diesem Zusammenhang der M. temporalis, der M. masseter sowie der Mm. pterygoideus medialis et lateralis. Alle vier Anteile werden dabei aus verschiedenen Ästen des N. trigeminus, welcher der V. Hirnnerv ist, innerviert. Je nachdem wie viel bzw. wie oft der Mensch am Tag kaut, im Sinne der Nahrungsaufnahme aber auch im Sinne der Stressbewältigung werden diese Muskeln individuell unterschiedlich beansprucht. In Anbetracht der hohen Relevanz für das tägliche Leben ist es wichtig, diese Muskeln sowohl in ihrer anatomischen Lage zu kennen sowie sie palpieren zu können. Aus diesen Gründen werden in diesem Kapitel zunächst der Verlauf im Einzelnen und anschließend die Betastung der gesamten Gruppe beschrieben. Der Patient befindet sich in Rückenlage oder im Sitz.

Ein wichtiger Bestandteil für den Kieferschluss ist der M. temporalis (Arnaud-Brachet et al. 2020). Der seitlich am Schädel lokalisierte paarige Muskel entspringt großflächig an der Fossa temporalis sowie der Fascia temporalis bis hin zur Linea temporalis inferior am Os parietale und verläuft schräg nach ventrocaudal hinter dem Jochbein vorbei. Die Insertion des M. temporalis erfolgt über eine gebündelte Sehne am Proc. coronoideus sowie der Crista temporalis an der Mandibula. Neben des Kieferschlusses führen hintere Anteile des Muskels eher eine Retrusion durch, während vordere Anteile eher die Protrusion initiieren. Zusätzlich unterstützt er einseitig Mahlbewegungen. Innerviert wird er über die Nn. temporales profundi des N. trigemnius (V. Hirnnerv).

Der M. masseter ist gemessen an seiner Größe und seiner Hebelkraft ein wichtiger und starker Kaumuskel (Peyron et al. 2002). Er wird in die Pars superficialis und die Pars profundus unterteilt und ist an der Außenseite des Kiefergelenkes lokalisiert. Der erst genannte Anteil entspringt an den vorderen zwei Drittel des Arcus zygomaticus verläuft schräg nach posterocaudal und inseriert über die Tuberositas masseterica am Angulus mandibulae. Die Pars profundus verzeichnet ihren Ursprung an der Margo inferior am hinteren Drittel des Arcus zygomaticus verläuft senkrecht nach caudal und inseriert am Ramus mandibulae. Neben seiner Funktion des Kieferschlusses unterstützt er die Protrusion und fördert, über einen durch die Kontraktion entstehenden Druck, die Sekretion der Glandula parotis. Innerviert wird er dabei durch den N. massetericus des N. trigemnius (V. Hirnnerv).

Der für den Kieferschluss zuständige M. pterygoideus medialis entspringt in der Fossa pterygoidea am Os sphenoidale sowie an der Lamina lateralis am Proc. pterygoideus und verläuft steil nach caudal und wird dabei etwas breiter. Nahe des Angulus mandibulae inseriert der Muskel an der innenseitigen Tuberositas pterygoidea. Neben des Kieferschlusses bildet der M. pterygoideus medialis eine Muskelschlinge mit dem M. masseter und unterstützt die einseitige Protrusion und somit die Zermahlung der Nahrung. Innerviert wird er dabei über den N. pterygoideus medialis des N. trigemnius (V. Hirnnerv).

Der zur tiefliegenden Schicht zugehörige M. pterygoideus lateralis setzt sich aus einem Caput inferius und einem Caput superius zusammen. Während das Caput inferius an der Lamina lateralis des Proc. pterygoideus entspringt, verzeichnet das Caput superius seinen Ursprung an der Facies infratemporalis sowie der Crista infratemporalis an der Ala major des Os sphenoidale. Beide Muskelbäuche verlaufen horizontal nach posterolateral. Das Caput inferius setzt an der Fovea pterygoidea am Proc. condylaris der Mandibula an. Das Caput superius inseriert an der Gelenkkapsel sowie am Discus articularis des Kiefergelenks. Funktionell dient der M. pterygoideus lateralis der Protrusion und als einziger dieser Gruppe der Abduktion (Kieferöffnung). Hierfür erhält er seine nervale Ansteuerung durch den gleichnamigen N. pterygoideus lateralis des N. trigemnius (V. Hirnnerv).

Die Betastung der Kiefergelenkmuskulatur beginnt seitlich am Kopf. Der Therapeut appliziert seine Hand flächig direkt über dem Ohr am Schädel des Patienten. Anschließend wird dieser gebeten den Kiefer zu schließen und zusammenzubeißen. Bei dieser Aktivität kontrahiert der M. temporalis. Dies wird direkt unter der Handfläche spürbar. Während der dynamischen Kieferöffnung mit darauffolgender Kieferschließung können die Muskelränder anschließend mit den Fingerbeeren erschlossen werden.

Zwei Fingerbeeren verlassen den seitlichen Schädel in Richtung Ohr und wandern rostral des Meatus acusticus externus nach caudal. Etwa ab der Höhe des Gehörgangs kann beim erneuten Zusammenbeißen des Patienten der M. masseter erfühlt und in seiner Ausprägung verfolgt werden. Er wird nach caudal hin etwas breiter und umgibt den gesamten Angulus mandibulae von außen. Im Bereich unterhalb des Jochbeins ist, die durch ihre Pulswelle spürbare, A. transversa faciei wahrnehmbar. Jene dient zur Orientierung, um den Ursprungsbereich des Muskels ausfindig zu machen.

Wandern die Fingerbeeren weiter um den Angulus mandibulae herum, treffen sie auf die Innenfläche der Mandibula. Bei erneutem Kieferschluss des Patienten kann auch hier ein Kontraktionsimpuls in der Tiefe verspürt werden. Diese Muskelfasern sind dem M. pterygoideus medialis zugehörig, der in dieser Region inseriert. Über einen oralen Zugang kann der Muskelbauch ebenfalls am posterioinferioren Innenrand der Mandibula in der Tiefe erfühlt werden.

Ausschließlich über den Zugang durch die Mundhöhle kann der M. pterygoideus lateralis betastet werden. Hierfür öffnet der Patient den Mund und verschiebt den Unterkiefer in eine Laterotrusion zur kontralateralen Seite. Der Therapeut nutzt seinen Zeige- bzw. kleinen Finger, appliziert diesen zwischen Oberkiefer und Wange der ebenfalls kontralateralen

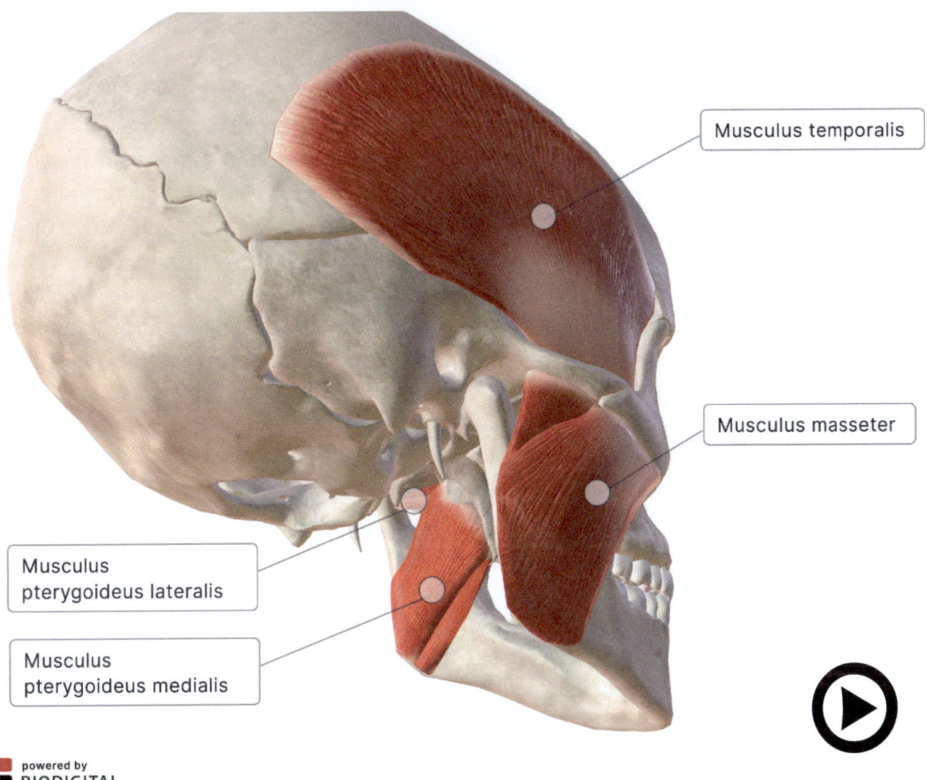

Abb. 5.77 Muskeln am Kiefergelenk(© BioDigital) und Video 5.77 Palpation Muskeln am Kiefergelenk (▶ https://doi.org/10.1007/000-5zf)

Seite. Anschließend wird die palpierende Fingerspitze, der lateralen Seite der Zähne des Oberkiefers folgend, zunehmend nach occipital verlagert. Am Ende dieser Strecke ist ein weiches Endgefühl zu verzeichnen. Dies spricht für den nun entstandenen Kontakt zum M. pterygoideus lateralis.

▶ **Durchführungshinweis** Klagt der Patient über ein Discusknacken während des Kauens, kann die Betastung des M. pterygoideus lateralis zu starken Schmerzen führen.

Generell kann die Kiefergelenkmuskulatur bei negativen Veränderungen, hervorgerufen z. B. durch Bruxismus, zu übertragenen Schmerzen in den Kopf bzw. in die Zähne führen (Abb. 5.77).

5.11.2 Palpation der infrahyoidalen Muskulatur

Die Gruppe der infrahyoidalen Muskulatur befindet sich caudal des Os hyoideum und ist elementar für die Bewegung des Zungenbeins nach caudal, was für den Schluckvorgang aber auch für die Phonation unabdingbar ist. Zu dieser Gruppe, die lediglich über eine Reizsetzung erfasst werden kann, zählen der M. sternohyoideus, der M. sternothyroideus, der M. omohyoideus sowie der M. thyrohyoideus und auch der M. levator glandulae thyroideae. Alle Anteile werden über die Ansa cervicalis profunda, aus dem Plexus cervicalis aus den Segmenten C1–C3 innerviert und werden im folgenden Kapitel in ihrer anatomischen Lage und Palpation beschrieben. Dabei befindet sich der Patient in Rückenlage.

Der am oberflächigsten liegende M. sternohyoideus verläuft ausgehend vom hinteren Rand des Manubriums sowie der Extremitas sternalis der Clavicula steil nach cranial und inseriert am Unterrand des Os hyoideum.

Der M. sternothyroideus entspringt an der dorsalen Fläche des Manubriums sowie der Costa prima, verläuft steil nach cranial hinter dem M. sternohyoideus und inseriert an der Cartilago thyroidea. Funktionell bewegt er den Schildknorpel und somit auch den Kehlkopf sowie das Zungenbein nach caudal.

Der längste Muskel dieser Gruppe ist der M. omohyoideus. Er verzeichnet seinen Origo an der Margo superior der Scapula medial der Incisura scapulae verläuft dann hinter dem M. sternocleidomastoideus und mündet in einer Zwischensehne, die in Verbindung mit der Vagina carotica steht. An diese Zwischensehne des inferioren Anteils folgt der superiore Anteil, der steil nach cranial verläuft und am Unterrand des Os hyoideums inseriert. Neben den Funktionen des Schluckens und der Phonation hält der M. omohyoideus die Vena jugularis interna geöffnet. Diese Gegebenheit unterstützt den harmonischen venösen Rückfluss aus dem Kopf.

Als Fortsetzung des M. sternothyroideus verläuft der M. thyrohyoideus von der Cartilago thyroidea cranialwärts und inseriert am Unterrand des Os hyoideum. Neben den bereits genannten Funktionen sorgt er während der Nahrungsaufnahme für einen Verschluss des Larynx und der Luftröhre.

Als Abspaltung des M. thyrohyoideus verläuft der M. levator glandulae thyroideae vom Corpus ossis hyoidei cranialwärts und setzt am Isthmus glandulae thyroideae, einer kleinen Gewebebrücke vor der Trachea, an. Er sorgt funktionell für die Anhebung der Glandula thyroideae.

Die Betastung der infrahyoidalen Muskulatur erfolgt über eine Reizsetzung mithilfe der Fingerbeeren des Zweige- und Mittelfingers. Ausgangspunkt ist das Os hyoideum im anterioren Bereich des Unterrandes. Dort befindet sich der Ausgangspunkt für die palpierenden Fingerbeeren. Jeweils etwa einen Querfinger rechts und links treffen sie direkt auf den M. sternohyoideus, den sie über eine Reizsetzung bis zum Manubrium sterni nach caudal verfolgen können. Diese Reizsetzung wird direkt auf den M. sternothyroideus übertragen, welcher sich unmittelbar unter dem erstgenannten Muskelbauch befindet.

Wieder zurück am Ausgangspunkt des Zungenbeins, wandern die Fingerbeeren einen Querfinger weiter in Richtung lateral zur kontralateralen Seite und treffen direkt auf den Ansatz des M. omohyoideus, der lediglich über eine Reizsetzung in dieser Region erfasst werden kann. Einen Querfinger weiter in Richtung dorsolateral und somit am äußeren Rand des Os hyoideum treffen die Fingerbeeren in der Tiefe auf den M. thyrohyoideus, welcher ebenfalls lediglich über eine indirekte Reizsetzung betastet werden kann. Der M. levator glandulae thyroideae kann lediglich über eine direkte Reizsetzung von anterior über die laryngeale Prominenz am Adamsapfel palpatorisch erreicht werden. Direkt unter der tastbaren Spitze treffen die Finger auf den Muskelbauch des kleinen Muskels.

▶ **Durchführungshinweis** Alle Muskeln der infrahyoidalen Gruppe können lediglich über eine Reizsetzung erfasst werden, da sie nicht separiert willkürlich angesteuert und somit zur Kontraktion gebracht werden können. Die Betastung sollte zudem sanft erfolgen, da sich in der Region des Halses zahlreiche nervale bzw. vaskuläre Strukturen finden (Abb. 5.78).

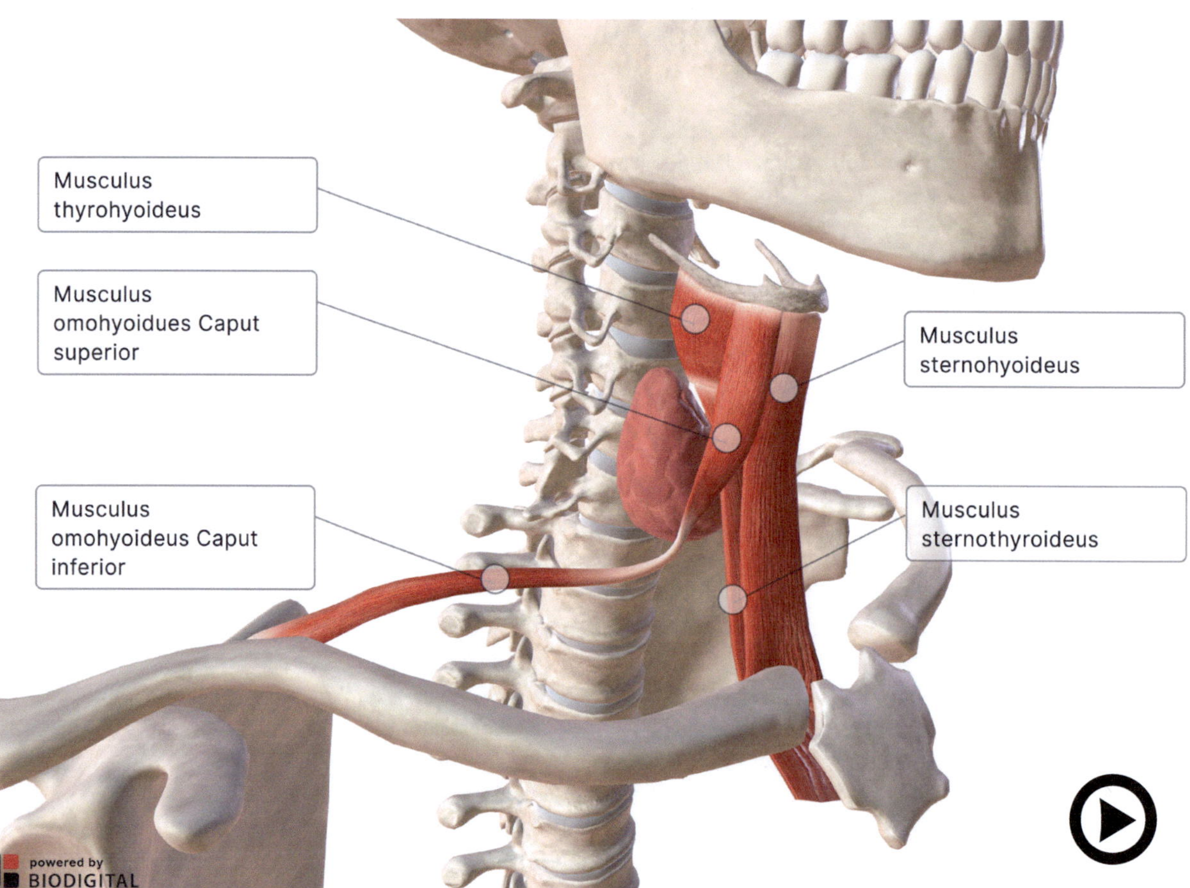

Abb. 5.78 Muskeln der infrahyoidalen Gruppe (© BioDigital) und Video 5.78 Palpation Muskeln der infrahyoidalen Gruppe (▶ https://doi.org/10.1007/000-5zg)

5.11.3 Palpation der suprahyoidalen Muskulatur

Der Mundboden wird durch die suprahyoidale Muskulatur geprägt und dient im Gesamten dem Vorgang des Schluckens. Er setzt sich zusammen aus dem M. digastricus, dem M. mylohyoideus, dem M. stylohyoideus und dem M. geniohyoideus. Der Mundboden bildet somit den caudalen Abschluss und wird im Folgenden in seiner anatomischen Lage beschrieben sowie der Vorgang der Palpation im Gesamten transparent gemacht. Der Patient befindet sich in Rückenlage mit unterlagertem Kopf, während der Therapeut hinter dessen steht.

Der zweibäuchige M. digastricus verläuft mit seinem Venter anterior ausgehend von der Fossa digastrica im anterioren Bereich der Mandibula nach posterior in Richtung Os hyoideum und wird in diesem Bereich über eine Zwischensehne am Zungenbein fixiert. Dieser Ansatz bildet gleichzeitig auch den Ansatz des posterioren Venters, welcher an der Incisura mastoidea entspringt und in Richtung anterioinferior ebenfalls zum Zungenbein verläuft. Während der vordere Anteil des M. digastricus vom N. trigeminus (V. Hirnnerv) innerviert wird, erhält der hintere Anteil seine nervalen Impulse über den N. facialis (VII. Hirnnerv). Neben der Mitbeteiligung beim Gähnen, Sprechen und Schlucken positioniert der M. digastricus das Os hyoideum, hebt es mit seinem vorderen Anteil an und zieht es mit seinem posterioren Venter leicht in Richtung posterior.

Der M. mylohyoideus bildet die Grundlage des Mundbodens und entspringt an der Linea mylohyoidea an der Facies interna der Mandibula im Bereich der Mahlzähne. Der eher breite Ursprung verläuft schmal zuführend nach posterocaudal und inseriert am Corpus des Os hyoideum. An dieser Stelle trifft er auf den Ansatz des kontralateralen Muskelbauchs. Funktionell bewegt er das Zungenbein nach anterior, hebt es bei fixierter Mandibula und unterstützt somit den Schluckvorgang sowie das Sprechen und Atmen und ist synergistisch bei der Kieferöffnung und bei Mahlbewegungen beteiligt. Die Innervation für diese Bewegungen erhält der M. mylohyoideus über den N. trigeminus (V. Hirnnerv).

Der längliche und eher dünne M. stylohyoideus entspringt am Proc. styloideus des Os temporale, verläuft dann in Richtung anterocaudal und inseriert am Corpus der Cornu majores und somit am lateralen Rand des Os hyoideum. Der Muskel, welcher der Anspannung des Mundbodens dient, führt zusätzlich das Zungenbein nach posterocranial und unterstützt somit den Schluckvorgang sowie die Kieferöffnung. Diese Aktivitäten können durch die Innervation über den N. facialis (VII. Hirnnerv) realisiert werden.

Der an der Spina mentalis und somit anterior an der Innenseite der Mandibula entspringende M. geniohyoideus verläuft geradlinig horizontal in Richtung posterioinferior und inseriert anterior am Corpus des Os hyoideum. Er bewegt das Zungenbein in Richtung anterocranial und unterstützt somit den Schluckvorgang, indem er den Bolus in Richtung Pharynx befördert. Zusätzlich führt er synergistisch die Kieferöffnung durch. Der M. geniohyoideus wird dabei über die Ansa cervicalis profunda des Plexus cervicalis aus den Segmenten C1–C3 innerviert.

Die Betastung der suprahyoidalen Muskulatur beginnt am Kinn des Patienten. Der Therapeut modelliert die steil aufgestellten Fingerbeeren des II., III. und IV. Fingers beider Hände von cranial kommend am vorderen unteren Rand der Mandibula und somit direkt unter dem Kinn an. Anschließend drückt der Patient seine Zunge an den Gaumen, was zu einer spürbaren Kontraktion der Muskelgruppe führt. Hierbei ist zu beachten, dass im vorderen Bereich ein direkter Reiz auf den vorderen Anteil des M. digastricus sowie des darunter liegenden M. mylohyoideus und des wiederum darunter liegenden M. geniohyoideus gesetzt wird. Eine separate Palpation ist nicht möglich. Wandern die flektierten Finger am Innenrand der Mandibula nach posterior treffen sie im mittleren Drittel des Unterkiefers auf den M. mylohyoideus, welcher nicht von anderen Muskeln dieser Gruppe überdeckt wird. Der M. stylohyoideus sowie der hintere Anteil des M. digastricus sind aufgrund ihrer Lage nicht direkt palpabel.

▶ **Durchführungshinweis** Der Bereich des Mundbodens sollte zunächst sanft betastet werden, da sich zahlreiche Nerven und Gefäße in dieser Region befinden. Auch bei Schluckbeschwerden können die suprahyoidalen Muskeln bei der Betastung empfindlich reagieren (Abb. 5.79).

5.11.4 Palpation der mimischen Gesichtsmuskulatur-Stirn

Das Epicranium wird von Teilen der mimischen Gesichtsmuskulatur überzogen. Als Gesamtmuskel kann dabei der M. occipitofrontalis und der M. temporoparietalis als M. epicranius zusammengefasst werden. Beide werden vom N. facialis (VII. Hirnnerv) innerviert und dienen der Durchführung diverser Mimik. Im Folgenden werden sie zunächst in ihrer anatomischen Lage beschrieben und anschließend palpatorisch erfasst. Der Patient befindet sich dabei in Seitlage oder im Sitz.

Der M. occipitofrontalis ist ganz nach seinem Namen an der Stirn sowie dem Hinterkopf lokalisiert und überzieht den Schädel wie eine Haube. Er wird in zwei Bäuche, den Venter frontalis et occipitalis eingeteilt.

Der vordere Anteil entspringt über fasciale Strukturen an der Margo supraorbitalis am Os frontale sowie der Glabella und steht somit auch in Verbindung zu weiteren mimischen Muskeln. Der breite Muskelbauch verläuft steil aufsteigend in Richtung cranial und inseriert ebenfalls großflächig an der Galea aponeurotica im vorderen Bereich und überzieht somit

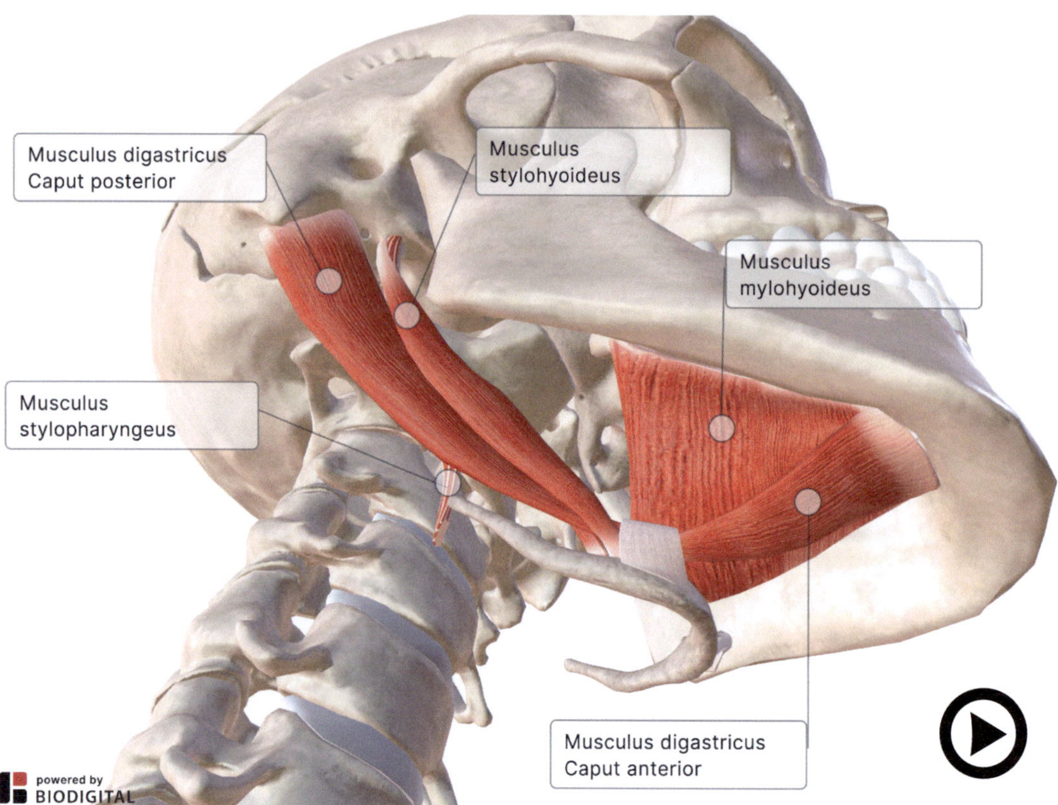

Abb. 5.79 Suprahyoidale Muskulatur (© BioDigital) und Video 5.97 Palpation suprahyoidale Muskulatur (▶ https://doi.org/10.1007/000-5zh)

die gesamte Stirn. Funktionell führt der M. frontalis mimische Bewegungen wie das Stirnrunzeln, ein Anheben der Augenbrauen sowie das Verschieben der Kopfhaut durch.

Der hintere Anteil, welcher auch als M. occipitalis bekannt ist, entspringt an der Linea nuchae suprema am Os occipitale und verläuft geradlinig aufsteigend in Richtung cranial. Er strahlt in die hinteren Anteile der Galea aponeurotica ein und bedeckt somit flächig den gesamten Hinterkopf. Aufgrund seiner Lage spannt er funktionell die Kopfschwarte und dient der Verschiebung der Kopfhaut.

Der M. temporoparietalis ist jeweils seitlich am Schädel lokalisiert und entspringt mit einer eher spitzen Ursprungssehne an der Faszie des M. temporalis superior im Bereich des Ohres. Im Verlauf nach superior und leicht rostral divergieren die Muskelfasern, sodass er über einen breiten Ansatz an der Galea aponeurotica inseriert. Aufgrund dieser Verbindungsstellen kann er die Kopfschwarte unter Spannung setzen sowie die Ohren anheben.

Für die Betastung der mimischen Gesichtsmuskulatur im Bereich der Stirn legt der Therapeut zunächst seine Handfläche mittig auf den Kopf. Die Hand befindet sich nun auf der Galea aponeurotica und sobald der Patient beginnt die Augenbrauen hochzuziehen oder die Ohren bewegt, soweit er hierzu motorisch in der Lage ist, wird eine Bewegung der Kopfhaut deutlich wahrnehmbar. Anschließend wandern die Fingerbeeren nach occipital und treffen hierbei direkt auf den M. occipitalis. Eine weitere Orientierungshilfe bietet die A. occipitalis, die oberhalb des Muskels lokalisiert ist und durch ihre Pulswelle den Weg zum Muskel verdeutlicht. Bewegen sich die flächig aufgelegten Finger in Richtung anterior, treffen sie im Bereich zwischen dem Haaransatz und den Augenbrauen direkt auf den M. frontalis und haben somit den gesamten Bereich des M. occipitofrontalis erfasst. In der Region der Stirn kann ein Stirnrunzeln erneut das Tastgefühl verbessern.

Für die Erfühlung des M. temporoparietalis nehmen die Fingerbeeren Kontakt zum Ohr im superorostralen Bereich auf. Wandern die aufgestellten Finger von diesem Ausgangspunkt schräg nach superorostralen auf die Kopfhaut, erfühlen sie direkt die pulsierende A. temporalis superficialis. Diese Arterie nimmt denselben Verlauf wie der M. temporoparietalis ein, der sich unmittelbar unter der Haut befindet und sich somit einer Reizsetzung über die Finger unterziehen lässt. Ein Bewegen der Ohren seitens des Patienten verstärkt das Palpationsgefühl. Der Muskel endet im Übergang zum M. frontalis im Bereich des lateralen Stirnrandes.

▶ **Durchführungshinweis** Der Palpationsdruck auf der Schläfenarterie, zur Lokalisierung des M. temporoparietalis, kann zu Kopfschmerzen führen, weshalb eine Betastung zunächst sanft begonnen werden muss (Katano et al. 2019) (Abb. 5.80).

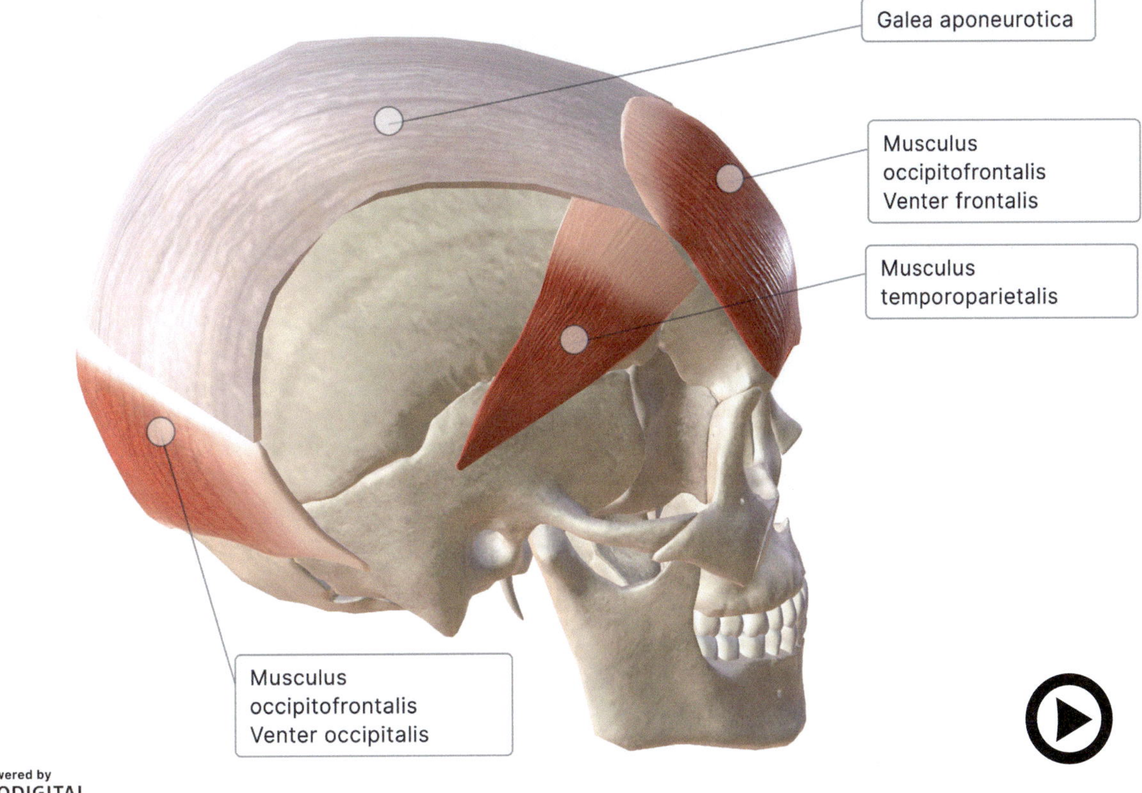

Abb. 5.80 Mimische Gesichtsmuskeln der Stirn (© BioDigital) und Video 5.80 Palpation der mimischen Gesichtsmuskeln der Stirn (▶ https://doi.org/10.1007/000-5zj)

5.11.5 Palpation der mimischen Gesichtsmuskulatur-Auge

Das Auge ist ein wichtiges Sinnesorgan, das dem Menschen hilft, sich in der Umgebung zu orientieren. Neben dieser Funktion spielen auch weitere Bewegungen, wie das Zwinkern im Sinne der nonverbalen Kommunikation sowie der Lidschluss als Schutzfunktion des Auges, eine elementare Rolle. Die Gruppe der mimischen Gesichtsmuskeln im Bereich des Auges, die unter anderem diese Aktivitäten durchführen, setzt sich aus dem M. orbicularis oculi, dem M. corrugator supercilii und dem M. depressor supercilii zusammen. Alle drei Muskeln erhalten ihre nervale Ansteuerung über den N. facialis (VII. Hirnnerv) und werden im Folgenden zunächst einzeln in ihrer anatomischen Lage präsentiert und anschließend palpatorisch als Gruppe erfasst.

Der M. orbicularis oculi umschließt das Auge ringförmig und ist in eine Pars orbitalis, Pars palpebralis und eine Pars lacrimalis unterteilt. Die Pars orbitalis, welche den größten und äußeren muskulären Ring bildet, steht in knöcherner Verbindung mit dem Proc. frontalis der Maxilla sowie der Pars nasalis des Os frontale und umschließt die Lidspalte. Direkt auf dem Augenlid ist die Pars palpebralis lokalisiert, welche sich vom Lig. palpebrale mediale am inneren Lidwinkel zum Raphe palpebrale lateralis erstreckt. Die Pars lacrimalis wird der Pars orbitalis zugeordnet und steht in Verbindung zur Crista lacrimalis posterior und umschließt den Saccus lacrimalis medial am Auge. Aufgrund seiner Lage führt er den Lidschluss durch, ist für die Verteilung der Tränenflüssigkeit zuständig und unterstützt somit auch die Tränendrainage. Zusätzlich kann er die Augenbrauen nach caudal ziehen und die Augenlider fest schließen lassen, was für die nonverbale Kommunikation notwendig ist.

Der M. corrugator supercilii, der auch als Augenbrauenrunzler ganz nach seiner Funktion benannt ist, entspringt an der Pars nasalis des Os temporale und verläuft schräg in Richtung superolateral. In seinem Verlauf wird er vom M. frontalis und teilweise vom M. orbicularis occuli überdeckt und inseriert anschließend an der Galea aponeurotica sowie im mittleren Drittel der Haut der Augenbraue. Indem er funktionell die Augenbraue nach caudomedial ziehen kann, sorgt er bei zu hoher Lichteinstrahlung für den Schutz der Augen, indem er kontrahiert. Aufgrund seines Verlaufs lässt er bei Anspannung senkrechte Falten auf der Stirn entstehen, die auch als Zornfalten bekannt sind und somit einen mimischen Ausdruck in der nonverbalen Kommunikation vermitteln.

Der M. depressor supercilii verzeichnet seinen Origo am Arcus superciliaris des Os frontale sowie am medialen Augenwinkel und dem Proc. frontalis der Maxilla. Er verläuft in Richtung superolateral und inseriert an der Haut im medialen Anteil der Augenbraue. Im Bereich des Ursprungs befindet sich die A. angularis, während im Bereich des Ansatzes die Aa. supraorbitales lokalisiert sind. Funktionell dient der M. depressor supercilii für die Bewegung der Augenbraue nach caudal und kann somit als mimischen Ausdruck gemeinsam mit dem M. procerus eine waagerechte Falte auf der Glabella entstehen lassen.

Die Betastung der mimischen Gesichtsmuskulatur im Bereich des Auges beginnt mit dem M. orbicularis oculi, der sich mit seinen Anteilen direkt in der Augenhöhle befindet. Die flach aufgelegten Fingerbeeren tasten sich ausgehend vom Innenwinkel des Auges, über das obere Augenlid bis zur Augenbraue vor, wandern nach lateral und anschließend zum unteren Augenlid. Sie umranden somit den Muskeln in seiner kompletten Anlage und können ihn mit einem palpatorischen Reiz versehen. Zwinkert der Patient mit den Augen oder kneift diese zusammen, kann das Palpationsgefühl aufgrund der Kontraktion verstärkt werden.

Der palpatorische Startpunkt für die beiden anderen Muskeln aus dieser Gruppe ist lateral am Os nasale direkt auf der pulsierenden A. angularis. Ausgehend von dieser Arterie wandert der eher steil aufgestellte Zeigefinger entlang des knöchernen Randes der Augenbraue auf dem Arcus superciliaris nach superolateral und setzt dabei einen direkten Reiz auf den M. depressor supercilii. Direkt superior dieses Muskels verläuft parallel der M. corrugator supercilii, welcher ebenfalls über eine Reizsetzung erfasst werden kann. Beide Muskeln können etwa bis ins mediale Drittel der Augenbraue verfolgt werden. Wird der Patient gebeten die Augenbraue in Richtung caudomedial zu ziehen und somit den mimischen Ausdruck von Skepsis zu zeigen, werden beiden Muskeln kontrahieren, was wiederum die Palpation erleichtert.

▶ **Durchführungshinweis** Im Bereich des Auges sollte generell sanft palpiert werden, da sich sensible Strukturen, wie zahlreiche Nerven und Gefäße, in dieser Region befinden. Bei einer Facialisparese erscheinen die thematisierten Muskeln hypoton und funktionsgemindert. Deutlich wird dies beispielsweise durch ein herabhängendes Augenlid (Abb. 5.81).

5.11.6 Palpation der mimischen Gesichtsmuskulatur-Nase

Millionen von Riechzellen befinden sich in der Nase des Menschen und dienen dazu die Umgebung olfaktorisch wahrzunehmen. Die menschliche Nase dient nicht nur zur

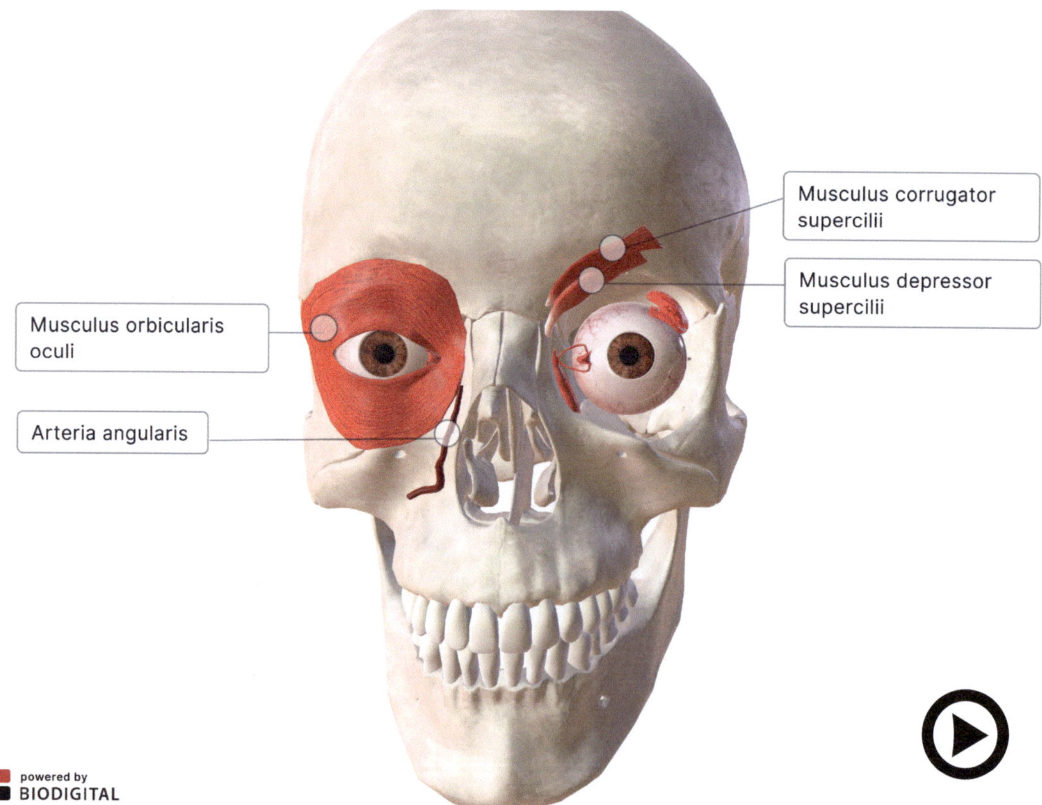

Abb. 5.81 Mimische Gescihtsmuskeln am Auge (© BioDigital) und Video 5.81 Palpation der mimischen Gescihtsmuskeln am Auge (▶ https://doi.org/10.1007/000-5zk)

Wahrnehmung von Gerüchen sondern auch zur mimischen, nonverbalen Kommunikation. Für diese speziellen Aktivitäten werden die mimischen Muskeln im Bereich der Nase rekrutiert, welche jene individuell bewegen. Zu dieser Gruppe zählen der M. levator labii superioris alaeque nasi, der M. procerus, der M. nasalis sowie der M. depressor septi nasi. Alle Muskeln sind zuständig für mimische Bewegungen der Nase und erfahren ihre Innervation durch den N. facialis (VII. Hirnnerv). Im Folgenden werden die einzelnen Anteile zunächst in ihrer anatomischen Lage und Funktion einzeln beschrieben und anschließend als Gruppe palpiert.

Der pyramidenförmige M. procerus, der auch teilweise als Abspaltung des M. frontalis bezeichnet wird, ist im Bereich der Glabella lokalisiert und zählt zur mimischen Gesichtsmuskulatur im Bereich der Nase. Er entspringt über eine schmale Sehne an der Faszie oberhalb des Os nasale sowie im superioren Bereich des Nasenknorpels. In seinem steilen Verlauf in Richtung superior kreuzt der Muskel die Fasern des M. frontalis und strahlt breitflächig in die Haut der Glabella und zum Teil in den Venter frontalis des M. occipitofrontalis ein. Funktionell zieht der M. procerus die Stirnhaut und den medialen Bereich der Augenbraue nach caudal. Er erzeugt bei Kontraktion mit dem M. depressor supercilii eine waagerechte Zornesfalte über der Glabella.

Ein weiterer mimischer Muskel im Bereich der Nase ist der M. nasalis, welcher sich aus einer Pars transversa und einer Pars alaris zusammensetzt.

Die erstgenannte Pars transversa entspringt an der Maxilla superolateral der Fossa incisiva sowie der Juga alveolaria des Eckzahns bzw. des lateralen Schneidezahns. Der superomediale Verlauf mündet über eine dünne Aponeurose am Nasenrücken sowie über einige Fasern in der Aponeurose des M. procerus.

Die Pars alaris verzeichnet ihren Origo in der Fossa incisiva der Maxilla sowie der Knochenpartie über dem zweiten Schneidezahn und der Juga alveolaria des Eckzahns bzw. des lateralen Schneidezahns. Im Verlauf in Richtung Nasenspitze inseriert dieser Anteil des M. nasalis in der Cartilago alaris nasi. Aufgrund der anatomischen Lage zieht die Pars transversa das Knorpelgerüst in Richtung Maxilla nach unten und verengt somit das Nasenloch. Die Pars alaris wiederum zieht den Nasenflügel nach lateral und dient damit der Erweiterung des Nasenlochs und somit der Erleichterung der Ausatmung.

Die hinteren seitlichen Ränder der Nase werden durch den M. levator labii superioris alaeque nasi ausgeprägt. Er erstreckt sich jeweils rechts und links ausgehend von der Margo infraorbitalis, sowie der Facies frontalis und des Proc. frontalis der Maxilla nach caudal und wird im Bereich seines Ansatzes an der Oberlippe sowie den Nasenflügeln etwas breiter. Zusätzlich strahlen einige Fasern in den M. orbicularis sowie in Hautarealen dieses Bereiches ein. Funktionell betrachtet hebt der M. levator labii superioris alaeque nasi die Oberlippe sowie den homolateralen Nasenflügel an und dient der Erweiterung des Nasenlochs. Da er mit der Haut verwachsen ist, kann er mimische Zeichen für Abscheu bzw. Missachtung übermitteln.

Der M. depressor septi nasi ist direkt unter der Nase lokalisiert und entspringt in der Fossa incisiva der Maxilla, etwa in Höhe der vorderen oberen Schneidezähne. Der superior aufsteigende Muskel findet seine Insertion in der Cartilago septi nasi sowie der Cartilago alaris nasi. Aufgrund dieser anatomischen Lage zieht er die Nasenspitze nach caudal, sowie auch Teile des Nasenflügels und verengt dabei das Nasenloch.

Die aus der Rückenlage oder Sitz erfolgende Palpation beginnt mit dem M. procerus, welcher am weitesten superior lokalisiert ist. Der Therapeut appliziert seine aufgestellten Fingerbeeren mittig zwischen die Augenbrauen und bittet den Patienten seine Augenbrauen zusammenzuziehen. Dabei entsteht eine querverlaufende Falte direkt über dem M. procerus, der über eine Reizsetzung erreicht werden kann. Wandern die Fingerbeeren in Richtung Nasenspitzen überqueren sie den M. nasalis, der über eine Reizsetzung ertastet werden kann. Bewegt der Patient, soweit er dies kann, seine Nasenflügel nach außen kontrahiert dieser Muskel und wird deutlicher spürbar. Vom Nasenflügel ausgehend wird in Richtung Maxilla getastet. Direkt am knöchernen Übergang und somit dem Rand der Nase kann jeweils rechts und links vom superioren Beginn der Nase bis zu den Nasenlöchern ein Reiz in der Tiefe auf den M. levator labii superioris alaeque nasi appliziert werden. Direkt im Zwischenraum zwischen Nase und Oberlippe, im vorderen mittleren Bereich, treffen die steil aufgestellten Fingerbeeren auf den M. depressor septi nasi. Hierbei ist lediglich eine Reizsetzung möglich, da der Muskelbauch vollständig vom M. orbicularis oris überdeckt wird.

▶ **Durchführungshinweis** Bei Lähmungserscheinungen des N. facialis können die mimischen Muskeln im Bereich der Nase nur mäßig bis gar nicht kontrahieren. Dadurch kann die Palpation nur schwer oder gar nicht durch eine Tonusveränderung präzisiert werden (Abb. 5.82).

5.11.7 Palpation der mimischen Gesichtsmuskulatur-Mund

Dem Mund werden zahlreiche Alltagsfunktionen zugewiesen, die für das Überleben elementar sind. Er prägt die erste Instanz der Nahrungsaufnahme und sorgt für das Zerkleinern aber auch die Beschaffenheitsuntersuchung der Nahrung. Anschließend wird der Bolus in der Mundhöhle für den weiteren Schluckvorgang vorbereitet und erste Kohlenhydrate aufgespalten. Neben der initialen Energiegewinnungsinstanz dient der Mund ebenfalls dem Atmungs-

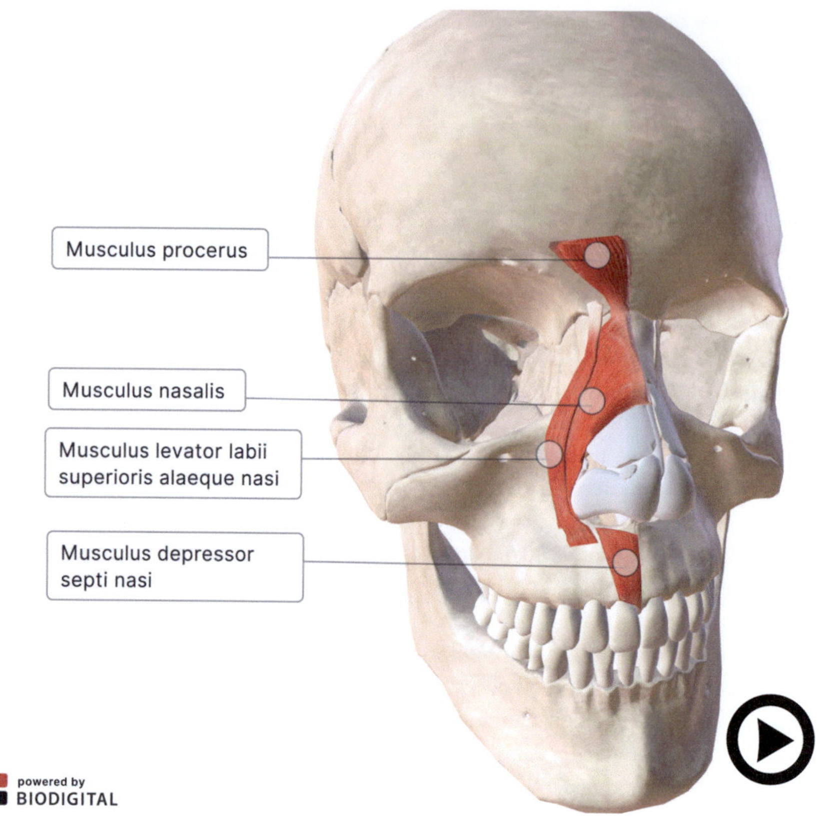

Abb. 5.82 Mimische Gesichtsmuskeln der Nase (© BioDigital) und Video 5.82 Palpation der mimischen Gescihtsmuskeln der Nase (▶ https://doi.org/10.1007/000-5zm)

prozess sowie als Resonanzkörper und über die Lippen der Stimmbildung. Eine weitere Aufgabe ist das Saugen, welches einen Unterdruck im Mundinnenraum bedarf. Zusätzlich dient auch der Mund der nonverbalen mimischen Kommunikation.

All diese Funktionen werden über verschiedene Muskeln gesteuert. Hierbei wird in ein oberflächiges und in ein tiefliegendes System differenziert. Zur erstgenannten oberflächigen mimischen Gesichtsmuskulatur im Bereich des Mundes zählen der M. levator labii superioris, der M. zygomaticus minor, M. zygomaticus major, der M. risorius, der M. depressor anguli oris, der M. mentalis sowie der M. orbicularis oris. Der tiefliegende Bereich wird gebildet durch den M. levator anguli oris, den M. buccinator und den M. depressor labii inferioris. Alle genannten Muskeln werden über den N. facialis (VII. Hirnnerv) innerviert und im Folgenden in ihrem anatomischen Verlauf beschrieben und anschließend als Gruppe im Sinne der Betastung thematisiert. Es wird die Ausgangsstellung in Rückenlage oder im Sitz empfohlen. Die aufgeführte Reihenfolge der einzelnen Strukturen ist nach der Reihenfolge der Palpation gewählt.

Der M. levator labii superioris ist am weitesten superior lokalisiert und wird in ein Caput angulare, ein Caput infraorbitale und ein Caput zygomaticum unterteilt. Er wird teilweise in seinem Verlauf am lateralen Rand vom M. zygomaticus minor überlagert. Das Caput angulare entspringt am Proc. frontalis der Maxilla, verläuft schräg nach caudal und inseriert an der Cartilago alaris major, der Haut des Nasenflügels und an der lateralen Partie der Oberlippe. Das Caput infraorbitale verzeichnet seinen Ursprung an der Margo infraorbitalis oberhalb des Foramen infraorbitale, verläuft leicht konvergierend nach caudomedial, und setzt an der Oberlippe in Höhe des Eckzahns, nahe dem Caput angulare an. Das Caput zygomaticum entspringt am Os zygomaticum hinter der Sutura zygomaticomaxillaris verläuft in Richtung caudomedial und inseriert an der Oberlippe. Im gesamten dient der M. levator labii superioris dem Anheben der Lippe. Diese Funktion führt zu einem mimischen Ausdruck, welcher mit Ekel assoziiert werden kann.

Der M. zygomaticus minor entspringt am Os zygomaticum, direkt vor der Sutura zygomaticomaxillaris. Er verläuft nach caudomedial in Richtung Oberlippe und setzt dann direkt an der Oberlippe sowie der Haut derer an. Funktionell dient der kleine Jochbeinmuskel der Anhebung der Oberlippe mit einer Abweichung nach lateral.

Der tiefliegende M. levator anguli oris entspringt in der Fossa canina der Maxilla, inferior des Foramen infraorbitale, verläuft nach caudolateral in Richtung des homolateralen Mundwinkels und wird im Verlauf durch Fasern des M. levator labii superioris alaeque nasi überdeckt. Im Mundraum steht er in Kontakt mit der Maxilla sowie der Mundschleimhaut. Seine Insertion findet der Mundwinkelheber am Mundwinkel, hat Kontakt zur Haut und läuft mit dem M. zygomaticus major, dem M. depressor anguli oris sowie dem M.

orbicularis oris zusammen. Ganz nach seinem Namen dient er der Anhebung des Mundwinkels, dass gemeinsam mit dem M. risorius für das Lachen benötigt wird.

Am Proc. temporalis des Os zygomaticum hinter der Sutura zygomaticotemporalis entspringt der M. zygomaticus major. Er verläuft in Richtung caudomedial zum Modiolus und inseriert an der Oberlippe und an Muskeln im Bereich des Mundwinkels. Er hebt funktionell den Mundwinkel nach occipitosuperior und dient somit dem Ausdruck des Lachens. Dies stellt einen entscheidenden Faktor für die mimische Darstellung der aktuellen Emotionslage dar.

Der M. risorius wird als Lachmuskel bezeichnet, da er in seinem Verlauf von der Wangenhaut sowie der Faszie des M. masseter und der Fascia parotidea nach medial zieht und direkt am Modiolus inseriert. Er zieht somit den Mundwinkel nach occipitolateral und verbreitert den Mund zum Zwecke des Lachens. Zusätzlich kann er dafür sorgen, dass Lachgrübchen an den Wangen entstehen.

Der tiefliegende M. buccinator, der ganz nach seinem Namen in der Wange lokalisiert ist, verzeichnet seinen Origo an der Facies externa an den Alveolarfortsätzen von Maxilla und Mandibula in Höhe der Molaren sowie an der Crista buccinatoria und occipital an der Raphe pterygomandibularis. Er strahlt in Richtung des Mundwinkels und inseriert direkt am Modiolus sowie umliegender Haut der Unter- und Oberlippe. Der Muskelbauch wird durch den Ductus parotideus sowie die Glandula parotis perforiert. Funktionell prägt er die Form der Wangen und zieht sie zusammen. Weiterhin schiebt der M. buccinator Nahrungsbrei zwischen die Mahlzähne und ist wichtig für den Saugvorgang bei Säuglingen. Im Bereich der Mimik unterstützt er sowohl das Lachen als auch das Weinen.

Der dreieckige M. depressor anguli oris ist im vorderen Bereich des Unterkiefers lokalisiert und entspringt seitlich vom Tuberculum mentale an der Margo inferior der Mandibula und ist teilweise mit dem Platysma und dem M. depressor labii inferioris verwachsen. Der breite Ursprung verjüngt sich in Richtung superior und inseriert am Mundwinkel. Dort hat er Kontakt zum M. risorius und dem M. orbicularis oris. Aufgrund seiner Anlage zieht er die Mundwinkel nach unten und sorgt daher für einen mimischen Ausdruck von Enttäuschung oder Trauer.

Im Bereich des Kinns wird der M. depressor labii inferioris regional vom M. depressor anguli oris überdeckt. Er entspringt an der Margo inframandibularis im Bereich der Linea obliqua, zwischen der Symphysis mentalis und dem Foramen mentale und verläuft aufsteigend in Richtung craniomedial. Die Insertion erstreckt sich überwiegend über die Haut der Unterlippe und teilweise vermischen sich die Fasern mit denen des M. orbicularis oris. Nach seinem Namen zieht er bei Kontraktion die Unterlippe nach unten, was einer mimischen Expression von Trauer und Enttäuschung entspricht.

Direkt am Kinn ist oberflächig der M. mentalis lokalisiert, welcher anterior an der Margo inferior der Mandibula sowie der Alveolarwand des zweiten Schneidezahns entspringt. Der superiomediale Verlauf mündet direkt in der Haut des Kinns, sodass er funktionell die Kinnhaut strafft und nach oben zieht. Zum mimischen Verdeutlichen des Unmuts über eine Situation kann die Unterlippe zudem nach vorne geschoben werden. Diese Bewegung kann häufig bei Kleinkindern, während des Schmollens, beobachtet werden.

Ringförmig erstreckt sich der M. orbicularis oris um den Mund und bildet somit die fleischige Grundlage der Lippen. Da er in eine Pars labialis, welche eher als Grundgerüst der Lippen dient und ringförmig verläuft und eine Pars marginalis, welche als Grundgerüst des Lippenrots dient und teilweise senkrecht zur Pars labialis verläuft, unterteilt wird, ist er kein Ringmuskel im klassischen Sinne. Als Origo dient hierbei die Facies anterioris der Alveolarfortsätze von Maxilla und Mandibula. Im Mundwinkel treffen dann die jeweiligen Fasern aufeinander. Der M. orbicularis oris ist unter dem Synonym „Kussmuskel“ bekannt, da er funktionell diese Aktivität neben des Mundschlusses und der Bewegung der Lippen beim Sprechen ausführt. Weiterhin sorgt er bei Kontraktion für senkrechte Falten auf den Lippen, die als Tabaksbeutelfalten bekannt sind.

Für die Palpation der mimischen Muskeln im Bereich des Mundes wird superior begonnen und anschließend über die Wange zum Kinn und zum Mund getastet. Dabei ist meist nur eine Reizsetzung über die Fingerbeeren möglich. Während sich der Patient in Rückenlage oder Sitz befindet, appliziert der Therapeut zunächst die Zeigefingerbeere lateral auf der homolateralen Seite der Nase etwa im mittleren Drittel mit Kontakt zur Maxilla. Dabei befindet sich der Finger direkt auf dem M. levator labii superioris. Wandern die Finger etwas in Richtung Auge, treffen sie direkt auf den Ursprung des Muskels am unteren Rand der Orbita. Zieht der Patient seine Lippe nach oben, wird eine Kontraktion des Muskels spürbar. Zusätzlich ist eine Pulswelle erfassbar, da der Muskelbauch direkt über der A. facialis lokalisierbar ist.

Die Fingerbeere wandert nun zum lateralen Rand der knöchernen Orbita im mittelern Drittel. In diesem Bereich trifft er direkt auf die Ursprungsregion des M. zygomaticus minor. Ausgehend von diesem Punkt wird gedanklich eine Linie in Richtung des homolateralen Nasenflügels am äußeren Rand, aber noch auf der Maxilla, gezogen. Diese schrägverlaufende Linie beschreibt den Verlauf des Muskels, sodass der Finger die Struktur mit einem Reiz versehen kann.

Im Bereich des Ansatzes des M. zygomaticus minor, in der Region des Mundes, treffen die Fingerbeeren, wenn sie etwa einen Querfinger in Richtung lateral wandern, direkt auf den kleinen M. levator anguli oris und können jenen mit einem Reiz versehen.

Die Fingerbeeren wandern erneut weiter in Richtung Wange direkt zum prominenten Os zygomaticum. Das Jochbein besitzt einen Vorsprung, der direkt zum M. zygomaticus major führt. Befinden sich die Fingerbeeren auf dieser Stelle, wird der Patient gebeten die homolaterale Oberlippe nach oben und außen zu ziehen. Dabei wird eine Kontraktion des Muskelbauchs spürbar und die Fingerbeeren können den Verlauf genauer palpatorisch erschließen.

Ausgehend von diesem Referenzpunkt werden die Fingerbeeren etwa zwei Querfinger in Richtung Mandibula bewegt und befinden sich nun direkt im Bereich der Backenzähne von außen auf der Wange. Sie treffen auf den oberflächig gelegen M. risorius und den darunter liegenden M. buccinator. Zu beachten ist, dass der M. risorius etwas weiter nach occipital verläuft, bis in Höhe des Angulus mandibulae. Um die Betastung zu präzisieren, wird der Patient gebeten den homolateralen Mundwinkel gerade nach hinten zu ziehen. Bei dieser Aktivität kontrahiert der Muskelbauch, was wiederum von den Fingerbeeren wahrgenommen werden kann.

Für die Betastung des M. depressor anguli oris werden die Fingerbeeren von Zeige- und Mittelfinger auf die Mandibula im Bereich der Eckzähne aufgelegt. In dieser Region befindet sich der Muskelbauch, der noch besser zu spüren ist, wenn der Patient den homolateralen Mundwinkel aktiv schräg nach caudolateral bewegt.

Ausgehend von diesem Punkt wandern die Fingerbeeren einen Querfinger nach anterior und treffen direkt auf den M. depressor labii inferioris, der über eine Reizsetzung erreicht werden kann, da er zum Teil unter dem M. depressor anguli oris lokalisiert ist. Zur besseren Orientierung kann die pulsierende A. labialis inferioris in der Tiefe erfühlt werden, die zum Ursprung des Muskels führt.

Wird die Zeigefingerbeere lateral der Kinnspitze appliziert, befindet sie sich direkt auf dem M. mentalis, der lediglich über eine Reizsetzung erfasst werden kann.

Am Ende der Palpationsreise bleibt die Betastung des M. orbicularis oris, welcher sich ringförmig um den Mund herum erstreckt. Für einen ersten Überblick wird der Patient gebeten einen Kussmund zu formen, dies führt direkt zum gesuchten Muskel. Anschließend kann der M. orbicularis oris in den Regionen mit steil aufgestellten Fingerbeeren erfühlt werden. Für den oberen Bereich an der Oberlippe dient zusätzlich die A. labialis superior als Orientierungshilfe für die Betastung.

▶ **Durchführungshinweis** Bei einer Facialisparese können die Muskeln nicht gezielt angesteuert werden und erscheinen in dieser Situation meist hypoton (Abb. 5.83).

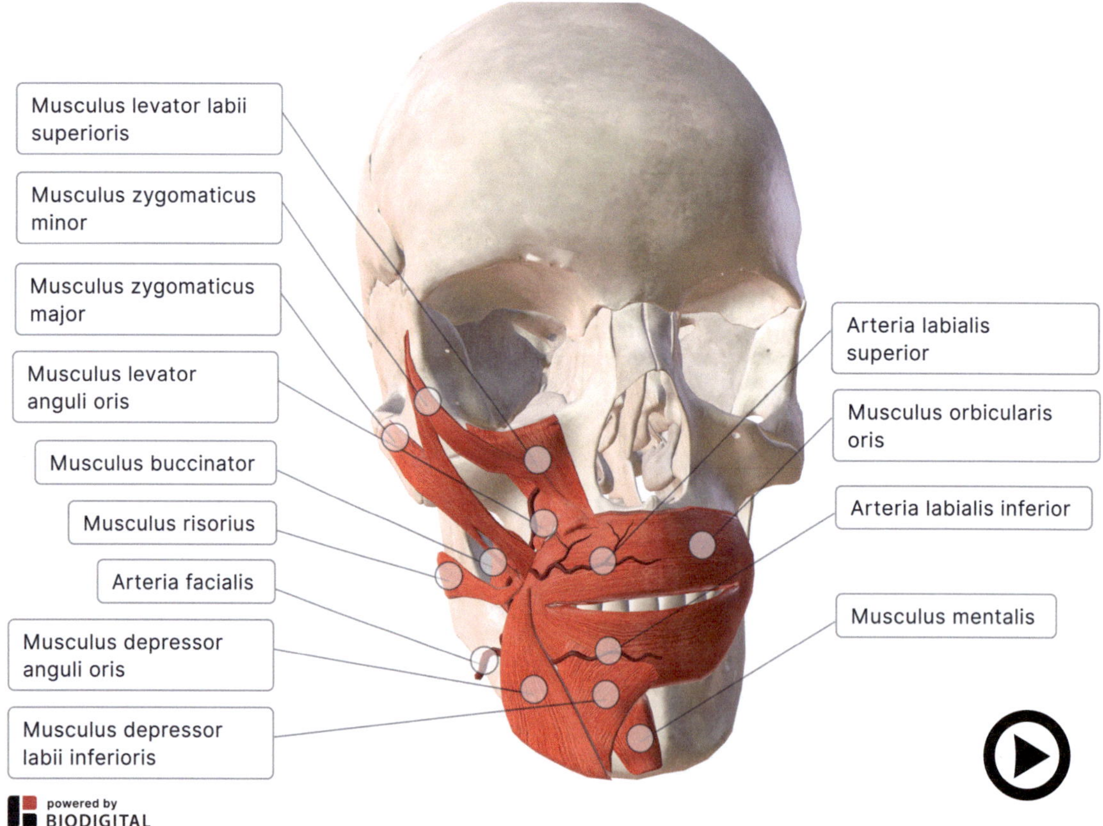

Abb. 5.83 Mimische Muskulatur des Mundes (© BioDigital) und Video 5.83 Palpation der mimischen Muskulatur des Mundes (▶ https://doi.org/10.1007/000-5zn)

5.11.8 Palpation des Platysma

Das griechische Wort Platysma steht im deutschen für „Platte“ und im medizinischen Kontext für die Halsfaszie, die ähnlich einer Platte den Hals von anterior umgibt. Diese muskuläre Struktur wird zur mimischen Gesichtsmuskulatur gezählt und überdeckt die Ansa cervicalis superficialis sowie die V. jugularis externa. Die eher dünne Struktur ist variantenreich und kann von einer massiven muskulären Anlage bis hin zu bindegewebigen Unterbrechungen ausgeprägt sein. Der Origo erstreckt sich von oberen Faszienanteilen des M. pectoralis major und des M. deltoideus sowie der Haut im Bereich Brust, Hals und Schulter. Der Verlauf der Fasern ist individuell, je nach Ursprungsregion. Mittige Anteile verlaufen steil nach cranial, äußere Anteile verlaufen erst quer zum Hals hin und dann weiter nach craniomedial. Im Verlauf überkreuzen die Fasern teilweise jene der kontralateralen Seite. Teilweise verlaufen einzelne Fasern bis zur zweiten Rippe. Das Platysma inseriert caudal der Linea obliqua an der Mandibula sowie der Haut und dem Bindegewebe der jeweiligen Gesichtshälfte. Weiterhin strahlt es teilweise in den M. mentalis, den M. depressor anguli oris und den M. orbicularis oris ein. Aufgrund dieser anatomischen Anlage führt das Platysma funktionell ein Herabziehen des Unterkiefers sowie der Mundwinkel durch und spannt bindegewebige Strukturen. Diese Spannung erzeugt einen mimischen Ausdruck von Skepsis oder Schreck. Innerviert wird das Platysma dabei vom N. facialis (VII. Hirnnerv).

Für die Betastung des Platysma befindet sich der Patient in Rückenlage oder im Sitz. Bevor die Finger in der Region des Halses angelegt werden, wird der Patient gebeten beide Mundwinkel nach unten zu ziehen, um somit die Halsfaszie zu spannen. Oftmals ist bei intensiver Anspannung bereits eine sehnige Platte sichtbar, welche am Hals empor tritt. Anschließend wird die gespannte Struktur mit den Fingern flächig erfühlt, da das Platysma in entspanntem Zustand nicht direkt palpabel ist, sondern nur über eine Reizsetzung betastet werden kann. Dies funktioniert am besten im Halsbereich zwischen Mandibula und Clavicula. Häufig sind einzelne Fasern und Sehnen besonders gut zu ertasten.

▶ **Durchführungshinweis** Im Alter erschlafft die Haut und das Bindegewebe des Halses zunehmend. Dies kann dazu führen, dass ältere Menschen die Halsfaszie teilweise nur erschwert anspannen können (Abb. 5.84).

5.11.9 Palpation der mimischen Muskulatur – Ohr

Die Reizaufnahme akustischer Signale wird über die Ohrmuschel realisiert, die in diesem Zusammenhang wichtig für die Kommunikation sowie für die Orientierung im Raum ist. Sie besteht im überwiegenden Teil aus elastischem Knorpel sowie kleinen Muskeln, die sowohl die Form des Ohrs prägen als auch kleine Bewegungsaus-

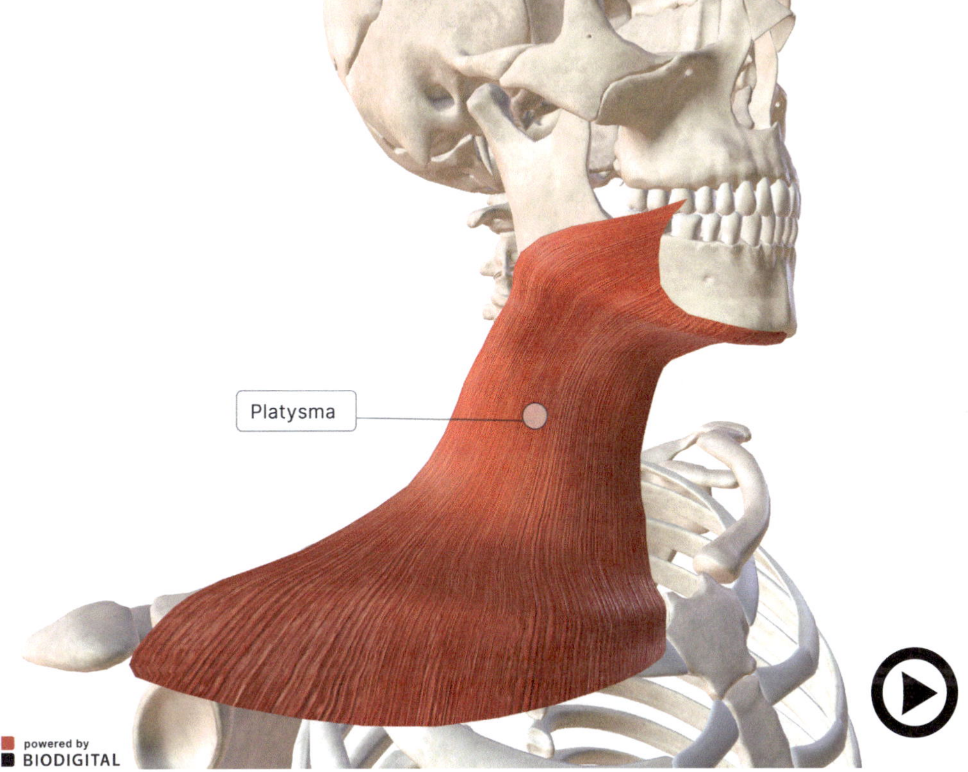

Abb. 5.84 Platysma (© BioDigital) und Video 5.84 Palpation Platysma (▶ https://doi.org/10.1007/000-5zp)

schläge ermöglichen. Die Ohrmuskeln werden überwiegend für die nonverbale Kommunikation über mimische Signale rekrutiert. Am menschlichen Körper gibt es für diese Region neun Muskeln. Hierzu gehören der M. auricularis anterior, der M. auricularis posterior, der M. auricularis superior sowie der Mm. helicis minor et major, der M. tragicus und der M. antitragicus, der M. transversus auriculae und der M. obliquus auriculae. Alle genannten Muskeln werden durch den den N. facialis (VII. Hirnnerv) innerviert. In diesem Kapitel wird zunächst kurz die anatomische Lage beschrieben und anschließend die Palpationsreise am Ohr erläutert. Der Patient befindet sich dabei in Rücken- oder Seitlage bzw. im Sitz.

Seitlich am Kopf, über dem Os temporale ist der M. auricularis anterior lokalisiert. Er entspringt am lateralen Rand der Galea aponeurotica, verläuft schräg nach occipitocaudal und inseriert an der Facies anterior der Helix sowie an der Auricula auris. Funktionell kann der vordere Ohrmuskel die Ohrmuschel nach anterior bewegen.

Der M. auricularis superior liegt direkt oberhalb des Ohres und verzeichnet seinen Origo am lateralen Rand der Galea aponeurotica. Sein sich verjüngender Verlauf in Richtung inferior endet am oberen Teil der Ohrmuschel. Aufgrund dieser Anlage kann er das Ohr in Richtung superior bewegen.

Hinter dem Ohr ist der M. auricularis posterior lokalisiert, der am Proc. mastoideus des Os temporale entspringt und in zwei bis drei dünne Stränge, leicht schräg nach anterosuperior verläuft. Der Muskelbauch überdeckt dabei die Lymphonodii retroauricularis und inseriert an der Ohrknorpelhinterwand. Bei Kontraktion kann er das Ohr nach occipital bewegen.

Der kleine, intrinsische M. helicis minor entspringt an der Basis der helicalen Crus sowie dem Vorderrand der Helix und verläuft schräg zur Insertion an der Vorderseite des helikalen Crus über dem Tragus sowie dem Ohrmuschelknorpel. Funktionell ist er lediglich strukturgebend an der Anpassung des vorderen Randes des Ohrenknorpels beteiligt.

Der M. helicis major verläuft wie ein Band am vorderen oberen Rand des Ohrs. Er entspringt am vorderen Rand der Helix zieht nach anteroinferior und inseriert an der Spina helicis sowie dem Tragus und teilweise am vorderen Rand der Helix. Funktionell dient er der strukturellen Anpassung des vorderen Randes der Ohrmuschel.

Im vorderen Bereich des Ohres, direkt vor dem Meatus acusticus externus ist der M. tragicus lokalisiert. Dieser kleine Muskel entspringt an der Lamina tragi verläuft steil nach superior und inseriert an der Incisura intertragica. Er dient, wie alle intrinsischen Ohrmuskel, der Formgebung für die Ohrmuschel.

Im unteren Bereich des Ohres ist der M. antitragicus gelegen, der seinen Origo am Antitragicus verzeichnet. Er verläuft schräg nach occipitosuperior und inseriert an der Helix sowie der Fissura antitragohelicina. Funktionell dient er der Öffnung des Gehörgangs sowie der Formgebung des Ohrs.

Im oberen Bereich der Rückseite des Ohrs ist der M. obliquus auriculae gelegen. Er verläuft über die Helix sowie die Eminentia fossae triangularis zur Eminentia conchae an der Rückseite des Ohrknorpels und zieht funktionell die Antehelix gering nach innen.

An der Rückseite des Ohres im hinteren Bereich ist der M. transversus auriculae gelegen. Sein querer Verlauf, erstreckt sich von der Eminentia conchae bis zur Eminentia der Scapha zu seiner Insertion an der Rückseite des Ohrknorpels. Bei Kontraktion zieht er die Helix nach unten und formt das Ohr.

Die Palpation der mimischen Muskulatur im Bereich des Ohres orientiert sich am zugehörigen Bild sowie der folgenden Reihenfolge und beginnt am Os temporale. Es ist zu beachten, dass lediglich eine Reizsetzung auf die Strukturen möglich ist. Lediglich wenn der Patient in der Lage ist seine Ohren aktiv zu bewegen, kann unter Umständen eine Kontraktion unter der Fingerbeere verzeichnet werden. Die Palpationsreise beginnt mit dem M. auricularis anterior. Die steil aufgestellten Fingerbeeren befinden sich am oberen äußeren Rand der homolateralen Augenhöhle und wandern nach occipital in Richtung Schläfe. Dabei treffen sie nach der knöchernen Struktur direkt auf den Muskelbauch. Im Verlauf wird dabei auch pulsierend die A. temporalis superficialis im vorderen Bereich spürbar. Die Fingerbeeren werden weiter nach occipital bewegt, bis sie auf eine gedachte Linie treffen, die ausgehend vom Meatus acusticus externus steil nach superior ragt. Direkt zwei Querfinger nach dieser Linie treffen die steil aufgestellten Fingerbeeren auf den M. auricularis superior. Im oberen Bereich dieses Muskels ist ebenfalls die pulsierende A. temporalis superficialis im hinteren Bereich tastbar. Wird eine gedachte horizontale Linie, ausgehend vom dem Knorpelanteil, welcher direkt superior des Gehörgangs auf der Helix liegt, gezogen, so befindet sich der M. auricularis posterior im Anschluss an die Ohrmuschel nach occipital auf dem Schädel. Die steil aufgestellten Fingerbeeren können so einen Reiz auf die Struktur setzen.

Die Palpationsreise der mimischen Muskulatur, die direkt an der Ohrmuschel lokalisiert ist, beginnt ausgehend vom Meatus acusticus externus, welcher erneut als Referenzpunkt dient. Die steil aufgestellte Zeigefingerbeere wandert direkt nach superior und trifft auf einen knorpeligen Vorsprung. Hierbei wird ein Reiz auf den M. helicis minor appliziert. In Richtung anterosuperior, entlang des Ohres, wird der vordere Rand der Ohrmuschel spürbar. In Höhe des Bogens, wenn sich das Ohr nach occipital erstreckt, ist der M. helicis

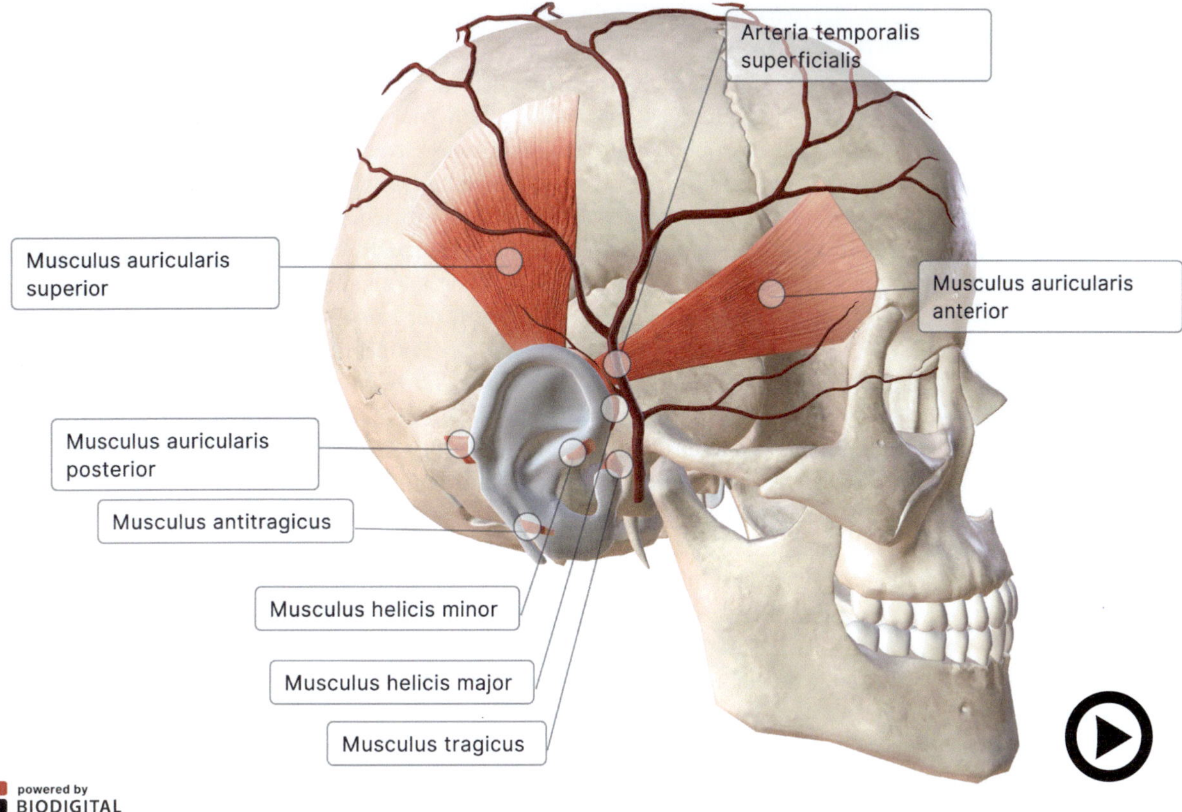

Abb. 5.85 Mimische Muskulatur am Ohr (© BioDigital) und Video 5.85 Palpation der mimischen Muskulatur am Ohr (▶ https://doi.org/10.1007/000-5zq)

major entlang des Knorpels lokalisiert und kann über eine Reizsetzung mit dem Zeigefinger erfasst werden. Direkt vor dem Gehörgang ist ein knorpeliger Vorsprung zu tasten, an dessen superiorem Ende der M. tragicus lokalisiert ist. Eine gezielte Betastung über die steil aufgestellte Zeigefingerbeere führt zu einer Reizsetzung. Wandert die Fingerbeere zum Ohrläppchen, so trifft sie im hinteren Bereich auf den M. antitragicus, der ebenso über einen Zangengriff erfasst werden kann. Wird das Ohr durch den Patienten aktiv bewegt, so kann eine Bewegung in diesem Bereich wahrgenommen werden.

An der Rückseite der Ohrmuschel befindet sich im oberen Bereich der M. obliquus auriculae und der M. transversus auriculae. Ausgehend von einer senkrecht nach superior ragenden Linie durch den Gehörgang wird der Zangengriff im oberen Bereich der Ohrmuschel angesetzt. Etwa zwei Querfinger der Linie nach occipital befindet sich die Region des M. obliquus auriculae, während sich ca. drei Querfinger der M. transversus auriculae anschließt.

▶ **Durchführungshinweis** Da es sich bei der Muskulatur des Ohres um äußerst filigrane Strukturen handelt, sollte die Palpation unbedingt sanft und oberflächig durchgeführt werden (Abb. 5.85).

5.12 Palpation der äußeren Augenmuskulatur

Der Gesichtssinn ist für den Menschen elementar, um sich in seiner Umgebung zu orientieren und nonverbal zu kommunizieren. Das Auge muss individuell gesteuert werden, um diesen Anforderungen gerecht zu werden. Die dafür zuständigen Muskeln müssen, um ihrer Funktion nachkommen zu können, tagsüber nahezu ständig aktiv sein. Zu den äußeren Augenmuskeln zählen der M. rectus superior, der M. rectus inferior sowie der M. rectus medialis und der M. rectus lateralis, der M. obliquus superior und der M. obliquus inferior. Diese sechs Muskeln werden im Folgenden in ihrer anatomischen Lage beschrieben und anschließend die palpatorische Reizsetzung thematisiert. Der Patient wird dazu im Sitz oder der Rückenlage positioniert.

Der M. rectus superior entspringt am Anulus tendineus communis und verläuft anschließend geradlinig nach anterolateral, überkreuzt im Verlauf die Sehne des M. obliquus superior, zieht weiter in Richtung Ansatz in die Sklera über und inseriert am Bulbus oculi, anterior des Aequator bulbi. Funktionell führt der M. rectus superior eine Elevation des Augapfels sowie eine leichte Innenrotation und Adduktion des Auges durch. Die Innervation erfolgt durch den den N. oculomotorius (III. Hirnnerv).

Der M. rectus inferior verzeichnet seinen Origo am Anulus tendineus communis und verläuft anschließend leicht schräg nach anteriolateral, geht am unteren Rand des Auges in die Sklera über und inseriert an der Unterfläche des Bulbus oculi etwas anterior des Aequator bulbi. Funktionell ist er für die Depression des Augapfels zuständig. Zudem führt er die Adduktion und Außenrotation des Auges durch. Die Innervation erfolgt durch den N. oculomotorius (III. Hirnnerv).

Der stärkste Muskel aus der Gruppe der äußeren Augenmuskeln ist der M. rectus medialis. Er entspringt am Anulus tendinosus communis und verläuft entlang der Orbitalwand gerade nach anterior und setzt an der medialen Fläche des Bulbus oculi leicht anterior des Aequator bulbi an. Die Kontraktion des Muskels unterstützt die Elevation bei starkem Aufwärtsblick sowie die Depression beim Blick nach unten. Zusätzlich führt er die Adduktion des Augapfels durch. Die Innervation für diese Aktivitäten erhält er über den den N. oculomotorius (III. Hirnnerv).

Der M. rectus lateralis verzeichnet seinen Ursprung am Anulus tendineus communis und verläuft anschließend horizontal nach anterior und ist dabei leicht bogenförmig. Seine Insertion erfolgt von lateral kommend über die Sclera am lateralen Bulbus oculi eher anterior des Aequator bulbi. Bei Kontraktion des Muskels wird das Auge in Richtung Abduktion bewegt. Zusätzlich unterstützt er eine leichte Elevation beim nach oben Sehen sowie eine leichte Depression beim nach unten Blicken. Diese Aktivität erfolgt über die Innervation durch den N. abducens (VI. Hirnnerv).

Der untenliegende schräge M. obliquus inferior entspringt an der Crista lacrimalis anterior an der Maxilla neben dem Eingang des Ductus nasolacrimalis. Seine horizontale Anlage verläuft in Richtung occipitolateral um den Augapfel herum, unterkreuzt den M. rectus inferior im Verlauf und geht in eine fächerartige Endsehne über, welche am Unterrand der Orbita über die Sclera am hinteren unteren temporalen Anteil des Bulbus oculi inseriert. Funktionell führt er eine Elevation des Augapfels durch und unterstützt die Abduktion sowie die Außenrotation des Bulbus oculi. Die nervale Ansteuerung wird über den N. oculomotorius (III. Hirnnerv) realisiert.

Am oberen Rand des Auges ist der M. obliquus superior lokalisiert, der seinen Ursprung am Corpus des Os sphenoidale, der Periorbita sowie der Durascheide des N. opticus verzeichnet. In seinem besonderen Verlauf zieht er über den M. rectus medialis in Richtung rostral durch die bindegewebige Trochlea, die als Hypomochleon bzw. Umlenkrolle dient. Weiterlaufend erstreckt er sich nach der Umlenkung eher nach posterolateral und setzt dann über die Sclera am oberen temporalen Quadranten des Augapfels hinter der Aequatorlinie an. Funktionell dreht er das Aug nach hinten (Depression), unterstützt die Abduktion und rotiert die obere Bulbushälfte nach innen. Zusätzlich kann er in adduzierter Stellung als Senker fungieren. Die Innervation erhält er dabei durch den N. trochlearis (IV. Hirnnerv).

Die Betastung der äußeren Augenmuskulatur ist lediglich über eine Reizsetzung realisierbar. Hierfür wird die Fingerbeere des kleinen Fingers verwendet, die steil aufgestellt und mit dem Fingernagel nach jeweils außen zeigend, wie folgend beschrieben, aufgelegt wird.

Die Palpation beginnt superior am Auge, indem die Kleinfingerbeere direkt im Zwischenraum zwischen dem Auge und dem oberen Orbitarand in die Tiefe tastet. Dadurch wird ein Reiz auf den M. rectus superior sowie den M. obliquus superior appliziert. Die gleiche Vorgehensweise wird anschließend am Unterrand des Auges durchgeführt und dadurch palpatorisch der M. rectus inferior und der M. obliquus inferior erreicht. Medial am Auge, zwischen der knöchernen Struktur des Schädels und dem Auge an sich, befindet sich der M. rectus medialis und lateral der M. rectus lateralis. Beide werden wieder über die gleiche Vorgehensweise erfasst.

▶ **Durchführungshinweis** Bei der Palpation am Auge muss zwingend sanft vorgegangen werden, da die muskulären Strukturen sehr sensibel reagieren können (Abb. 5.86).

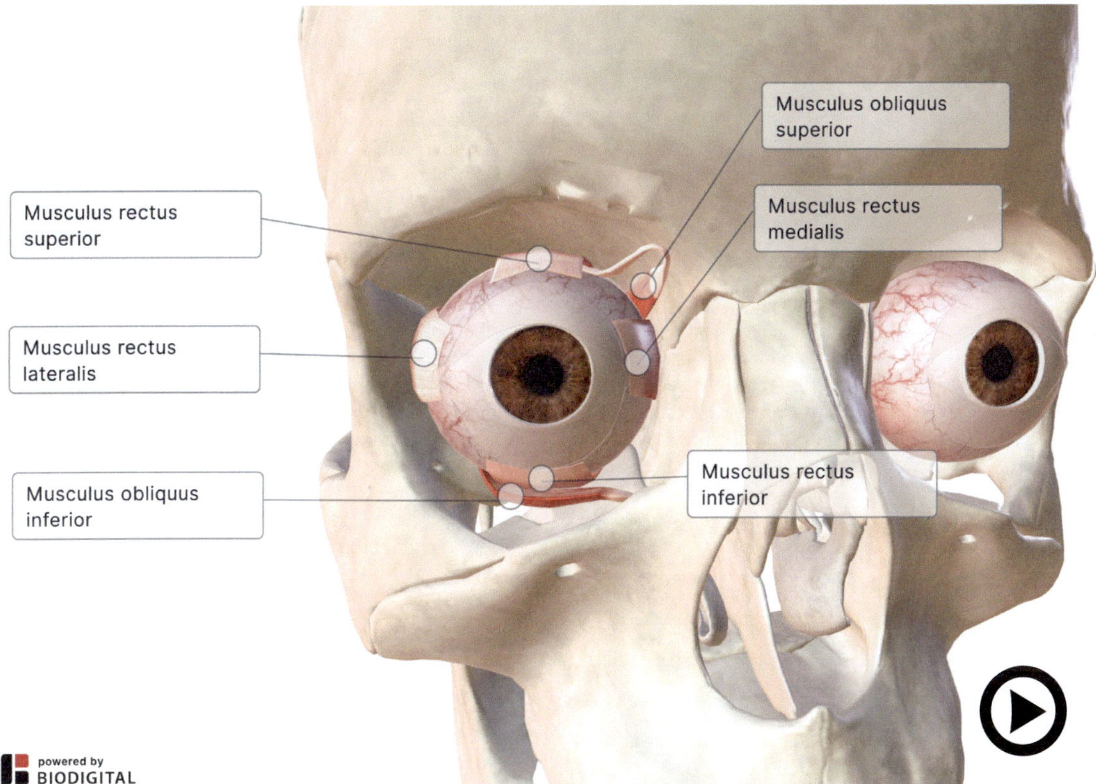

Abb. 5.86 Äußere Augenmuskeln (© BioDigital) und Video 5.86 Palpation der äußeren Augenmuskeln (▶ https://doi.org/10.1007/000-5zr)

Literatur

Amin, N., Kumar, N., & Schickendantz, M. (2015). Medial epicondylitis: Evaluation and management. *The Journal of the American Academy of Orthopaedic Surgeons, 23*(6), 348–355. https://doi.org/10.5435/JAAOS-D-14-00145

Arnaud-Brachet, M., Foletti, J., Graillon, N., Chaumoître, K., Chossegros, C., & Guyot, L. (2020). Could mastication modify the shape of the orbit? A scannographic study in humans. *Surgical and Radiologic Anatomy, 42*(1), 63–67. https://doi.org/10.1007/s00276-019-02315-7

Dragieva, P., Zaharieva, M., Kozhuharov, Y., Markov, K., & Stoyanov, G. (2018). Psoas minor muscle: A cadaveric morphometric study. *Cureus, 10*(4), e2447. https://doi.org/10.7759/cureus.2447

El-Naggar, M. (2001). A study on the morphology of the coracobrachialis muscle and its relationship with the musculocutaneous nerve. *Folia Morphology, 60*(3), 217–224.

Ferner, H. (1938). Der Nervus musculocutaneus, seine Verlaufsvarietäten am Oberarm und deren Beziehung zur Entwicklung eines Caput tertium musculi bicipitis. *Zeitschrift für Anatomie und Entwicklungsgeschichte, 108*, 567–586. https://doi.org/10.1007/BF02118846

Fürst, D., & Gautel, M. (1995). The anatomy of a molecular giant: How the sarcomere cytoskeleton is assembled from immunoglobulin superfamily molecules. *Journal of Molecular and Cellular Cardiology, 27*(4), 951–959. https://doi.org/10.1016/0022-2828(95)90064-0

Gabel, J. (2015). Funktionsanalyse des Fußes. *Trauma und Berufskrankheit, 17*, 4–9. https://doi.org/10.1007/s10039-013-1991-0

Harper, C., Shahgholi, L., Cieslak, K., Hellyer, N., Strommen, J., & Boon, A. (2013). Variability in diaphragm motion during normal breathing, assessed with B-mode ultrasound. *The Journal of Orthopaedic and Sports Physical Therapy, 43*(12), 927–931. https://doi.org/10.2519/jospt.2013.4931

Joshi, S., Joshi, S., & Athavale, S. (2006). Morphology of peroneus tertius muscle. *Clinical Anatomy, 19*(7), 611–614. https://doi.org/10.1002/ca.20243

Kassarjian, A., Tomas, X., Cerezal, L., Canga, A., & Llopis, E. (2011). MRI of the quadratus femoris muscle: Anatomic considerations and pathologic lesions. *American Journal of Roentgenology, 197*(1), 170–174. https://doi.org/10.2214/AJR.10.5898

Katano, H., Nishikawa, Y., Yamada, H., Shibata, T., Miyachi, S., & Mase, M. (2019). Association of superficial temporal artery dilatation with headache after revascularization in adult Moyamoya disease. *World Neurosurgery, 129*, e594–e606. https://doi.org/10.1016/j.wneu.2019.05.228

Kirschner, J., Foye, P., & Cole, J. (2009). Piriformis syndrome, diagnosis and treatment. *Muscle & Nerve, 40*(1), 10–18. https://doi.org/10.1002/mus.21318

Kocjan, J., Adamek, M., Gzik-Zroska, B., Czyżewski, D., & Rydel, M. (2017). Network of breathing. Multifunctional role of the diaphragm: A review. *Advice Respiratory Medicine, 85*(4), 224–232. https://doi.org/10.5603/ARM.2017.0037

Liu, Y., & Palmer, J. (2012). Iliacus tender points in young adults: A pilot study. *The Journal of the American Osteopathic Association, 112*(5), 285–289.

Miquel-Kergoat, S., Azais-Braesco, V., Burton-Freeman, B., & Hetherington, M. (2015). Effects of chewing on appetite, food intake and gut hormones: A systematic review and meta-analysis. *Physiology & Behavior, 151*, 88–96. https://doi.org/10.1016/j.physbeh.2015.07.017

Natsis, K., Piagkou, M., Repousi, E., Apostolidis, S., Kotsiomitis, E., Apostolou, K., & Skandalakis, P. (2016). Morphometric variability of pyramidalis muscle and its clinical significance. *Surgical and Radiologic Anatomy, 38*(3), 285–292. https://doi.org/10.1007/s00276-015-1550-4

Niemitz, C. (2010). The evolution of the upright posture and gait – A review and a new synthesis. *Die Naturwissenschaften, 97*(3), 241–263. https://doi.org/10.1007/s00114-009-0637-3

Ohlendieck, K. (2013). Proteomics research and the molecular mechanisms of muscle adaptations and muscular disorders. *Nervenheilkunde, 32*(6), 389–394. https://doi.org/10.1055/s-0038-1628512

Peyron, M., Lassauzay, C., & Woda, A. (2002). Effects of increased hardness on jaw movement and muscle activity during chewing of visco-elastic model foods. *Experimental Brain Research, 142*(1), 41–51. https://doi.org/10.1007/s00221-001-0916-5

Rarreck, T. (2011). Thoracic-Outlet-Syndrom (TOS). *Deutsche Heilpraktiker-Zeitschrift, 6*(1), 20–23. https://doi.org/10.1055/s-0030-1270406

Reinold, M., Macrina, L., Wilk, K., Fleisig, G., Dun, S., Barrentine, S., … Andrews, J. (2007). Electromyographic analysis of the supraspinatus and deltoid muscles during 3 common rehabilitation exercises. *Journal of Athletic Training, 42*(4), 464–469.

Roger, J., Bertani, A., Vigouroux, F., Mottier, F., Gaillard, R., Have, L., & Rongièras, F. (2020). ACL reconstruction using a quadruple semitendinosus graft with cortical fixations gives suitable isokinetic and clinical outcomes after 2 years. *Knee Surgery, Sports Traumatology, Arthroscopy, 28*(8), 2468–2477. https://doi.org/10.1007/s00167-020-06121-2

Rossetto, M. (2006). Wie viel Bewegung ist gesund? *FIT for LIFE, 1*(2-06), 52–55.

Sasaki, H., & Polus, B. (2012). Can neck muscle spindle afferents activate fusimotor neurons of the lower limb? *Muscle & Nerve, 45*(3), 376–384. https://doi.org/10.1002/mus.22300

Schneider, O., Scharf, H.-P., Stein, T., Knapstein, S., Hermann, C., & Flechtenmacher, J. (2016). Incidence of knee injuries: Numbers for outpatient and inpatient care in Germany. *Orthopade, 45*(12), 1015–1026. https://doi.org/10.1007/s00132-016-3301-6

Sturzenegger, M., Béguin, D., Grünig, B., & Jakob, R. (1986). Muscular strength after rupture of the long head of the biceps. *Archives of Orthopaedic and Traumatic Surgery, 105*, 18–23. https://doi.org/10.1007/BF00625654

Thompson, N., Mockford, B., & Cran, G. (2001). Absence of the palmaris longus muscle: A population study. *The Ulster Medical Journal, 70*(1), 22–24.

Vlaic, J., Josipovic, M., Bohacek, I., & Jelic, M. (2019). The plantaris muscle: Too important to be forgotten. A review of evolution, anatomy, clinical implications and biomechanical properties. *The Journal of Sports Medicine and Physical Fitness, 59*(5), 839–845. https://doi.org/10.23736/S0022-4707.18.08816-3

Zancolli, E., Zancolli, E., & Perrotto, C. (2012). New mini-invasive decompression for pronator teres syndrome. *The Journal of Hand Surgery, 37*(8), 1706–1710. https://doi.org/10.1016/j.jhsa.2012.05.033

Palpation der Nerven

6

Inhaltsverzeichnis

Ergänzende Information Die elektronische Version dieses Kapitels enthält Zusatzmaterial, auf das über folgenden Link zugegriffen werden kann [https://doi.org/10.1007/978-3-662-64241-2_6]. Die Videos lassen sich durch Anklicken des DOI Links in der Legende einer entsprechenden Abbildung abspielen, oder indem Sie diesen Link mit der SN More Media App scannen.

R. Bauer, S. Wolfram, *Palpationsatlas*, https://doi.org/10.1007/978-3-662-64241-2_6

6.1 Grundlagen der Palpation von Nerven

Die Schaltzentrale des menschlichen Körpers ist das zentrale Nervensystem, bestehend aus dem Gehirn und dem Rückenmark. Um dieser Funktion nachkommen zu können, wird eine Verbindung zwischen der Peripherie und dem zentralen Nervensystem benötigt. Das perfekte Verbindungsstück wird über das periphere Nervensystem bereitgestellt. Somit wird eine harmonische Kommunikation über Efferenzen und Afferenzen gewährleistet. Dieses Konstrukt kann auch als sensomotorisches System bezeichnet werden. Das Wort Nerv kommt dabei aus dem Altgriechischen und bedeutet ins Deutsche übersetzt „Schnur" oder „Faden". Werden alle diese „Fäden" im Körper aneinandergereiht, entsteht eine Strecke von etwa 5,8 Millionen Kilometern, die 145-mal um den Äquator der Erde gelegt werden könnte (Markert et al. 2009). Dieses enorme Netzwerk muss einwandfrei funktionieren und das Axoplasma fließen, sodass die elektrischen Impulse in der Zielzelle ankommen und Funktionen ausgelöst werden können. Vergleichbar ist das System mit einem Lichtschalter, der bei Betätigung den Strom über die Kabel zur Lampe transportiert und diese zum Leuchten bringt. Gibt es ein Problem bei dieser Übertragung, wird die Lampe kein Licht aussenden. Übertragen auf den Körper können verschiedene Informationen bei Engpässen oder anderen Schädigungen in ihrer Weiterleitung gestört werden.

Aus diesem Grund ist es von Bedeutung, die wichtigsten Nerven im menschlichen Körper in ihrer anatomischen Lage und Funktion zu kennen. Zusätzlich können sie über eine gezielte Betastung ausfindig gemacht werden. In den folgenden Kapiteln wird daher der genaue Verlauf sowie die Palpation der tastbaren Nerven thematisiert. Es wird regional in Becken, untere Extremität, Abdomen, obere Extremität und Kopf unterteilt. Ähnlich wie Gefäße werden die Nerven mit den Fingerbeeren flächig erfasst. Das Palpationsgefühl ist dabei mit einer Gitarrenseite vergleichbar. Einige Nerven sind in der Tiefe lokalisiert, was lediglich eine Reizsetzung an diversen Referenzpunkten ermöglicht. Die genaue Vorgehensweise wird in den folgenden Kapiteln beschrieben. Der Klient ist dabei in einer entspannten Ausgangstellung zu positionieren. Wird ein Nerv über einen Druck komprimiert, so wird der Axoplasmafluss temporär verringert. Dies kann Missempfindungen nach sich ziehen.

6.2 Nerven im Bereich des Beckens/ Untere Extremität

Für eine optimale Funktionalität der Muskulatur und weiterer Strukturen der unteren Extremität ist eine präzise Ansteuerung über das periphere Nervensystem elementar. Die nervale Versorgung der Gewebe erfolgt über Nerven aus dem Plexus lumbosacralis, die neben der motorischen Information auch sensible Reize aufnehmen und verschalten. In den folgenden Kapiteln werden die wichtigsten Nerven in Lage und Funktion sowie die Palpation über konkrete Referenzpunkte dargestellt. Hierzu zählen der N. femoralis, der N. genitofemoralis, der N. obturatorius, der N. ilioinguinalis, der N. cutaneus femoris lateralis und der N. gluteus superior et inferior. Ebenfalls tastbar sind der N. pudendus, der N. saphenus, der N. ischiadicus, der N. fibularis communis, der N. fibularis superficialis et profundus, der N. suralis, der N. tibialis sowie der N. plantares lateralis et medialis und der N. cutaneus dorsalis lateralis, intermedius et medialis. Je nach Region kann hierbei eine direkte Betastung oder lediglich eine Reizsetzung auf die Struktur realisiert werden.

6.2.1 Palpation des N. femoralis

Der mächtige Nerv, welcher die Vorderseite des Oberschenkels innerviert, entspringt aus den Segmenten L1–L4, verläuft zwischen dem M. quadratus lumborum und dem M. psoas major an dessen lateralen Rand tief in die Fossa iliaca und anschließend über dem M. iliacus in Richtung Leiste. Gemeinsam mit den Anteilen des M. iliopsoas zieht er durch die Lacuna musculorum lateral des Arcus iliopectineus und direkt lateral der A. femoralis nach distal. Unmittelbar nach der Lacuna musculorum und dem Ramus superior ossis pubis gibt er Äste ab, die sich über den Oberschenkel erstrecken, um diesen motorisch und sensibel zu innervieren. Einer der Hauptäste ist dabei der N. saphenus, welcher in Abschn. 6.2.8 näher erläutert wird. Vom N. femoralis selbst wird der M. psoas major, der M. quadriceps femoris, der M. sartorius sowie der M. iliacus und anteilig der M. pectineus versorgt.

Für die Betastung des N. femoralis eignet sich die Region des Durchtritts durch die Lacuna muculorum. Der Patient ist in Rückenlagenlage positioniert, während der Therapeut in

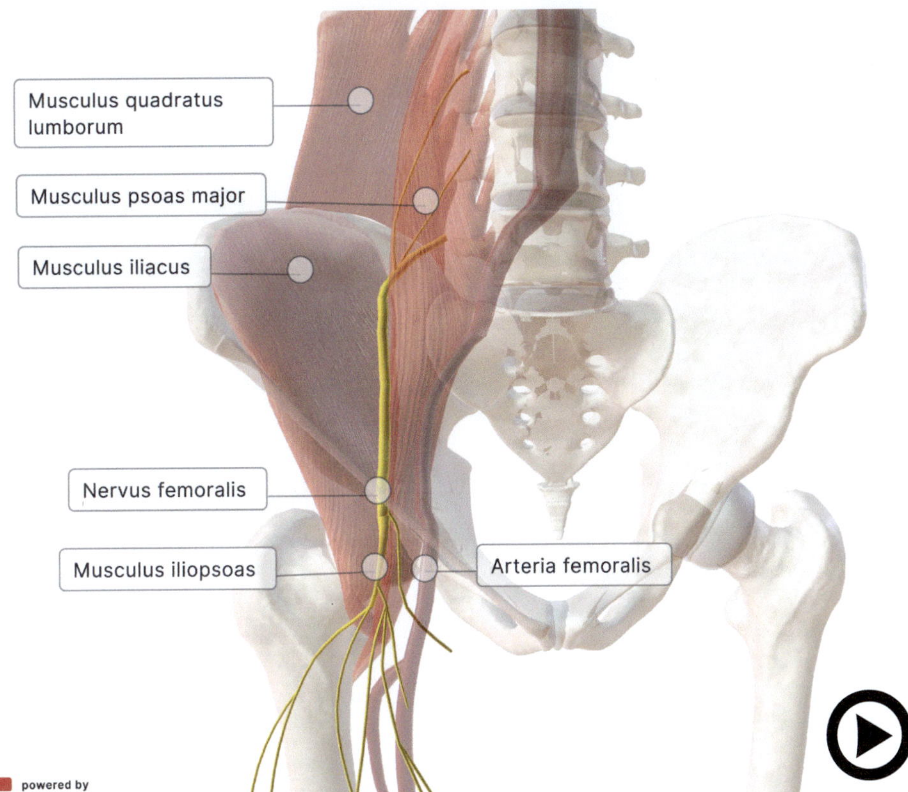

Abb. 6.1 N. femoralis (© BioDigital) und Video 6.1 Palpation N. femoralis (▶ https://doi.org/10.1007/000-60r)

der Leiste den Puls der A. femoralis mit den Fingerbeeren flächig erspürt (Abschn. 7.1.1.2). Direkt einen Klientenquerfinger lateral der Arterie treffen die Fingerbeeren auf den N. femoralis, der als festelastische rundliche Struktur wahrgenommen und etwas nach distal verfolgt werden kann (Fingleton et al. 2014).

▶ **Durchführungshinweis** Der Nerv verläuft direkt auf dem M. iliospsoas, der über eine aktive Hüftflexion empor tritt und zur besseren Orientierung in der Leiste dienen kann (Abb. 6.1).

6.2.2 Palpation des N. genitofemoralis

Aus den Segmenten L1–L2 entspringt der N. genitofemoralis, der in seinem steilen Verlauf nach distal den M. psoas major im oberen Drittel perforiert (Iwanaga et al. 2019). Er nimmt bis zum Lig. inguinale den gleichen Verlauf wie der Muskel ein, knickt dann leicht nach medial und verläuft als Ramus femoralis gemeinsam mit der A. femoralis durch die Lacuna vasorum. Er zieht direkt über der Arterie nach distal und taucht dann in die Tiefe ab. Die zweite Abspaltung läuft als Ramus genitalis in das Becken. Während der Ramus femoralis die Innenseite des Oberschenkels sensibel versorgt, innerviert der Ramus genitalis den M. cremaster sowie die Haut des Scrotums beim Mann und die Labia majoria der Frau.

Die Palpation des Ramus femoralis erfolgt aus der Rückenlage. Der Therapeut steht seitlich und orientiert sich mit seinen flächig aufgelegten Fingerbeeren von Zeige- und Mittelfinger an der homolateralen A. femoralis. Direkt distal des Lig. inguinale kann über den Druck auf die Arterie ein Reiz auf den Nerv appliziert werden.

Der Ramus genitalis kann lediglich über einen direkten Reiz von cranial mit steil aufgestellten Fingerbeeren am Ramus superior ossis pubis erfasst werden. Es ist zu beachten, dass der N. ilioinguinalis den gleichen Verlauf einnimmt und ebenfalls durch die Kompression erfasst wird.

▶ **Durchführungshinweis** Die Betastung ist lediglich über eine Reizsetzung möglich, bei der auch weitere Strukturen erfasst werden. Eine verbesserte topografische Orientierung kann über eine Kontraktion in Hüftflexion sowie der Pulswelle der A. femoralis umgesetzt werden (Abb. 6.2).

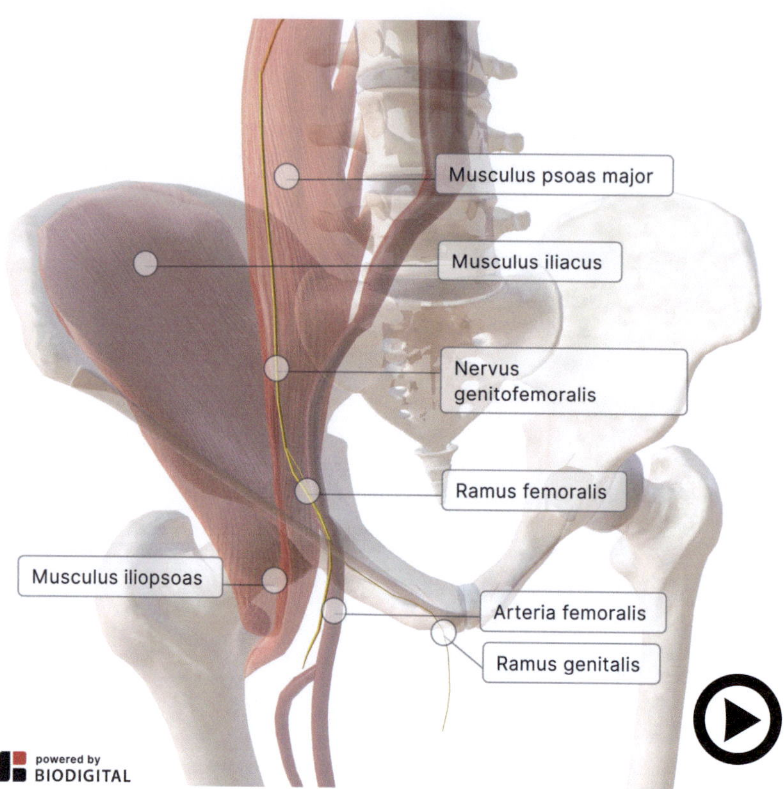

Abb. 6.2 N. genitofemoralis (© BioDigital) und Video 6.2 Palpation N. genitofemoralis (▶ https://doi.org/10.1007/000-5zt)

6.2.3 Palpation des N. obturatorius

Der aus den Segmenten L2–L4 entspringende N. obturatorius führt sowohl somatosensible als auch somatomotorische Fasern und versorgt über den Ramus anterior einen Teil der Mm. adductores (M. adductor longus et brevis, M. gracilis et M. pectineus) sowie den Hautbereich medial am Oberschenkel. Über den Ramus posterior werden der M. obturatorius externus sowie der M. adductor magnus und sensible Areale im Bereich des Kniegelenks angesteuert. Nach seinem Austritt aus den Segmenten verläuft er mit dem M. psoas major, welchen er teilweise perforiert, nach distal. Im Bereich der Fossa iliaca zieht er nach anterior in Richtung Foramen obturatum, welches er im oberen Bereich, direkt unter dem Ramus superior ossis pubis durchquert. Im Bereich des Foramen teilt er sich in einen Ramus posterior, welcher den M. obturatorius externus durchbohrt und nach distal zieht und einen Ramus anterior, welcher posterior des M. pectineus nach distal verläuft auf. Beide folgen anschließend in der Tiefe dem M. adductor brevis von posterior bzw. anterior im medialen Bereich des Oberschenkels nach distal.

Für die Betastung wird der Patient in Rückenlage mit angestellten Beinen positioniert, während der Therapeut seitlich in Höhe des Beckens steht. Da der N. obturatorius im oberen Drittel hinter der Aorta in der Tiefe lokalisiert ist, wird lediglich eine Reizsetzung im mittleren Drittel über einen Beckenzugang und im distalen Drittel an der Oberschenkelinnenseite ermöglicht. Hierbei orientiert sich die Vorgehensweise des Praktizierenden an jener des M. obturatorius externus (Abschn. 5.2.13). Der Therapeut nimmt mit steil aufgestellter Zeige- und Mittelfingerbeere Kontakt an der proximalen Innenseite des Oberschenkels auf und palpiert in Richtung Becken. Im Bereich des Ursprungs des M. adductor longus, der A. femoralis und direkt unter dem Ramus superior ossis pubis treffen die Finger auf das Foramen obturatum, in dessen superioren Bereich ein Reiz auf den Nerv gesetzt werden kann. Da sich die Finger durch zahlreiche Strukturen hindurchbewegen, ist keine direkte Betastung möglich. Ein zweiter Zugang kann an der Oberschenkelinnenseite über den M. adductor longus (Abschn. 5.2.8) hergestellt werden. Direkt an dessen vorderen Rand kann über die steil aufgestellten Fingerbeeren ein Druck von medial nach lateral auf den Ramus anterior sowie am hinteren Rand des Muskelbauchs auf den Ramus posterior appliziert werden.

▶ **Durchführungshinweis** Da lediglich eine Reizsetzung erfolgt, kann die direkte rundliche Struktur des Nervs nicht bzw. nur schwer erfasst werden (Abb. 6.3).

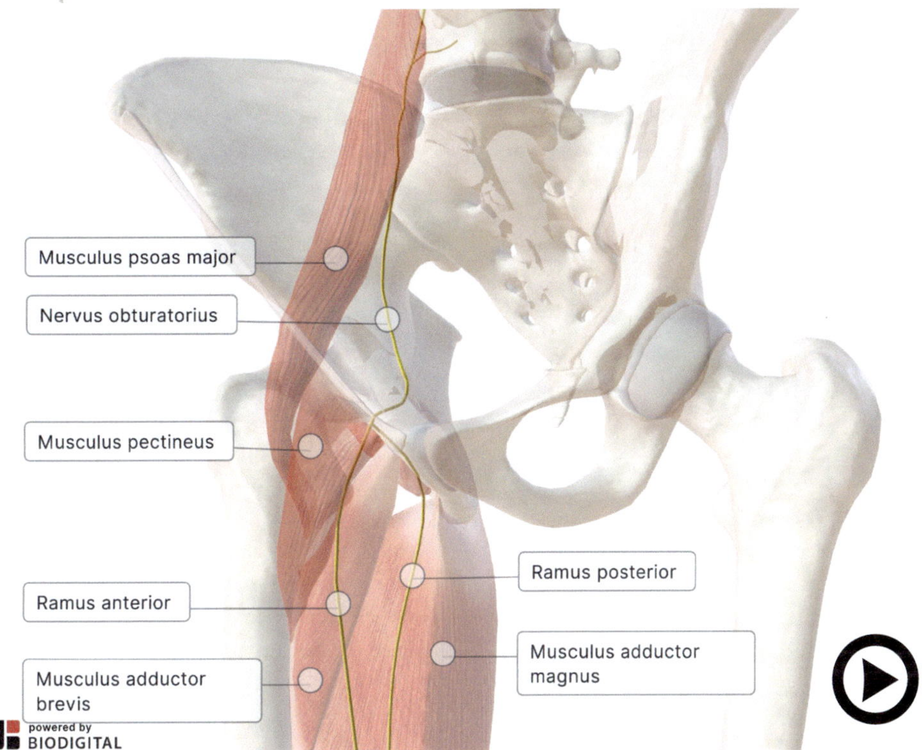

Abb. 6.3 N. obturatorius (© BioDigital) und Video 6.3 Palpation N. obturatorius (▶ https://doi.org/10.1007/000-5zv)

6.2.4 Palpation des N. ilioinguinalis

Austretend aus dem Plexus lumbalis verläuft der N. ilioinguinalis zunächst aus dem Segment L1 unterhalb des N. iliohypogastricus.

Wie schon der Name des Nervens vermuten lässt, findet er durch den M. psoas major ziehend und anschließend auf dem M. quadratus lumborum verlaufend, seinen Weg posterior der Niere nach lateral zur Crista iliaca.

Von dort ausgehend, entlang der seitlichen Bauchwand, je nach Individuum den M. transversus abdominis durchbohrend oder nicht, gelangt er zum Lig. inguinale.

Auf Höhe dessen, zwischen M. obliquus abdominis und M. transversum abdominis verlaufend, ist sein Weg durch den medial befindlichen Canalis inguinalis in die Peripherie bestimmt.

Hier unterscheidet sich je nach Geschlecht der mögliche weitere Verlauf:

- Beim Mann finden sich die sensiblen Fasern, zusammen mit dem Funiculus spermaticus, am Skrotum wieder. Dies geschieht über den Verlauf durch den Leistenkanal weiter durch den Anulus inguinalis superficialis. An dieser Stelle sind die Nn. scrotales anteriores aus dem N. ilioinguinalis vorhanden.
- Anders bestimmt ist der Verlauf beim weiblichen Geschlecht, wobei die Fasern zusammen mit dem Lig. teres durch den Leistenkanal und den äußeren Leistenring (Anulus inguinalis superficialis) zu den Labia majora führen. Dort finden sich dann die Nn. labiales anteriores.

Der N. ilioinguinalis ist motorisch, als auch sensibel, die Peripherie versorgend. Er innerviert daher den M. transversus abdominis (caudale Anteile), den M. obliquus internus abdominis (Hauptast N. ilioinguinalis), sowie die Haut der Peniswurzel und craniale Skrotumanteile (Nn. scrotales anteriores). Bei der Frau versorgt er sensibel den Mons pubis und die Labia majora über die Nn. labiales anteriores (ter Meulen et al. 2007).

Die Betastung erfolgt über eine Reizsetzung im Bereich der Crista iliaca. Der Patient wird in Rückenlage positioniert, während der Therapeut, lateral stehend, mit den Fingerbeeren von Zeige-. Mittel-, und Ringfinger den Kontakt am mittleren Drittel des Beckenkamms, von lateral kommend, aufnimmt. Die Reizsetzung erfolgt direkt über einen Druck an der Innenseite der homolateralen Crista iliaca. Die Betastung wird anschließend im Verlauf über das Pecten ossis pubis sowie den Ramus superior ossis pubis fortgesetzt.

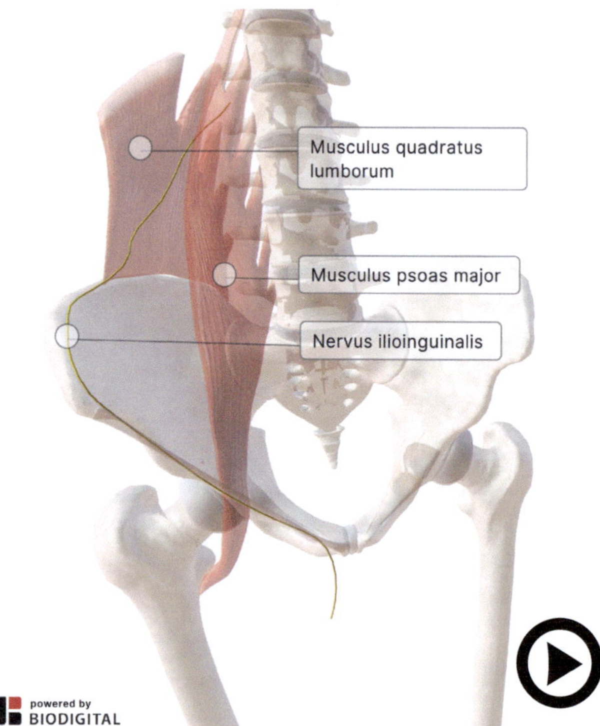

Abb. 6.4 N. ilioinguinalis (© BioDigital) und Video 6.4 Palpation N. ilioinguinalis (▶ https://doi.org/10.1007/000-5zw)

▶ **Durchführungshinweis** Zahlreiche Strukturen überlagern den Nerv in seinem Verlauf, was eine direkte Erfühlung der rundlichen Struktur erschwert (Abb. 6.4).

6.2.5 Palpation des N. cutaneus femoris lateralis

Der lateral in der Oberfläche des Oberschenkels lokalisierte Nerv entspringt aus den Segmenten L2–L3 und verläuft dorsal des M. psoas major nach distolateral in die Fossa iliaca. Weiter nach anterior in Richtung S.I.A.S. zieht er durch die Lacuna musculorum und knickt über dem M. sartorius in Richtung lateral ab. In einem ähnlichen Verlauf wie der M. rectus femoris verläuft der N. cutaneus femoris lateralis, ganz nach seinem Namen, nach lateral und endet in Höhe des distalen Drittels des M. vastus lateralis. Da es sich um einen somatosensensiblen Nerv handelt, versorgt er die Haut des lateralen Oberschenkels (Carai et al. 2009).

Die Betastung des Nervs erfolgt aus der Rückenlage. Der Therapeut steht seitlich und nimmt über die S.I.A.S. Kontakt zum Ursprung des homolateralen M. sartorius auf. Die flächig aufgelegten Fingerbeeren wandern anschließend flächig ca. zwei Querfinger nach distal entlang des Muskels und treffen im Verlauf auf den kreuzenden N. cutaneus femoris lateralis. Je nach anatomischer Beschaffenheit kann dieser erspürt oder lediglich mit einem Reiz versehen werden.

▶ **Durchführungshinweis** Da sich der Nerv anschließend in feinere Äste aufteilt, ist es schwierig, ihn im weiteren Verlauf zu verfolgen (Abb. 6.5).

6.2.6 Palpation des N. gluteus superior et inferior

Beide Nerven entspringen aus dem Plexus sacralis, wobei der superiore Anteil seinen Ursprung aus den Segmenten L4–S1 und der inferiore Anteil aus den Segmenten L5–S2 verzeichnet. Beide verlaufen zunächst absteigend ins kleine Becken, bis sie sich anschließend durch das Foramen ischiadicum majus nach lateral erstecken. Der N. glutaeus superior zieht durch das Foramen suprapiriforme und der N. glutaeus inferior durch das Foramen infrapiriforme. Beide differenzieren sich anschließend in kleine Äste aus und innervieren superior den M. glutaeus medius et minimus sowie den M. tensor fasciae latae und inferior den M. glutaeus maximus und die Hüftgelenkskapsel.

Für die Reizsetzung auf die jeweiligen Nerven ist die Ausgangsposition in Bauchlage zu wählen, während der Therapeut seitlich in Höhe des Gesäßes steht. Die Fingerbeeren erfassen als erstes den M. piriformis (Abschn. 5.2.6) und wandern anschließend in Richtung Os sacrum. Kurz vor dem Muskelursprung an der Facies pelvica werden die steil aufgestellten Finger jeweils am superioren und inferioren Muskelrand einen Druck in die Tiefe des Gewebes applizieren. Dadurch wird der N. gluteus superior et inferior mit einem Reiz versehen.

▶ **Durchführungshinweis** Eine direkte Erfühlung der rundlichen Strukturen ist nicht möglich (Abb. 6.6).

6.2.7 Palpation des N. pudendus

Der aus den Segmenten S2–S4 entspringende Schambeinnerv verläuft zunächst in Richtung lateral durch das Foramen infrapiriforme, um dann steil nach distal über das Foramen ischiadicum minus in das Becken zu ziehen. Er wird dabei vom M. gluteus maximus komplett bedeckt und vom Lig. sacrutuberale von medial begrenzt. Im Becken nimmt er einen anterocaudalen Verlauf ein, zieht durch den Alcock-Kanal und spaltet sich dann in seine Äste auf. Die Endäste (Nn. rectales inferiores, Nn. perineales, N. dorsalis penis bzw. N. dorsalis clitoridis) sorgen sowohl für eine somatomotorische Ansteuerung diverser Schließ- und Beckenbodenmuskeln als auch für die somatosensensible Innervation der Haut in dieser Region.

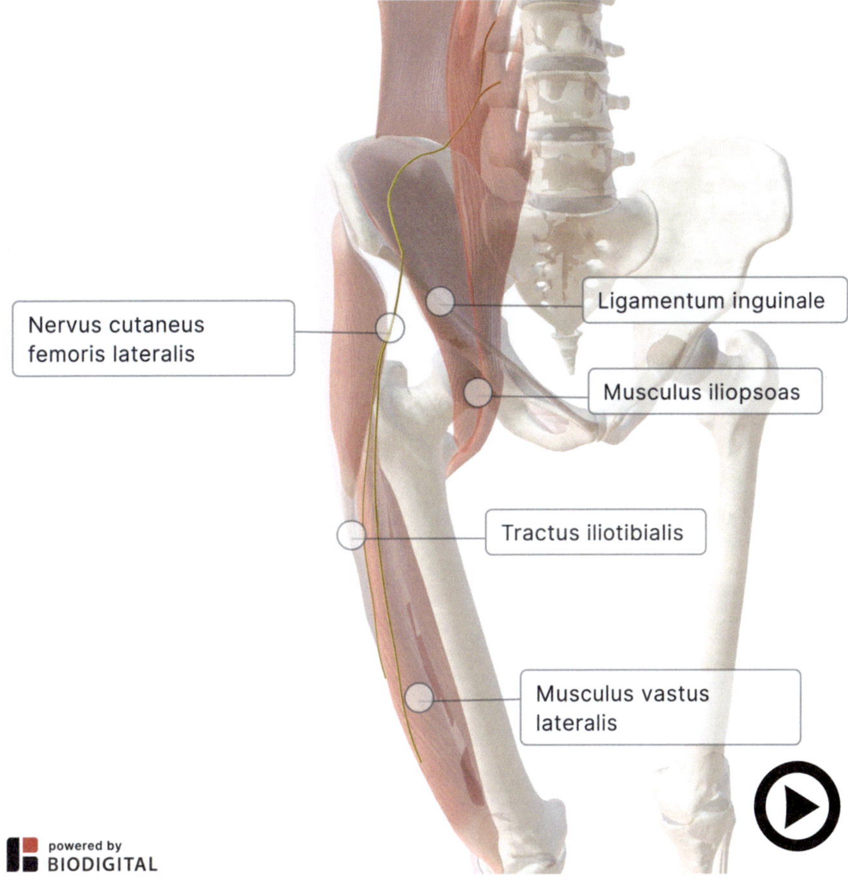

Abb. 6.5 N. cutaneus femoris lateralis (© BioDigital) und Video 6.5 Palpation N. cutaneus femoris lateralis (▶ https://doi.org/10.1007/000-5zx)

Die Betastung erfolgt in Form einer Reizsetzung auf den Nerv. Der Klient wird in Rückenlage positioniert, während der Therapeut zunächst über die steil aufgestellten Fingerbeeren Kontakt zum Lig. sacrotuberale (Abschn. 4.2.1.3) aufnimmt. Ausgehend von dieser Struktur wandern die Finger etwas nach medial, sodass sie am lateralen Rand des Bandes in eine Vertiefung gleiten. Direkt in dieser Region treffen sie auf den N. pudendus.

▶ **Durchführung** Bei längerer Betastung und langanhaltendem Druck können Parästhesien in der Genitalregion auftreten. Diese Auffälligkeit kann häufig beim Radfahren beobachtet werden (Chiaramonte et al. 2021) (Abb. 6.7).

6.2.8 Palpation des N. saphenus

Als Abspaltung des N. femoralis zieht der N. saphenus kurz nach dem Durchtritt durch die Lacuna musculorum mit der A. und der V. femoralis steil nach distomedial. Er verläuft zunächst in der Tiefe, bis er sich dann innerhalb des Adduktorenkanals in Richtung der Oberfläche, zwischen dem M. adductor longus, dem M. gracilis und dem M. sartorius, zeigt. Medial am Knie tritt er dann zwischen der Sehne des M. sartorius und der des M. gracilis im Bereich des Pes anserinus superficialis empor und zieht dann steil nach distal, wo er direkt oberflächig am medialen Rand der Tibiakante verläuft. Schließlich knickt er unmittelbar in Höhe des Malleolus medialis in Richtung Fuß ab und endet im Fußrücken. In seinem Verlauf gibt der N. saphenus zahlreiche sensible Äste ab, welche die Haut medial am Kniegelenk sowie am Unterschenkel sensibel versorgen.

Die Palpation des Nervs erfolgt zunächst über eine Reizsetzung auf den Adduktorenkanal (Abschn. 7.1.1.8) Hierzu ist der Klient in Rückenlage mit unterlagerten Kniegelenken zu positionieren. Anschließend kann er mit flächig aufgelegten Fingerbeeren von Zeige- und Mittelfinger sowohl medial am Knie als auch, besser noch, an der Facies medialis der Tibia distalwärts erfasst werden. Es empfiehlt sich quer zum Verlauf das Gewebe gegenüber dem Knochen zu verschieben, um die rundliche Struktur abgrenzen zu können. Je nach anatomischen Gegebenheiten kann die Palpationsqualität variieren.

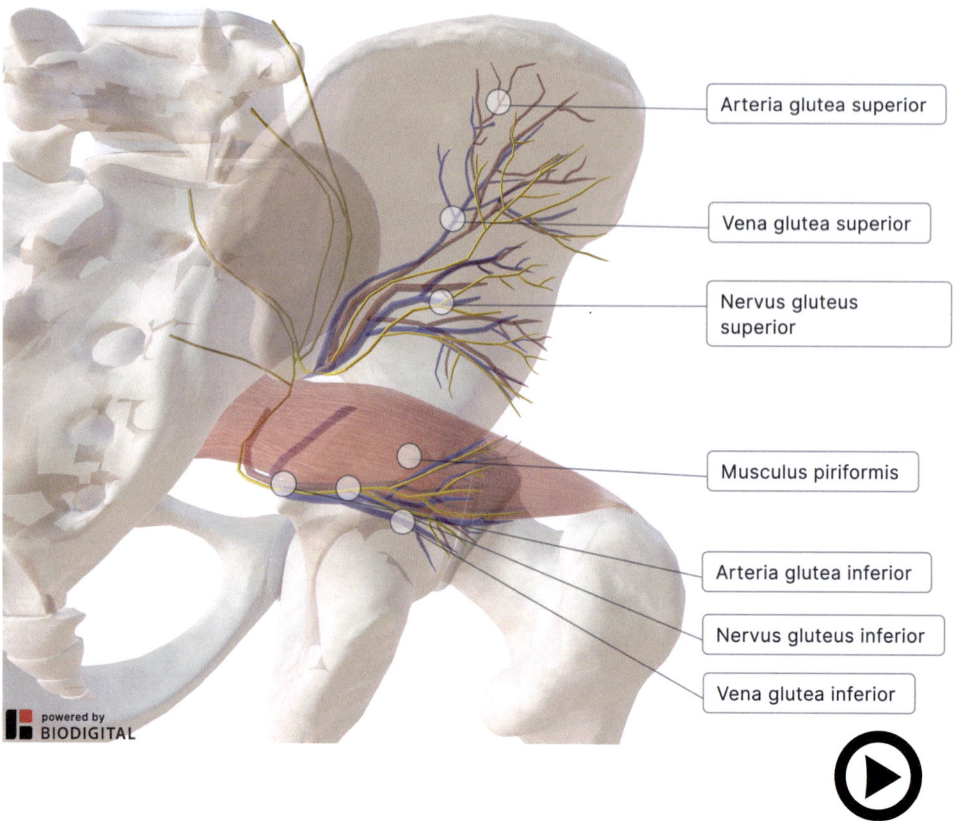

Abb. 6.6 Nn. gluteus superior et inferior (© BioDigital) und Video 6.6 Palpation Nn. gluteus superior et inferior (► https://doi.org/10.1007/000-5zy)

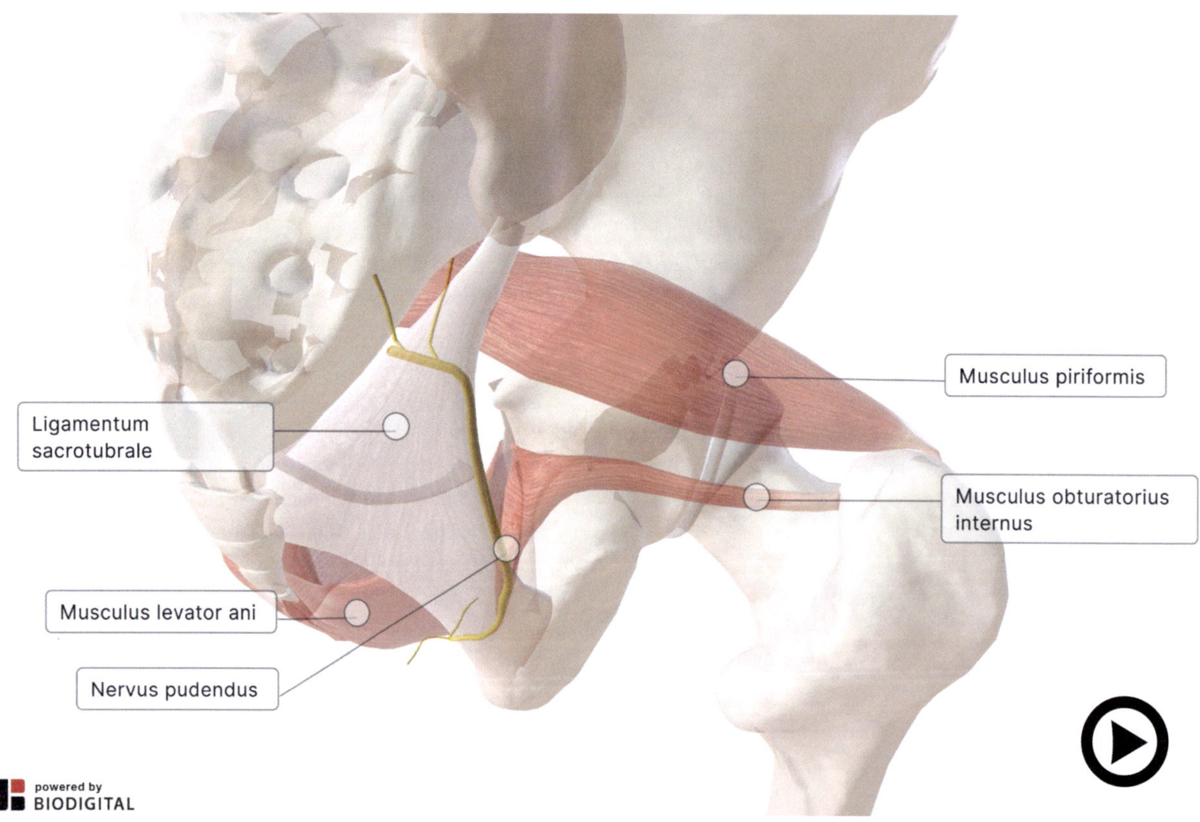

Abb. 6.7 N. pudendus (© BioDigital) und Video 6.7 Palpation N. pudendus (► https://doi.org/10.1007/000-5zz)

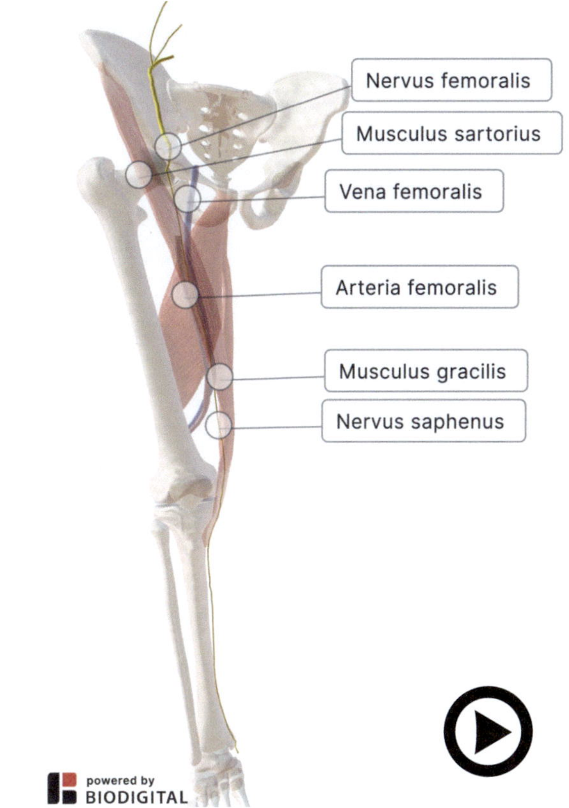

Abb. 6.8 N. saphenus (© BioDigital) und Video 6.8 Palpation N. saphenus (▶ https://doi.org/10.1007/000-600)

▶ **Durchführungshinweis** Um Missempfindungen im sensiblen Versorgungsgebiet des N. saphenus zu vermeiden, wird ein sanftes Vorgehen angeraten (Abb. 6.8).

6.2.9 Palpation des N. ischiadicus

Der kolossale Nerv entspringt aus den Segmenten L4–S3 des Plexus sacralis und versorgt große Teile des Beines sowohl motorisch als auch sensibel über seine zahlreichen Äste. Er ist in etwa so stark wie der eigene Kleinfinger und erfährt eine hohe klinische Bedeutung aufgrund seines weitreichenden Einflusses auf die untere Extremität.

Aus dem Plexus sacralis in Richtung lateral austretend, knickt er im mittleren Drittel des M. piriformis unterhalb dessen ab und verläuft steil nach distal. Teilweise durchbohrt er auch den Muskel, was in Bezug auf die klinische Hypothesenbildung im Sinne einer möglichen Engstelle von Bedeutung ist. Nachdem er die pelvitrochanterielle Muskulatur überquert hat, verläuft der Ischiasnerv zwischen dem M. biceps femoris und dem M. semitendinosus in der Tiefe in Richtung Kniekehle. Er wird hierbei anterior vom M. adductor magnus begrenzt. Kurz bevor er in die Kniekehle eintritt, teilt sich der enorme Nerv in den N. tibialis, welcher posterior, und den N. fibularis communis, der anterior am Unterschenkel verläuft, auf. Diese Teilungsstelle ist in der Höhe variabel (Akasaka et al. 2015). Anschließend versorgen diese Äste den Unterschenkel. Aufgrund der Komplexität wird in diesem Kapitel lediglich der N. ischiadicus als solcher bis zu seinem Eintritt in die Kniekehle thematisiert, während die Abspaltungen in separaten Kapiteln ihren Platz einnehmen. Genaugenommen verlaufen beide Anteile von Beginn an als getrennte Nerven, werden jedoch aufgrund der gemeinsamen Hülle als N. ischiadicus zusammengefasst. Zu den Hauptversorgungsgebieten des Nervs im Bereich des Oberschenkels zählen motorisch über die tibialen Fasern die Mm. ischiocrurales (ausgenommen Caput breve des M. biceps femoris) und der M. adductor magnus. Die fibularen Fasern nehmen motorisch Einfluss auf den Caput breve des M. biceps femoris sowie im weiteren Verlauf nach distal einen somatosensiblen Einfluss auf den Unterschenkel und den Fuß.

Die Reizsetzung auf den N. ischiadicus erfolgt in Bauchlage. Dem Therapeuten stehen zwei Zugänge zur Auswahl. Die proximale Betastung erfolgt über den M. pirifomis, der zunächst ausfindig gemacht werden muss. Etwa im mittleren Drittel wandern die steil aufgestellten Fingerbeeren am inferioren Muskelrand in die Tiefe und treffen auf die nervale Struktur. Da sich der M. glutaeus maximus oberflächig befindet, müssen die Finger zunächst durch die muskuläre Struktur hinweg in die Tiefe gleiten. Der distale Zugang erfolgt ebenfalls mit steil aufgestellten Fingerbeeren direkt zwischen den Muskelbäuchen des M. biceps femoris und des M. semitendinosus. Der Therapeut orientiert sich dabei an einer Rinne, welche beide Muskeln voneinander trennt und tastet sich in die Tiefe vor. An dieser Stelle kann ein direkter Reiz auf den Nerv appliziert werden. Es ist zu beachten, dass sich der Nerv meist etwa eine Handbreite proximal des Kniegelenkspaltes aufteilt. Somit kann der Reiz etwa bis zum Beginn der Femurcondylen erfolgen.

▶ **Durchführungshinweis** Je nach anatomischer Gegebenheit kann sich die Teilungsstelle des N. ischiadicus auch weiter proximal befinden (Abb. 6.9).

6.2.10 Palpation des N. fibularis communis

Als abspaltender Ast des N. ischiadicus folgt der N. fibularis communis der nach distolateral auslaufenden Sehne des M. biceps femoris bis zu derenb Insertion am Caput fibulae und zweigt sich dort wiederum in den N. fibularis superficialis et profundus auf. Somit verzeichnet der Nerv einen eher kurzen und oberflächigen Verlauf. Direkt nach der Abspaltung vom Ischiasnerv gibt der N. fibularis communis den steil nach distal ragenden N. suralis ab (Abschn. 2.13).

Die somatomotorischen Fasern innervieren das Caput breve des M. biceps femoris, während die weiterlaufenden

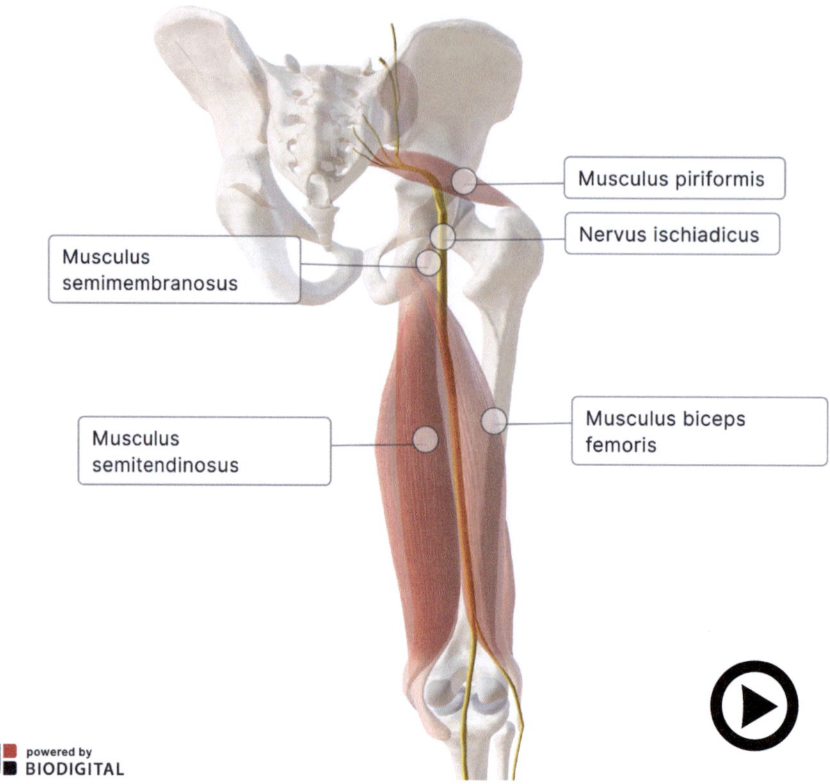

Abb. 6.9 N. ischiadicus (© BioDigital) und Video 6.9 Palpation N. ischiadicus (▶ https://doi.org/10.1007/000-601)

somatosensiblen Fasern die Haut an der lateralen Unterschenkelregion versorgen.

Für die Betastung wird der Klient in Rückenlage positioniert, während sich der Therapeut mit den flach aufgelegten Fingerbeeren an der Ansatzsehne des M. biceps femoris (Abschn. 5.3.7) orientiert. Von dort aus wandern sie etwas in Richtung posterior und treffen nach dem Muskelrand direkt auf den Nerv, der über eine direkte Reizsetzung in der Tiefe erfasst werden kann. Teilweise müssen sich die Fingerbeeren über eine Flexion der distalen Phalangen unter die Sehne vortasten, um die rundliche, feste, nervale Struktur erfühlen zu können.

▶ **Durchführungshinweis** Das Caput fibulae bietet eine optimale Orientierungshilfe bei der Aufsuchung des N. fibularis communis (Abb. 6.10).

6.2.11 Palpation des N. fibularis superficialis

Direkt posterioproximal des Caput fibulae entspringt der N. fibularis superficialis als Abspaltung des N. fibularis communis. Zwischen den Muskelursprüngen des M. fibularis longus und des M. soleus zieht der Nerv in Richtung distoanterior und verläuft dann unter dem M. fibularis longus und lateral des M. extensor digitorum longus bis zum Malleolus lateralis. Dabei tritt er im distalen Drittel der Tibia bzw. am Unterrand des Muskelbauchs des M. fibularis longus empor. Am Vorderrand des Malleolus lateralis teilt er sich in die Nn. cutanei dorsales pedis (Abschn. 6.2.16) auf, welche durch weitere Verästelungen den Fußrücken sensibel versorgen. Die somatomotorische Innervation des N. fibularis superficialis erhalten der M. fibularis longus und der M. fibularis brevis.

Für die Betastung des Nervs kommen zwei Regionen in Frage, bei denen der Klient in Rückenlage positioniert wird. Der Therapeut steht seitlich und nimmt mit den Fingerbeeren von Zeige- und Mittelfinger Kontakt zum homolateralen Caput fibulae auf. Wandern die Fingerbeeren im proximalen Bereich in Richtung posterior, treffen sie direkt auf die Bifurcatio des N. fibularis communis und deren posterioren Ast den N. fibularis superficialis. Zur besseren Orientierung kann die Ansatzsehne des M. biceps femoris als Orientierung dienen, die sich anterior des Nervs befindet.

Das zweite Palpationsareal wird im anteriodistalen Drittel der Tibia zwischen dem M. extensor digitorum longus und dem M. fibularis longus bzw. brevis aufgesucht. Die Fingerbeeren wandern flächig auf der Facies anterior der Fibula im distalen Drittel quer zum Nervenverlauf und können, je nach anatomischer Beschaffenheit, den Nerv in seinem Verlauf nach distal erfassen.

Die Abspaltungen auf dem Fußrücken können bei einer endgradigen Inversion des Fußes optimal erfasst werden.

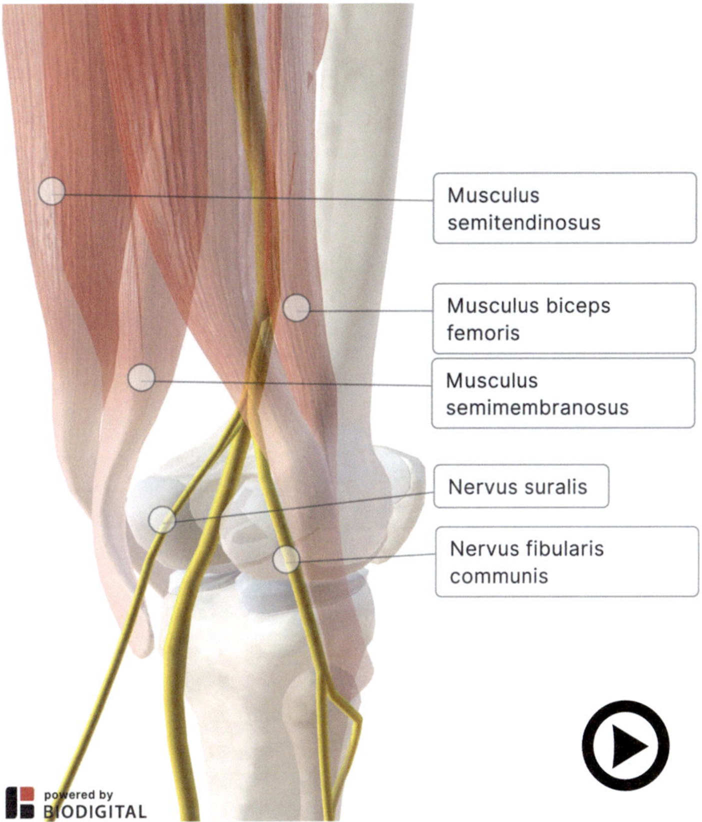

Abb. 6.10 N. fibularis communis (© BioDigital) und Video 6.10 Palpation N. fibularis communis (▶ https://doi.org/10.1007/000-602)

Hierbei treten häufig Anteile empor, deren Betastung an die einer dünnen Gitarrenseite erinnert.

▶ **Durchführungshinweis** Im Bereich des Fußes dient der Malleolus lateralis als ossäre Orientierungshilfe zur Auffindung des N. fibularis superficialis (Abb. 6.11).

6.2.12 Palpation des N. fibularis profundus

Posterioproximal des Caput fibulae entspringt der N. fibularis profundus als Abspaltung des N. fibularis communis. Im Gegensatz zu seinem superficialen Äquivalent zieht der tiefe Nerv direkt nach anterior und taucht nach der Ursprungssehne des M. fibularis longus unter dem M. extensor digitorum und dem M. tibialis anterior in Richtung Margo medialis tibiae ab. Anschließend verläuft er mit der A. tibialis an der vorderen Schienbeinkante nach distal bis zum Talus. Von dort aus strahlt der N. fibularis profundus medial des M. extensor hallucis brevis nach distal bis ins distale Drittel der Metatarsale I. Er folgt damit ebenso dem weiteren Verlauf der A. tibialis anterior, die sich in die A. dorsalis pedis und anschließend in die Aa. dorsales metatarsales aufspaltet. Der gemischte Nerv versorgt sowohl somatosensibel die Haut im Bereich zwischen der großen und der zweiten Zehe als auch somatomotorisch den M. tibialis anterior, den M. extensor hallucis longus, den M. extensor digitorum longus sowie den M. extensor hallucis brevis, den M. extensor digitorum brevis und den M. fibularis tertius.

Für die Betastung des N. fibularis profundus, die aus der Rückenlage erfolgt, stehen dem Therapeuten zwei Areale zur Verfügung. Für das erste Betastungsareal werden die Fingerbeeren direkt proximal auf dem Caput fibulae appliziert, um proximal der Sehne des M. fibularis longus auf den Nervenast treffen zu können. Da sich in diesem Bereich auch fasziale Ausläufer des Tractus iliotibialis befinden, kann je nach anatomischer Gegebenheit auch teilweise nur ein Reiz erzeugt werden.

Das zweite Betastungsareal befindet sich distal an der Tibia. Die Fingerbeeren werden zunächst auf die Sehne des M. extensor digitorum longus gelegt (Abschn. 5.4.3). Von dort aus wandern sie in Richtung lateral und treffen nach der pulsierenden A. tibialis anterior auf den N. fibularis profundus, der anschließend im weiteren Verlauf bis zur Mitte der Metatarsale I erfasst werden kann.

▶ **Durchführungshinweis** Bei längerem Druck auf den Nerv können Missempfindungen im Bereich zwischen dem Großzeh und dem zweiten Zeh auftreten. Dies kann kurzzeitig der genaueren Differenzierung während der Betastung dienen (Abb. 6.12).

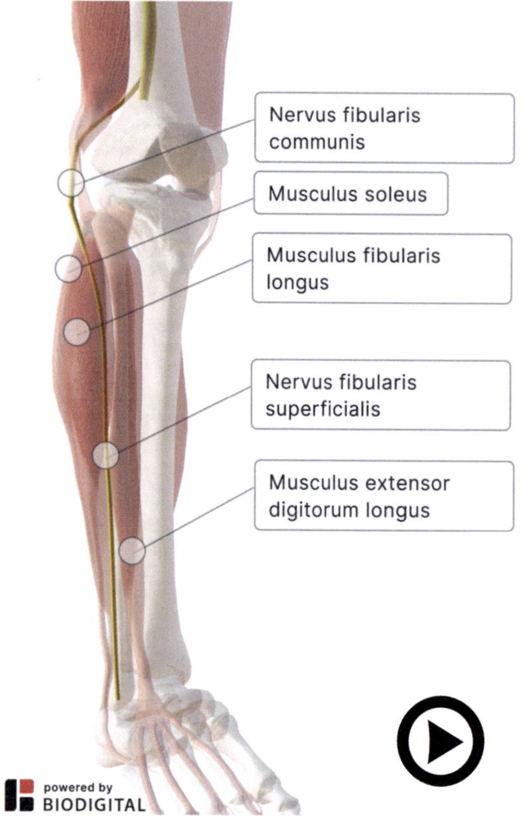

Abb. 6.11 N. fibularis superficialis (© BioDigital) und Video 6.10 Palpation N. fibularis superficialis (▶ https://doi.org/10.1007/000-603)

6.2.13 Palpation des N. suralis

Direkt nachdem sich der N. fibularis communis vom N. ischiadicus abspaltet, gibt er den N. suralis in der Kniekehle als Ast ab, der anschließend steil nach distal ragt und vorher proximal Fasern vom N. cutaneus surae medialis aus dem N. tibialis aufnimmt. Er verläuft anschließend zwischen den beiden Gastrocnemiusköpfen nach distolateral, perforiert im distalen Drittel die Achillessehne und zieht distal des Malleolus lateralis am lateralen Fußrand bis zur fünften Zehe. Der überwiegend somatosensible Nerv versorgt in seinem Verlauf die Ferse sowie den lateralen Fußrand und posteriolaterale Anteile des Unterschenkels.

Der oberflächig lokalisierte Nerv kann über die steil aufgestellten Fingerbeeren quer zu seinem Verlauf erfasst werden. Der Klient wird in Bauchlage positioniert, während der Therapeut Kontakt zwischen den beiden Gastrocnemiusköpfen aufnimmt. Je nach anatomischer Beschaffenheit kann der N. suralis erfühlt oder lediglich über eine Reizsetzung betastet werden. Im Bereich des Fußes wandern die Finger an den lateralen Rand der Achillessehne, um in der Tiefe den Nerv zu tasten. Distal des Malleolus lateralis liegt der Nerv eher oberflächig, was eine direkte Palpation mit den flach aufgelegten Fingerbeeren, senkrecht zu seinem Verlauf, ermöglicht.

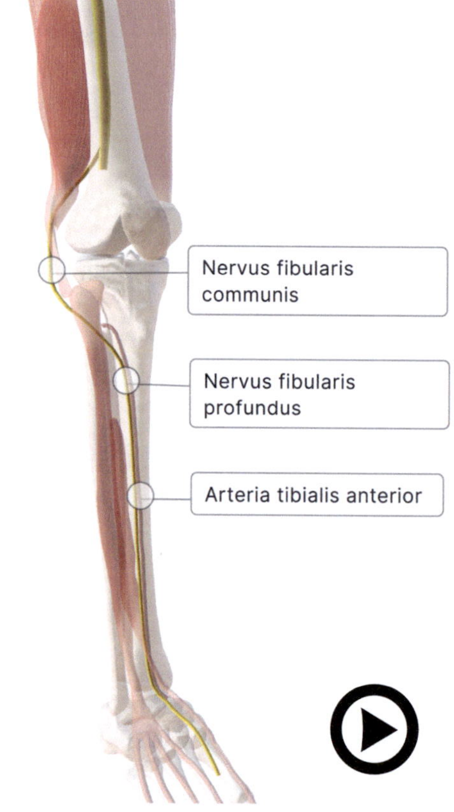

Abb. 6.12 N. fibularis profundus (© BioDigital) und Video 6.12 Palpation N. fibularis profundus (▶ https://doi.org/10.1007/000-604)

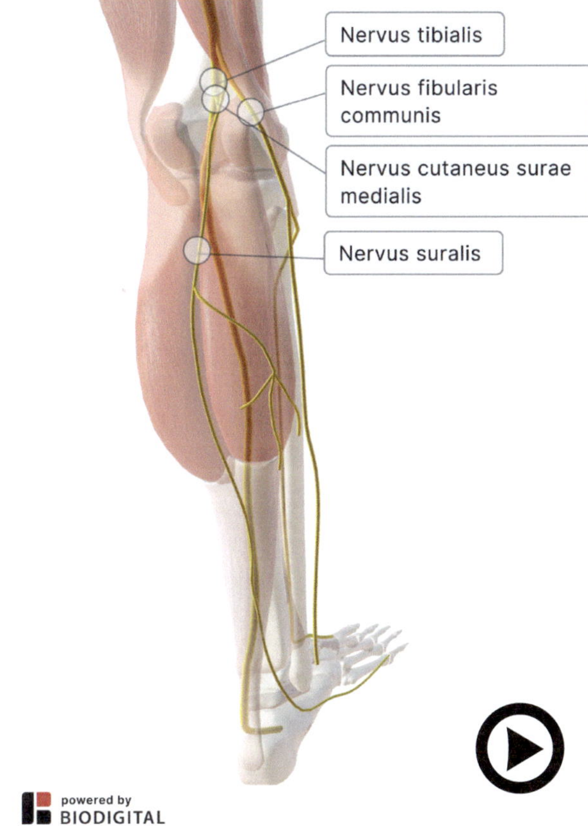

Abb. 6.13 N. suralis (© BioDigital) und Video 6.12 Palpation N. suralis (▶ https://doi.org/10.1007/000-605)

▶ **Durchführungshinweis** Der M. gastrocnemius kann als Leitmuskel für den N. suralis angesehen werden und dient somit als Orientierungshilfe (Abb. 6.13).

6.2.14 Palpation des N. tibialis

Der N. ischiadicus führt vom Beginn an den N. fibularis communis und den N. tibialis in einer Hülle. Erst im proximalen Bereich der Kniekehle teilt er sich auf, sodass anschließend der tibiale Anteil steil nach distal weiter verläuft. Während er im Bereich der Kniekehle noch recht oberflächig lokalisiert ist, tauch er zwischen den Gastrocnemiusköpfen in die Tiefe der Wadenmuskulatur ab, um der A. und V. tibialis posterior zu folgen. Erst im distalen Anteil kommt der N. tibialis posterior des Malleolus medialis und medial der Achillessehne wieder oberflächig zur Geltung. Begrenzt wird er dabei anterior von der Sehne des M. tibialis posterior sowie den Sehnen des M. flexor digitorum et hallucis longus. Der pulsierenden A. tibialis posterior folgend, zieht der N. tibialis im Canalis malleolaris distal des Sustentaculum tali in die Fußsohle, um sich in den N. plantaris medialis et lateralis aufzuspalten. Über zahlreiche Äste, die der Nerv in seinem Verlauf abgibt, versorgt er unter anderem somatosensibel die posteriore Hautfläche des Unterschenkels sowie jene des Fußrückens und der Fußsohle. Mit seinen somatomotorischen Nervenfasern innerviert er zusätzlich fast alle plantar gelegenen Muskeln am Fuß, alle dorsalgelegenen Muskeln am Unterschenkel sowie den M. popliteus, den M. biceps femoris (Caput longum), den M. semitendinosus et semimembranosus. Er hat somit einen großen Einfluss auf die Funktionalität der unteren Extremität und kann palpatorisch wie folgt erfasst werden.

Der Klient wird in Bauchlage positioniert, sodass für den Therapeuten zwei Regionen auf der homolateralen Seite zur Betastung bereitstehen. Für die erste Region werden die steil aufgestellten Fingerbeeren von Zeige- und Mittelfinger direkt in der Kniekehle zwischen den Ursprüngen des M. gastrocnemius aufgelegt. Sie können den Puls der A. tibialis wahrnehmen und gelangen, wenn sie nach lateral wandern, auf den N. tibialis. Im distalen Bereich der Achillessehne tasten die Fingerbeeren in Richtung medial und treffen, nach dem sehnigen Rand und etwas in der Tiefe, auf die eher feste, rundliche, nervale Struktur. Der Nerv kann anschließend, direkt neben der Arterie verlaufend, noch bis zum Eintritt in die Fußsohle mit einem palpatorischen Reiz versehen werden.

▶ **Durchführungshinweis** Nach einem medialen Tarsaltunnelsyndrom sowie einer Nervenschädigung, kann es zu Missempfindungen im sensiblen Einzugsgebiet des N. tibialis kommen (Ahmad et al. 2012) (Abb. 6.14).

6.2.15 Palpation der Nn. plantares lateralis et medialis

Plantar, etwas anterior des Sustentaculum tali, entspringen aus dem N. tibialis der eher kurze N. plantaris lateralis et medialis. Diese beiden Nerven verästeln sich fußsohlenwärts und bringen jeweils einen Anteil hervor, welcher sich medial bzw. laterale nach distal erstreckt.

Der medial gelegene N. plantaris medialis verläuft zunächst unter dem M. abductor hallucis nach distal, bis er dann plantar auf Höhe des Os cuneiforme mediale in Erscheinung tritt. Er strahlt anschließend mit der Sehne des M. flexor hallucis longus bis in die distale Phalanx des Hallux. Auf diesem Weg wird der Nerv zusätzlich von der A. plantaris am Großzeh begleitet.

Der lateral gelegene N. plantaris lateralis verläuft unter den Fußwurzelknochen schräg nach laterodistal und tritt in Höhe der Tuberositas ossis metatarsale V zwischen dem M. abductor digiti minimi und dem M. flexor digitorum brevis zum Vorschein. Er zieht anschließend entlang der Kleinzehenseite weiter nach distal und wird ebenfalls von lateral verlaufenden Arterien des Metatarsus sowie der Phalanx begleitet.

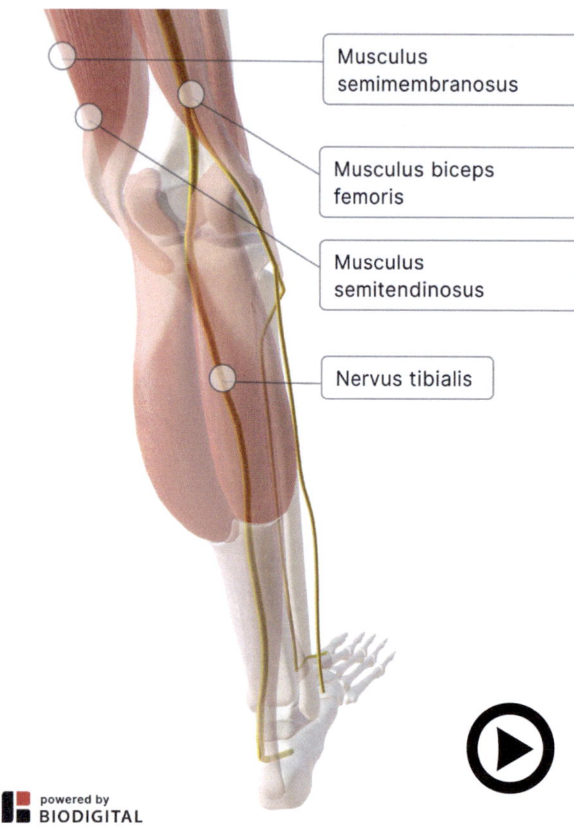

Abb. 6.14 N. tibialis (© BioDigital) und Video 6.14 Palpation N. tibialis (▶ https://doi.org/10.1007/000-606)

Die Betastung auf den N. plantaris lateralis et medialis erfolgt aus der Bauchlage mit flektiertem Kniegelenk. Der Therapeut wird mit den steil aufgestellten Fingerbeeren einen Reiz jeweils von medial bzw. lateral auf die Metatarsale I bzw. V applizieren und somit eine Reizsetzung auf den Nerv erzeugen. Als Orientierung dienen dabei die genannten Muskeln.

▶ **Durchführungshinweis** Aufgrund der starken Ausprägung von umliegendem Weichteilgewebe ist meist nur eine Reizsetzung auf den N. plantaris medialis et lateralis möglich (Abb. 6.15).

6.2.16 Palpation der Nn. cutanei dorsales pedis

Die oberflächig gelegenen Hautnerven, die den Fußrücken sensibel innervieren, können in verschiedene Gruppen zusammengefasst werden. Hierzu zählen der N. cutaneus dorsalis medialis und der N. cutaneus dorsalis intermedius aus dem N. fibularis superficialis sowie der N. cutaneus dorsalis lateralis als Abspaltung des N. suralis. Sowohl der mediale als auch der intermediale Anteil sind vor dem Malleolus lateralis lokalisiert, während der laterale N. cutaneus dorsalis distal des Fortsatzes verläuft. In ihrem Verlauf nach distal spalten sie sich mehrfach auf, sodass sie ihr Netz über den gesamten Fußrücken entfalten.

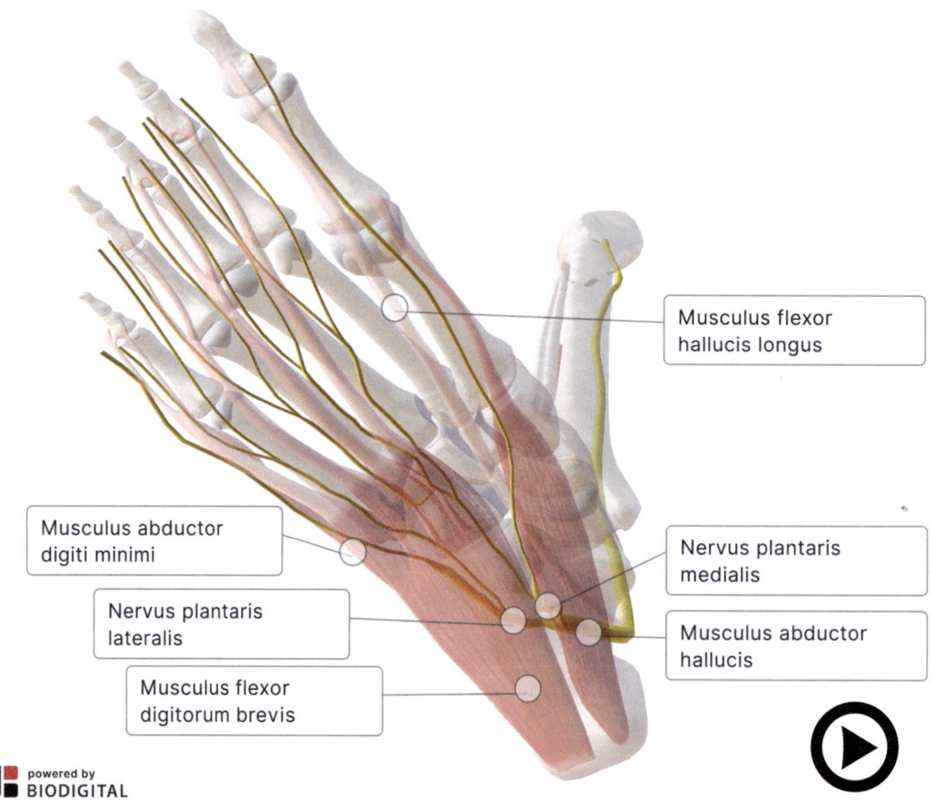

Abb. 6.15 Nn. plantares lateralis et medialis (© BioDigital) und Video 6.15 Palpation Nn. plantares lateralis et medialis (▶ https://doi.org/10.1007/000-607)

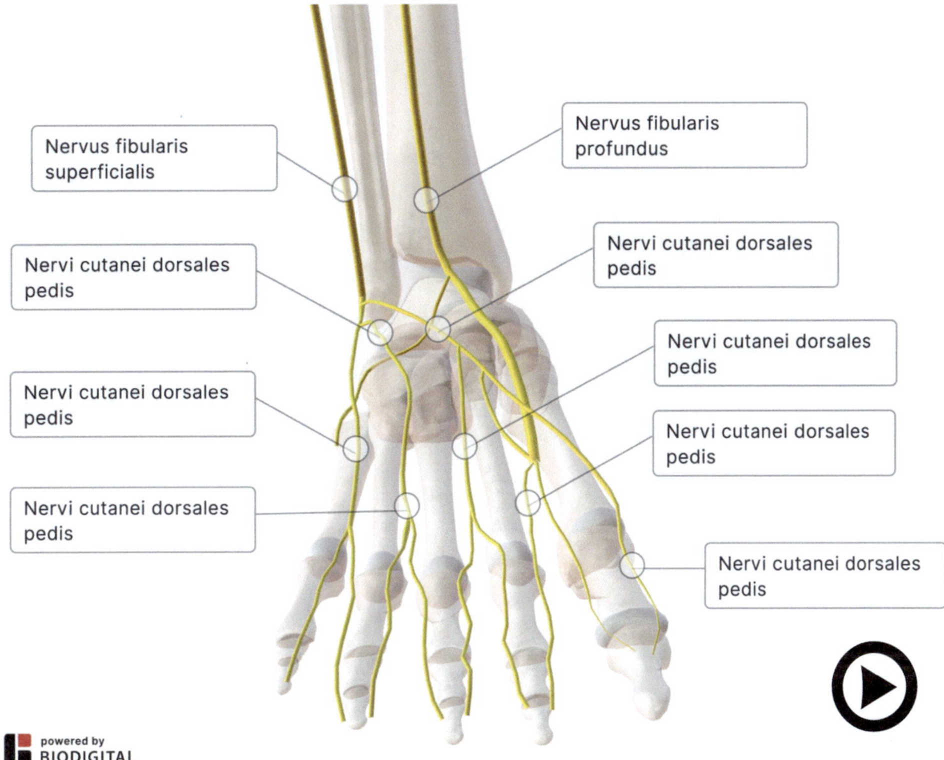

Abb. 6.16 Nn. cutanei dorsales pedis (© BioDigital) und Video 6.16 Palpation Nn. cutanei dorsales pedis (▶ https://doi.org/10.1007/000-608)

Aus der Rückenlage heraus können die einzelnen Nerven über eine Reizsetzung am Fußrücken mit den Fingerbeeren erfasst werden. Aufgrund der kleiner werdenden Verästelungen und der anatomischen Lage, ist es kaum möglich einzelne Nervenstränge isoliert zu tasten. Eine Ausnahme besteht beim N. cutaneus dorsalis pedis intermedius, welcher bei einer maximal eingestellten Inversion des Fußes teilweise proximolateral am Fußrücken zur Geltung kommt. Mit der steil aufgestellten Zeigefingerbeere kann der Nerv anschließend ähnlich wie eine Gitarrenseite bewegt und erfühlt werden.

▶ **Durchführungshinweis** Die Nn cutanei dorsales pedis sind in ihrer Anlage äußerst filigran und können daher nur einer sanften Reizsetzung unterzogen werden (Abb. 6.16).

6.3 Nerven im Bereich des Abdomens und des Rumpfes

Im Bereich des Abdomens existieren zahlreiche Nerven, die sowohl motorisch als auch sensibel den Bauchraum innervieren. Zusätzlich sorgen Organe mit ihren Rezeptoren für die Aufnahme und Weiterleitung diverser Informationen, die für die Homöostase des Organismus von hoher Bedeutung sind. Lebenswichtige Organe werden über den Thorax geschützt, der ebenfalls eine große Fläche für Nervenverläufe bietet. Da sich im Bereich des Abdomens und des Rumpfes zahlreiche Weichteile befinden, können lediglich die Nn. intercostales sowie der N. iliohypogastricus über eine Reizsetzung betastet werden. Die anatomische Lagekenntnis ist von Relevanz, um die Nervenverläufe auffinden zu können. Aus diesem Grund wird in den folgenden Kapiteln zunächst die Anatomie und anschließend die Palpation, bei welcher sich der Klient in Rückenlage befindet, beschrieben.

6.3.1 Palpation der Nn. intercostales

Direkt aus den 12 paarigen Thorakalnerven entspringen die Nn. intercostales aus den Rami anteriores und verlaufen in den Zwischenrippenräumen am Thorax nach ventral. 11 paarige Intercostalnerven werden caudal der 12. Rippe vom den beiden Nn. subcostales vervollständigt, sodass alle 12 Thorakalnerven ihre Ausläufer nach ventral verzeichnen. Im Bereich des Thorax innervieren die Nn. intercostales 1–6 motorisch die Mm. intercostales sowie sensibel die Haut am Thorax. Die Nn. intercostales 7–11 und die Nn. subcostales versorgen motorisch zusätzlich Teile der Bauchmuskulatur und sensibel weite Teile der Haut im Bereich des Bauches. Teilweise können die Nerven, da sie diverse Faszien in ihrem Verlauf perforieren, eingeengt werden. Dies kann zu unangenehmen Missempfindungen führen.

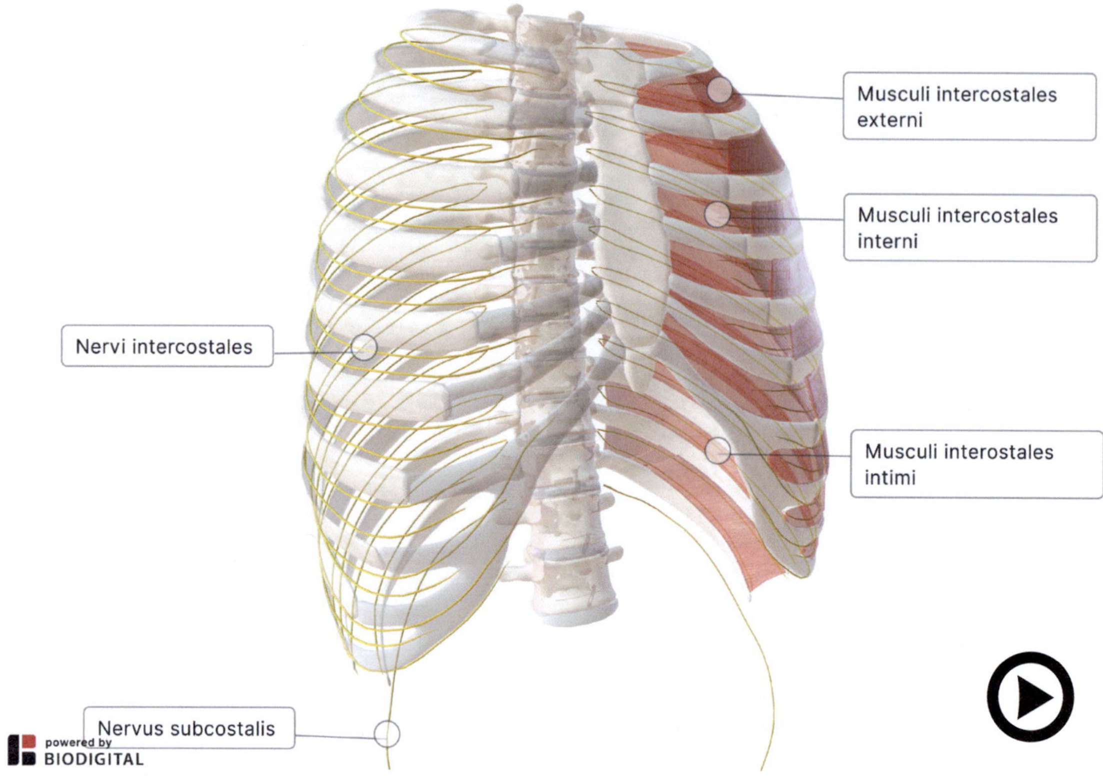

Abb. 6.17 Nn. intercostales (© BioDigital) und Video 6.17 Palpation Nn. intercostales (▶ https://doi.org/10.1007/000-609)

Für die Reizsetzung auf die Nn. intercostales kann der Klient je nach zu betastender Region individuell so gelagert werden, dass der Therapeut mit den Fingerbeeren in die Zwischenrippenräume gelangt. Die Finger werden im Bereich einer Rippe steil aufgestellt, damit sie anschließend nach cranial bzw. caudal in den Zwischenrippenraum wandern können. Im Zwischenraum angekommen, können die Fingerbeeren von dorsal nach ventral bis zum Übergang zum Sternum palpieren, um eine Reizsetzung im Nervenverlauf der Nn. intercostales zu erreichen. Die Nervenstränge verlaufen direkt an den Rändern der Rippen und werden je nach Region von Bauch bzw. Brustmuskultur überlagert, was eine direkte Erfühlung unmöglich werden lässt.

▶ **Durchführungshinweis** Die Rippen dienen als ossäre Orientierungshilfe, um die Nn. intercostales gezielt mit einem Reiz versehen zu können (Abb. 6.17).

6.3.2 Palpation des N. iliohypogastricus

Aus dem Plexus lumbalis entspringt der N. iliohypogastricus dorsal der Niere aus den zugeordneten Segmenten Th12 und L1. Er verläuft anschließend in Richtung lateral zwischen dem M. psoas major und dem M. quadratus lumborum. In seinem weiteren Verlauf in Richtung Crista iliaca perforiert der Nerv den M. transversus abdominis und strahlt cranial des Beckenkamms entlang dessen nach ventral zwischen dem M. transversus abdominis und dem M. obliquus internus abdominis. Nachdem er den knöchernen Beckenkamm in Höhe der S.I.A.S. verlässt, folgt der sich verästelnde Nerv dem Lig. inguinale weiter nach medial. Der gemischte N. iliohypogastricus versorgt somatomotorisch anteilig den M. transversus abdominis sowie den M. obliquus internus. Somatosensibel versorgt er die Hautregion cranial des Lig. inguinale und lateral des Hüftgelenks.

Da der Nerv in seinem Verlauf nahe der Crista iliaca von zahlreichen Weichteilen überdeckt wird, ist lediglich eine Reizsetzung möglich. Der Klient ist in Rückenlage zu positionieren. Der Therapeut nimmt mit steil aufgestellten Fingerbeeren zunächst Kontakt zur homolateralen Crista iliaca im vorderen Bereich des posterioren Drittels auf. Wandern die Fingerbeeren etwa einen bis zwei Querfinger in Richtung cranial des Beckenkamms, treffen sie auf den N. iliohypogastricus, der, in dieser Höhe parallel zum Beckenkamm verlaufend, nach ventral verfolgt werden kann.

▶ **Durchführungshinweis** Direkt auf dem Beckenkamm ist der N. ilioinguinalis lokalisiert, weshalb die Betastung des N. iliohypogastricus ein bis zwei Querfinger cranial des Beckenkamms durchgeführt werden sollte, um Verwechslungen auszuschließen (Abb. 6.18).

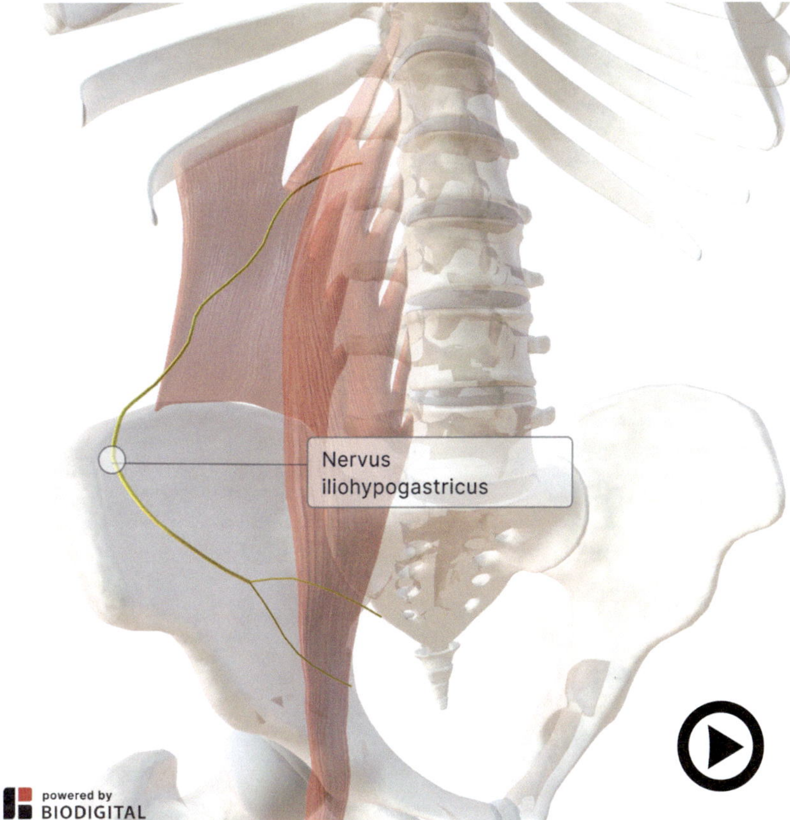

Abb. 6.18 N. iliohypogastricus (© BioDigital) und Video 6.18 Palpation N. iliohypogastricus (▶ https://doi.org/10.1007/000-60a)

6.4 Nerven im Bereich der oberen Extremität

Die somatosensible sowie somatomotorische Versorgung der oberen Extremität erfolgt durch den Plexus cervicobrachialis, welcher sich aus den Spinalnerven C1–Th1 zusammensetzt. Anschließend zieht das Nervengeflecht über den Schultergürtel nach lateral und teilt sich in einzelne periphere Nerven auf, welche die Haut und die Muskeln der oberen Extremität sowie des Kopfes innervieren. Von diesen Nerven werden in den folgenden Kapiteln jene beschrieben, die palpatorisch einer Reizsetzung unterzogen werden können. Zu diesen gehören der N. thoracicus longus, der N. suprascapularis, der N. supraclavicularis, der N. thoracodorsalis und der N. dorsalis scapulae, der N. pectoralis medialis et lateralis, der N. axillaris, der N. musculocutaneus sowie der N. medianus, der N. radialis und der N. ulnaris. Je nach anatomischer Lage wird für die Betastung die optimale Ausgangsposition des Klienten eingenommen, sodass sich der Nerv einer Reizsetzung unterziehen lässt. In den folgenden Kapiteln wird zunächst die anatomische Lage thematisiert, bevor die Betastung erfolgt.

6.4.1 Palpation des N. thoracicus longus

Der somatomotorische lange Brustnerv erhält seine Fasern aus dem supraclaviculären Anteil des Plexus brachialis. Er verläuft aus den Segmenten C5–C7 nach lateral und perforiert den M. scalenus medius, um anschließend unter der Clavicula und über der Costa prima nach caudolateral zu ziehen. Noch unter der A. axillaris zieht er gemeinsam mit der A. thoracica lateralis über den gezackten Ansätzen des M. serratus anterior bis in etwa auf Höhe der Rumpfmitte. Der N. thoracicus longus ist für die Innervation des M. serratus anterior zuständig und kann somit bei Irritation die Scapula alata begünstigen (Nguyen et al. 2015).

Die Betastung erfolgt über eine Reizsetzung im Bereich des Halses sowie des Rumpfes. Es empfiehlt sich eine Ausgangstellung, bei welcher der Kopf möglichst passiv gelagert wird, um die Halsmuskulatur zu entspannen. Die steil aufgestellten Fingerbeeren orientieren sich am M. scalenus medius (Abschn. 5.6.3) zwischen dem dorsalen Rand des M. sternocleidomastoideus und dem ventralen Rand des M. trapezius pars descendens und applizieren einen horizontal gerichteten Druck in die

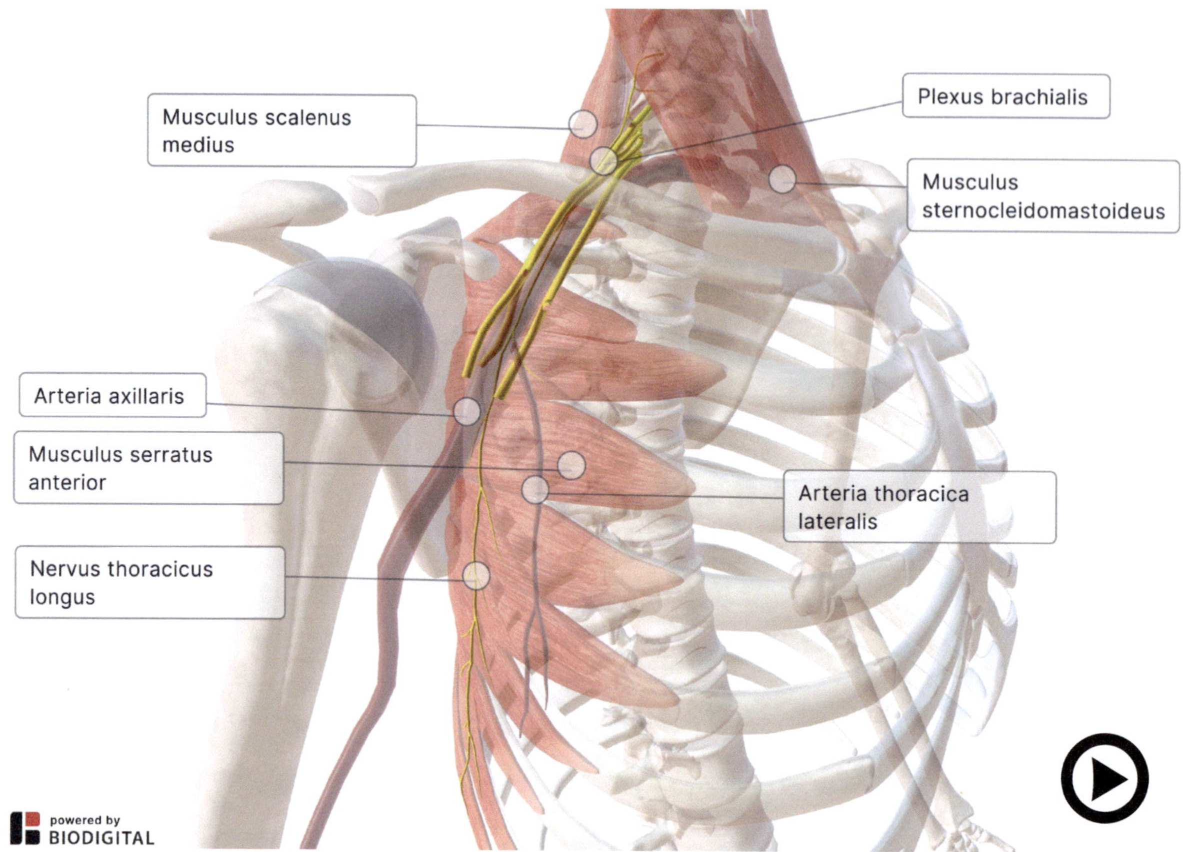

Abb. 6.19 N. thoracicus longus (© BioDigital) und Video 6.19 Palpation N. thoracicus longus (▶ https://doi.org/10.1007/000-60b)

Regio cervicalis lateralis in Richtung Wirbelsäule. Dabei setzen sie einen Reiz auf ein Areal, in dem sich neben dem N. thoracicus longus auch der N. dorsalis scapulae und der N. supraclavicularis sowie Anteile des Plexus brachialis befinden. Somit ist eine direkte Betastung in dieser Region nicht möglich.

Für die Reizsetzung im caudalen Anteil des Nervs orientieren sich die Fingerbeeren am Schnittpunkt zwischen dem caudalen Rand des M. pectoralis major und den Ansätzen des M. serratus anterior. Dort treffen die zunächst flächig aufgelegten Finger auf die A. thoracica lateralis. Dorsal der Arterie ist unmittelbar der Nerv lokalisiert, welcher über eine Reizsetzung erfasst und nach caudal verfolgt werden kann.

▶ **Durchführung** Der N. thoracicus longus ist aufgrund seiner superficialen Lage verletzungsanfällig. Eine sanfte Vorgehensweise ist daher anzuraten (Abb. 6.19).

6.4.2 Palpation des N. suprascapularis

Aus den Segmenten C5 bis C6 entspringend, ist der N. suprascapularis ein Teil des Plexus brachialis und versorgt somatomotorisch den M. supra- sowie infraspinatus und somatosensibel dorsale Anteile der Schultergelenkskapsel. Der N. suprascapularis verjüngt sich aus dem Plexus brachialis durch die hintere Scalenuslücke zwischen dem M. scalenus anterior et medius und zieht dann in Richtung dorsolateral unter dem M. omohyoideus pars inferior in Richtung Scapula. In dieser Region wird der Nerv vom M. trapezius pars descendens überdeckt, bis er durch die Incisura scapulae in der Fossa suprascapularis unterhalb des gleichnamigen Muskels eintrifft. Nachdem er einige Äste abgegeben hat, verläuft der N. suprascapularis lateral der Spina scapulae durch die Incisura spinoglenoidalis und endet schließlich breit vernetzt in der Fossa infraspinata. In diesem Anteil wird er vom M. deltoideus pars spinalis sowie vom M. infraspinatus überdeckt.

Der Nerv wird von zahlreichen Strukturen überlagert, was die Betastung erschwert und lediglich eine Reizsetzung ermöglicht. Der Klient wird in Bauchlage positioniert, sodass der Therapeut mit seinen steil aufgestellten Fingerbeeren Kontakt zur homolateralen Spina scapulae aufnehmen kann. Dort angekommen, wandern die Finger in Richtung caudal, sodass sie direkt am unteren Rand der Schulterblattgräte einen Reiz auf den Nerv setzen können.

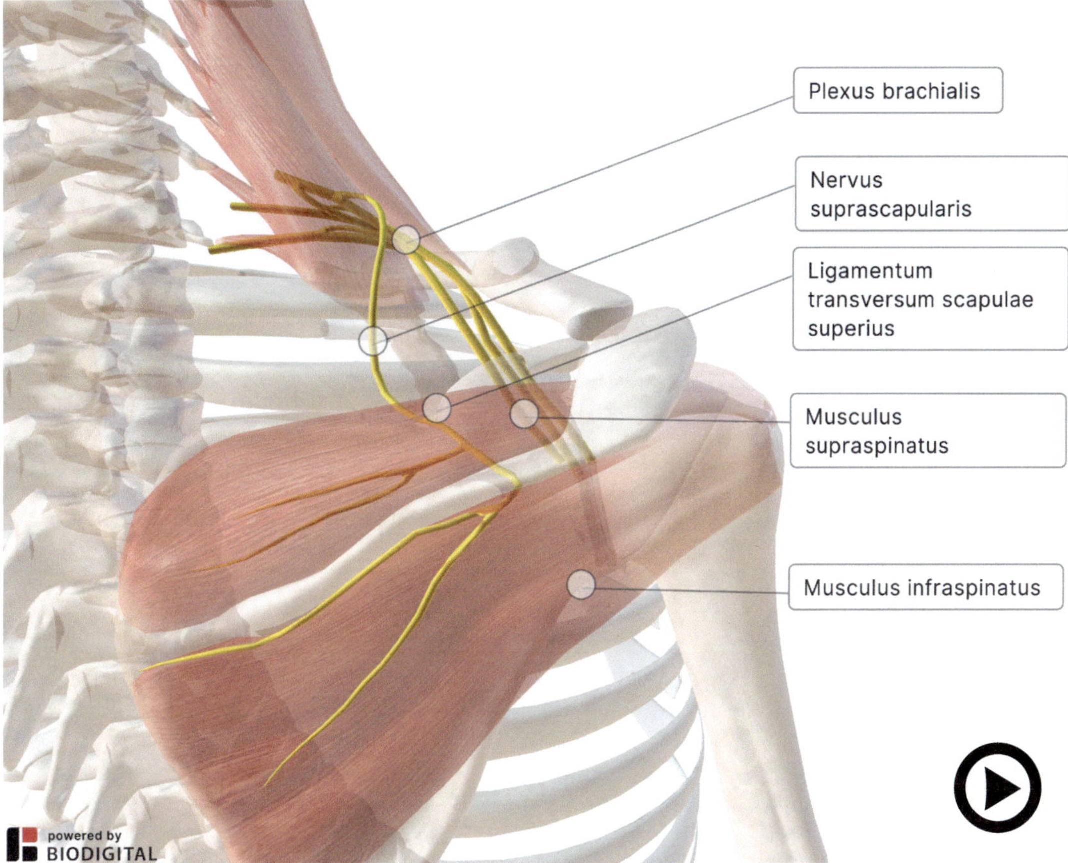

Abb. 6.20 N. suprascapularis (© BioDigital) und Video 6.20 Palpation N. suprascapularis (▶ https://doi.org/10.1007/000-60c)

▶ **Durchführungshinweis** Der N. suprascapularis zieht in seinem Verlauf durch einige potenzielle Engstellen die ihn, bei strukturell negativen Veränderungen, komprimieren können (Abb. 6.20).

6.4.3 Palpation der Nn. supraclaviculares

Die Namensgebung dieser Nerven beschreibt ihre örtliche Nähe zur Clavicula. Sie entspringen aus den Segmenten C3 bis C4 und sind somit Bestandteil des Plexus cervicalis. Die Nn. supraclaviculares lassen sich in mediale, intermediale und laterale Bestandteile einteilen und versorgen somatosensibel die Haut im Bereich des unteren Halses, der Schulter sowie der oberen Brust.

Nach dem Austritt aus dem cervicalen Nervengeflecht verlaufen die Anteile der Nn. supraclaviculares in Richtung caudolateral zwischen dem M. sternocleidomastoideus und dem M. scalenus anterior bzw. medius im cranialen Bereich. Sie umschlingen die V. jugularis externa bevor die einzelnen Anteile dann ihren Weg nach medial, intermedial und lateral zur Clavicula fortführen. Sie werden dabei in ihrem gesamten Verlauf vom Platysma überdeckt, welches sie teilweise perforieren.

Für die Reizsetzung wird der Patient in Rückenlage oder im Sitz gelagert, während der Therapeut Kontakt zur homolateralen Clavicula aufnimmt. Die Fingerbeeren werden dabei steil aufgestellt, im Bereich des Acromions positioniert und beginnen auf der Margo superior in Richtung Extremitas sternalis zu wandern. Dabei treffen sie im Verlauf wiederkehrend auf Anteile der Nn. supraclaviculares, die über eine Reizsetzung erfasst werden können.

▶ **Durchführungshinweis** Durch die anatomischen Gegebenheiten ist eine direkte Palpation der Nn. supraclaviculares nicht möglich (Abb. 6.21).

6.4.4 Palpation des N. thoracodorsalis

Unter dem Schulterblatt erstreckt sich der N. thoracodorsalis, welcher als motorischer Nerv aus dem Plexus brachialis entspringt. Im Bereich der Axilla verläuft der Nerv zwischen dem M. serratus anterior und dem M. subscapularis nach caudal und wird auf seinem Weg im distalen Drittel von der A. und V. thoracodorsalis begleitet. Im Verlauf gibt er weitere Äste ab, die für die Innervation des M. teres major sowie des M. latissimus dorsi verantwortlich sind.

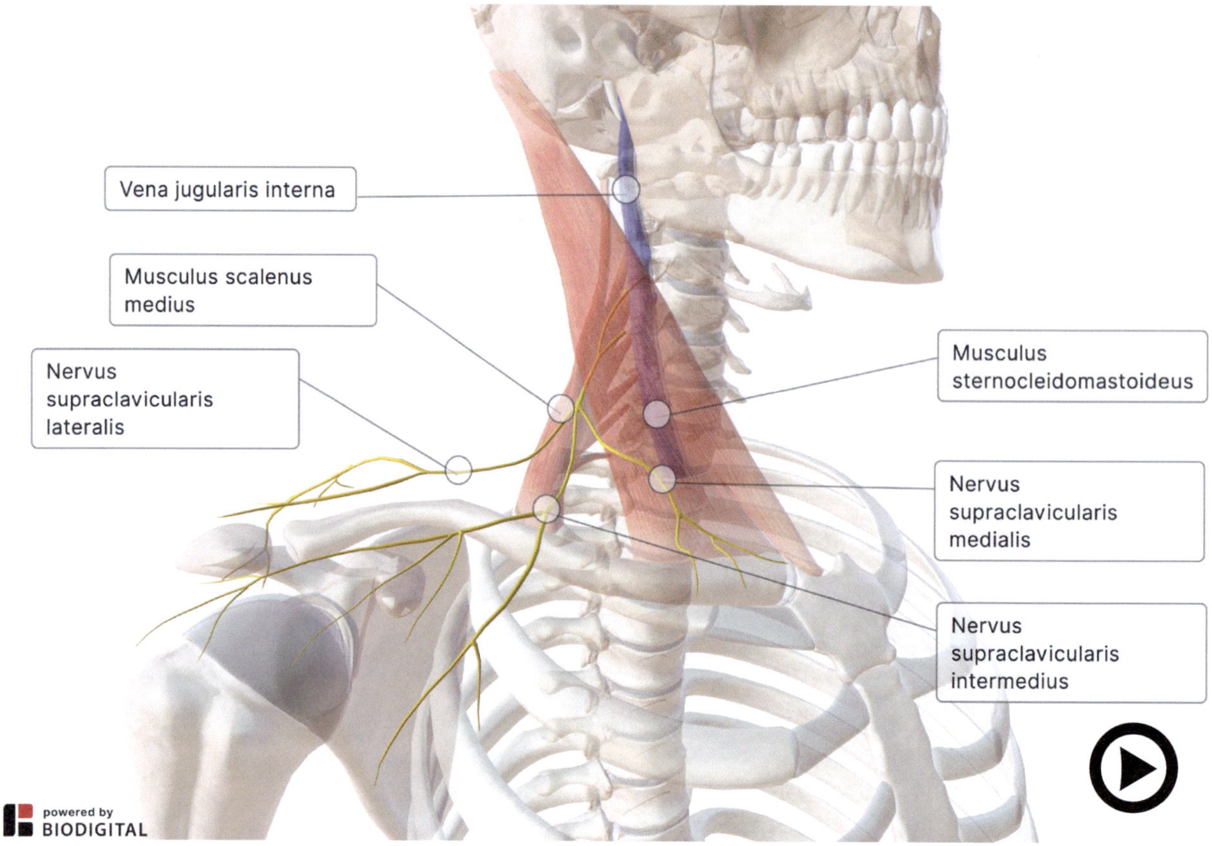

Abb. 6.21 Nn. supraclaviculares (© BioDigital) und Video 6.21 Palpation Nn. supraclaviculares (▶ https://doi.org/10.1007/000-60d)

Für die Betastung ist der Klient in Bauchlage oder im Sitz zu lagern. Der Therapeut steht in Höhe des Schulterblatts und orientiert sich mit seinen flächig aufgelegten Fingerbeeren am Angulus inferior der Scapula. Wandern die Fingerbeeren entlang der Margo lateralis in Richtung Axilla, überqueren sie den N. thoracodorsalis, als eine rundliche und feste Struktur etwa in der Mitte des Weges. Es ist wichtig, dass sich die Fingerbeeren nicht direkt auf dem knöchernen Schulterblatt, sondern kurz davor, auf dem M. serratus anterior und zwischen dem M. teres major und dem M. latissimus dorsi, befinden (Abb. 6.22).

▶ **Durchführungshinweis** Während der Palpation kann es zu Missempfindungen kommen, welche sich in Richtung des M. latissimus dorsi äußern.

6.4.5 Palpation des N. dorsalis scapulae

Aus dem Plexus brachialis und speziell dem Segment C5 entspringt der N. dorsalis scapulae, der anschließend in seinem Verlauf nach caudolateral zwischen dem M. scalenus medius et posterior hindurch zieht. Nach dem Durchtritt orientiert sich der Nerv in Richtung des Angulus superior der Scapula und teilt sich in einen Anteil, welcher dorsal in Richtung Fossa supraspinata und einen zweiten Anteil der ventral des M. levator scapulae in Richtung Margo medialis der Scapula zieht. Der zweitgenannte Anteil verfolgt anschließend die Scapula an der medialen Kante bis zum Angulus inferior und wird von den Mm. rhomboidei und dem M. levator scapulae überdeckt. Vor der Teilung wird der somatomotorische Nerv, der den M. levator scapulae sowie die Mm. rhomboidei innerviert, großflächig vom M. trapezius pars descendens bzw. pars transversus überlagert.

Für die Reizsetzung wird der Klient in Bauchlage oder im Sitz positioniert, sodass dem Therapeuten ein optimaler Zugang von dorsal ermöglicht wird. Die Fingerbeeren werden, steil aufgestellt, am Angulus superior der Scapula positioniert, wo sie auf die Ansatzsehne des M. levator scapulae (Abschn. 5.7.1) treffen. Von dort aus wandern sie zum lateralen Rand und stoßen in der Vertiefung auf den N. dorsalis scapulae, welcher über eine Reizsetzung erreicht werden kann.

Zusätzlich können noch Palpationsimpulse in der Region der Margo medialis scapulae gegeben werden, indem die Fingerbeeren, etwas medial der knöchernen Kante, von cranial nach caudal wandern und einen Reiz in die Tiefe applizieren. Hierbei wird zeitgleich die gleichnamige Arterie und Vene der Betastung unterzogen.

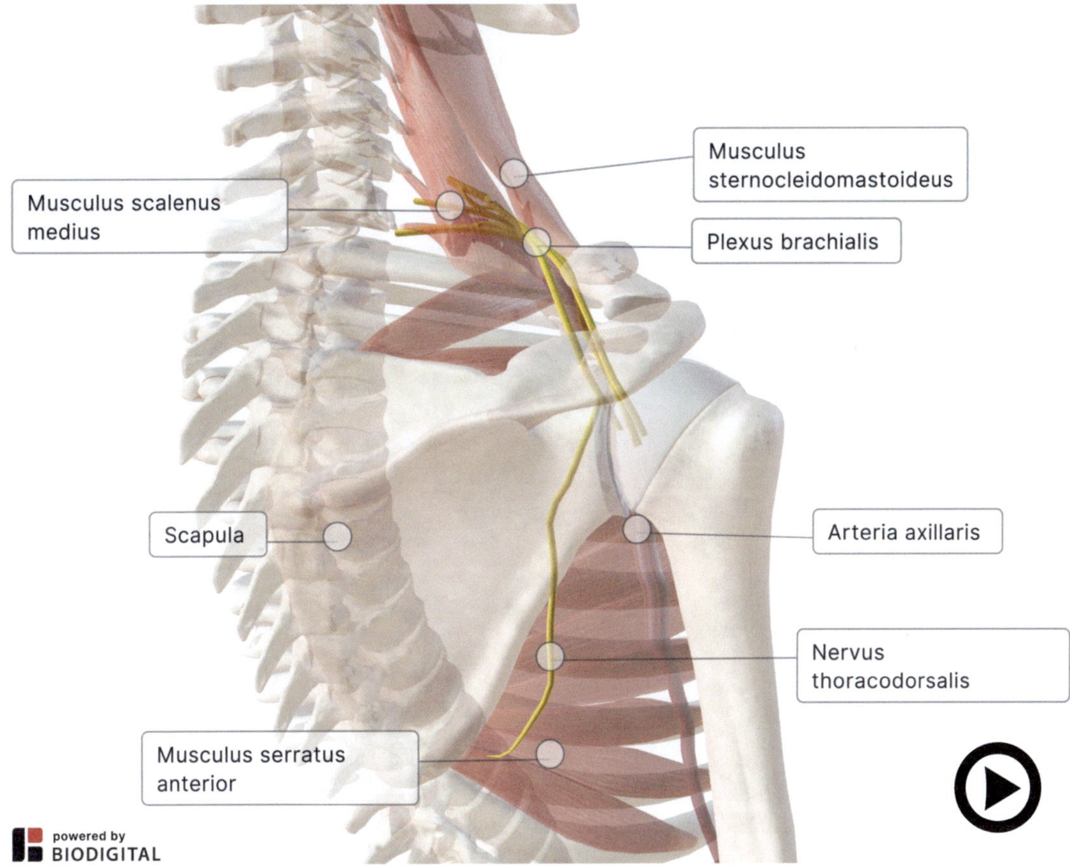

Abb. 6.22 N. thoracodorsalis (© BioDigital) und Video 6.22 Palpation N. thoracodorsalis (▶ https://doi.org/10.1007/000-60e)

▶ **Durchführungshinweis** Da die Finger erst durch diverse Muskeln hindurchpalpieren müssen, ist eine explizierte Erfassung des N. dorsalis scapulae nicht möglich (Abb. 6.23).

6.4.6 Palpation der Nn. pectorales

Der N. pectoralis medialis et lateralis entspringt aus dem Plexus brachialis und versorgt die Brustregion. Es ist zu beachten, dass sich der Name medial lediglich von der medialen Abspaltung herleitet und sich der Nerv eher lateral am Thorax befindet. Dies steht gegenüber dem lateralen Anteil, der zwar lateral entspringt, dann aber caudal der Clavicula nach medial verläuft. Beide Nerven werden durch die A. bzw. V. axillaris getrennt, wobei der N. pectoralis lateralis anterior und der N. pectoralis medialis posterior der Gefäße ziehen. Der Erstgenannte verläuft dabei direkt unter dem M. pectoralis major pars clavicularis in Richtung Extremitas sternalis, während der N. pectoralis medialis den gleichen Verlauf des M. pectoralis minor einnimmt, den er zeitweise perforiert. Beide Nerven versorgen somatomotorisch den M. pectoralis major et minor.

Für die Reizsetzung auf die Nerven wird der Patient in Rückenlage oder im Sitz positioniert, während sich der Therapeut mit den flächig aufgelegten Fingerbeeren am Proc. coracoideus orientiert. Von dort aus wandern die Fingerbeeren horizontal in Richtung Sternum, um caudal des Schlüsselbeins einen Reiz auf den N. pectoralis lateralis zu applizieren. Wandern die steil aufgestellten Fingerbeeren in Richtung caudomedial und folgen dem M. pectoralis minor, so setzen sie einen Reiz auf den N. pectoralis medialis.

▶ **Durchführungshinweis** Aufgrund der Überlagerung durch die Brustmuskulatur ist eine direkte Erfühlung der Nn. pectorales nicht möglich (Abb. 6.24).

6.4.7 Palpation des N. axillaris

In der Achselhöhle entspringt der N. axillaris aus dem Plexus brachialis. Er verläuft anschließend in Richtung distodorsal und zieht dabei direkt zwischen dem Muskelbauch des M. teres minor und M. teres major hindurch. Anschließend verläuft er mit einem Ast um den proximalen Anteil des Humerus gemeinsam mit der A. und V. circumflexa humeri nach anterior, während der andere Ast, nach distal zwischen den Köpfen des M. triceps brachii sowie nach lateral zum M. del-

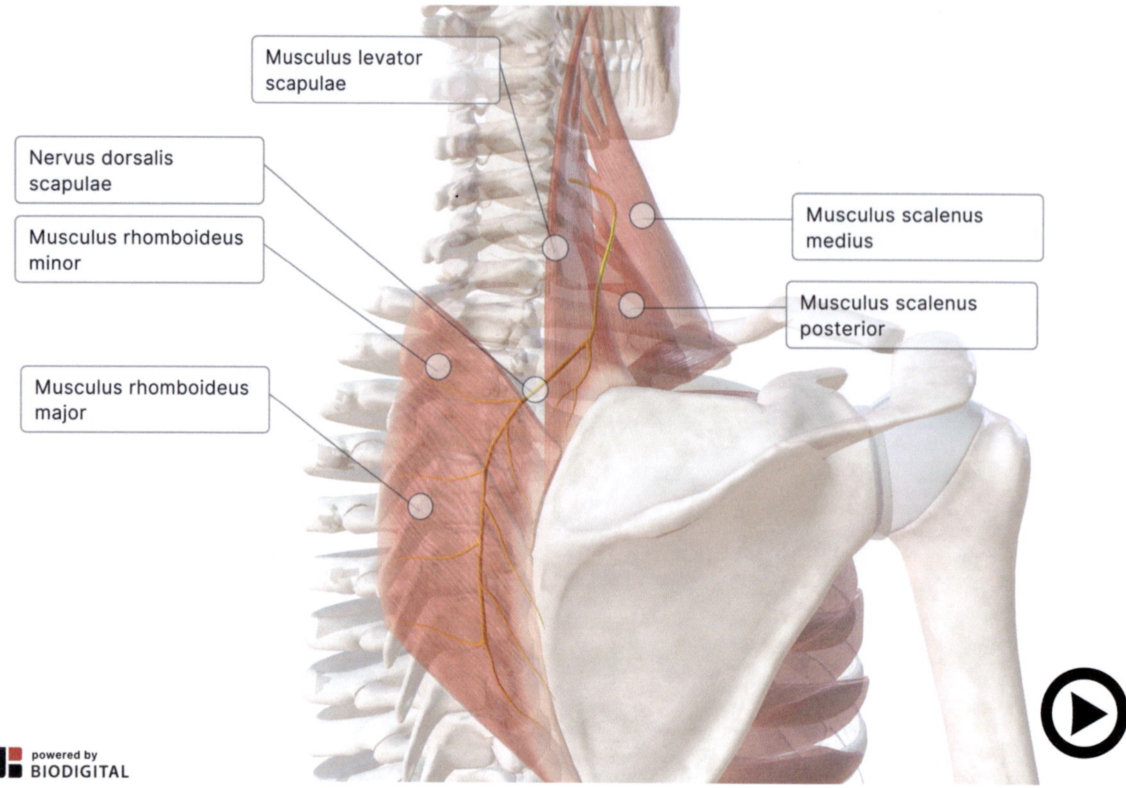

Abb. 6.23 N. dorsalis scapulae (© BioDigital) und Video 6.23 Palpation N. dorsalis scapulae (► https://doi.org/10.1007/000-60f)

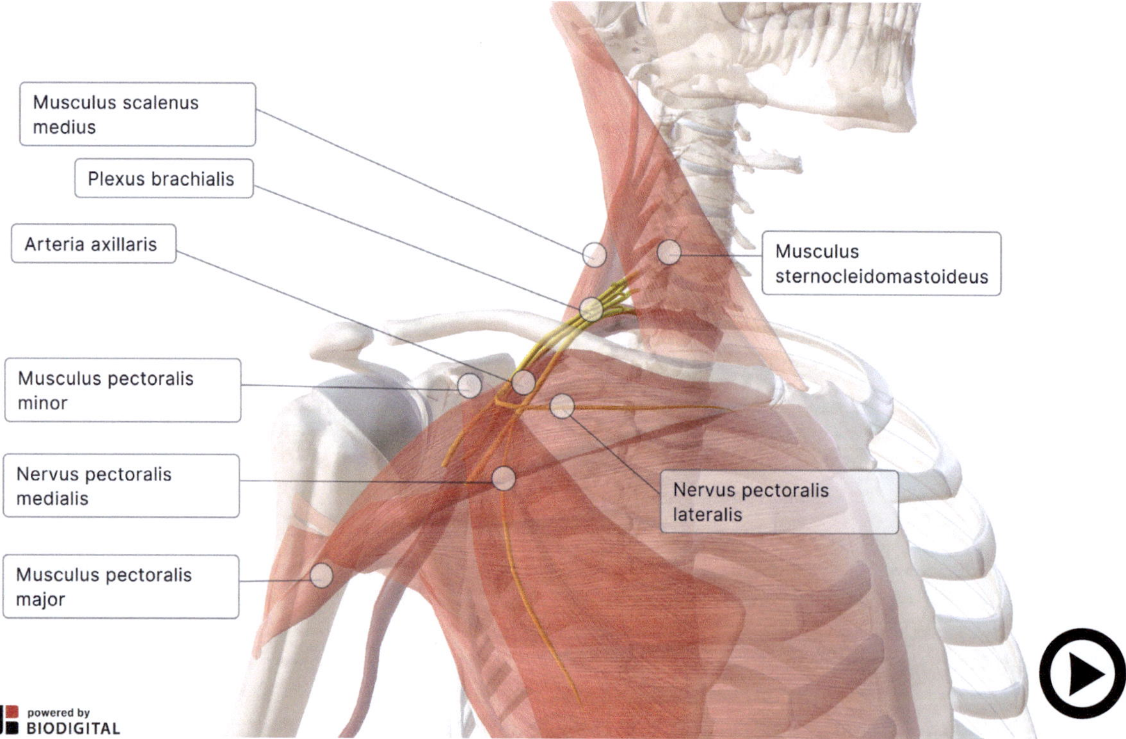

Abb. 6.24 Nn. pectoralis medialis et lateralis (© BioDigital) und Video 6.24 Palpation Nn. pectoralis medialis et lateralis (► https://doi.org/10.1007/000-60g)

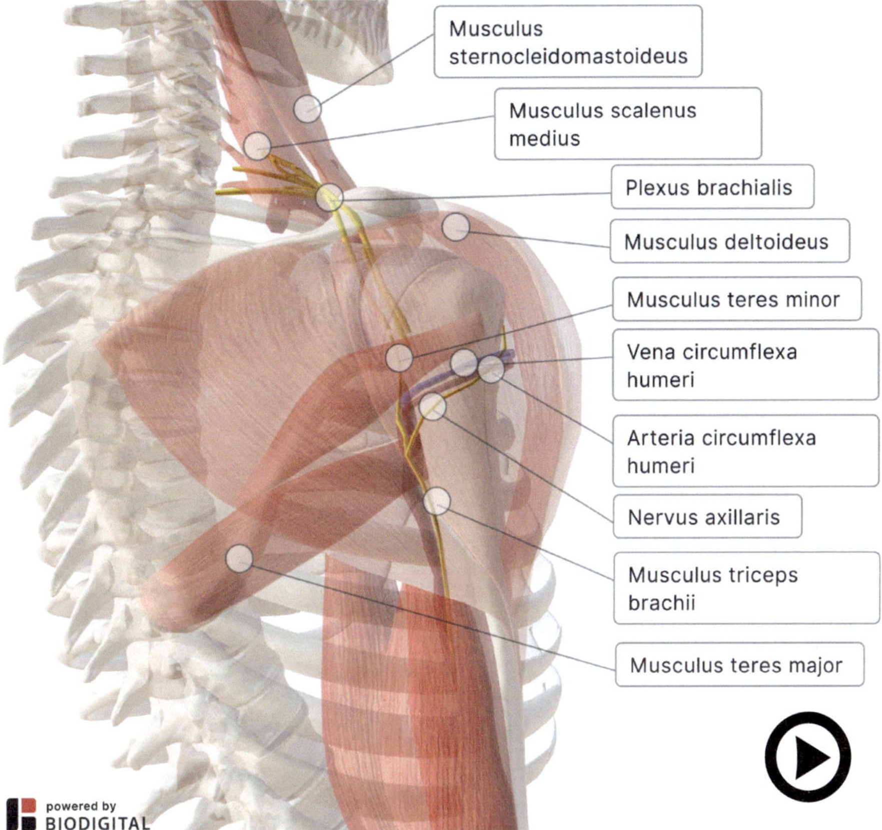

Abb. 6.25 N. axillaris (© BioDigital) und Video 6.25 Palpation N. axillaris (▶ https://doi.org/10.1007/000-60h)

toideus verläuft. Die Vernetzung des N. axillaris deckt eine große Fläche ab, sodass er motorisch für die Innervation des M. deltoideus sowie für jene des M. teres minor sorgt. Somatosensible Anteile versorgen zusätzlich die Haut der lateralen Schulterregion.

Die Reizsetzung auf den Nerv erfolgt aus der Seitlage, sodass der Therapeut einen Zugang zum obenliegenden Arm erhält. Zu beachten ist, dass der Nerv überwiegend vom M. deltoideus pars spinalis und pars acromialis überdeckt wird und somit nicht direkt erfasst werden kann. Fingerbeeren nehmen unter dem M. deltoideus Kontakt zum proximalen Anteil des Humerus sowie zum M. teres minor et major auf. Genau im Schnittpunkt dieser drei Strukturen wird ein tiefgehender Reiz über die steil aufgestellten Fingerbeeren appliziert. Zusätzlich kann zwischen dem Caput longum und Caput laterale des M. triceps brachii sowie am distalen Rand des M. deltoideus ein Reiz auf den N. axillaris gesetzt werden, der jedoch so von umliegendem Gewebe überlagert wird, dass eine direkte Erfassung nicht möglich ist.

▶ **Durchführungshinweis** Die Intensität der Reizsetzung auf den N. axillaris ist von der individuell unterschiedlichen Konstitution des Klienten abhängig (Abb. 6.25).

6.4.8 Palpation des N. musculocutaneus

Dorsal des M. coracobrachialis, im proximalen Drittel des Humerus, entspringt der N. musculocutaneus aus dem Plexus brachialis. Er wird somit in seinem Ursprungsgebiet vom M. pectoralis major und dem Caput breve des M. biceps brachii überdeckt. Der Nerv verfolgt anschließend den M. coracobrachialis, indem er an dessen oberen Rand nach distolateral zieht. Etwa im medialen Drittel des Humerus verläuft der N. musculocutaneus zwischen dem M. brachialis und dem M. biceps brachii weiter in Richtung Epicondylus lateralis humeri. Den M. biceps brachii perforierend, entsendet er in der Ellenbogenbeuge nahe des N. sowie der A. radialis den N. cutaneus antebrachii lateralis als einen weiterlaufenden Ast, der zwischen dem M. brachioradialis und dem M. flexor carpi radialis im ventralen Unterarm lokalisiert ist. Ein zweiter Ast des N. musculocutaneus, der N. cutaneus antebrachii medialis, spaltet sich bereits im mittleren Drittel des Humerus ab und verfolgt die mediale Seite des Oberarms sowie die ulnare Seite des Unterarms bis in das distale Drittel in der Region der Ulna.

Aufgrund seines gemischten Faserinhaltes innerviert der Nerv somatomotorisch den M. coracobrachialis, den M. bra-

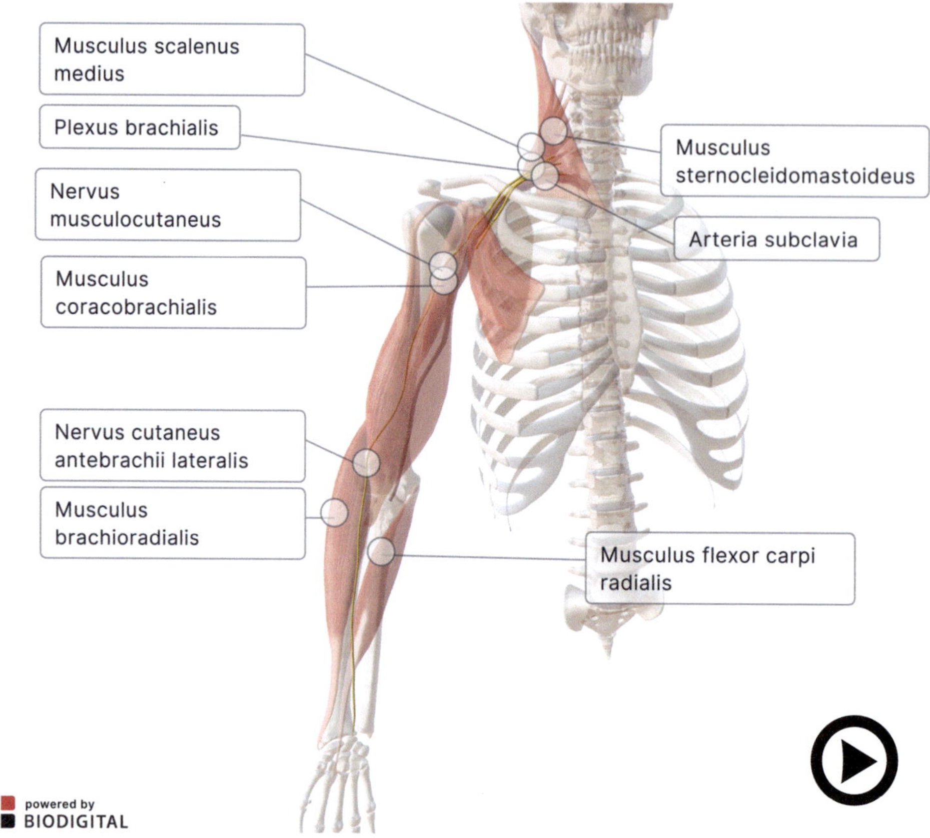

Abb. 6.26 N. musculocutaneus (© BioDigital) und Video 6.26 Palpation N. musculocutaneus (▶ https://doi.org/10.1007/000-60j)

chialis und den M. biceps brachii, während er somatosensibel die Ellenbogengelenkskapsel und radiale sowie ventrale Hautareale des Unterarms versorgt.

Für die Reizsetzung auf den N. musculocutaneus, bei jener der Klient in Rückenlage positioniert wird, eignen sich zwei Areale. Der Therapeut steht seitlich und nimmt zunächst mittig am Humerus von anterior Kontakt zum M. biceps brachii auf. Die flach aufgelegten Fingerbeeren verfolgen den Muskel in Richtung proximal und folgen dabei dem Caput breve. Im Bereich, indem sich beide Köpfe aufteilen, gleiten die Fingerbeeren in die Tiefe, sodass sie auf den M. coracobrachialis und somit auch auf den N. musculocutaneus treffen.

Der zweite Zugang wird in der Ellenbogenbeuge ermöglicht. Hierfür orientieren sich die flächig aufgelegten Fingerbeeren im Schnittpunkt zwischen dem lateralen Rand des M. biceps brachii und dem medialen Rand des M. brachioradialis. Direkt in der Vertiefung treffen die Fingerbeeren sowohl auf den N. musculocutaneus als auch auf den N. radialis. Verfolgen sie den medialen Rand des M. brachioradialis, so wird der N. cutaneus antebrachii lateralis, welcher ein abspaltender Ast ist, betastet.

▶ **Durchführungshinweis** Je nach anatomischer Anlage kann der N. musculocutaneus den M. coracobrachialis durchstoßen (Pećina & Bojanić 1993) (Abb. 6.26).

6.4.9 Palpation des N. medianus

Der aus dem Plexus brachialis entspringende Nerv verläuft ganz nach seinem Namen im medialen Bereich des anterioren Ober- und Unterarmes. Direkt in der Axilla zwischen der Ansatzsehne des M. latissimus dorsi und dem M. coracobrachialis verläuft der Nerv gemeinsam mit der A. axillaris bzw. anschließend der A. brachialis nach distolateral unter dem M. biceps brachii in Richtung Ellenbogenbeuge. Direkt in der Fossa cubitalis tritt der N. medianus medial der A. brachialis kurz an die Oberfläche, um dann unter dem M. pronator teres in die Tiefe des Unterarms einzutauchen. Im Bereich der tiefen Unterarmmuskulatur verläuft der Nerv zwischen dem M. flexor pollicis longus und dem M. flexor digitorum profundus nach distal in Richtung Hand. Palmar und mittig an der Hand angekommen, zieht er zwischen den Sehnen des M. flexor digitorum superficialis und des M. flexor carpi radialis unter dem Retinaculum flexorum in die Handfläche und teilt sich in einzelne Äste auf, die bis in die Finger weiterlaufen. Die somatomotorischen Anteile des Nervs versorgen fast alle Unterarmflexoren bis auf den M. flexor carpi ulnaris sowie in der Hand den M. abductor pollicis brevis, den M. opponens pollicis sowie das Caput superficiale des M. flexor pollicis brevis und den M. lumbricalis I et II. Zusätzlich innervieren somatosensible Fasern die Hautareale über dem Daumenballen sowie die radiale Hälfte der Hohlhand. Weiterhin versorgt er die Haut des Pollex, des Index und des Digitus medius, sowie die radiale Hälfte des Digitus anularis. Dorsalseitig innerviert der Nerv sensibel die distalen Enden der Digiti I-III ab der Hälfte der Phalanx medialis, sowie die radiale Hälfte der distalen Phalanx am Digitus IV.

Unterzieht sich der Nerv einer Reizsetzung über die steil aufgestellten Fingerbeeren, wird empfohlen den Klienten in Rückenlage mit passiv gelagertem Arm zu positionieren. Der Therapeut steht seitlich in Höhe des Oberarms und appliziert die Fingerbeeren direkt im Sulcus bicipitalis medialis, der vom Caput breve des M. biceps brachii und dem M. triceps brachii sowie dem Septum intermusculare mediale begrenzt wird. Ausgehend von diesem Referenzpunkt medial am Oberarm folgen die Finger der Rinne nach distal und treffen in der Ellenbogenbeuge auf die pulsierenden A. brachialis (Abschn. 7.1.3.3), die in der Fossa cubitalis medial des M. biceps brachii (Abschn. 5.8.4) aufgefunden werden kann. Direkt medial der Arterie wandern die Fingerbeeren sanft in die Tiefe und treffen ebenfalls auf den N. medianus.

Eine zweite Region, die sich für die Betastung eignet, befindet sich palmar in Höhe des Gelenkspaltes des Art. radiocarpalis. Hier befindet sich der Nerv zwischen den Sehnen des M. palmaris longus und der gemeinsamen Sehnenscheide des M. flexor pollicis longus und des M. flexor carpi radialis. In dieser Region kann über einen Druck in die Tiefe ein Reiz erzeugt werden.

▶ **Durchführungshinweis** Je nach anatomischer Anlage kann der N. medianus den M. pronator teres durchstoßen (Soubeyrand et al. 2020) (Abb. 6.27).

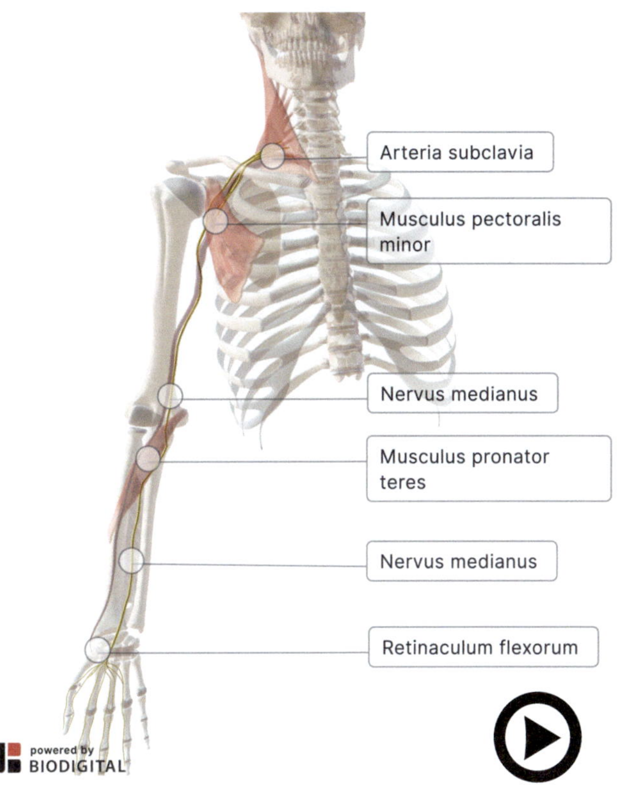

Abb. 6.27 N. medianus (© BioDigital) und Video 6.27 Palpation N. medianus (▶ https://doi.org/10.1007/000-60k)

6.4.10 Palpation des N. radialis

In der Axilla entspringt der N. radialis aus dem Plexus brachialis und beginnt seinen langen Verlauf in Richtung distolateral zum Humerus. Posterior im proximalen Bereich am Humerus nimmt er einen ähnlichen Verlauf wie die A. profunda brachii und schlingt sich etwa im mittleren Drittel um den Oberarmknochen nach lateral. Direkt zwischen den Muskelbäuchen des Caput laterale des M. triceps brachii und dem M. brachialis tritt der N. radialis anschließend empor und zieht entlang des Vorderrandes des M. brachioradialis und des lateralen Randes des Caput longum des M. biceps brachii bis anterior des Epicondylus lateralis humeri in die Fossa cubitalis.

Dort taucht er gemeinsam mit der A. radialis in die Tiefe ab und verläuft als Ramus superficialis direkt unter dem M. brachioradialis entlang des Radius nach distal. Nachdem er im mittleren Drittel des Radius den M. pronator teres im Bereich der Ansatzsehne unterquert, schlingt er sich um die Speiche um distal am Unterarm nach dorsal zu gelangen. Dort überquert er einige Extensoren bis er sich unter dem Retinaculum extensorum in weitere Äste aufteilt, die zum Daumen, dem Zeigefinger und dem Mittelfinger weiterlaufen.

Das Pars profunda des N. radialis, welches in Höhe der Circumferentia radii weiter in die Tiefe zieht, verläuft, noch unter dem M. supinator, die Speiche im proximalen Drittel umschlingend, nach dorsal. Am Unterarm orientiert sich der Nervenast dorsal an der Membrana interossea antebrachii und endet im distalen Bereich des Radius.

Aufgrund seiner Länge hat der Nerv einen großen motorischen Einfluss und innerviert unter anderem den M. triceps brachii sowie den M. anconeus und nahezu alle Muskeln der Gruppe der dorsalen Unterarmmuskulatur. Somatosensibel ist er für die Versorgung der Hautareale im lateralen sowie dorsalen Bereich des Armes, des Daumen, des Zeige- und Mittelfingers zuständig

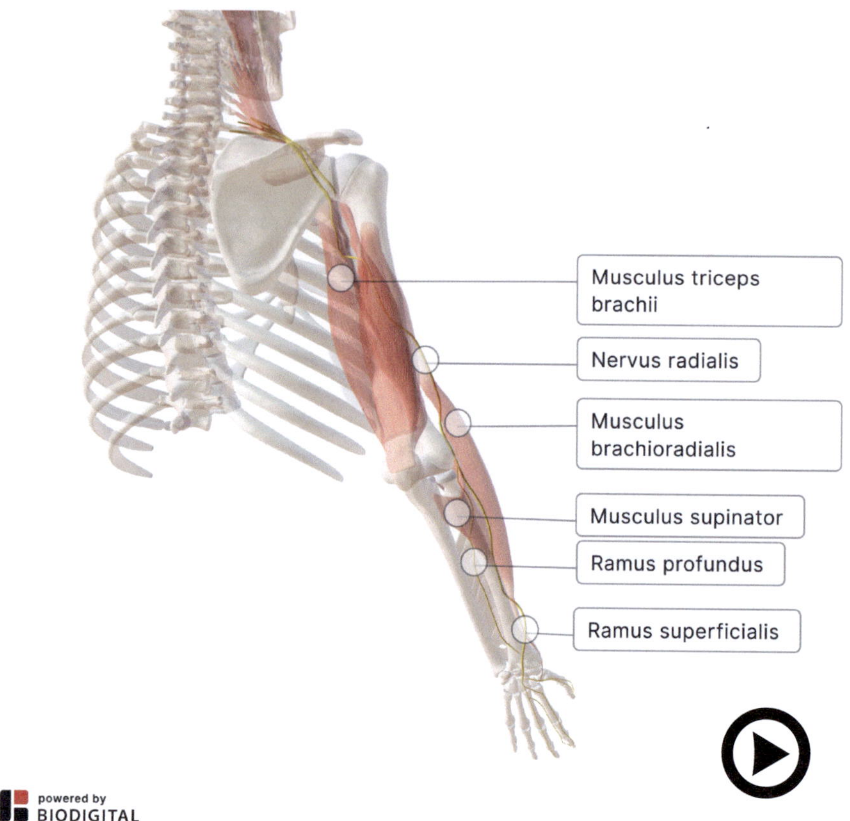

Abb. 6.28 N. radialis (© BioDigital) und Video 6.28 Palpation N. radialis (▶ https://doi.org/10.1007/000-60m)

Für die Betastung, bei der der Patient im Sitz mit passiv gelagertem Arm zu positionieren ist, eigenen sich zwei Regionen. Der erste Zugang zum Nerv entsteht lateral am Oberarm zwischen dem lateralen Rand des Caput breve des M. biceps brachii und dem medialen Rand des M. brachioradialis. Die Fingerbeeren werden flächig in der beschriebenen Region aufgelegt und beginnen direkt am Vorderrand des M. brachioradialis in die Tiefe zu palpieren. Anschließend wandern sie nach distal, bis sie im anterioren Bereich des Epicondylus lateralis humeri angekommen sind. Ebenfalls in dieser Region befindet sich die A. profunda brachialis, die den Nerv in diesem Abschnitt begleitet.

Der zweite Zugang ergibt sich im distalen Bereich des Radius. Die Fingerbeeren erfassen den Radialispuls so proximal wie möglich und treffen dabei zwischen dem M. brachioradialis und dem M. flexor carpi radialis auf die A. radialis sowie den gleichnamigen Nerv mit seinem superficialen Anteil. Anschließend folgen die flächig aufgelegten Finger mit mäßigem Druck dem geschlängelten Verlauf bis zum Handrücken ulnar des Tuberculum dorsale am Radius, um den N. radialis mit einem Reiz zu versehen.

▶ **Durchführungshinweis** Je nach anatomischer Anlage kann der N. radialis den M. supinator durchbohren (Gilan et al. 2020) (Abb. 6.28).

6.4.11 Palpation des N. ulnaris

In der Axilla entspringt der N. ulnaris aus dem Plexus brachialis und zieht anschließend medial am Oberarm gemeinsam mit der A. axillaris und dem N. medianus nach distal. Hierbei durchläuft er medial am Humerus den Sulcus bicipitalis medialis, der vom Caput breve des M. biceps brachii und dem M. triceps brachii sowie dem Septum intermusculare mediale begrenzt wird. Dorsomedial am Ellenbogen angekommen, zieht der N. ulnaris zwischen dem Epicondylus medialis humeri und dem Olecranon durch den Sulcus nervi ulnaris, entlang der Ulna, nach distal. Er wird in diesem Abschnitt vom M. flexor carpi ulnaris überdeckt. Etwa im mittleren Drittel des Unterarms schlingt er sich zwischen dem M. flexor digitorum superficialis und dem M. flexor carpi ulnaris in die Oberfläche und zieht mit der A. ulnaris nach distal in Richtung Hand. Ulnar an der Hand durchtritt der N. ulnaris die Loge de Guyon, die begrenzt wird durch das Retinaculum flexorum, das Lig. carpi palmare sowie dem Hamulus ossis hamati, dem Os pisiforme und dem Lig. pisohamatum. Anschließend teilt sich der Nerv in weitere Äste auf, welche hauptsächlich zum Klein- und Ringfinger verlaufen. Während sich die somatosensible Verschaltung des Nervs auf die Haut im Bereich des Kleinfingerballens von palmar und dorsal sowie der ulnaren Seite des Ringfingers beschränkt, hat er somatomotorisch einen größeren Einfluss. Motorisch versorgt er neben dem M. flexor carpi ulnaris und dem M. flexor digitorum profundus weite Teile der Handmuskulatur im Bereich Hypothenar, Mittelhand und Thenar.

Für die Betastung des Nervs, bei der sich der Klient in Rückenlage befindet, eignen sich mehrere Referenzpunkte, da er sich zum großen Teil an der Oberfläche befindet. Der Therapeut steht seitlich in Höhe des Oberarms und appliziert die steil angelegten Fingerbeeren direkt im Sulcus bicipitalis medialis, der vom Caput breve des M. biceps brachii und dem M. triceps brachii sowie dem Septum intermusculare mediale begrenzt wird. Er trifft neben dem N. ulnaris ebenso auf den N. medianus, welcher durch die gleiche Rinne verläuft. Die Fingerbeeren wandern anschließend, dem medialen Rand des M. triceps brachii folgend, nach distal, bis sie dorsomedial des Epicondylus medialis humeri in den Sulcus nervi ulnaris gelangen. Direkt in dieser Vertiefung kann der Nerv quer zum Verlauf erspürt werden.

Ein weiterer Zugang entsteht zu Beginn des distalen Unterarms. Die steil aufgelegten Fingerbeeren treffen direkt zwischen dem M. flexor digitorum superficialis und dem M. flexor carpi ulnaris auf den N. ulnaris. Die pulsierende A. ulnaris ist dabei wegweisend, da sie unmittelbar in der Nähe des Nervs lokalisiert ist. Wandern die Fingerbeeren nach distal, kann der Nerv im restlichen Verlauf palpatorisch erfasst werden.

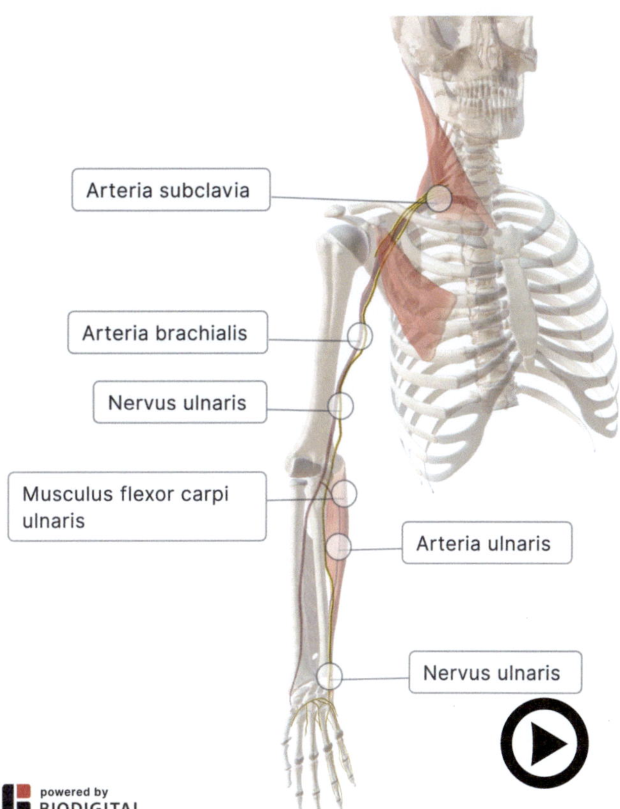

Abb. 6.29 N. ulnaris (© BioDigital) und Video 6.29 Palpation N. ulnaris (▶ https://doi.org/10.1007/000-60n)

▶ **Durchführungshinweis** Speziell im Sulcus nervi ulnaris ist der N. ulnaris aufgrund seiner superficialen Lage verletzungsanfällig (Assmus et al. 2011). Die Ertastung sollte daher behutsam durchgeführt werden (Abb. 6.29).

6.5 Nerven im Bereich des Kopfes/Halses

Menschen kommunizieren miteinander, auch wenn sie kein Wort wechseln. Dies geschieht hauptsächlich über nonverbale Signale wie Mimik und Gestik. Es wird speziell mit den Augen, der Nase, dem Mund bzw. dem Hals kommuniziert, indem die Muskeln so angesteuert werden, dass eine Emotion wie Freude, Zuneigung, Abneigung, Angst oder Wut zum Ausdruck gebracht wird. Auch der direkte Blickkontakt beim Gespräch ist ein wichtiger Anhaltspunkt für den Informationsaustausch. Neben diesen Aspekten der Kommunikation müssen im Bereich des Kopfes noch weitere elementare Funktionen, wie das Sprechen, die Nahrungsaufnahme oder das Zwinkern, um nur einige zu nennen, stattfinden. Hierfür werden Nerven benötigt, welche die gezielten Signale an die jeweiligen Effektoren senden bzw. Reize aus jenen aufnehmen und weiterleiten können. Zahlreiche Nerven im Bereich des Kopfes und des Halses übernehmen diese Aufgabe. In den folgenden Kapiteln werden lediglich ausgewählte Nerven thematisiert, welche über eine Reizsetzung palpatorisch erfasst werden können. Da die anatomische Lage im Vorfeld zu klären ist, wird im ersten Teil jeweils der Nerv in seinem Verlauf beschrieben, bevor anschließend die Betastungsanleitung folgt. Zu den Nerven, die in diesem Abschnitt des Buches beschrieben werden, gehört der N. facialis, der N. trigeminus, der N. occipitalis major et minor und der N. phrenicus.

6.5.1 Palpation des N. facialis

Der VII. Hirnnerv verlässt im Angulus pontocerebellaris zwischen dem Truncus cerebri und dem Cerebellum das Gehirn in Richtung Glandula parotidea. Im Bereich der Ohrspeicheldrüse teilt er sich weiter in einen Pars temporofacialis und einen Pars cervicofacialis auf, die den Kopf und das Gesicht weiterführend sensibel, motorisch, aber auch parasympathisch versorgen. Es existieren zahlreiche Nervenäste, welche sich im weiteren Verlauf abspalten. Die gemischten Nervenfasern versorgen neben der sensorischen Innervation der Geschmacksknospen, der sensiblen Innervation der Haut des Meatus acusticus externus sowie der

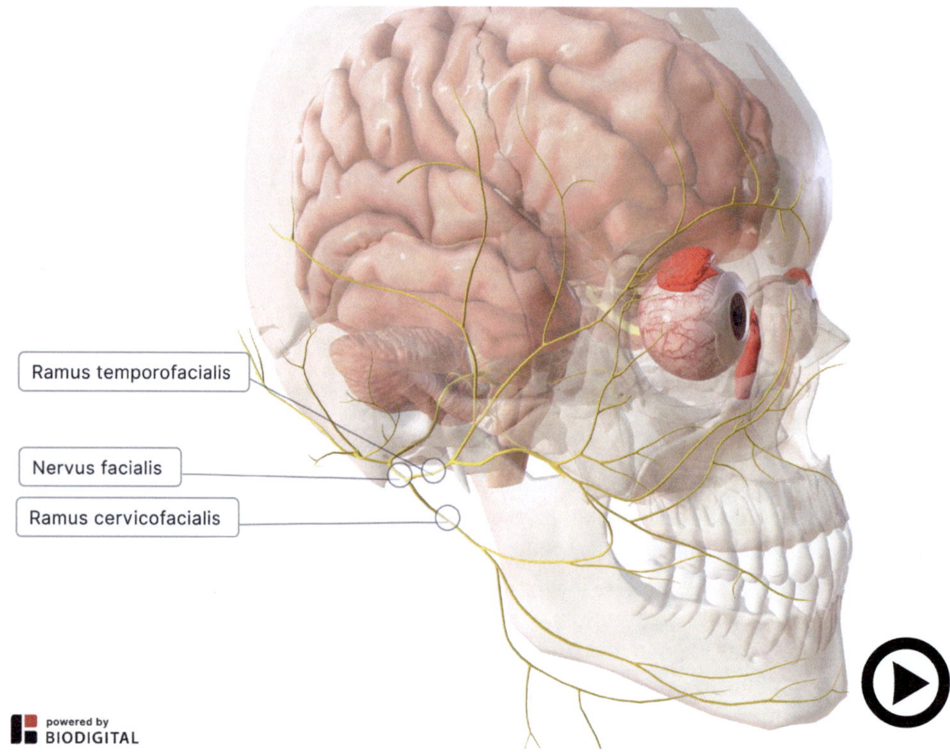

Abb. 6.30 N. facialis (© BioDigital) und Video 6.30 Palpation N. facialis (▶ https://doi.org/10.1007/000-60p)

Membrana tympanica auch motorisch zahlreiche Muskeln. Dazu zählen beispielsweise die mimischen Muskeln im gesamten Bereich des Gesichts sowie Anteile der suprahyoidalen Muskulatur bis hin zum M. stapedius im Ohr selbst.

Bei einer Facialisparese kann beobachtet werden, wie ein Mensch ohne Mimik kommuniziert, da er genau diese Muskeln ansteuert.

Die palpatorische Reizsetzung auf den N. facialis kann aus jeder Ausgangsstellung erfolgen und bezieht sich lediglich auf die Region kurz vor der Aufspaltung in seine beiden größeren Endäste. Die Fingerbeeren werden flächig und mit nur mäßigem Druck im anterioren Bereich des Ohrläppchens, caudal des Kiefergelenks, aufgelegt. Sie treffen unteranderem auch auf die pulsierende A. carotis externa sowie die V. temporalis superficialis. Wird nun ein sanfter Druck in die Tiefe appliziert, wird auch der N. facialis über einen Reiz erreicht. Die Endäste können über einen flächigen Druck der Finger beeinflusst werden.

Eine weitere Abspaltung des N. facialis ist der N. auricularis posterior, der sich ganz nach seinem Namen hinter dem Ohr befindet. Über die flächig aufgelegten Fingerbeeren in dieser Region kann ein Reiz auf den Muskel erzeugt werden, indem die Finger, quer zum Nervenverlauf nach superior und inferior wandern.

▶ **Durchführungshinweis** Die Reizsetzung erfolgt durch die Ohrspeicheldrüse hindurch und sollte daher sanft erfolgen (Abb. 6.30).

6.5.2 Palpation des N. trigeminus

Der Nervus trigeminus wird auch als fünfter Hirnnerv bezeichnet und führt sowohl speziell-viszeromotorische als auch allgemein-somatosensible Nervenfasern. Der Nerv entspringt im äußeren Bereich der Pons und zieht zum Pars petrosa ossis temporalis, um dort durch die Dura mater hindurchzutreten. Während seines Verlaufs nach rostral weitet sich der N. trigeminus zum Ganglion trigeminale aus und untergliedert sich anschließend in seine Endäste dem N. ophthalmicus, dem N. maxillaris und dem N. mandibularis. Die Namen der drei Äste lassen direkt auf ihre Lokalisierung am Schädel schließen, sodass sich der V_1 am Auge, der V_2 am Oberkiefer und der V_3 am Unterkiefer befindet.

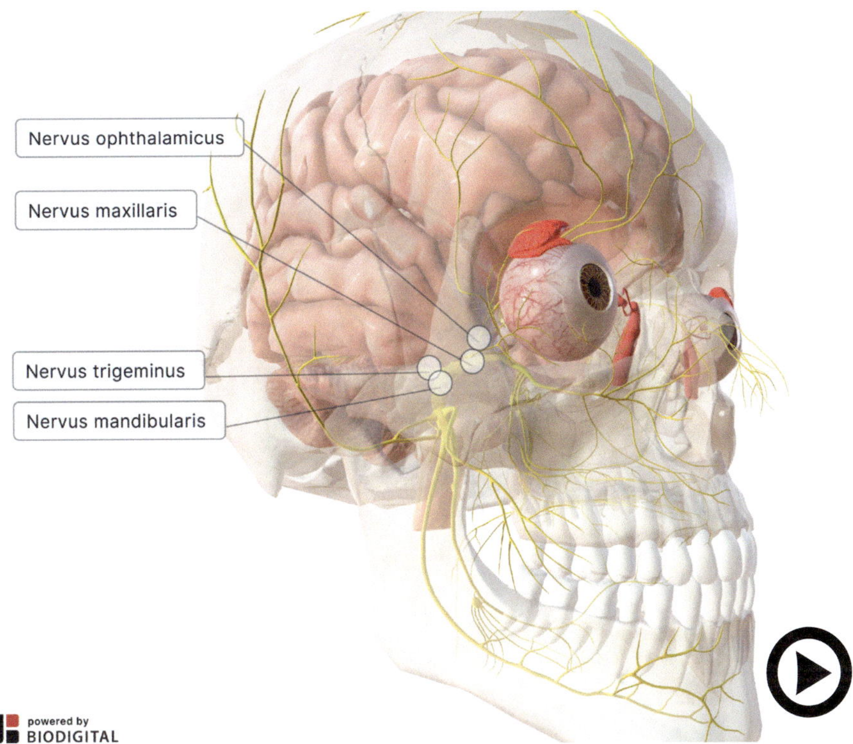

Abb. 6.31 N. trigeminus (© BioDigital) und Video 6.31 Palpation N. trigeminus (▶ https://doi.org/10.1007/000-60q)

Weiterhin gibt der V. Hirnnerv zahlreiche Äste ab, die sich über weitere Äste auf dem Gesicht erstrecken und sowohl Muskulatur als auch Hautareale, Zähne und weitere Strukturen innervieren. An dieser Stelle ist zu erwähnen, dass in diesem Kapitel lediglich die Äste beschrieben werden, die sich einer direkten palpatorischen Reizsetzung unterziehen lassen können.

Für die Betastung wird der Klient in Rückenlage oder im Sitz positioniert.

Der V_1 befindet sich als N. frontalis am Foramen supraorbitale, welches an der Augenbraue erfühlt werden kann (Abschn. 2.20.1.1). Die Fingerbeere wird medial an der Augenbraue aufgelegt und beginnt ihr nach lateral zu folgen. Im Verlauf werden kleine knöcherne Vertiefungen tastbar, in der sich die Äste des N. frontalis befinden. In diesem Bereich wird vom N. supratrochlearis gesprochen, der wiederum ein Ast des N. frontalis ist.

Der V_2 wird unter dem Auge im Bereich des Foramen infraorbitale (Abschn. 2.20.2.3) mit einem Reiz versehen. In diesem Bereich existiert der N. infraorbitalis als Abspaltung des N. maxillaris. Eine weitere Abspaltung, die schräg laterocaudal des Auges, am Os zygomaticum mit einem Reiz versehen werden kann, ist der N. zygomaticofacialis. Ebenfalls als Abspaltung des N. maxillaris tritt er durch das Foramen zygomaticoorbitale (Abschn. 2.20.2.1) an die Oberfläche. Diese knöcherne Vertiefung lässt sich laterocaudal des Auges erfassen.

Der V_3 wird im vorderen Bereich des Unterkiefers mit einem Reiz versehen, indem die Fingerbeere ein Druck auf das Foramen mentale erzeugt (Abschn. 2.20.2.4). Hierbei wird der N. alveolaris inferior als Endast betastet, welcher mit der A. mentalis das Foramen mentale verlässt.

▶ **Durchführungshinweis** Die Betastung des N. trigeminus sollte, um Missempfindungen zu vermeiden, sanft durchgeführt werden (Abb. 6.31).

6.5.3 Palpation des N. occipitalis major et minor

Aus den Ursprungssegmenten C2 und C3 entspringen der N. occipitalis major und der N. occipitalis minor. Beide entstammen aus dem Plexus cervicalis und während der N. occipitalis major zusätzlich eine somatomotorische Innervation generiert, besteht der minore Anteil lediglich aus somatosensiblen Fasern. Nach ihrem Austritt verlaufen beide Nerven in Richtung dorsolateral zum Os occipitale. Von dort ziehen beide über das Hinterhaupt in Richtung cranial, wobei sich der N. occipitalis major eher medial und der N. occipitalis minor lateral davon erstreckt. In diesem Verlauf zieht der kleine Hinterhauptnerv zwischen dem M. splenius capitis und dem M. sternocleidomastoideus ent-

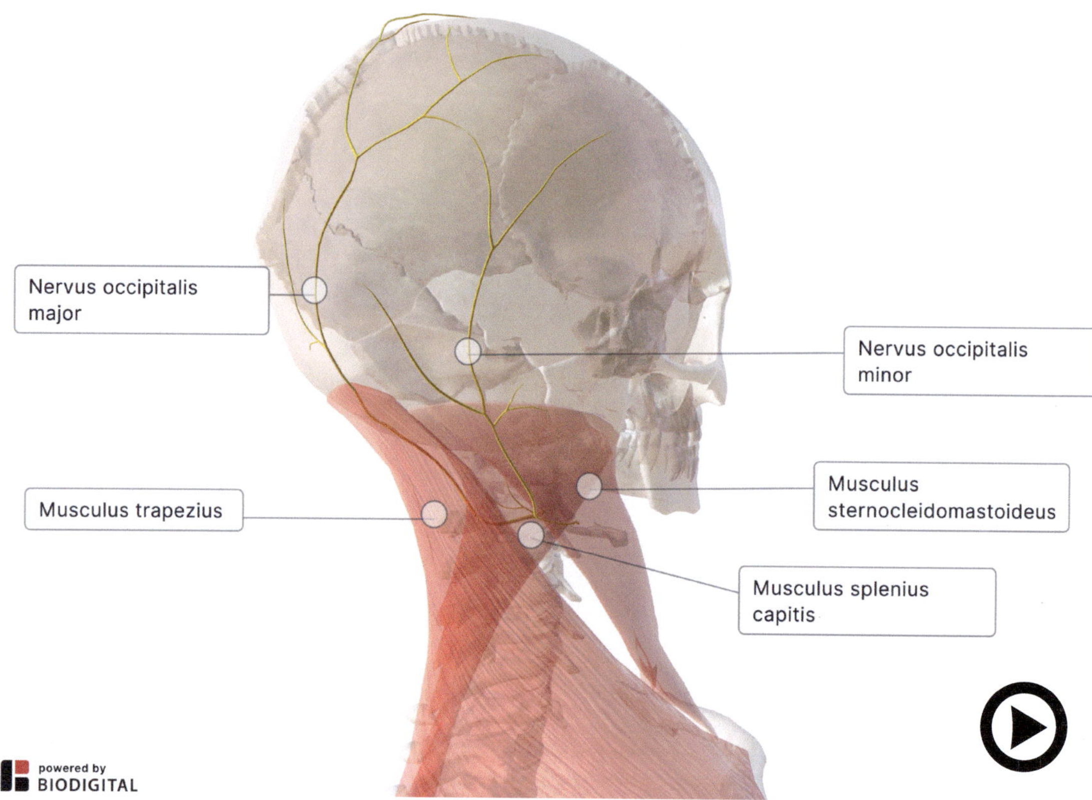

Abb. 6.32 Nn. occipitalis major et minor (© BioDigital) und Video 6.32 Palpation Nn. occipitalis major et minor (▶ https://doi.org/10.1007/000-5zs)

lang, während sich der große Hinterhauptnerv gemeinsam mit der A. occipitalis am Knochen entlang erstreckt und den M. splenius capitis sowie Teile des M. erector spinae perforiert.

Für die Reizsetzung auf den Nerv ist eine Ausgangsposition zu wählen, bei der ein guter Zugang zum Hinterkopf erreicht werden kann. Empfehlenswert ist die Seitlage oder der Sitz. Der Therapeut orientiert sich knöchern am Unterrand des Os occipitale und kann mit den Fingerbeeren die pulsierende A. occipitalis erfassen (Abschn. 7.1.4.11). Direkt in dieser Region wird bei der Betastung ebenfalls ein Reiz auf den N. occipitalis erwirkt, der noch weiter nach occipital verfolgt werden kann. Am äußeren Rand des M. erector spinae kann weiterführend ein Betastungsreiz am Hinterhaupt auf den Nerv erfolgen.

Für den N. occipitalis minor orientieren sich die Fingerbeeren am Hinterrand des M. sternocleidomastoideus in dessen proximalem Viertel der Nerv an die Oberfläche kommt. Ein flächiger Reiz über die aufgelegten Fingerbeeren kann global gegeben werden.

▶ **Durchführungshinweis** Die Palpation des N. occipitalis major et minor sollte, um Missempfindungen zu vermeiden, sanft durchgeführt werden (Abb. 6.32).

6.5.4 Palpation des N. phrenicus

Der tiefliegende N. phrenicus entspringt aus den Segmente C3–C5 und innerviert motorisch das Zwerchfell. Nach seinem Austritt aus dem Plexus cervicalis zieht der Nerv anterior des M. scalenus anterior zwischen der A. und V. subclavia nach caudal in Richtung Lunge bzw. Zwerchfell. Auf diesem Weg entsendet er zahlreiche Äste, welche auch die somatosensible Innervation der Pleura parietalis, des Perikards sowie des Peritoneum im Bereich der Kardia, der Hepar und der Vesica billaris übernehmen.

Eine direkte Betastung des N. phrenicus ist nicht möglich, jedoch kann ein Reiz mithilfe der steil aufgestellten Fingerbeeren von Zeige- und Mittelfinger erzeugt werden. Der Klient befindet sich in Rückenlage, sodass der Kopf passiv gelagert ist und Kontakt zum M. scalenus anterior (Abschn. 5.6.3) aufgenommen werden kann. In dieser Region, etwa in Höhe des sechsten Halswirbels, wird ein Druck in Richtung Wirbelsäule erzeugt, sodass in der Tiefe ein Reiz auf den N. phrenicus appliziert werden kann.

▶ **Durchführungshinweis** Aufgrund der nerven- und gefäßreichen Region sollte die Palpation sanft erfolgen (Abb. 6.33).

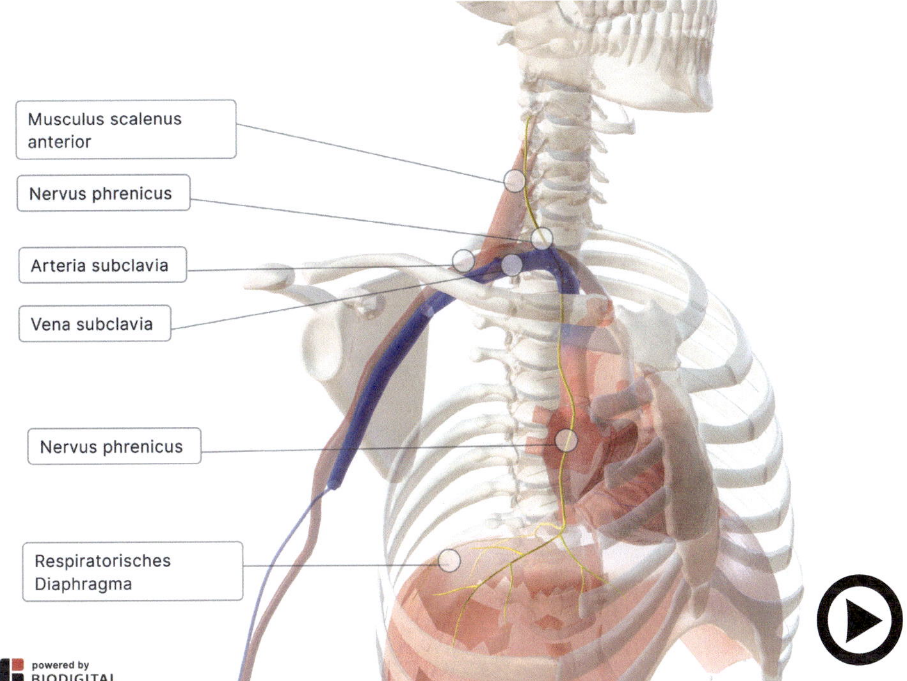

Abb. 6.33 N. phrenicus (© BioDigital) und Video 6.33 Palpation N. phrenicus (▶ https://doi.org/10.1007/000-60s)

Literatur

Ahmad, M., Tsang, K., Mackenney, P., & Adedapo, A. (2012). Tarsal tunnel syndrome: A literature review. *Foot and Ankle Surgery, 18*(3), 149–152. https://doi.org/10.1016/j.fas.2011.10.007

Akasaka, N., Sasakawa, T., Onodera, Y., Otomo, S., & Iwasaki, H. (2015). The distance between the sciatic nerve bifurcation and popliteal fossa in Japanese. *Masui, 64*(2), 205–207.

Assmus, H., Antoniadis, G., Bischoff, C., Hoffmann, R., Martini, A.-K., Preissler, P., … Wüstner-Hofmann, M. (2011). Cubital tunnel syndrome – A review and management guidelines. *Central European Neurosurgery, 72*(2), 90–98. https://doi.org/10.1055/s-0031-1271800.

Carai, A., Fenu, G., Sechi, E., Crotti, F., & Montella, A. (2009). Anatomical variability of the lateral femoral cutaneous nerve: Findings from a surgical series. *Clinical Anatomy, 22*(3), 365–370. https://doi.org/10.1002/ca.20766

Chiaramonte, R., Pavone, P., & Vecchio, M. (2021). Diagnosis, rehabilitation and preventive strategies for pudendal neuropathy in cyclists, a systematic review. *Journal of Function Morphology and Kinesiology, 6*(2), S. 42. https://doi.org/10.3390/jfmk6020042

Fingleton, C., Dempsey, L., Smart, K., & Doody, C. (2014). Intraexaminer and interexaminer reliability of manual palpation and pressure algometry of the lower limb nerves in asymptomatic subjects. *Journal of Manipulative and Physiological Therapeutics, 37*(2), 97–104. https://doi.org/10.1016/j.jmpt.2013.12.006

Gilan, İ., Gilan, V., & Öztürk, A. (2020). Evaluation of the supinator muscle and deep branch of the radial nerve: Impact on nerve compression. *Surgical and Radiologic Anatomy, 42*(8), 927–933. https://doi.org/10.1007/s00276-020-02480-0

Iwanaga, J., Simonds, E., Schumacher, M., Kikuta, S., Watanabe, K., & Tubbs, R. (2019). Revisiting the genital and femoral branches of the genitofemoral nerve: Suggestion for a more accurate terminology. *Clinical Anatomy, 32*(3), 458–463. https://doi.org/10.1002/ca.23327

Markert, B., Fraenzle, S., & Tieben, C. (2009). Information und Informationsverarbeitung. *Umweltwissenschaften und Schadstoff-Forschung, 21*, 483–486. https://doi.org/10.1007/s12302-009-0088-7

ter Meulen, B., Peters, E., Wijsmuller, A., Kropman, R., Mosch, A., & Tavy, D. (2007). Acute scrotal pain from idiopathic ilioinguinal neuropathy: Diagnosis and treatment with EMG-guided nerve block. *Clinical Neurology and Neurosurgery, 109*(6), 535–537. https://doi.org/10.1016/j.clineuro.2007.03.011

Nguyen, C., Guérini, H., Roren, A., Zauderer, J., Vuillemin, V., Seror, P., … Lefèvre-Colau, M.-M. (2015). Neuromuscular dynamic scapular winging: Clinical, electromyographic and magnetic resonance imaging diagnosis. *Presse Médicale, 44*(12 Pt 1), 1256–1265. https://doi.org/10.1016/j.lpm.2015.08.006.

Pećina, M., & Bojanić, I. (1993). Musculocutaneous nerve entrapment in the upper arm. *International Orthopaedics, 17*(4), 232–234. https://doi.org/10.1007/BF00194185

Soubeyrand, M., Melhem, R., Protais, M., Artuso, M., & Crézé, M. (2020). Anatomy of the median nerve and its clinical applications. *Hand Surgery and Rehabilitation, 39*(1), 2–18. https://doi.org/10.1016/j.hansur.2019.10.197

Palpation der Gefäße

7

Inhaltsverzeichnis

Ergänzende Information Die elektronische Version dieses Kapitels enthält Zusatzmaterial, auf das über folgenden Link zugegriffen werden kann [https://doi.org/10.1007/978-3-662-64241-2_7]. Die Videos lassen sich durch Anklicken des DOI Links in der Legende einer entsprechenden Abbildung abspielen, oder indem Sie diesen Link mit der SN More Media App scannen.

R. Bauer, S. Wolfram, *Palpationsatlas*, https://doi.org/10.1007/978-3-662-64241-2_7

7.1 Palpation der Arterien

Die dreischichtigen Gefäße zeichnen sich dadurch aus, dass sie Blut vom Herzen wegführen. Dieses ist im Körperkreislauf sauerstoffreich und im Lungenkreislauf sauerstoffarm. Somit organisieren sie die Sauerstoffversorgung und den damit verbundenen Stoffwechsel im gesamten Körper. Als zentraler Motor, welcher das Blut durch die Arterien fließen lässt, steht das Herz. Durch die Windkesselfunktion der herznahen Arterien wird kinetische in potenzielle Energie umgewandelt. Die daraus resultierende Pulswelle gilt als das wichtigste Identifikationskriterium bei der Betastung arterieller Gefäße.

In den folgenden Kapiteln werden die Arterien thematisiert, welche am menschlichen Körper palpabel sind. Eine anatomische Lagekenntnis ist unabkömmlich, weshalb die einzelnen Gefäße zunächst in ihrer Lage beschrieben werden, bevor im Anschluss die Vorgehensweise der Palpation beschrieben wird. Der Klient ist in einer entspannten Ausgangsstellung zu lagern, während der Therapeut sanft mit den flach aufgelegten Fingerbeeren von Zeige- und Mittelfinger von der Oberfläche in die Tiefe tastet. Diese grundlegende Herangehensweise ist wichtig, um die Pulswelle nicht im Vorfeld abzudrücken. Arterien sind oftmals an verschiedenen Körperarealen spürbar, da sie im Verlauf immer wieder an die Oberfläche gelangen. Deshalb werden jene Strukturen überwiegend punktuell erfasst. Bei kleinen Arterien ist die Erfassung der Pulswelle herausfordernder. Es ist daher generell empfehlenswert, bei der Palpation die Augen zu schließen, um den Fokus auf das Wesentliche zu erlangen.

7.1.1 Arterien im Bereich des Beckens/untere Extremität

Um die Fortbewegung, welche maßgebliche durch die untere Extremität gewährleistet wird, sicherzustellen, ist die Speisung mit sauerstoff- und energiereichem Blut elementar. Für die Betastung bzw. Reizsetzung im Bereich des Beckens und der unteren Extremität eignet sich die A. glutea superior, die A. femoralis, die A. poplitea sowie die A. tibialis anterior et posterior, die A. dorsalis pedis und die Aa. metatarsales dorsales. Alle genannten Strukturen können individuell erfasst bzw. gereizt werden. Die Methodik der Palpation wird nach einer kurzen Lagebeschreibung in den einzelnen Kapiteln präsentiert.

7.1.1.1 Palpation der A. glutea superior

Die obere Gesäßarterie bildet den größten Ast der A. iliaca und versorgt den M. tensor fasciae latae die Glutealmuskulatur sowie den M. pirifomis und einige Hautareale im Bereich des Gesäßes. Sie verläuft ventral zwischen dem Truncus lumbososacralis und den oberen Sacralnerven nach dorsolateral durch die Incisura ischiadica majus, inferior der S.I.P.I., nach craniolateral. In Ihrem gesamten Verlauf wird sie vom M. glutaeus maximus et minimus überdeckt. Sie verläuft direkt oberhalb des M. piriformis, der als Orientierung für die Betastung herangezogen wird.

Während der Patient in Bauchlage gelagert ist und der Therapeut den homolateralen M. piriformis (Abschn. 5.2.6) erfühlt hat, werden die steil aufgestellten Fingerbeeren am oberen Muskelrand des medialen Drittels aufgelegt. Je nach muskulärer Ausprägung kann in der Tiefe ein Reiz auf die A. glutea superior gesetzt werden.

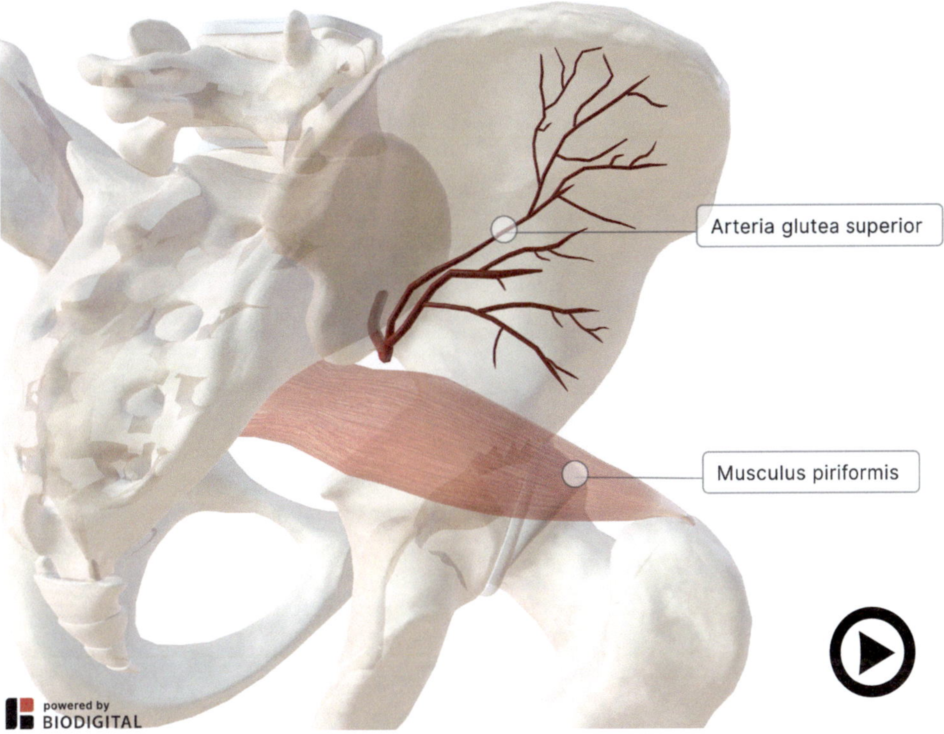

Abb. 7.1 A. glutea superior (© BioDigital) und Video 7.1 Palpation A. glutea superior (▶ https://doi.org/10.1007/000-627)

▶ **Durchführungshinweis** Der M. piriformis kann die A. glutea superior bei Überlastung irritieren. Dies kann zu einer Unterversorgung der von jener gespeisten Muskulatur führen, was eine Tonuserhöhung der Zielstrukturen nach sich ziehen kann (Abb. 7.1).

7.1.1.2 Palpation der A. femoralis

Die Oberschenkelarterie ist ein direkter Ast der A. iliaca externa und entspringt im Bereich des Lig. inguinale, nahe der Lacuna vasorum. Sie gewährleistet den arteriellen Blutfluss für das gesamte Bein. Zahlreiche Abspaltungen in ihrem Verlauf sind für die Speisung der Oberschenkelmuskulatur verantwortlich. Einen bedeutenden Anteil übernimmt die A. profunda femoris, die sich im proximalen Drittel von der Oberschenkelarterie in Richtung Femur abspaltet.

Die A. femoralis verläuft nach ihrem Durchtritt durch die Lacuna vasorum nach anterolateral und anschließend steil nach distal. Im oberen Drittel ist sie noch oberflächig gelegen, bis sie dann unter dem M. sartorius und dem M. vastus medialis in die Tiefe zieht. Sie bleibt in ihrem Verlauf, entlang des Schneidermuskels, anterior des M. adductor longus und bildet mit der V. femoralis den Hiatus adductorius (Abschn. 7.1.1.8). Die Arterie nimmt nach dem Adduktorenkanal einen Verlauf nach distoposteromedial in Richtung Kniekehle, zieht dabei durch die beiden Ansätze des M. adductor magnus und geht in die A. poplitea über.

Für die Betastung, bei der sich der Klient in Rückenlage mit unterlagerten Kniegelenken befindet, existieren zwei Zugangspunkte. Zunächst nimmt der Therapeut mit den flach aufgelegten Fingerbeeren Kontakt im medialen Bereich der Leiste auf. Hierbei zeigen die Fingerbeeren in Richtung Leistenband. Zeige- und Mittelfinger wandern sanft in die Tiefe, bis sie eine pulsierende Struktur wahrnehmen (Sobinsky et al., 1984). Sie befinden sich nun direkt auf der gesuchten Arterie. Für den zweiten Referenzpunkt tasten die steil aufgestellten Fingerbeeren im Bereich des Adduktorenkanals, zwischen dem M. sartorius bzw. dem M. vastus medialis und dem M. adductor longus im distalen Drittel des anteromedialen Oberschenkels in die Tiefe. Sie befinden sich nun direkt auf der A. femoralis im distalen Bereich des Oberschenkels.

▶ **Durchführungshinweis** Im Bereich der Lacuna musculorum kann die A. femoralis unmittelbar oberflächig wahrgenommen werden. In der Region des Adduktorenkanals ist eine Palpation in die Tiefe erforderlich (Vorobeichik und Abdallah, 2019) (Abb. 7.2).

7.1.1.3 Palpation der A. poplitea

Die Kniekehlenarterie entspringt aus der A. femoralis, verläuft anschließend posterior zwischen dem M. semimembranosus, dem M. semitendinosus sowie dem M. biceps femoris

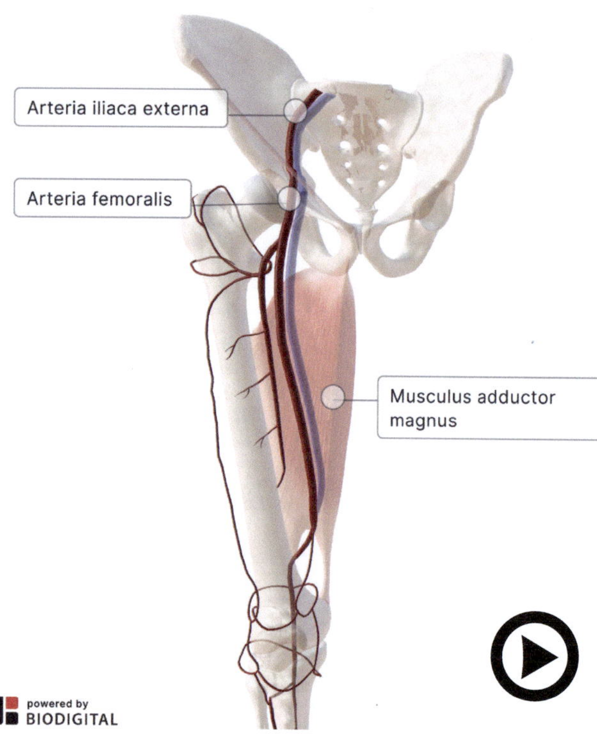

Abb. 7.2 A. femoralis (© BioDigital) und Video 7.2 Palpation A. femoralis (▶ https://doi.org/10.1007/000-60v)

nach distal und geht zwischen den beiden Gastrocnemiusköpfen, im oberen Drittel des Unterschenkels, in die A. tibialis posterior über. Mithilfe ihrer abgehenden Äste trägt sie zur Versorgung der kniegelenksumgebenen Strukturen bei.

Bei der Betastung befindet sich der Patient in Bauchlage. Der Therapeut steht seitlich und flektiert das homolaterale Bein passiv im Kniegelenk. Anschließend werden die steil aufgestellten Fingerbeeren, von posterior kommend, mittig am Kniegelenksspalt aufgelegt. Sie tasten sich zwischen den Ansätzen der ischiocruralen Muskulatur und den Gastrocnemiusköpfen in Richtung anterior und treffen in der Tiefe auf die pulsierende A. poplitea.

▶ **Durchführungshinweis** In unmittelbarer Lagebeziehung zur A. poplitea befindet sich der N. tibialis. Durch eine sanfte Vorgehensweise sollte eine Irritation der neuralen Struktur vermieden werden. Muskuläre Hypertrophie kann zur Einengung der A. poplitea führen (Smith et al., 2020) (Abb. 7.3).

7.1.1.4 Palpation der A. tibialis anterior

Im distalen Bereich der A. poplitea spaltet sich die A. tibialis anterior ab, welche dann horizontal nach lateral verläuft und den M. tibialis posterior sowie die Membrana interossea cruris im proximalen Bereich perforiert. Hierfür existiert eine Öffnung in der Membrana interossea cruris, direkt medial am Caput fibulae. In diesem Bereich wird die Arterie von zahlreichen Strukturen wie dem M. soleus, dem M. fibularis longus oder dem M. extensor digitorum longus überdeckt. Sie verläuft anschließend anterior der vorderen Schienbeinkante und posterior des M. tibialis anterior steil nach distal. In diesem Verlauf wird sie komplett vom M. tibialis anterior überdeckt und von der gleichnamigen Vene sowie dem N. fibularis profundus begleitet. Erst im distalen Bereich des Unterschenkels tritt die A. tibialis anterior in Erscheinung, sobald der Muskelbauch des Fußhebers in die Ansatzsehne übergeht. Nachdem sie den M. extensor hallucis longus unterlaufen hat, geht sie im Bereich des Talus in die A. dorsalis pedis über. Im gesamten Verlauf besitzt die Arterie zahlreiche Abspaltungen, welche die Strukturen des Unterschenkels mit Blut versorgen.

Für die Betastung wird der Patient in Rückenlage gelagert, während der Therapeut flächig mit den Fingerbeeren Kontakt zum homolateralen Unterschenkel im distoanterioren Drittel aufnimmt. Der zu Untersuchende wird anschließend gebeten den großen Zeh aktiv in Extension zu bewegen. Dies führt zu einer spürbaren Kontraktion des M. extensor hallucis longus (Abschn. 5.4.2). Direkt im Bereich dessen Sehne werden die Fingerbeeren steil aufgestellt, um anschließend in die Tiefe zu palpieren. Im muskulär entspannten Zustand kann nun die pulsierende A. tibialis anterior wahrgenommen werden.

▶ **Durchführungshinweis** Durch die enge anatomische Lagebeziehung kann der M. tibialis anterior direkten Einfluss auf die A. tibialis anterior nehmen (Abb. 7.4).

7.1.1.5 Palpation der A. tibialis posterior

Als Fortführung der A. poplitea verläuft die A. tibialis posterior ausgehend von der Kniekehle steil entlang der Tibia nach distal. Gemeinsam mit der V. tibailis posterior und dem N. tibialis wird sie im Verlauf vom M. gastrocnemius und dem M. soleus überdeckt. Erst im distalen Drittel des Unterschenkels tritt die Arterie zwischen der Sehne des M. flexor digitorum longus und der Sehne des M. flexor hallucis longus posterior des Malleus medialis der Tibia empor. Distal des Innenknöchels macht die A. tibialis posterior einen Bogen in Richtung Fuß und verläuft distal des Sustentaculum tali in Richtung der Fußsohle. Sie wird dabei von der Ansatzsehne des M. flexor digitorum longus begleitet. Auf Höhe des Talus bzw. des Os naviculare wird die Arterie vom M. abductor hallucis erneut überdeckt, bevor sie dann in die A. plantaris, die sich in einen medialen und lateralen Ast aufspaltet, mündet. Sie gewährleistet somit die Weiterleitung des Blutes in den Fuß und versorgt zusätzlich über Abspaltungen in ihrem Verlauf Strukturen am posterioren Unterschenkel.

Da die Arterie in weiten Teilen von Muskulatur überdeckt wird, ist die Pulsfühlung lediglich in der Nähe des Malleolus

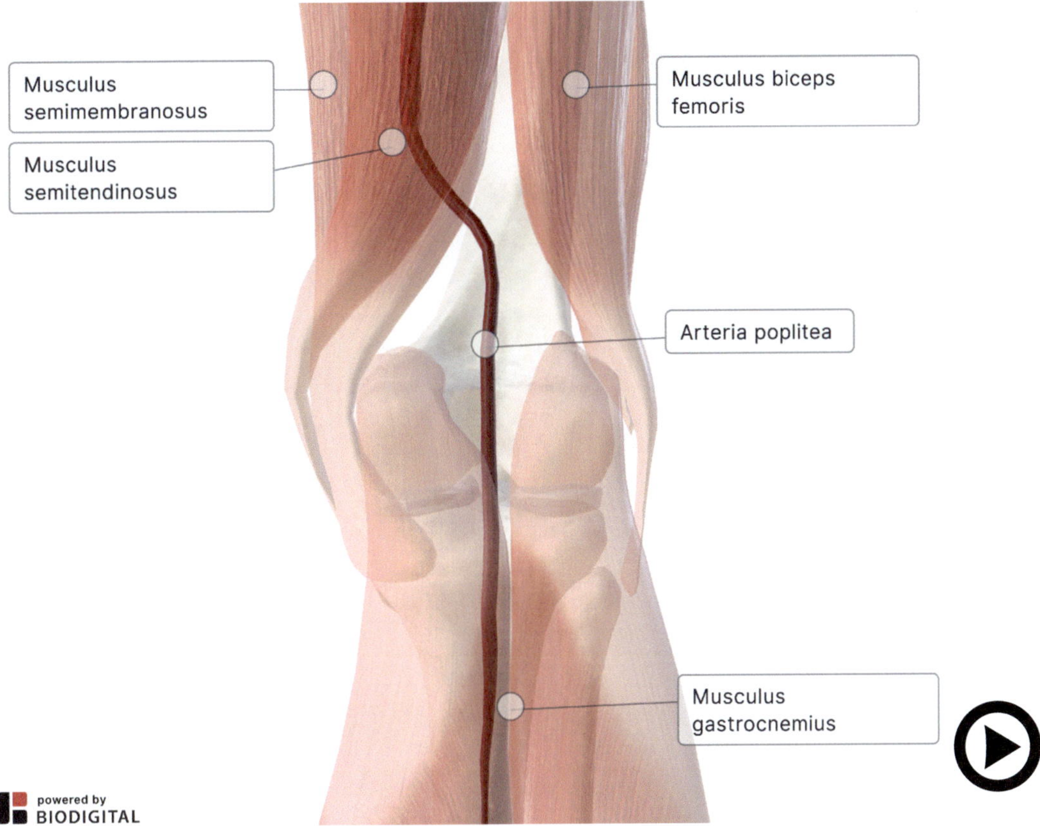

Abb. 7.3 A. poplitea (© BioDigital) und Video 7.3 Palpation A. poplitea (▶ https://doi.org/10.1007/000-60w)

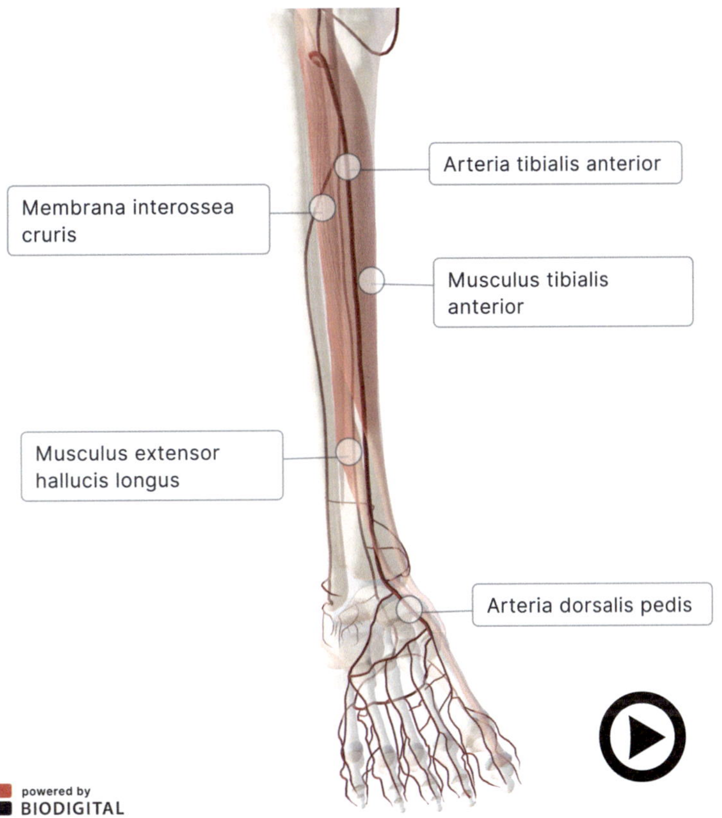

Abb. 7.4 A. tibialis anterior (© BioDigital) und Video 7.4 Palpation A. tibialis anterior (▶ https://doi.org/10.1007/000-60x)

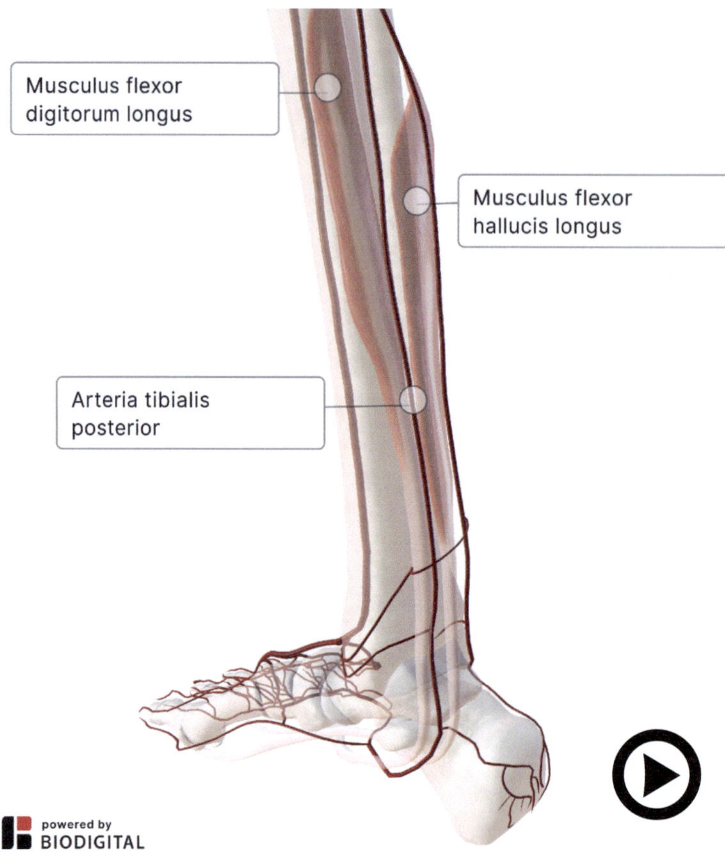

Abb. 7.5 A. tibialis posterior (© BioDigital) und Video 7.5 Palpation A. tibialis posterior (▶ https://doi.org/10.1007/000-60y)

medialis möglich. Die Ertastung kann in allen Ausgangsstellungen erfolgen. Der Therapeut appliziert die Fingerbeeren von Zeige- und Mittelfinger flächig, posterior des Malleolus medialis. In dieser Region kann die Pulswelle direkt erfühlt und die Arterie in ihrem Verlauf erfasst werden.

▶ **Durchführungshinweis** Bei der peripheren arteriellen Verschlusskrankheit ist häufig die A. tibialis posterior von Stenosen betroffen (Conte und Vale, 2018) (Abb. 7.5).

7.1.1.6 Palpation der A. dorsalis pedis

Als Fortsetzung der A. tibialis anterior verläuft die A. dorsalis pedis anterior am Talus in Richtung distomedial entlang des M. extensor hallucis longus auf der lateralen Seite bis zum Übergang vom Os cuneiforme mediale zur Metatarsale I. Dieser eher kleine Abschnitt eines Gefäßes ist oberflächig lokalisiert und dient der Weiterleitung des Blutes in die arteriellen Abzweigungen, welche weiterlaufend Strukturen des Fußes versorgen.

Für die Betastung der A. dorsalis pedis empfiehlt sich die Rückenlage, wobei aufgrund der Anatomie auch andere Ausgangsstellungen zu einem akzeptablen Palpationsgefühl führen. Der Therapeut nimmt mit den flächig aufgelegten Fingerbeeren Kontakt von anterior am Sprunggelenk auf und bittet den Patienten den großen Zeh aktiv zu extendieren. Dadurch kann eine Spannungsentwicklung an der Sehne des M. extensor hallucis longus verspürt werden, welche die Finger direkt zur Arterie leitet. Die Fingerbeeren wandern direkt lateral der Sehne nach distal in Richtung der Metatarsale I und werden eine Pulswelle über dem Os naviculare sowie dem Os cuneiforme mediale verzeichnen.

▶ **Durchführungshinweis** Die A. dorsalis pedis wird zur Analyse des Gefäßstatus verwendet, da sich der Puls sehr gut erfühlen lässt, wenn es keine Stenosen im proximalen Bereich gibt.

Es existieren verschiedene Varianten der Anlage (Ntuli et al., 2018) (Abb. 7.6).

7.1.1.7 Palpation der Aa. metatarsales dorsales

Aus der A. dorsalis pedis sowie der A. arcuata pedis entspringen die Fußrückenarterien, welche sich jeweils entlang einer Metatarsale nach distal erstrecken. Mit ihren Ästen versorgen sie die Strukturen im Bereich des Fußes und münden in die Aa. digitales dorsales pedis der einzelnen Zehen.

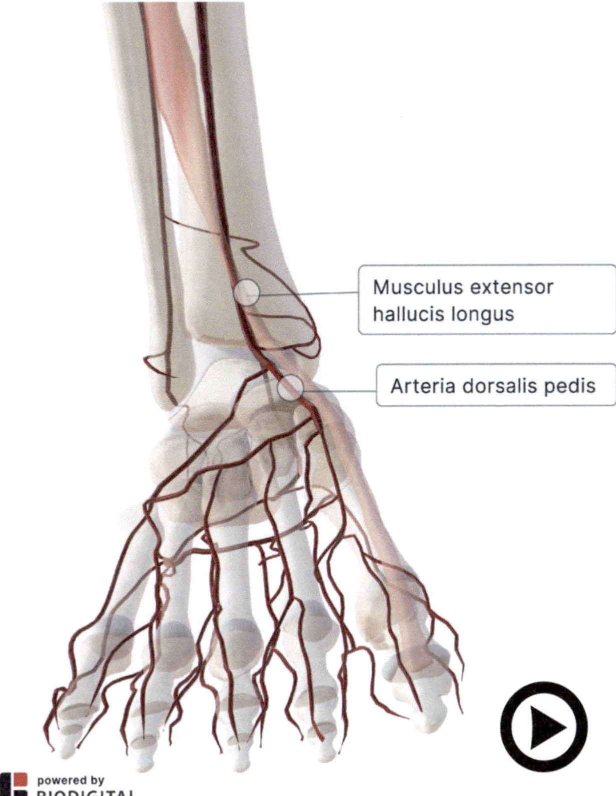

Abb. 7.6 A. dorsalis pedis (© BioDigital) und Video 7.6 Palpation A. dorsalis pedis (▶ https://doi.org/10.1007/000-60z)

Da sich diverse Weichteilstrukturen über den Arterien befinden, ist die Betastung abhängig von der anatomischen Variation des Fußes. Für die Palpation, bei der sich der Klient in Rückenlage befindet, werden die Fingerbeeren jeweils von lateral kommend steil an der Basis der jeweiligen Metatarsale appliziert. Nachdem eine Pulswelle erfühlt werden konnte, werden die Arterien nach distal entlang des Mittelfußknochens ausfindig gemacht.

▶ **Durchführungshinweis** Es ist eine präzise Betastung von der Oberfläche in die Tiefe notwendig, um den Puls zu fühlen und ihn nicht direkt zu Beginn abzudrücken (Abb. 7.7).

7.1.1.8 Palpation des Canalis adductorius

Der Adduktorenkanal ist in Bezug auf die nervale aber auch die arterielle und venöse Versorgung des Kniegelenks eine wichtige Region, die bei der Betastung mitberücksichtigt werden sollte. Er kommt bei der Palpation des medialen Randes des M. vastus medialis am Übergang zum M. adductor magnus zum Vorschein. Die zwischen beiden Muskeln längsverlaufende Rinne ist durch eine Aponeurose ausgekleidet und führt den N. saphenus aus dem N. femoralis sowie die A. und V. femoralis und die A. genus descendens.

Aufgrund der wichtigen Versorgungsfunktion dieser Region ist es unabdingbar den Spannungszustand mit den Fingerbeeren ertasten zu können. Hierfür wird der zu Palpierende in Rückenlage mit unterlagerten Kniegelenken positioniert. Der Therapeut steht seitlich und nimmt über die Fingerbeeren Kontakt zum medialen Rand des homolateralen M. vastus medialis in dessen distalen Drittel auf. Direkt im Übergang zum M. adductor magnus wird eine Furche deutlich spürbar, welche die Fingerbeeren in die Tiefe gleiten lässt. Direkt in dieser Region befindet sich der Adduktorenkanal, welcher lediglich im distalen Bereich einer Reizsetzung auf der Membrana vastoadductoria unterzogen werden kann. Eine genauere Differenzierung kann über eine aktive Bewegung in Kniegelenksextension erzeugt werden, da hierbei der M. vastus medialis kontrahiert.

▶ **Durchführungshinweis** Die Membrana vastoadductoria kann bei der Reizsetzung Schmerzen hervorrufen, da sie zahlreiche Nerven und Gefäßbahnen führt. Es gilt daher ein vorsichtiges Vorgehen (Abb. 7.8).

7.1.2 Arterien im Bereich des Rumpfes/Abdomens

Im Bereich des Rumpfes existieren zahlreiche Arterien, welche die Organe versorgen. Da diese unter dem starken muskulären Mantel der Rumpfmuskulatur sowie dem knöchernen Brustkorb geschützt, lokalisiert sind, können lediglich die Aorta und die A. epigastrica superficialis in ausgewählten Regionen palpatorisch erfasst werden. Hierfür wird der Klient in Rückenlage positioniert. Eine genaue anatomische Lagekenntnis sowie das charakteristische Gefühl der Pulswelle helfen beim Aufspüren. In den folgenden Kapiteln werden die genannten Gefäße anatomisch beschrieben sowie der Vorgang der Betastung geschildert.

7.1.2.1 Palpation der Aorta

Die größte Arterie im menschlichen Körper entspringt direkt am Ventriculus sinister, erhält sauerstoffreiches Blut, während der Austreibungsphase des Herzens durch die Valva aortae und verteilt das „Lebenselixier“ mithilfe der Windkesselfunktion im gesamten Körper. Direkt am Herzen verläuft sie zunächst aufsteigend in Richtung cranial. Die Aorta geht dann in den Arcus aortae über, der mithilfe zahlreicher Abspaltungen für die Versorgung des Kopfes sowie der oberen Extremität sorgt. Nach dem Bogen verläuft das pulsierende Gefäß, leicht links der Körpermitte, steil nach caudal absteigend. Dieser etwa 2,5–3,5 cm starke und 30–40 cm lange Pars descendens perforiert zunächst das respiratorische Diaphragma und gibt zahlreiche Abspaltungen zum Beispiel an Niere, Nebenniere, Leber oder zu den Geschlechtsorganen ab. Anschließend teilt sich die große Körperschlagader etwa

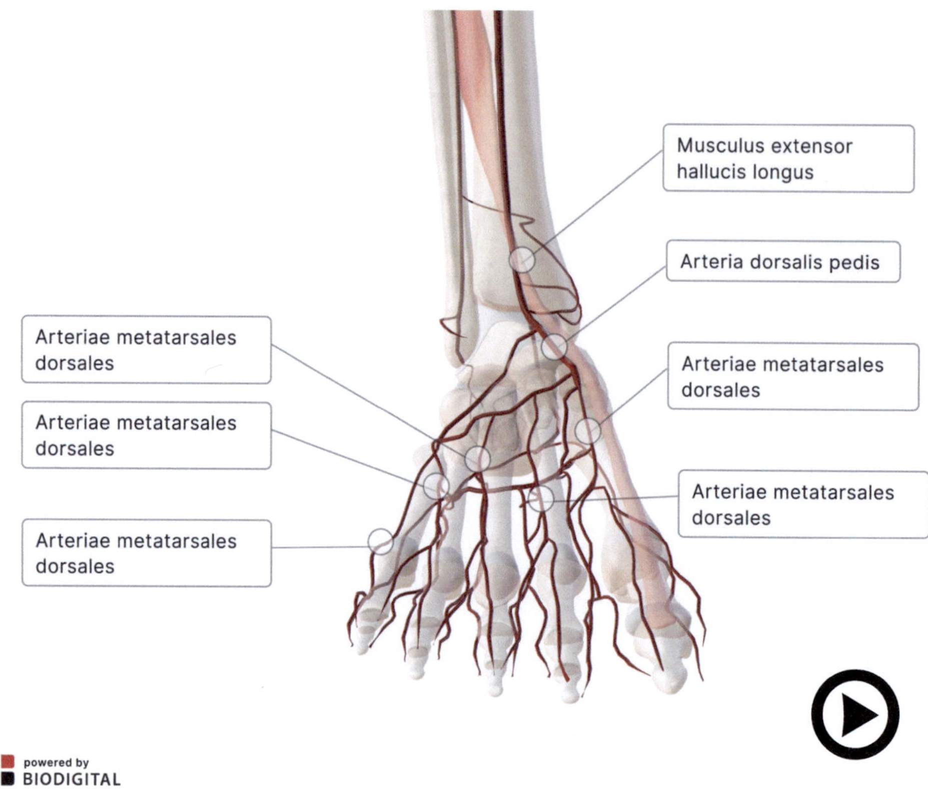

Abb. 7.7 Aa. metatarsales dorsales (© BioDigital) und Video 7.7 Palpation Aa. metatarsales dorsales (► https://doi.org/10.1007/000-610)

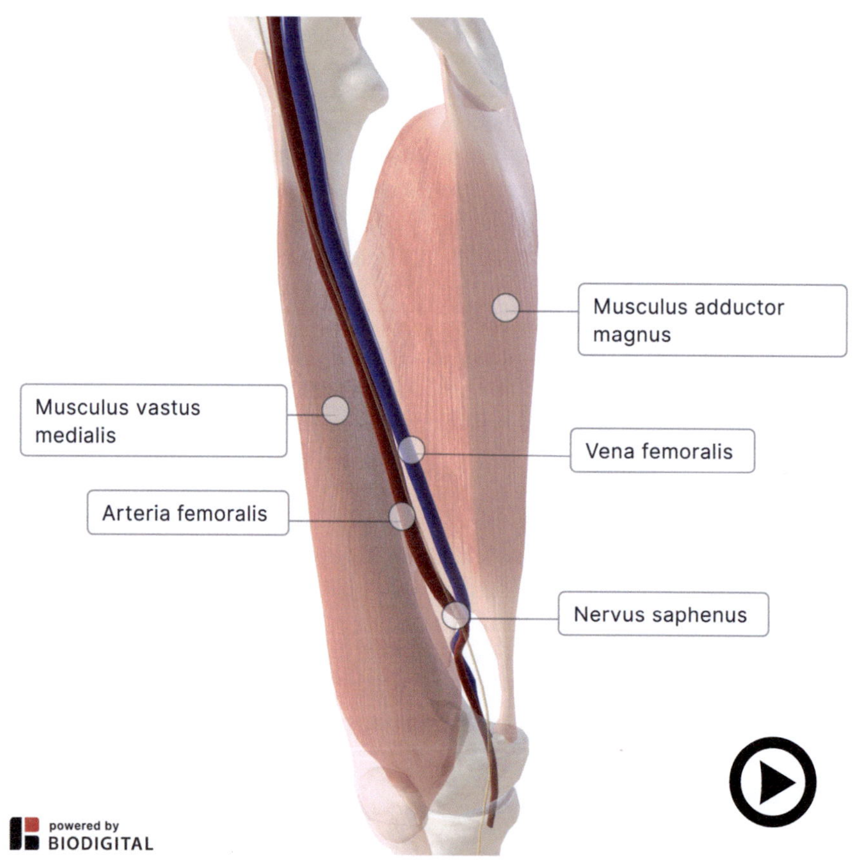

Abb. 7.8 Adduktorenkanal (© BioDigital) und Video 7.8 Palpation Adduktorenkanal (► https://doi.org/10.1007/000-611)

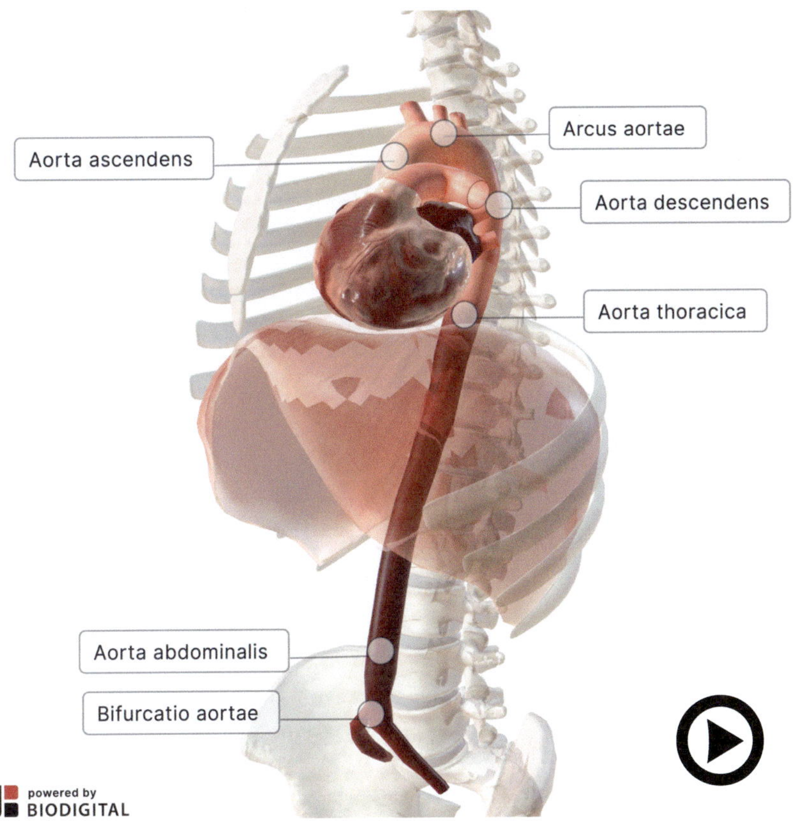

Abb. 7.9 Aorta (© BioDigital) und Video 7.9 Palpation Aorta (▶ https://doi.org/10.1007/000-612)

in Höhe des Umbilicus über die Bifurcatio aortae in die beiden Aa. iliacae communes auf, welche anschließend in die untere Extremität verlaufen.

Für die Betastung wird der Klient in Rückenlage mit unterlagerten Kniegelenken positioniert. Der Therapeut steht auf der linken Seite in Höhe des Bauchnabels und legt die steil aufgestellten Fingerbeeren von Zeige-, Mittel-, und Ringfinger links des Umbilicus auf. Anschließend gleiten sie langsam nach dorsomedial in die Tiefe in Richtung der Wirbelsäule. Die typische Pulswelle kann nun im abdominalen Anteil der Aorta erfühlt werden.

▶ **Durchführungshinweis** Ein Bauchaortenaneurysma stellt eine absolute Kontraindikation für die Palpation dar (Sakalihasan et al., 2005) (Abb. 7.9).

7.1.2.2 Palpation der A. epigastrica superficialis

Direkt nach dem Austritt der A. femoralis aus der Lacuna vasorum spaltet sich die A. epigastrica superficialis ab, welche dann steil nach craniomedial aufsteigt. Im Bereich des Bauchnabels spaltet sie sich in zahlreiche kleine Äste auf, welche Strukturen im unteren Bereich des Abdomens sowie der Leiste mit oxygeniertem Blut versorgen.

Für die Betastung wird der Patient in Rückenlage positioniert. Der Therapeut legt die Fingerbeeren von Zeige- und Mittelfinger flach im Bereich der Lacuna vasorum so auf die A. femoralis, dass sie in Richtung craniomedial, etwa drei bis vier Querfinger neben dem Bauchnabel, zeigen. Auf dieser gedachten Linie wird nun die Reizsetzung auf die A. epigastrica superficialis vorgenommen, die direkt oberflächig lokalisiert ist.

▶ **Durchführungshinweis** Es muss sanft palpiert werden, da die Arterie oberflächig liegt und somit der Puls bei der Betastung schnell abgedrückt werden kann (Abb. 7.10).

7.1.3 Arterien im Bereich der oberen Extremität

Für die Funktionalität von Schultergürtel, Schultergelenk, Ellenbogengelenk sowie der Hand ist eine arterielle Versorgung der Skelettmuskulatur unabdinglich. Die gesamte obere Extremität wird aus den weiterlaufenden Gefäßen der A. subclavia versorgt, welche im Bereich des Schultergürtels entspringt. An die A. subclavia schließt sich nach distal zunächst die A. axillaris, dann die A. brachialis und schließlich

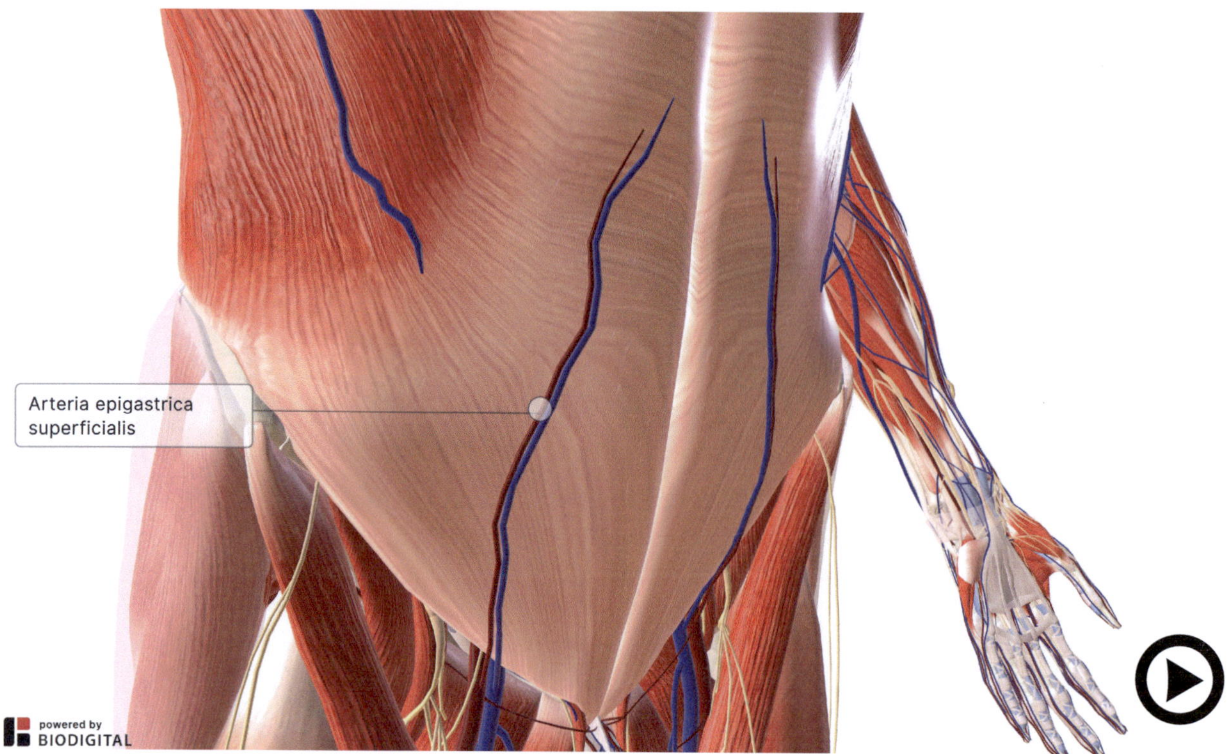

Abb. 7.10 A. epigastrica superficialis (© BioDigital) und Video 7.10 Palpation A. epigastrica superficialis (▶ https://doi.org/10.1007/000-613)

die A. ulnaris sowie die A. radialis an. Im Bereich der Hand verlaufen die Arterien in die Aa. digitales palmares propriae zusammen. Alle genannten Gefäße werden in den folgenden Kapiteln zunächst in ihrer anatomischen Lage und anschließend in ihrer Betastung präsentiert. Die empfohlene Ausgangsstellung ist dabei die Rückenlage oder der Sitz.

7.1.3.1 Palpation der A. subclavia

Die Unterschlüsselbeinarterie entspringt auf der rechten Körperseite aus dem Truncus brachiocephalicus und auf der linken Körperseite direkt aus dem Arcus aortae, da sich dieser bereits auf der linken Seite befindet und somit kein Übergang benötigt wird. Beide verlaufen dann zunächst in Richtung craniolateral, dorsal des Art. sternoclavicularis vorbei und über die Clavicula hinaus. Sie ziehen anschließend jeweils durch die hintere (mittlere, je nach Literatur) Scalenuslücke zwischen dem M. scalenus anterior und dem M. scalenus medius hindurch, weiter in Richtung lateral und münden hinter der Calvicula am lateralen Ende des medialen Drittels in die A. axillaris. Die Schlüsselbeinarterie wird durch das Platysma und den M. sternocleidomastoideus überdeckt. Im medialen Bereich liegt zusätzlich der M. sternohyoideus und der M. sternothyroideus anterior der A. subclavia. Das Gefäß dient der Weiterleitung des Blutes in die A. axillaris und versorgt über zahlreiche Abspaltungen die Region des Schultergürtels, Teile des Brustkorbs und der Bauchwand sowie den Hals. Eine große Abspaltung der A. subclavia ist die A. vertebralis, die entlang der Halswirbelsäule verläuft und den Kopf von occipital kommend als Äquivalent zu den Aa. carotides communes versorgt.

Bei der Betastung wird der Klient in Rückenlage mit unterlagertem Kopf oder im Sitz mit passiv gelagertem Arm positioniert. Der Therapeut steht jeweils seitlich in Höhe des Schultergürtels und nimmt Kontakt zur homolateralen Clavicula im medialen Drittel von cranial kommend auf. Ausgehend von diesem Referenzpunkt wandern die Fingerbeeren von Zeige- und Mittelfinger nach dorsal und gleiten direkt in eine Vertiefung, in der die pulsierende A. subclavia wahrgenommen werden kann. Die Palpationsstelle wird als Regio cervicalis lateralis bezeichnet. Diese befindet sich zwischen dem M. trapezius pars descendens und dem M. sternocleidomastoideus.

▶ **Durchführungshinweis** Die Betastung sollte sanft erfolgen, da in der beschriebenen Region ebenfalls die V. subclavia und der Plexus brachialis lokalisiert sind (Abb. 7.11).

7.1.3.2 Palpation der A. axillaris

Die Achselarterie entspringt aus der A. subclavia dorsal des mittleren Drittels der Clavicula und lateral der Costa prima. Sie verläuft anschließend nach distolateral bis zum Ende des proximalen Humerusdrittel und geht in die A. brachialis

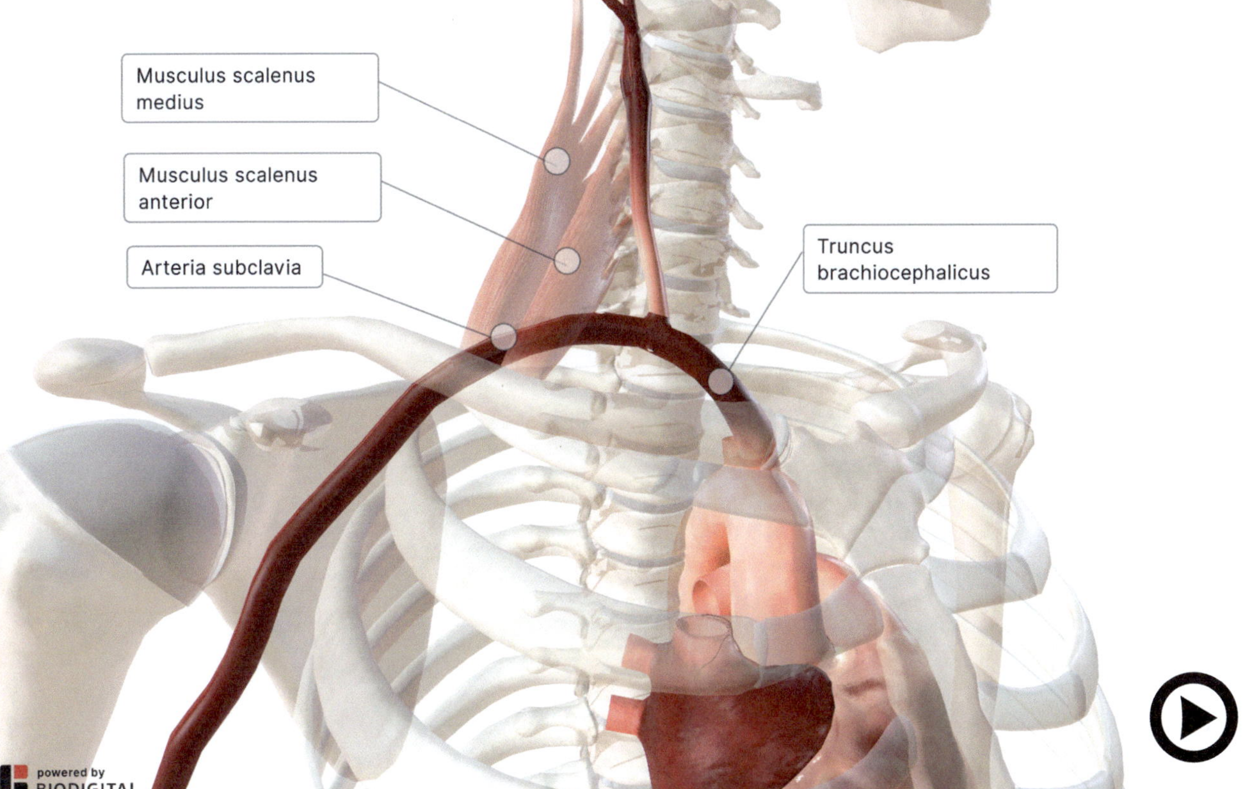

Abb. 7.11 A. subclavia (© BioDigital) und Video 7.11 Palpation A. subclavia (▶ https://doi.org/10.1007/000-614)

über. Sie tangiert somit die Axilla, die ihr den passenden Namen verleiht. In ihrem Verlauf wird sie vom Plexus brachialis sowie der Vena axillaris begleitet. Ihre zahlreichen Äste dienen der Versorgung der Schulter-, Achsel- und Brustregion, während die A. axillaris an sich die Weiterleitung des Blutes in die sich anschließende A. brachialis gewährleistet.

Für die Betastung ist der Patient in Rückenlage oder im Sitz zu positionieren, während der Therapeut mit den Fingerbeeren von Zeige- und Mittelfinger Kontakt zum homolateralen Caput breve des M. biceps brachii an der Oberarminnenseite aufnimmt. Die Finger folgen dem Muskel nach proximal direkt in die Achselhöhle zwischen dem M. pectoralis major und dem M. subscapularis. Direkt in der Achselhöhle treffen sie dann auf die pulsierende A. brachialis.

▶ **Durchführungshinweis** Aufgrund der anatomischen Nähe zum Plexus brachialis sowie zu den axillären Lymphknoten ist ein sanftes Vorgehen anzuraten (Abb. 7.12).

7.1.3.3 Palpation der A. brachialis

Die Oberarmarterie verläuft direkt im Sulcus bicipitalis medialis zwischen dem Caput breve des M. biceps brachi und dem Caput longum des M. triceps brachii an der Oberarminnenseite. Sie ist die direkte Fortsetzung der A. axillaris und verläuft nach distal, um dort zum Teil vom M. biceps brachii überdeckt zu werden. Im Bereich der Ellenbogenbeuge teilt sie sich direkt in Höhe des M. pronator teres in die A. ulnaris und A. radialis auf. Die A. brachialis an sich dient der Weiterleitung des Blutes in den Unterarm, wohingegen die zahlreichen Abspaltungen im Verlauf für die Versorgung der Oberarmmuskulatur dienen.

Für die Palpation wird die Rückenlage oder der Sitz als Ausgangsstellung favorisiert. Der Therapeut steht seitlich in Höhe des Oberarms und tastet sich von anterior am M. biceps brachii im mittleren Drittel nach medial. Die steil aufgestellten Fingerbeeren treffen an der Oberarminnenseite in eine Vertiefung, dort kann die pulsierende A. brachialis wahrgenommen werden. Die Finger befinden sich nun zwischen dem M. biceps brachii und dem M. triceps brachii und distal der Sehne des M. latissimus dorsi auf dem Gefäß. Eine weitere Betastung der A. brachialis kann in der Ellenbogenbeuge vorgenommen werden. Hierfür orientiert sich der Therapeut im Übergang zur Ansatzsehne des M. biceps brachii am ulnaren Muskelrand. Direkt in der Vertiefung auf der medialen Seite kann der Ausläufer der Arterie über die steil aufgestellten Fingerbeeren erfasst werden.

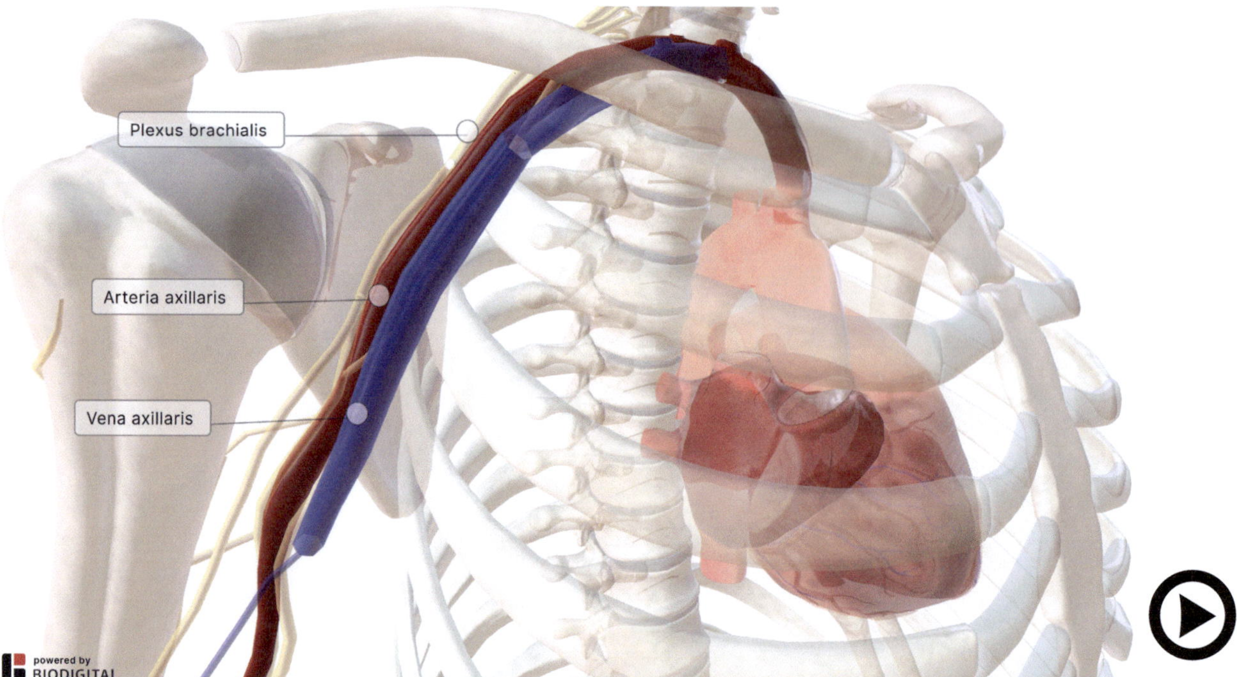

Abb. 7.12 A. axillaris (© BioDigital) und Video 7.12 Palpation A. axillaris (▶ https://doi.org/10.1007/000-615)

▶ **Durchführungshinweis** Muskuläre Strukturen können die A. brachialis in seltenen Fällen irritieren. Dies kann zu einer Unterversorgung der von jener gespeisten Muskulatur führen (Cevirme et al., 2015) (Abb. 7.13).

7.1.3.4 Palpation der A. radialis

Die Speichenarterie entspringt in der Ellenbogenbeuge medial der Ansatzsehne des M. biceps brachii aus der Bifurcatio A. brachialis und verläuft anschließend nach distoradial entlang des medialen Randes des M. brachioradialis. Somit zieht sie durch den Sulcus antebrachii radialis am Unterarm entlang bis in die Hand, verläuft radial des Os scaphoideum nach dorsal und unterquert dabei den M. abductor pollicis longus sowie den M. extensor pollicis brevis et longus. Handrückenseitig teilt sich die A. radialis dann in Höhe des Os trapezium in die Aa. metacarpales dorsales sowie den Ramus carpalis et metacarpalis dorsalis et palmaris arteriae radialis auf. Sie dient somit der Weiterleitung des oxygenierten Blutes in die Hand und versorgt in ihrem Verlauf über abgehende Äste Teile des Ellenbogens, die Radialseite des Unterarms, Anteile der Handwurzel und des Thenar sowie die weiteren Finger.

Da die Betastung der A. radialis als Paradebeispiel für die Pulserfühlung dient, ist diese Arterie für den Einstieg der vaskulären Palpation am besten geeignet. Der Puls kann aus jeder beliebigen Position ertastet werden, wobei sich zu Beginn die Rückenlage oder der Sitz als Ausgangsstellung des Klienten anbieten. Der Therapeut steht seitlich und nimmt mit der flächig aufgelegten Zeige- und Mittelfingerbeere Kontakt zur radialen palmaren Fläche des distalen Radius auf. Direkt radial der Flexorensehnen kann, in der mit Weichteil ausgekleideten Vertiefung, der Radialispuls erspürt werden. Je nach anatomischer Beschaffenheit des Armes und Stärke des Pulses kann die Arterie anschließend weiter in Richtung proximal palpatorisch verfolgt werden. Die steil aufgestellten Fingerbeeren orientieren sich dabei stets radial der Flexorensehnen.

▶ **Durchführungshinweis** Der Druck über die Fingerbeeren sollte zu Beginn sanft erfolgen, um die A. radialis nicht abzudrücken (Abb. 7.14).

7.1.3.5 Palpation der A. ulnaris

Die Ellenarterie entspringt in der Ellenbogenbeuge medial der Ansatzsehne des M. biceps brachii aus der Bifurcatio A. brachialis und verläuft anschließend nach distoulnar über den M. pronator teres hinweg und unter den M. flexor carpi radialis sowie den M. flexor digitorum superficialis. Am ulnaren Rand des Unterarms verläuft sie steil nach distal und nimmt dabei den gleichen Verlauf wie der M. palmaris longus zwischen dem M. flexor carpi ulnaris und dem M. flexor digitorum profundus ein. Im distalen Bereich der Ulnar bzw. im Übergang zum Carpus ist die A. ulnaris direkt ulnar der Flexorensehnen der Finger und palmar der Sehne des M. flexor carpi ulnaris lokalisiert. Dabei wird sie im Bereich der

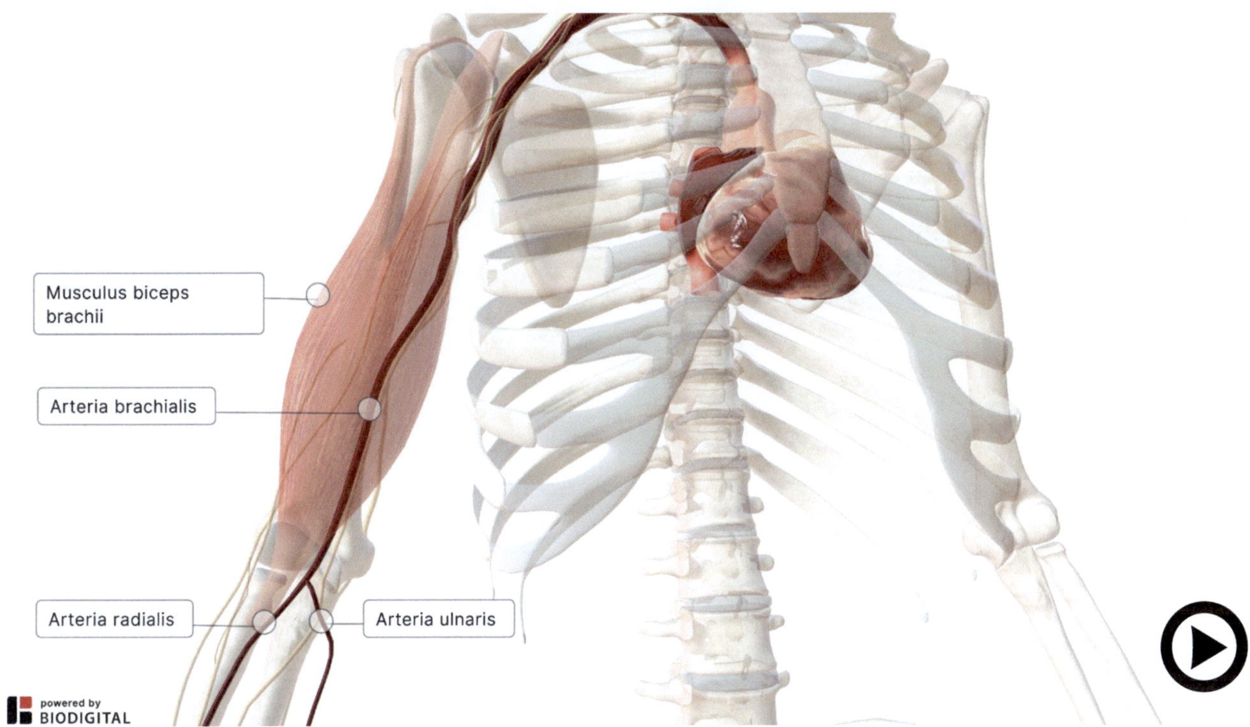

Abb. 7.13 A. brachialis (© BioDigital) und Video 7.13 Palpation A. brachialis (► https://doi.org/10.1007/000-616)

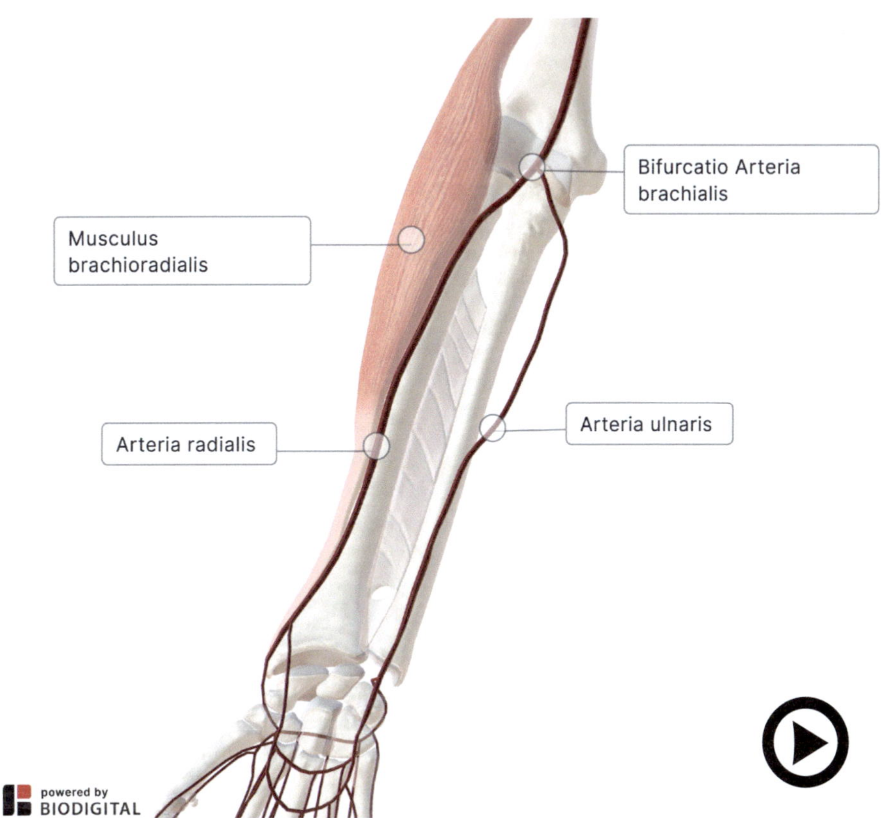

Abb. 7.14 A. radialis(© BioDigital) und Video 7.14 Palpation A. radialis (► https://doi.org/10.1007/000-617)

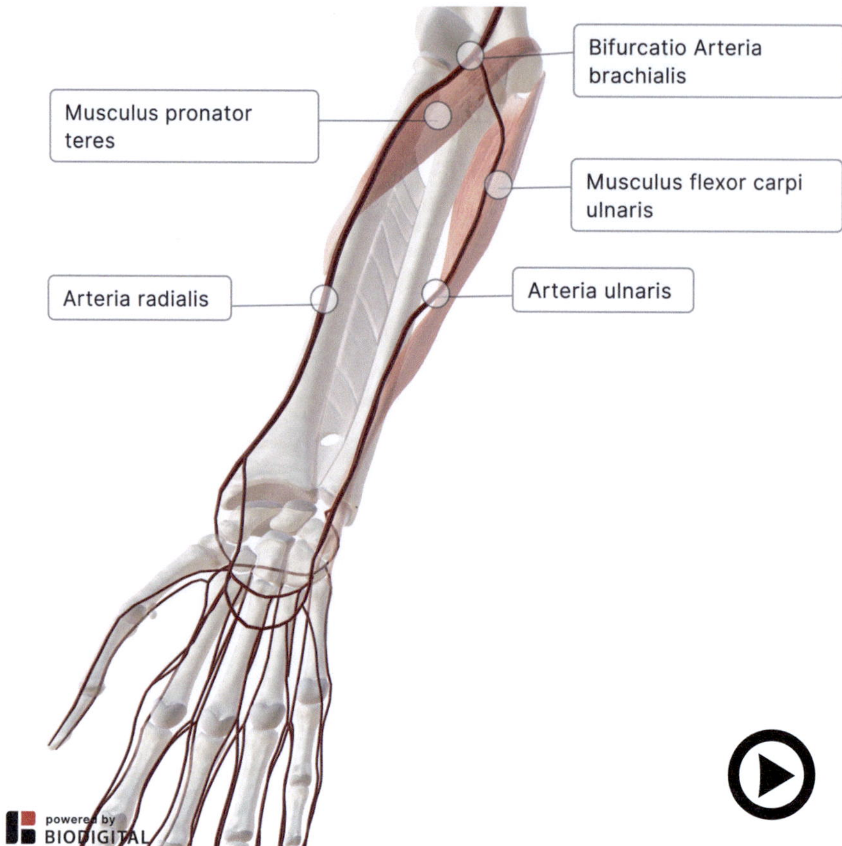

Abb. 7.15 A. ulnaris (© BioDigital) und Video 7.15 Palpation A. ulnaris (▸ https://doi.org/10.1007/000-618)

Handwurzel oft auch als A. ulnaris superficialis bezeichnet, welche mit dem N. ulnaris durch die Loge de Guyon zieht (König et al., 1994). Etwa in Höhe des Os pisiforme geht die Ellenarterie dann in den Arcus palmaris superficialis über, der sich hohlhandseitig erstreckt und das Blut weiter in die Finger transportiert. Die A. ulnaris ist mit ihren Abspaltungen in ihrem Verlauf somit für die Versorgung der Regionen am Ellenbogen, an der ulnaren Seite des Unterarms, sowie für Anteile der Handwurzel und des Hypothenars und der weiteren Finger zuständig.

Für die palpatorische Auffindung der A. ulnaris wird der Patient in Rückenlage oder im Sitz mit passiv gelagertem Unterarm positioniert. Der Therapeut steht seitlich und appliziert die flach aufgelegten Fingerbeeren von Zeige- und Mittelfinger direkt radial des Os pisiforme. In dieser Region wandern die Fingerbeeren mit mäßigem Druck immer weiter in die Tiefe, bis sie auf das eher schwach pulsierende Gefäß treffen. Im Anschluss kann die A. ulnaris nach proximal erfühlt werden, indem sich die Fingerbeeren am ulnaren Rand der Flexorensehnen orientieren.

▸ **Durchführungshinweis** Die A. ulnaris ist häufig eher schwächer in ihrem Pulsausschlag, sodass es einer feinfühligen Betastung bedarf (Abb. 7.15)

7.1.3.6 Palpation der Aa. digitales palmares propriae et digitales dorsales manus

Die Finger werden über Arterien versorgt, welche jeweils radial und ulnar sowohl palmar als dorsal lokalisiert sind. Sie werden als Aa. digitales palmares propriae sowie als Aa. digitales dorsales manus bezeichnet. Die Erstgenannten entspringen aus den Aa. digitales palmares communes und die Zweitgenannten aus den Aa. metacarpales dorsales. Zusätzlich existieren noch Abspaltungen aus der A. radialis, die den Daumen und anteilig den Zeigefinger versorgen sowie Abspaltungen aus der A. ulnaris, die den Kleinfinger durchbluten. Im Gesamten sorgen sie somit für die Blutzufuhr von oxygenierten Blut in die Finger.

Für die Erfühlung des Pulses der Aa. digitales palmares propriae et digitales dorsales manus wird der Klient in Rückenlage oder im Sitz, mit passiv gelagertem Arm, positioniert. Der Therapeut steht vor dem zu Untersuchenden

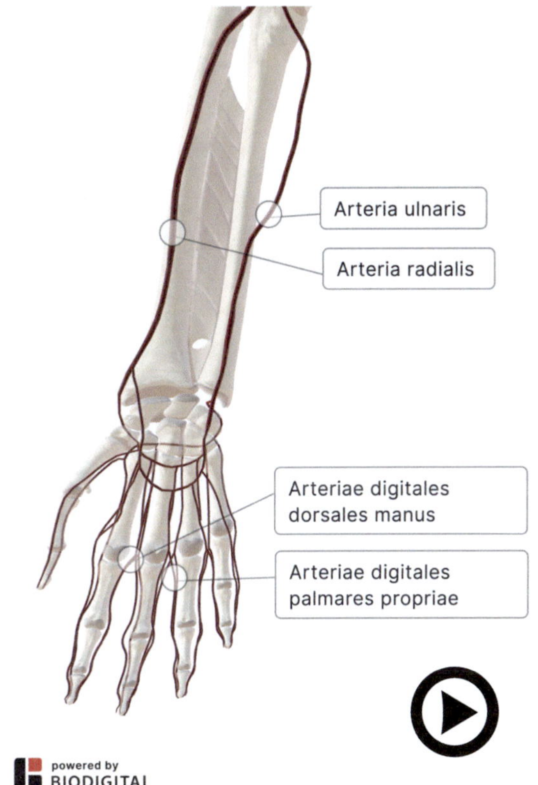

Abb. 7.16 Aa. digitales palmares propriae et digitales dorsales manus (© BioDigital) und Video 7.16 Palpation Aa. digitales palmares propriae et digitales dorsales manus (▶ https://doi.org/10.1007/000-619)

und nimmt mit der Zeigefingerbeere von ulnar flächig Kontakt zur Phalanx proximalis des Zeigefingers auf. Wird die Fingerbeere an der Phalanx proximalis etwas nach dorsal und palmar bewegt, so können die pulsierenden Digitalarterien erfasst werden. Anschließend kann sowohl der gesamte Zeigefinger von radial und ulnar und die weiteren Finger mittels der gleichen Vorgehensweise betastet werden.

▶ **Durchführungshinweis** Der Druck sollte zu Beginn sanft sein, da es sonst schnell zu einem Abdrücken der Arterien kommen kann, wodurch die Pulswelle nicht mehr spürbar ist (Abb. 7.16).

7.1.4 Arterien im Bereich des Kopfes

Der Schädel wird von zwei separaten arteriellen Zugängen vorsorgt. Zum einen führen die A. carotis communis dexter et sinister von anterior, zum anderen die A. vertebralis dexter et sinister von posterior sauerstoffreiches Blut zum Kopf. Diese Arterien entspringen aus dem Arcus aortae bzw. auf der rechten Seite aus dem Truncus brachiocephalicus. Zahlreiche Äste dieser beiden Versorgungsgebiete strahlen über den gesamten Kopf. Hierbei werden zu den palpablen arteriellen Gefäßen die A. carotis communis, die A. temporalis superficialis, A. zygomaticoorbitalis, die A. facialis, die A. angularis, die A. nasalis dorsalis, die A. supratrochlearis und die A. supraorbitalis sowie die A. auricularis posterior und die A. occipitalis gezählt. In den folgenden Kapiteln wird zunächst die anatomische Lage der Gefäße präsentiert und anschließend der Palpationsvorgang erschlossen. Der Patient befindet sich dabei in Rückenlage oder im Sitz.

7.1.4.1 Palpation der A. carotis communis

Die Halsschlagader entspringt auf der rechten Seite über den Truncus brachiocephalicus aus dem Arcus aortae, während die linke A. carotis communis direkt aus dem Aortenbogen entstammt. Beide ziehen jeweils zur anteriolateralen Halsseite und steigen dann steil in Richtung cranial auf. Sie verlaufen dabei direkt unter dem M. sternocleidomastoideus sowie dem darüber liegenden Platysma. Posteriocaudal etwa im Bereich des Angulus mandibulae teilt sie sich in die A. carotis externa, die lateral am Schädel verläuft und die A. carotis interna, welche in den Schädel eintaucht. Das beim Mann etwa 6,5 mm und bei der Frau 6,1 mm starke Gefäß verläuft gemeinsam mit der V. jugularis interna sowie dem N. vagus in der Vagina carotica bis zu beschriebenen Teilungsstelle. In Bezug auf den Durchmesser bestehen interindividuelle Unterschiede (Markert et al., 2009).

Die Betastung der A. carotis communis wird aus dem Sitz oder der Rückenlage vorgenommen. Der Therapeut steht dabei seitlich zum Klienten und orientiert sich am Arcus mandibulae auf der kontralateralen Seite. Die flach aufgelegten Fingerbeeren von Zeige- und Mittelfinger wandern etwa zwei Querfinger vom Unterkieferbogen nach distal und treffen anterior des M. sternocleidomastoideus auf die pulsierende Halsschlagader. Anschließend kann sie im Verlauf nach cranial vor bzw. unter dem M. sternocleidomastoideus erfasst werden.

▶ **Durchführungshinweis** Aufgrund des Karotissinusreflexes sollte die Betastung stets sanft und einseitig vorgenommen werden (Abb. 7.17).

7.1.4.2 Palpation der A. carotis externa

Die äußere Halsschlagader entspringt als ein Ast der A. carotis communis, occipital des Angulus mandibulae. Sie steigt dann steil auf und verläuft anterior des Ohres parallel zum Ramus mandibulae. Etwa in Höhe des Meatus acusticus externus geht sie in die A. temporalis superficialis über. In ihrem Verlauf prägt die A. carotis externa zahlreiche Abspaltungen wie beispielsweise die A. facialis, die A. maxillaris, die A. zygomaticoorbitalis sowie die A. auricularis posterior und die A. occipitalis. Anhand dieser zahlreichen Äste wird deutlich, dass das Gefäß große Teile des Kopfes und des Halses versorgt. Zusätzlich gewährleistet sie die arterielle Blutversorgung der Dura mater.

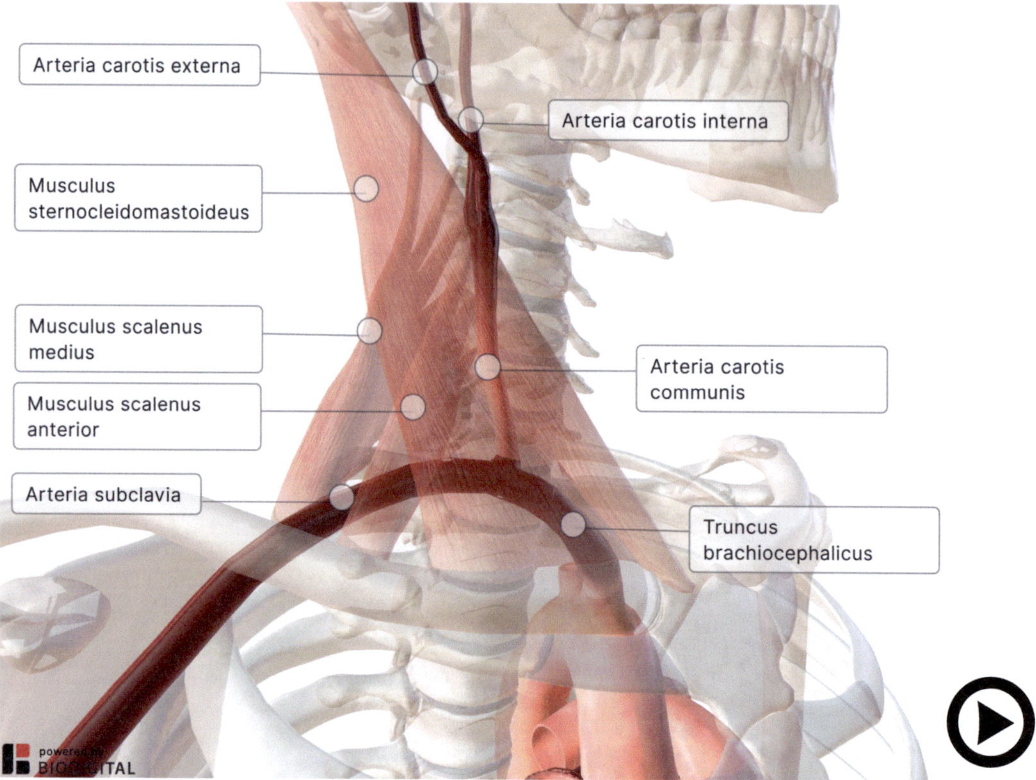

Abb. 7.17 A. carotis communis (© BioDigital) und Video 7.17 Palpation A. carotis communis (▶ https://doi.org/10.1007/000-61a)

Für die Betastung, die in Rückenlage oder im Sitz erfolgt, steht der Therapeut seitlich vor dem Klienten und nimmt Kontakt zum homonymen Ramus mandibulae auf. Hierfür werden die Fingerbeeren von Zeige- und Mittelfinger flächig occipital des Unterkiefers und anterior des Ohrläppchens aufgelegt. Bei einem sanften Druck in die Tiefe kann die pulsierende A. carotis externa wahrgenommen werden.

▶ **Durchführungshinweis** Die Palpation sollte sanft erfolgen, da die Arterie schon mit wenig Druck irritiert werden kann, sodass die Pulsantwort geringer ausfällt (Abb. 7.18).

7.1.4.3 Palpation der A. temporalis superficialis

Die oberflächige Schläfenarterie entspringt aus der A. carotis externa und breitet sich über der lateralen Schädelfläche aus. Ihr Ursprung befindet sich anterior des Meatus acusticus externus. In ihrem aufsteigenden Verlauf in Richtung superior verfügt die A. temporalis superficialis über zahlreiche Abspaltungen, die sowohl Bereiche des Kiefers und des Ohrs sowie Strukturen des Gesichts und des lateralen Schädels versorgen. Sie läuft schließlich in einem Ramus frontalis und einen Ramus parietalis aus.

Der Schläfenpuls wird in Rückenlage oder im Sitz erfühlt. Der Therapeut appliziert die Fingerbeeren von Zeige- und Mittelfinger flächig anterior des Gehörgangs, sodass ein Finger auf dem Ramus zygomaticus und ein Finger superior dessen lokalisiert ist. Mit wenig Druck kann die pulsierende A. temporalis superficialis ertastet werden. Zusätzlich können die Fingerbeeren das Gefäß noch weiter in Richtung des Schädeldachs verfolgen.

▶ **Durchführungshinweis** Die Palpation sollte sanft erfolgen, da die Arterie schon mit wenig Druck komprimiert werden kann, sodass der Puls nichtmehr fühlbar ist. Sollte die A. temporalis superficialis bereits gut ausgeprägt sichtbar sein, kann eine Riesenzellarteriitis die Ursache dafür sein (Younger, 2019) (Abb. 7.19).

7.1.4.4 Palpation der A. zygomaticoorbitalis

Die eher inkonstant auftretende A. zygomaticoorbitalis verdankt ihren Namen ganz ihrer Lokalisierung. Als Ast der A. temporalis superficialis bzw. in seltenen Fällen der A. temporalis mediana, verläuft sie oberhalb des Proc. zygomaticus ossis temporalis in Richtung Auge. Sie liegt dabei direkt oberflächig des M. temporalis und versorgt Strukturen in der Region der Augen wie beispielsweise die Augenlider.

Für die Betastung, bei welcher der Patient in Rückenlage oder im Sitz positioniert wird, appliziert der Therapeut die Fingerbeeren von Zeige-, Mittel-, und Ringfinger oberhalb des Proc. zygomaticus ossis temporalis mit Blickrichtung der

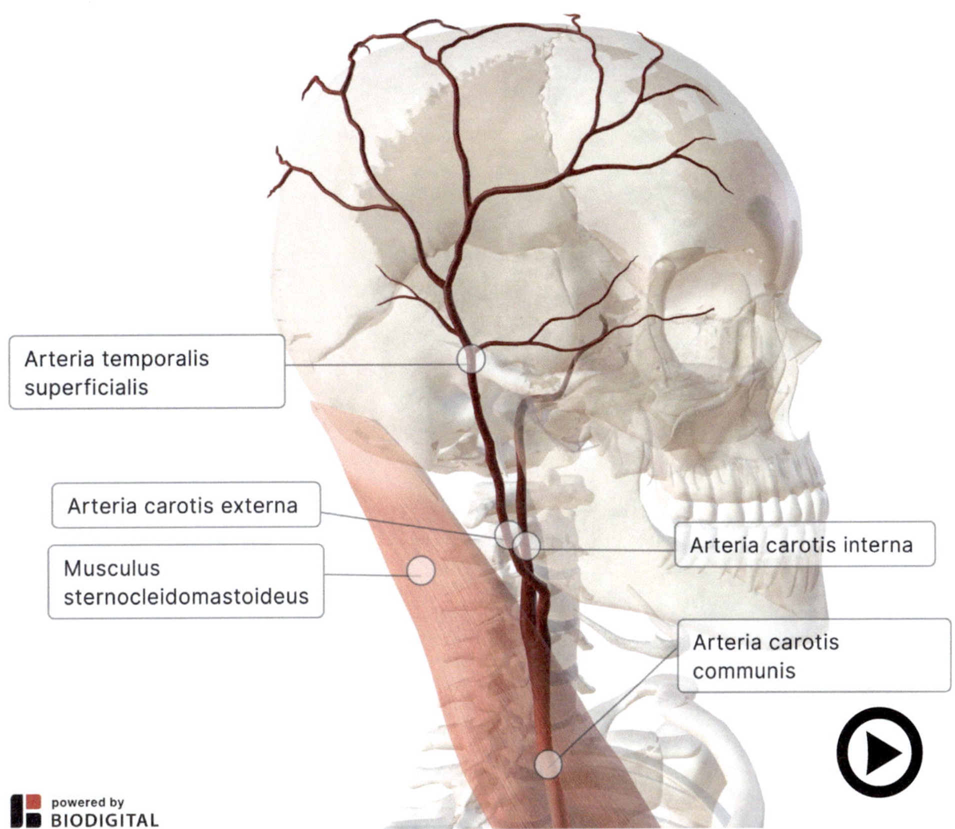

Abb. 7.18 A. carotis externa (© BioDigital) und Video 7.18 Palpation A. carotis externa (▶ https://doi.org/10.1007/000-61b)

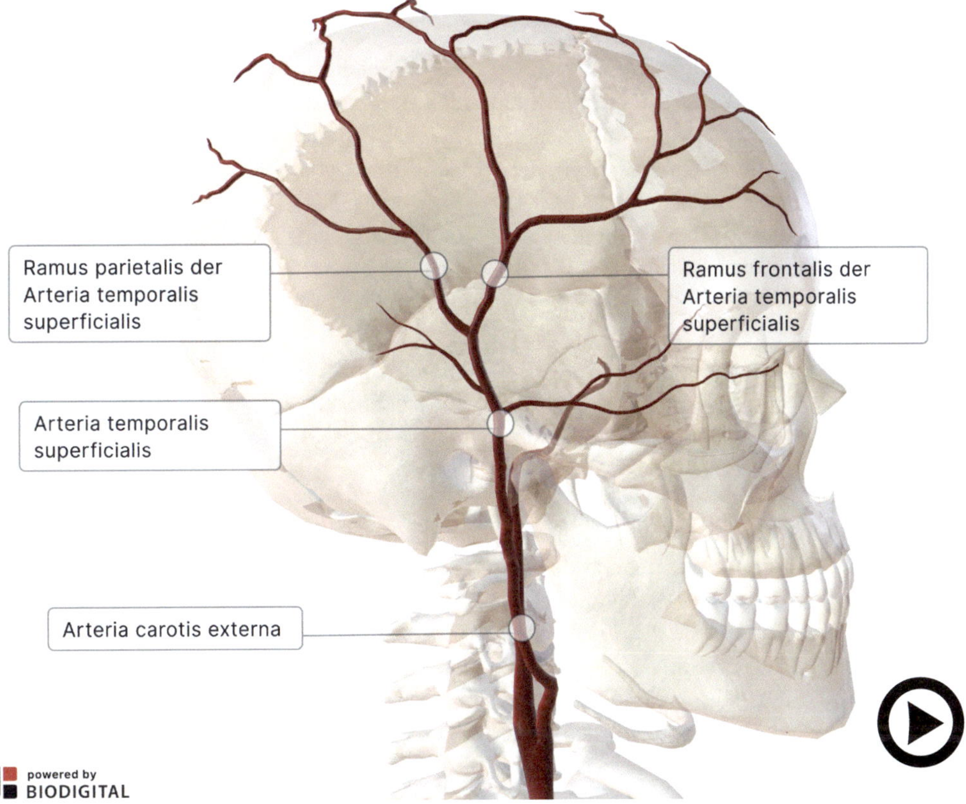

Abb. 7.19 A. temporalis superficialis (© BioDigital) und Video 7.19 Palpation A. temporalis superficialis (▶ https://doi.org/10.1007/000-61c)

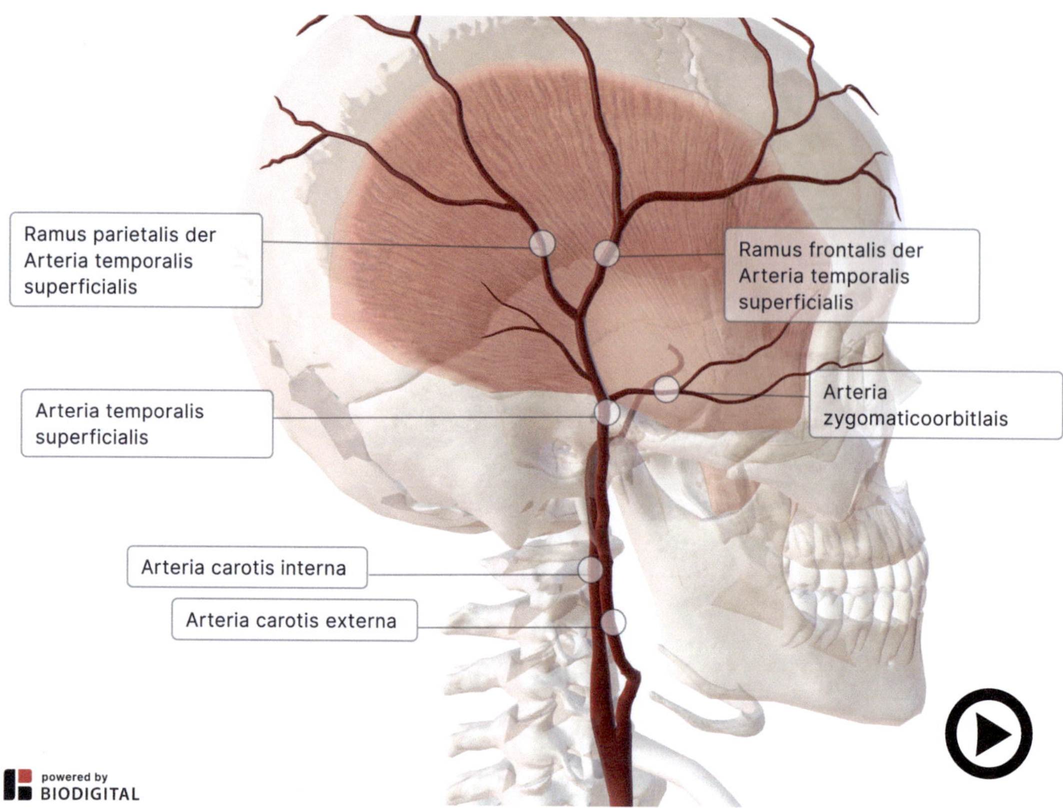

Abb. 7.20 A. zygomaticoorbitalis (© BioDigital) und Video 7.20 Palpation A. zygomaticoorbitalis (▶ https://doi.org/10.1007/000-61d)

Fingerspitzen nach superior. Sobald der Patient zusammenbeißt, ist eine deutliche Kontraktion spürbar. In entspannter Kieferstellung kann, bei Vorhandensein der Arterie, eine sanfte Pulswelle über die Finger wahrgenommen werden.

▶ **Durchführungshinweis** Die Betastung muss sanft von der Oberfläche in die Tiefe erfolgen, da die A. zygomaticoorbitalis sonst abgedrückt werden kann (Abb. 7.20).

7.1.4.5 Palpation der A. facialis

Die Gesichtsschlagader, occipitocaudal des Angulus mandibulae, geht aus der A. carotis externa hervor und verläuft dann zunächst entlang des Unterkiefers bis zu dessen Mitte. Im weiteren Verlauf steigt sie von den Wangen über die Zähne in Richtung der Nase auf. Sie weist dabei zahlreiche Äste auf, welche sämtliche Strukturen im Bereich des Gesichts mit arteriellem Blut versorgen. Im Bereich lateral der Nasenflügel geht die A. facialis in die A. angularis über.

Die Betastung der Arterie erfolgt im Sitz oder in Rückenlage und ist lediglich an zwei Stellen direkt durchführbar, da sie von zahlreichen Muskeln überdeckt wird. Für den ersten Referenzpunkt legt der Therapeut die Fingerbeeren von Zeige- und Mittelfinger, in Richtung der Nase zeigend, flächig auf die Mandibula etwa in Höhe des Mundwinkels bzw. des zweiten Backenzahns. Mit der Applikation eines sanften Drucks in die Tiefe, kann die pulsierende Arterie erfasst werden. Der zweite Referenzpunkt existiert lateral des Nasenflügels. Um diese Pulswelle zu erfassen, wird eine gedankliche Linie von der Pupille nach caudal gezogen, die eine horizontale Linie, die am unteren Rand der Nasenflügel verläuft, schneidet. An diesem Schnittpunkt sucht die Zeigefingerbeere sanft nach der pulsierenden A. facialis, die in diesem Gebiet dann in die A. angularis übergeht.

▶ **Durchführungshinweis** Der Druck sollte von der Oberfläche sanft in die Tiefe erfolgen, da einige Strukturen die Arterie überdecken (Abb. 7.21).

7.1.4.6 Palpation der A. angularis

Als Ast der A. facialis verläuft die Augenwinkelarterie aufsteigend entlang der Nase. Ihre Ursprungsregion ist direkt unter dem M. levator labii superioris etwa im Schnittpunkt zwischen der vertikalen Verlängerungslinie der Pupille und der horizontalen Verlängerungslinie des unteren Nasenflügelrandes. Von dort aus verläuft sie aufsteigend bis zum Übergang der Cartilago nasi lateralis zum Os nasale. In dieser Region geht die A. angularis in die A. nasalis über. Zahlreiche kleine Äste versorgen die Haut in der Region des

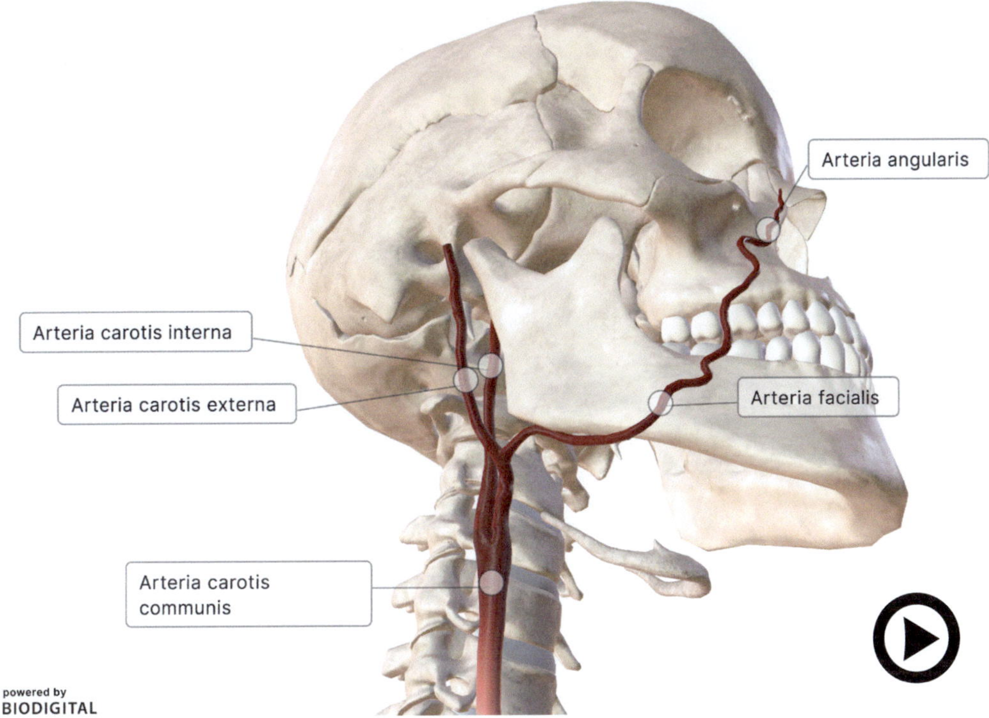

Abb. 7.21 A. facialis (© BioDigital) und Video 7.21 Palpation A. facialis (▶ https://doi.org/10.1007/000-61e)

Mundes sowie unterhalb des Auges und des Weiteren den Saccus lacrimalis sowie den M. orbicularis occuli.

Die Betastung der Arterie erfolgt im lateralen Bereich der Nase. Der Klient ist im Sitz oder der Rückenlage positioniert, während der Therapeut die Fingerbeere von Zeige- und Mittelfinger flächig neben dem Nasenflügel auflegt. Wichtig ist es, unterhalb des Os nasale langsam in die Tiefe zu tasten, bis die pulsierende A. angularis erspürt wird.

▶ **Durchführungshinweis** Die Betastung muss sanft von der Oberfläche in die Tiefe erfolgen, da die A. angularis sonst komprimiert werden kann (Abb. 7.22).

7.1.4.7 Palpation der A. nasalis dorsalis

Aus der A. opthalamica entspringend, zieht die A. nasalis dorsalis vom superiomedialen Rand der Orbita in Richtung Nase, welche sie mit oxygeniertem Blut versorgt. Lateral der Nasenflügel, im Übergang des Os nasale zur Cartilago nasi lateralis anastomosiert die Arterie mit der A. angularis. Auf dem Nasenrücken existiert eine weitere Verbindung mit der gleichnamigen Arterie der kontralateralen Seite. Somit stehen die Blutkreisläufe in engem Kontakt und können bei Stenosen kompensatorisch reagieren. In ihrem Ursprungsgebiet wird die Arterie vom M. orbicularis occuli sowie dem M. depressor supercilii überdeckt.

Die palpatorische Erschließung der A. nasalis dorsalis erfolgt aus der Rückenlage oder dem Sitz. Der Therapeut legt die Zeigefingerbeere flächig von lateral kommend auf das Os nasale der kontralateralen Seite und beginnt langsam von der Oberfläche in die Tiefe zu fühlen. Dabei kann die pulsierende Welle des Gefäßes erfasst werden.

▶ **Durchführungshinweis** Die Betastung muss sanft von der Oberfläche in die Tiefe erfolgen, da die A. nasalis dorsalis sonst abgedrückt werden kann (Abb. 7.23).

7.1.4.8 Palpation der A. supratrochlearis

Als aufsteigender Gefäßast der A. ophthalamica entspringt die A. supratrochlearis am superiomedialen Rand der Orbita und zieht dann in die mediale Region der Stirn. Sie wird in ihrer Ursprungsregion dabei vom M. orbicularis occuli sowie dem M. depressor et corrugator supercilii und anteilig vom M. procerus überdeckt. Im weiteren Verlauf zieht sie superficial des M. frontalis an der Stirn und anastomosiert mit der gleichnamigen Arterie der kontralateralen Seite sowie mit der homolateralen A. supraorbitalis. Anhand dieser großflächigen Anlage kann die A. supratrochlearis Strukturen wie die Haut, den Knochen und die mimische Muskulatur in der Region der Stirn mit Blut versorgen.

Die Palpation der Arterie erfolgt in Rückenlage oder im Sitz. Der Therapeut legt die Zeigefingerbeere am oberen inneren Rand der Orbita mit Blickrichtung Stirn flächig an und beginnt sanft in die Tiefe zu tasten. Die schwache Pulswelle kann durch die darüber liegenden Muskeln erfasst werden.

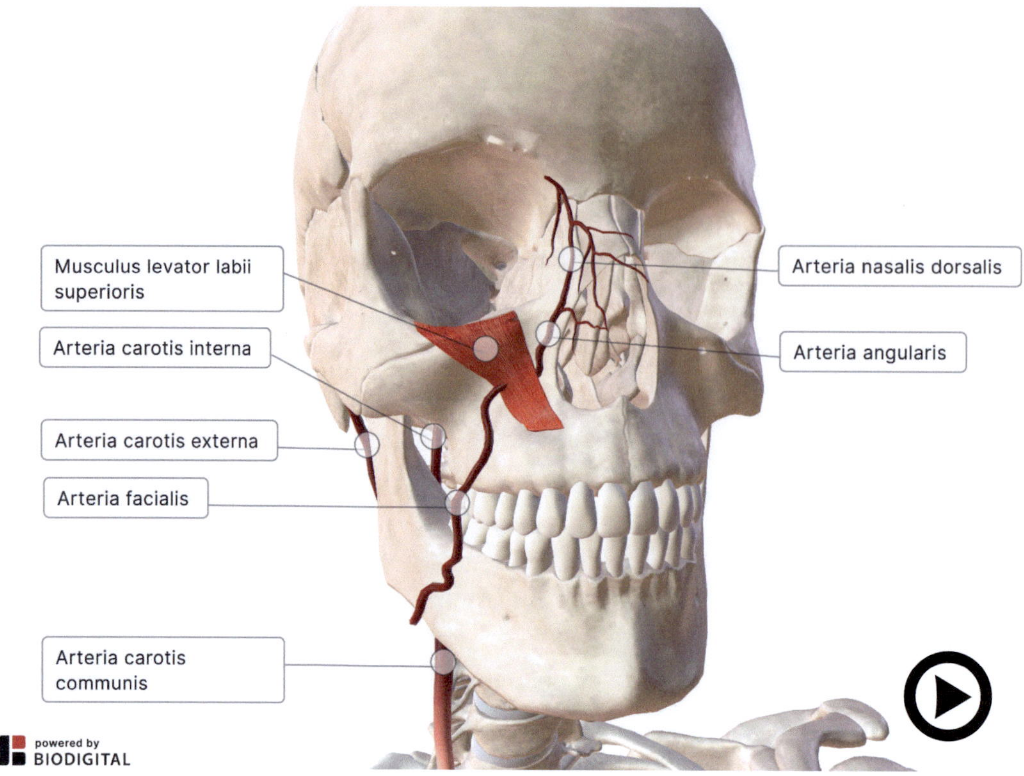

Abb. 7.22 A. angularis (© BioDigital) und Video 7.22 Palpation A. angularis (► https://doi.org/10.1007/000-61f)

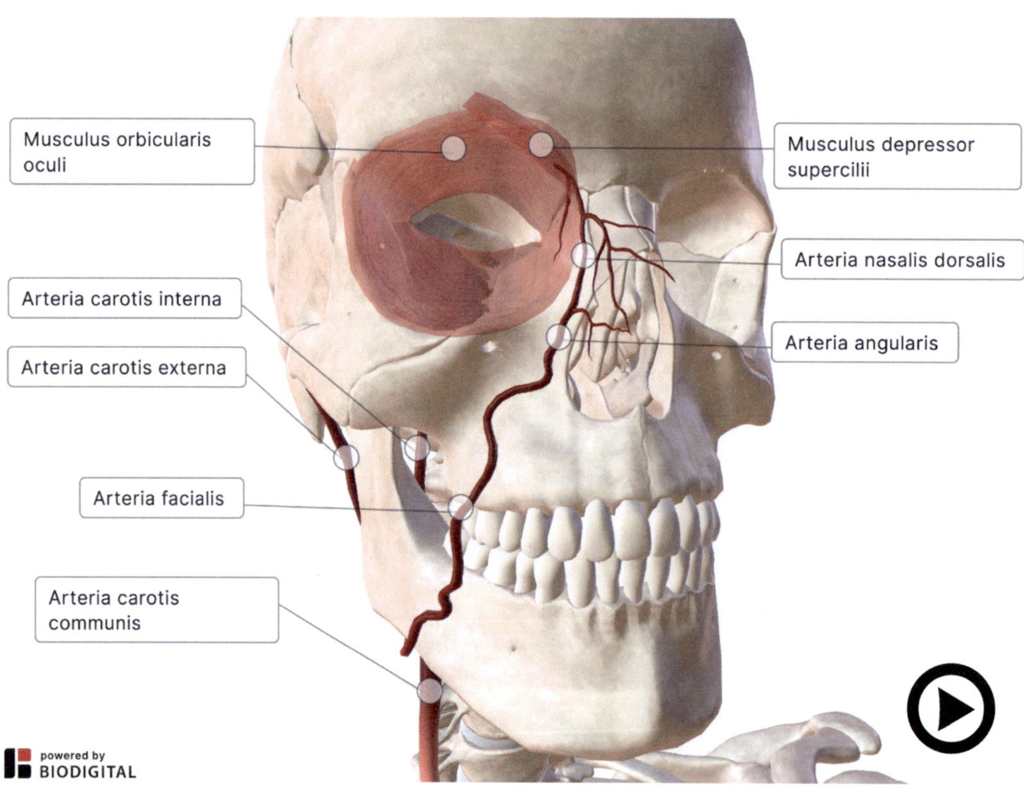

Abb. 7.23 A. nasalis (© BioDigital) und Video 7.23 Palpation A. nasalis (► https://doi.org/10.1007/000-61g)

Die Fingerbeeren befinden sich dabei am medialen Ende der Augenbraue.

▶ **Durchführungshinweis** Die Betastung muss sanft von der Oberfläche in die Tiefe erfolgen, da die A. supratrochlearis sonst abgedrückt werden kann (Abb. 7.24).

7.1.4.9 Palpation der A. supraorbitalis

Die Oberaugenbrauenarterie entspringt aus der A. ophthalamica etwa am Beginn des medialen Drittels der oberen Orbita. Als Abspaltung tritt sie zunächst etwas nach anteriosuperior aus der Augenhöhle heraus und verläuft dann gemeinsam mit dem N. sowie der V. supraorbitalis durch das Foramen supraorbitale nach superior zur Stirn. Sie wird dabei vom M. orbicularis oculi sowie dem M. depressor et corrugator supercilii überdeckt. Im Gebiet des M. frontalis teilt sie sich in einen superficialen und einen profunden Anteil und versorgt die Strukturen im Bereich der Stirn. Weiterhin anastomosiert sie mit der A. supratrochlearis und der A. temporalis superficialis. In ihrer Ursprungsregion gewährleistet sie die Durchblutung des M. rectus superior sowie die des M. levator palpebrae innerhalb der Augenhöhle.

Die Palpation erfolgt über das Foramen supraorbitale (Abschn. 2.20.1.1), welches als knöcherner Referenzpunkt gut am Anfang des mittleren Augenbrauendrittels auffindbar ist. Der Klient befindet sich in Rückenlage oder im Sitz, während der Therapeut die Zeigefingerbeere flächig auf das genannte Foramen appliziert. Bei sanftem Druck kann die Pulswelle erfasst werden.

▶ **Durchführungshinweis** Die Betastung muss sanft von der Oberfläche in die Tiefe erfolgen, da die A. supraorbitalis sonst komprimiert werden kann (Abb. 7.25).

7.1.4.10 Palpation der A. auricularis posterior

Direkt unterhalb des Ohrläppchens spaltet sich die hintere Ohrschlagader von der A. carotis externa ab, verläuft zunächst unter dem Ohr nach occipital und steigt dann anteilig nach superior hinter das Ohr auf bzw. läuft weiter in Richtung Occiput. Aufgrund ihrer Lage versorgt sie zahlreiche Strukturen im Bereich des Ohrs inklusive des Trommelfells sowie die Kopfhaut in der Region hinter dem Ohr mit oxygeniertem Blut.

Die A. auricularis posterior lässt sich sehr gut betasten, da in dieser Region kaum weitere Strukturen über ihr befindlich sind. Der Klient befindet sich dabei in Rückenlage oder im Sitz und der Therapeut legt die Zeige- und Mittelfingerbeere flächig auf die Haut unterhalb der Ohrmuschel. Schon beim

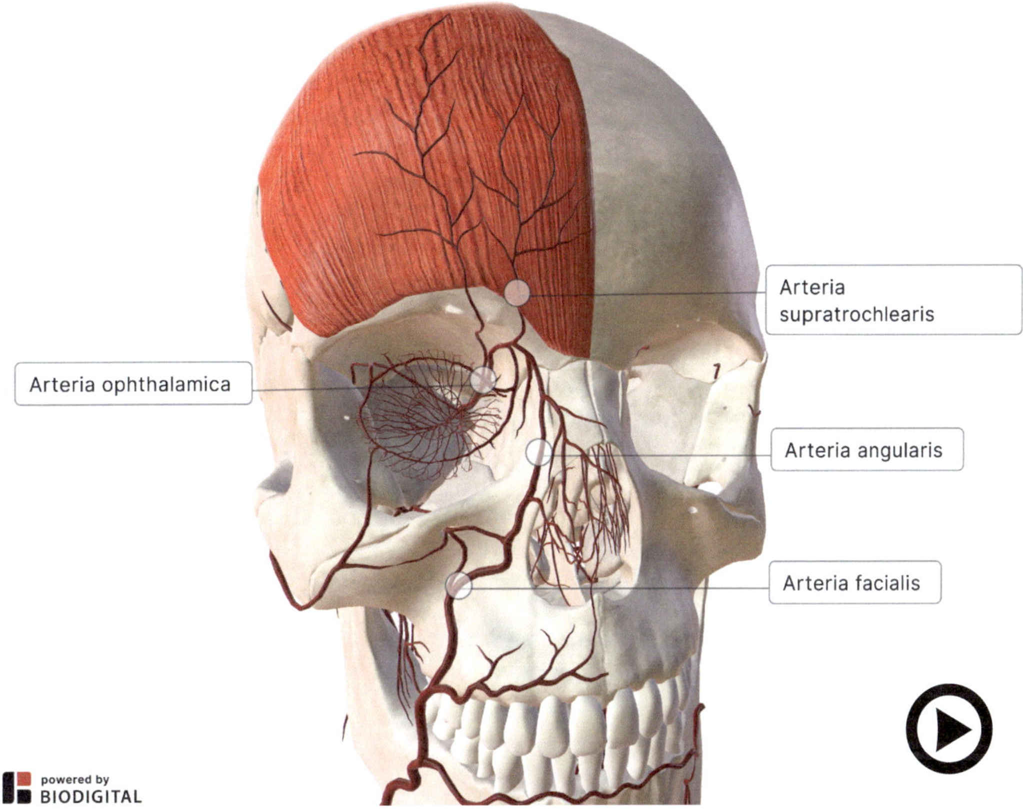

Abb. 7.24 A. supratrochlearis (© BioDigital) und Video 7.24 Palpation A. supratrochlearis (▶ https://doi.org/10.1007/000-61h)

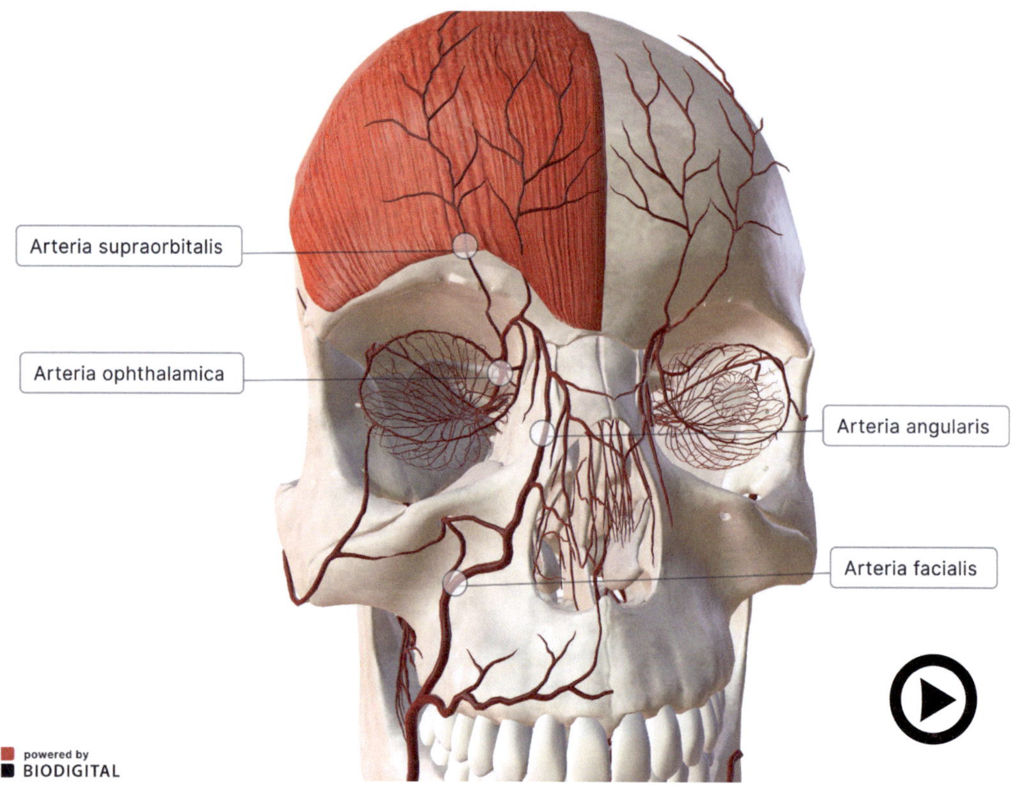

Abb. 7.25 A. supraorbitalis (© BioDigital) und Video 7.25 Palpation A. supraorbitalis (▶ https://doi.org/10.1007/000-61j)

Auflegen kann ohne Druck in der Tiefe die Pulswelle gespürt und die Arterie in ihrem weiteren Verlauf betastet werden.

▶ **Durchführungshinweis** Die Betastung muss sanft von der Oberfläche in die Tiefe erfolgen, da die A. auricularis posterior sonst abgedrückt werden kann (Abb. 7.26).

7.1.4.11 Palpation der A. occipitalis

Die Hinterhauptschlagader entspringt bereits lateral am Hals etwa in Höhe des Angulus mandibulae aus der A. carotis externa. Sie verläuft anschließend aufsteigend bis zum Proc. mastoideus den sie hinterläuft, um dann im Sulcus arteriae occipitalis am Unterrand des Os temporale sowie dem Os occipitale nach occipital zu ziehen. Auf ihrem Weg wird sie unmittelbar vom N. hypoglossus sowie dem N. occipitalis major begleitet. Im Bereich des M. trapezius pars descendens steigt die A. occipitalis auf und strahlt über den gesamten Hinterkopf. Zahlreiche Nebenäste der Arterie sorgen für die Durchblutung der Strukturen im Bereich der posterioren Hals- sowie der Hinterkopfregion. Zusätzlich transportiert sie Blut in die Region der Ohrmuschel sowie zur Dura mater und anastomosiert mit der A. auricularis posterior sowie mit der A. temporalis superficialis. In Ihrem Verlauf wird die A. occipitalis vom M. sternocleidomastoideus, vom M. splenius capitis und vom M. longissimus capitis bedeckt.

Für die Betastung der Arterie ist es wichtig, dass der Kopf des Klienten passiv gelagert ist, um die Muskulatur in dieser Region zu entspannen. Daher eignet sich die Rückenlage am besten. Der Therapeut erfasst zunächst den Proc. mastoideus und palpiert direkt occipital dessen mit steil aufgestellten Fingerbeeren in die Tiefe. Die Pulswelle der A. occipitalis kann deutlich getastet werden. Die Fingerbeeren wandern anschließend entlang des knöchernen Unterrandes des Hinterkopfes weiter nach occipital und können an einigen Stellen das Gefäß erspüren. Im Bereich des Occiputs bietet es sich an, die Finger zunächst flächig aufzulegen, um die Pulswelle erfassen zu können. Anschließend wird über die Fingerbeere präzise betastet.

▶ **Durchführungshinweise** Aufgrund der direkten Nähe zu den Nn. occipitales sowie weiteren Nerven in der Region der Arterie ist es empfehlenswert den Druck auf die Arterie nicht zu intensiv zu gestalten, um sowohl den Blutfluss als auch nervale Strukturen nicht übermäßig zu komprimieren (Abb. 7.27).

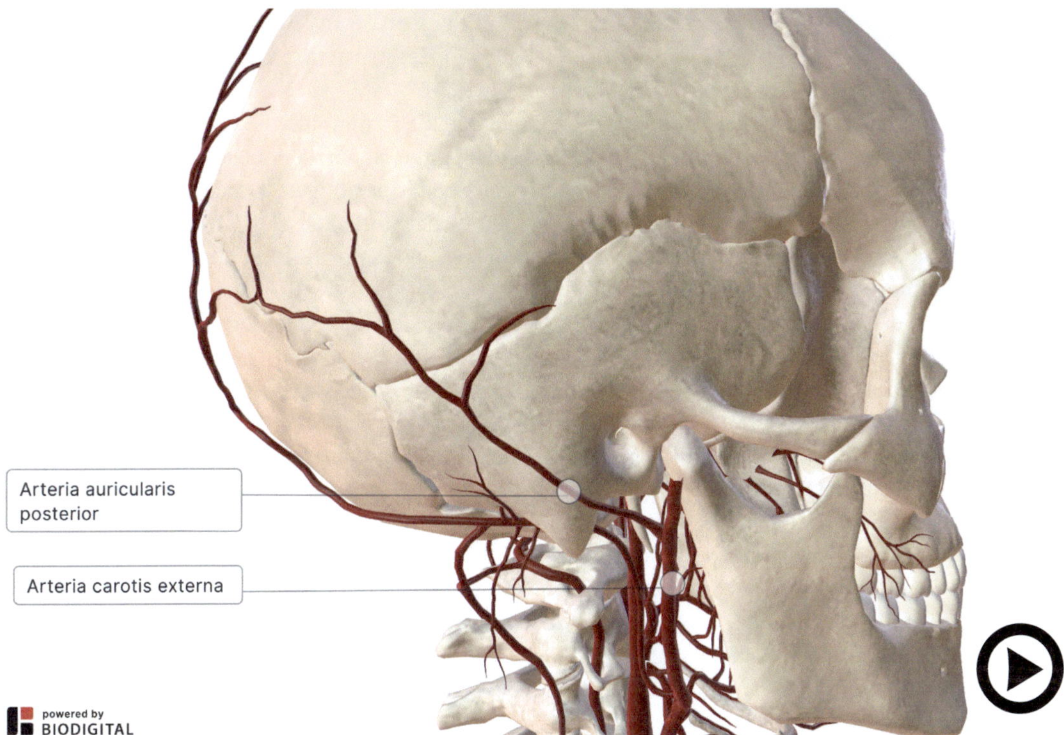

Abb. 7.26 A. auricularis posterior (© BioDigital) und Video 7.26 Palpation A. auricularis posterior (► https://doi.org/10.1007/000-61k)

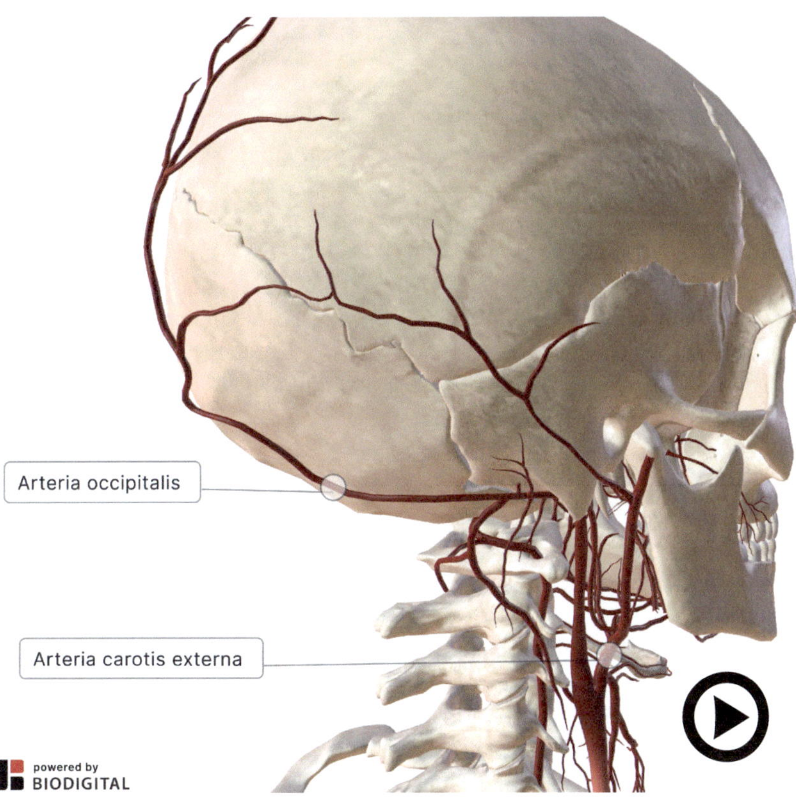

Abb. 7.27 A. occipitalis (© BioDigital) und Video 7.27 Palpation A. occipitalis (► https://doi.org/10.1007/000-61m)

7.2 Palpation der Venen

Die Venen sind ähnlich wie die Arterien aus drei Wandschichten aufgebaut. Der Unterschied besteht darin, dass sie ein größeres Lumen aufweisen und eine nur dünne Muskelschicht besitzen. Zusätzlich verfügen sie über Venenklappen, welche aus der Tunica intima entstehen und als Rückflussmechanismus dienen. Sie führen im Körperkreislauf sauerstoffarmes und im Lungenkreislauf sauerstoffreiche Blut zum Herzen hin. Venen dienen daher der Entsorgung von Kohlenstoffdioxid, welches beim Stoffwechsel als Endprodukt anfällt, sowie der Zufuhr von Sauerstoff, dass durch die Atmung vom Kapillargebiet der Lunge zum Herzen transportiert wird. Somit existieren die Venenklappen lediglich im Körperkreislauf. Weitere Rückflussmechanismen, welche die venösen Gefäße unterstützen, sind die Muskelpumpe (Ercan et al., 2018), die Sogwirkung von Herz und Lunge sowie die lokale Nähe zu den Arterien und dessen Pulswelle, die auch als arteriovenöse Kopplung im Bereich der hämodynamischen Funktionseinheit bezeichnet wird. Sind Venen in ihrer normalen anatomischen Struktur verändert oder leidet der Klient unter Erkrankungen, die einen Stau in den Venen verursachen, so können diese als prominente Strukturen bis hin zu einer Ausprägung als Krampfadern auftreten. Bereits im visuellen Befund können Venen bei gut trainierten Patienten in Erscheinung treten, deren Körperfettgehalt sehr gering und der Muskelanteil gleichzeitig sehr hoch ist.

Aufgrund der Nähe zu Arterien, sind einige Venen tastbar bzw. können sie mit einem palpatorischen Reiz versehen werden. In den folgenden Kapiteln werden die spürbaren Venen in ihrer anatomischen Lage zunächst beschrieben, und anschließend die Anleitung zur präzisen Betastung vermittelt. Hierfür ist neben den Lagekenntnissen eine entspannte Ausgangsstellung des Klienten von großer Bedeutung. Im Gegensatz zu den Arterien besitzen Venen keine Pulswelle und sind daher eher als rundliche, weiche und elastische Struktur, welche gut abgrenzbar zu umliegendem Gewebe sind, spürbar. Oberflächige Venen sind oft etwas bläulich und können daher bereits visuell wahrgenommen werden. Die Palpation erfolgt über die flächig aufgelegten Zeige- bzw. Mittelfingerbeere. Wird das Gefäß im Vorfeld komprimiert, kommt es häufig zu einem Blutstau, der die Vene vergrößern lässt und somit die Betastung erleichtert. Zusätzlich kann es zu einer lividen Färbung der Haut distal des Druckpunktes kommen. Weiterhin kann das schwierige Erspüren der venösen Strukturen durch ein Schließen der Augen und somit der Wegnahme des visuellen Reizes erleichtert werden. In den folgenden Kapiteln wird die Betastung der Venen im Bereich des Beckens, der unteren Extremität, des Abdomens sowie der oberen Extremität und des Kopfes beschrieben.

7.2.1 Venen im Bereich des Beckens/untere Extremität

Die untere Extremität, die täglich den Menschen durch das Leben trägt, ist mit zahlreichen Muskeln ausgestattet, welche viel Energie benötigen. Durch den Metabolismus entstehen zahlreiche Stoffwechselendprodukte, die auf verschiedenen Wegen aus dem Körper ausgeschieden werden müssen. Kohlenstoffdioxid wird beispielsweise über die Venen aus der Peripherie in Richtung Herz und dann in die Lunge transportiert, um es dort im Gasaustausch mit Sauerstoff zu ersetzen. Einige dieser Venen können in der unteren Extremität palpatorisch erfasst bzw. mittels eines Reizes versehen werden. Zur besseren Orientierung helfen häufig die gleichnamigen Arterien, da sie sich meist in örtlicher Nähe zu den Venen befinden.

Die venösen Gefäße, die über die Finger erreicht werden können, sind Teil der folgenden Kapitel. Hierzu werden zunächst die V. glutea superior, die V. femoralis, die V. poplitea, die V. tibialis anterior, die V. saphena magna et parva sowie die Rete venosum dorsale pedis in ihrer anatomischen Lage beschrieben.

Bei der Vorstellung ist zu beachten, dass die Venen aus der Peripherie in Richtung proximal bzw. zentripetal verlaufen und somit das Blut entgegengesetzt der Arterien fließen lassen. Daher wird die Reihenfolge sich von den kleineren hin zu den größeren Gefäßen erstrecken.

Der Klient befindet sich hierfür in einer entspannten Ausgangstellung, um Gewebsspannungen weitestgehend zu vermeiden und das Palpationsgefühl somit zu stärken. Die Rücken- bzw. Bauch oder Seitenlage sind empfehlenswert.

7.2.1.1 Palpation der V. glutea superior

Von der Facies glutea an der Ala ossis ilii verläuft die stark verzweigte V. glutea superior gemeinsam mit der A. glutea superior und dem N. glutaeus superior in Richtung caudomedial unter die S.I.P.I. Sie wird dabei vom M. glutaeus maximus überdeckt. Sie durchläuft oberhalb des M. piriformis das Foramen suprapiriforme und das Foramen ischiadicum majus und zieht weiter in das Becken, wo sie in die V. iliaca interna der homolateralen Seite mündet.

Da sie einen ähnlichen Verlauf wie ihre namensgleiche Arterie einnimmt, wird sich der Therapeut bei der Betastung, bei der sich der Klient in Bauchlage befindet, an der Pulswelle der A. glutea superior sowie an der S.I.P.I. orientieren. Die Fingerbeeren werden steil aufgestellt an der S.I.P.I. aufgelegt. Sie wandern etwas in Richtung caudal und treffen direkt in der ersten Vertiefung oberhalb des M. piriformis auf den Nerven und Gefäßstrang. Die Betastung der Vene erfolgt lediglich über eine Reizsetzung.

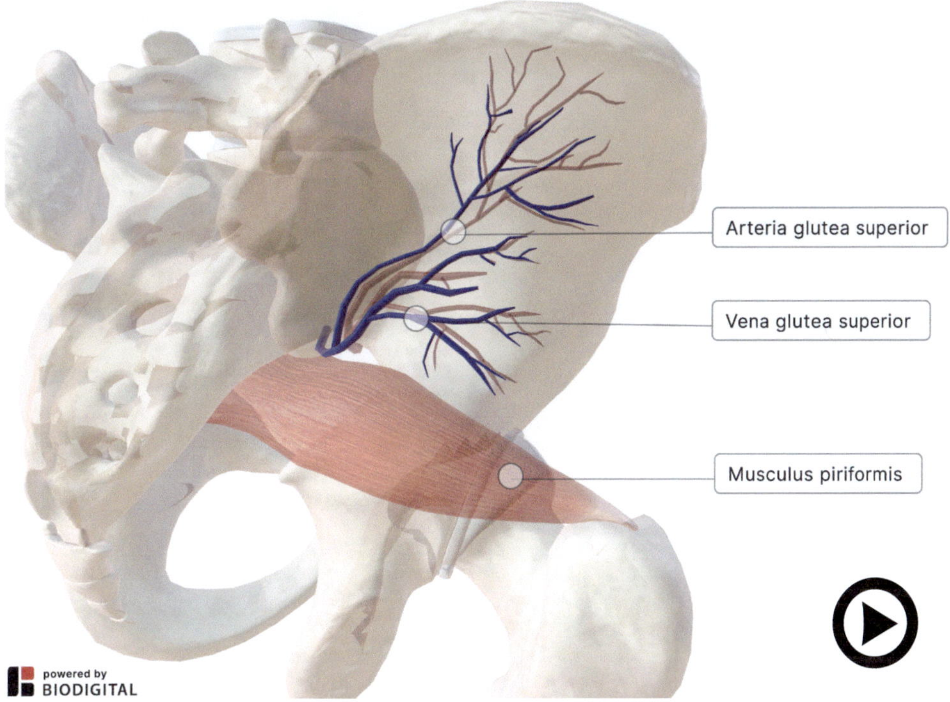

Abb. 7.28 V. glutea superior (© BioDigital) und Video 7.28 Palpation V. glutea superior (▶ https://doi.org/10.1007/000-61n)

▶ **Durchführungshinweis** Bei einem großen Volumen der Gesäßmuskulatur kann die Pulswelle der A. glutea superior nicht als Orientierungshilfe herangezogen werden (Abb. 7.28).

7.2.1.2 Palpation der V. femoralis

Die V. poplitea geht medioposterior im Bereich des distalen Drittels des Femurs in die V. femoralis über. Der Übergang erfolgt in der Nähe des Hiatus adductorius, der Öffnung zwischen den Ansatzsehnen des M. adductor magnus. Sie verläuft dann im Adduktorenkanal, bekommt Zuflüsse anderer Venen und steigt steil nach proximal im medialen Bereich des Oberschenkels auf. In diesem Verlauf ist sie in enger Verbindung zur A. femoralis sowie zum N. saphenus stehend. Unterhalb des Lig. inguinale mündet das venöse Gefäß in der Lacuna vasorum in die V. iliaca externa der homolateralen Seite.

Für die Betastung eignet sich der Zugang über die Leiste. Hierfür wird der Patient in Rückenlage positioniert. Der Therapeut sucht zunächst die pulsierende A. femoralis (Abschn. 7.1.1.2) mit flächig aufgelegten Fingerbeeren auf. Befindet sich der Mittelfinger auf der Arterie, so liegt der Finger, welcher nach medial folgt, direkt auf der V. femoralis. Mit den steil aufgestellten Fingerbeeren von Zeige- und Mittelfinger kann das Gefäß palpatorisch erfasst werden. Im Adduktorenkanal (Abschn. 7.1.1.8) kann ein weiterer Reiz auf die V. femoralis gesetzt werden.

▶ **Durchführungshinweis** Der Zugang zur Vene ist lediglich über die Leistenregion möglich, dasie im weiteren Verlauf von Oberschenkelmuskeln wie dem M. sartorius und distal dem M. vastus medialis überdeckt wird (Abb. 7.29).

7.2.1.3 Palpation der V. poplitea

Die Kniekehlenvene entspringt posterior in Höhe des Kniegelenkspaltes aus der V. tibialis anterior et posterior sowie der V. saphena parva und verläuft aufsteigend nach proximal. In ihrem Ursprung wird sie dabei vom M. plantaris (Abschn. 5.4.10) begleitet. Oberhalb der Femurcondylen zieht sie nach proximomedial und mündet im Hiatus adductorius in die V. femoralis. In ihrem Verlauf nimmt sie zahlreiche Venen aus der Region des Kniegelenks auf und wird von der A. poplitea und direkt in der Kniekehle vom N. tibialis begleitet.

Der Klient befindet sich in Bauchlage mit unterlagerten Sprunggelenken und orientiert sich bei der Betastung an der A. femoralis im Bereich der Kniekehle. Sobald sich die Fingerbeeren von Zeige- und Mittelfinger flächig auf dem pulsierenden Gefäß befinden, wird ebenfalls ein Reiz auf die V. poplitea appliziert, welche sich etwas vor der Arterie befindet. Das weichelastische, rundliche und nicht pulsierende venöse Gefäß kann dann im Anschluss über die steil aufgestellten Fingerbeeren ausfindig gemacht werden.

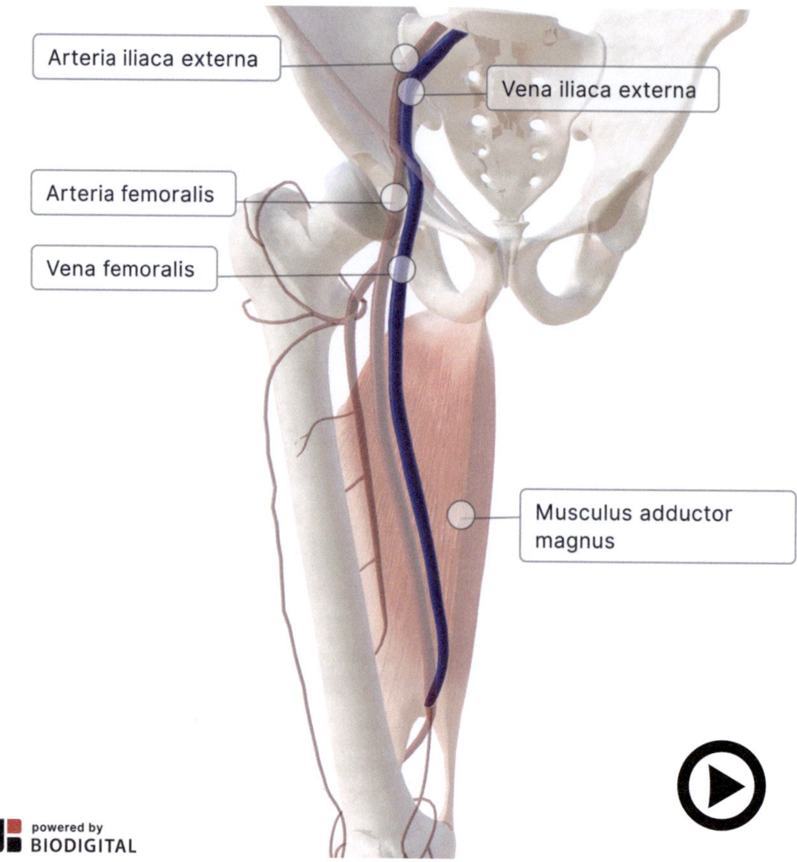

Abb. 7.29 V. femoralis (© BioDigital) und Video 7.29 Palpation V. femoralis (▶ https://doi.org/10.1007/000-61p)

▶ **Durchführungshinweis** Die Betastung der V. poplitea sollte aufgrund der räumlichen Nähe zum N. tibialis zunächst sanft erfolgen Abb. 7.30.

7.2.1.4 Palpation der V. tibialis anterior

Die tiefe vordere Schienbeinvene entspringt posterior im medialen Bereich des Talus bzw. des Os naviculare aus der V. dorsalis pedis und verläuft dann steil aufsteigend nach proximolateral. Sie wird dabei von der A. tibialis anterior sowie dem N. fibularis begleitet und ab dem Ende des distalen Tibiadrittels vom M. tibialis anterior überdeckt. Gemeinsam mit der gleichnamigen Arterie verläuft sie durch die proximale Öffnung der Membrana interossea cruris direkt inferior des Art. tibiofibularis proximalis nach posterior. Sie perforiert dabei teilweise den M. tibialis posterior, steigt dann anschließend unter dem M. soleus und dem M. gastrocnemius und über dem M. popliteus auf und mündet in der Kniekehle in die A. poplitea. In ihrem Verlauf nimmt sie über zahlreiche Äste venöses Blut aus dem Unterschenkel auf und leitet es weiter.

Für die Betastung befindet sich der Klient in Rückenlage mit unterlagerten Kniegelenken. Der Therapeut steht in Höhe der Füße und erfühlt zunächst die Sehne des M. extensor hallucis longus sowie die des M. tibialis anterior (Abschn. 5.4.2 bzw. 5.4.1). Direkt zwischen den beiden Sehnen und anterior der distalen Tibia ist die V. tibialis anterior lokalisiert. Mit den flächig aufgelegten Fingerbeeren von Zeige- und Mittelfinger wird anschließend in entspanntem Zustand das rundliche, venöse und gut verschiebliche Gefäß erfasst.

▶ **Durchführungshinweis** Die V. tibialis anterior wird häufig mit der V. saphena magna verwechselt, die jedoch ihrem Verlauf direkt über der Sehne des M. tibialis anterior einnimmt (Abb. 7.31).

7.2.1.5 Palpation der V. saphena magna

Unter dem Überbegriff V. saphena existieren zahlreiche, oberflächige Venen am Unterschenkel. Sie sind sowohl anterior als auch posterior vertreten und werden dementsprechend nach ihrer, teilweise individuellen, Lokalisierung benannt. Sobald diese Venen krankhaft in ihrer Struktur verändert sind, können sie als sogenannte Varizen oder besser bekannt als Krampfadern an den Beinen bereits im Sichtbefund entdeckt werden. Die größte oberflächige Vene aus dieser Gruppe ist die V. saphena magna, welche dorsomedial im Bereich der Basis ossis metatarsalis I aus dem Arcus venosus

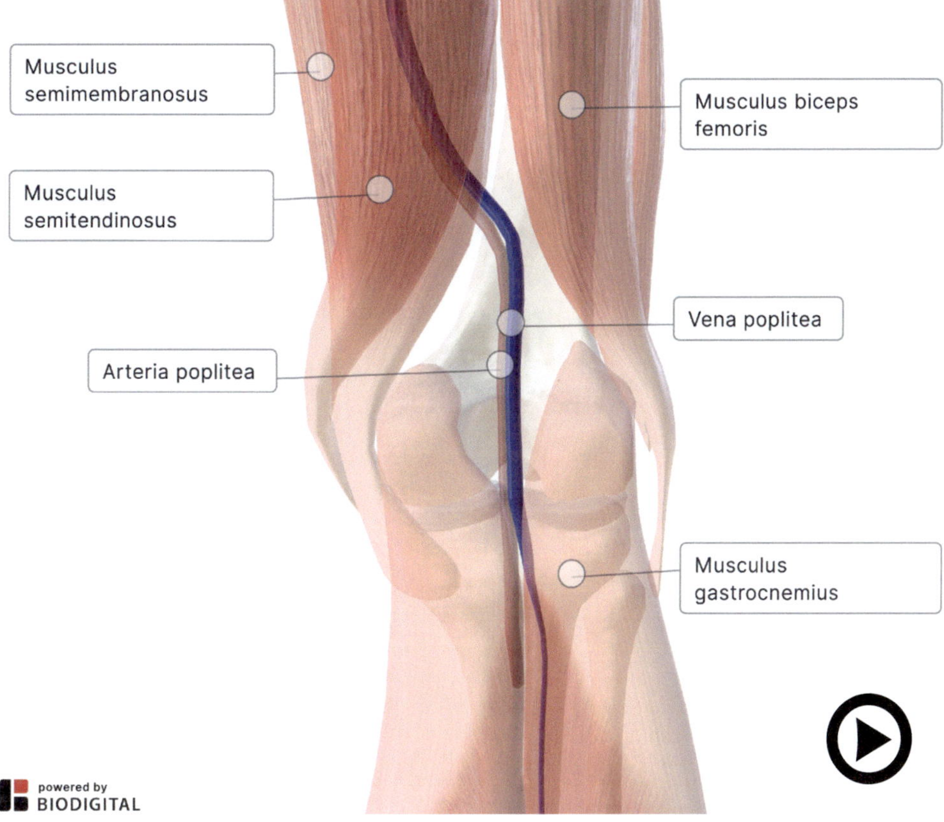

Abb. 7.30 V. poplitea (© BioDigital) und Video 7.30 Palpation V. poplitea (▶ https://doi.org/10.1007/000-61q)

dorsalis pedis entspringt. Sie verläuft anschließend direkt lateral neben der Sehne des M. tibialis anterior in Richtung Sprunggelenk und steigt dann mit ihr nach proximal auf. Im medialen Drittel der Tibia nimmt das venöse Gefäß eine Richtungsänderung zur medialen Region am Kniegelenk ein, wo sie dann anschließend über den Oberschenkel im anteromedialen Bereich bis zur Leiste zieht und in die V. femoralis mündet. In ihrem gesamten Verlauf nimmt sie zahlreiche Äste wie beispielsweise die der V. saphena accessoria medialis et lateralis sowie der V. arcuata cruris anterior et posterior und der V. epigastrica superficialis auf und bildet über Perforansvenen Anastomosen zu den tiefen Beinvenen. In ihrer Anlage ist sie auffällig, da sie im Verhältnis eine hohe Anzahl an Venenklappen ausprägt (Portugal et al., 2014).

Aufgrund der Größe der V. saphena magna lässt sie sich in Rückenlage gut palpatorisch erfühlen. Je nach anatomischer Beschaffenheit des Klienten, lässt sich das venöse Gefäß bereits im Bereich des medialen Fußrückens bzw. des distalen Drittels des Unterschenkels visuell erfassen. Zunächst wird der Malleolus medialis ausfindig gemacht. Die flach aufgelegten Fingerbeeren wandern anschließend leicht nach lateral und treffen dann auf die rundliche, elastische und leicht verschiebliche oft bläuliche V. saphena magna. Diese kann dann nach proximal verfolgt werden. Häufig sind noch kleine Ästelungen im medialen Bereich oberhalb des Malleolus spür- bzw. sichtbar, die als Perforansvenen in Kontakt zur V. tibialis posterior stehen.

▶ **Durchführungshinweis** Weitere Verästelungen der V. saphena magna sind nur palpatorisch zu erfassen, wenn die anatomischen Gegebenheiten dies zulassen (Abb. 7.32).

7.2.1.6 Palpation der V. saphena parva

Als zulaufender Ast der V. poplitea entspringt die oberflächige V. saphena parva rete venosum dorsale pedis im Bereich der Basis der Metatarsale V. Sie verläuft anschließend in Richtung Sprunggelenk, wo sie das erste Mal hinter dem Malleolus lateralis visuell in Erscheinung treten kann. Sie steigt dann über der Achillessehne und zwischen den beiden Gastrocnemiusköpfen steil proximalwärts auf und mündet im Bereich der Kniekehle unter dem M. plantaris in die V. poplitea. In ihrem Verlauf nimmt sie weitere venöse Äste auf und bildet mittels Perforansvenen Anastomosen zu den tiefen Beinvenen aus.

Die Betastung erfolgt aus dem Sitz oder der Rückenlage. Der Sitz ist deshalb gut geeignet, da sich mehr Blut aufgrund der Schwerkraft im distalen Bereich des Unterschenkels befindet und somit die Vene „praller“ mit Blut gefüllt ist. Der palpatorische Zugang wird hinter dem Malleolus lateralis

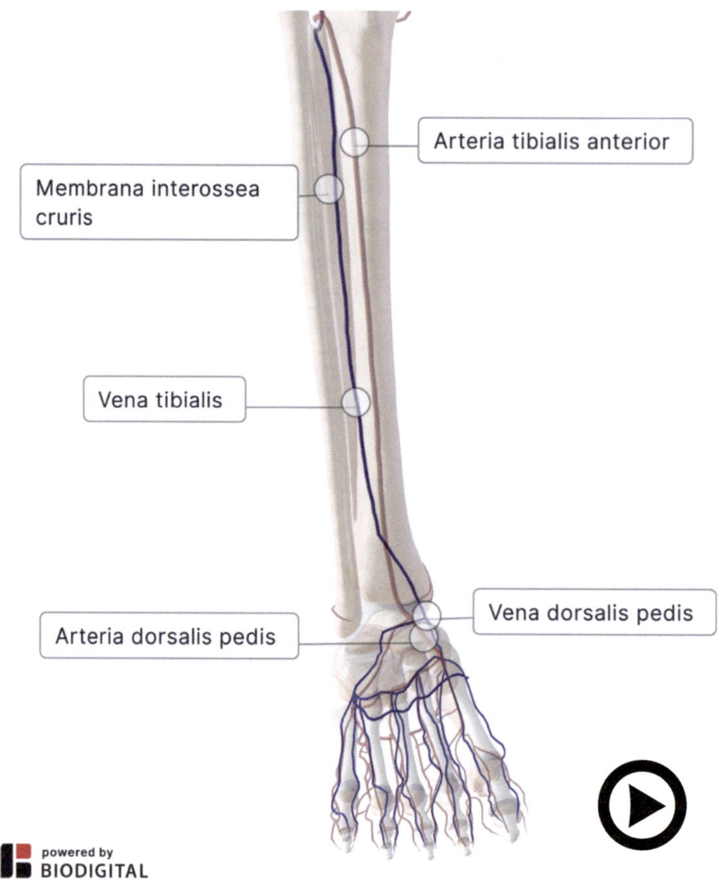

Abb. 7.31 V. tibialis anterior (© BioDigital) und Video 7.31 Palpation V. tibialis anterior (▶ https://doi.org/10.1007/000-61r)

wahrgenommen. Direkt in dieser hinteren Kulisse werden die Fingerbeeren flächig aufgelegt und die V. saphena parva als rundliche, blaue, elastische und gut verschiebbare Struktur erfasst.

▶ **Durchführungshinweis** Je nach anatomischer Beschaffenheit lässt sich die Vene weiter in ihrem Verlauf nach proximal erfühlen (Abb. 7.33).

7.2.1.7 Palpation des Rete venosum dorsale pedis

Die Fußrückenvenen werden als Komplex zusammengefasst und bilden ein Venennetz, dass aus den Zuflüssen der Vv. metatarsales dorsales entspringt. Sie bilden dann auf dem Fußrücken ein Venennetz und münden letztendlich medial in die V. saphena magna sowie lateral am Fuß in die V. saphena parva. Oftmals sind die zahlreichen Verästelungen bereits als rundliche und bläuliche Gefäßstränge im Sichtbefund zu erfassen. Wenn sie gut gefüllt sind und die anatomischen Gegebenheiten es zulassen, heben sich das Rete venosum dorsale pedis sogar unter der Haut ab und wird somit der Betastung noch besser zugänglich.

Der Patient wird für die Palpation in Rückenlage oder im Sitz positioniert, während der Therapeut seitlich in Höhe der Füße steht. Die Fingerbeeren werden flächig auf dem Fußrücken aufgelegt und beginnen quer von medial nach lateral zu tasten. Bei dieser Wanderung über den Fußrücken kommen immer wieder Strukturen unter den Fingern zum Vorschein, die rundlich, bei der Betastung weichelastisch und gut verschieblich zum umliegenden Gewebe sind. Diese vereinzelten Stränge sind jene des Rete venosum dorsale pedis.

▶ **Durchführungshinweis** Wird der Unterschenkel im Vorfeld zirkulär etwas abgedrückt, so staut sich das Blut in den Venen, was diese oftmals noch besser erkenntlich werden lässt (Abb. 7.34).

7.2.2 Venen im Bereich des Rumpfes/Abdomens

Im Bereich des Abdomens existieren zahlreiche Venen, welche das sauerstoffarme Blut aus den Organen zum Herzen befördern. Das Blut wird in der V. cava inferior gesammelt, wo es über die V. cava superior auf das venöse Blut aus den Extremitäten trifft, um es dann über den Atrium dexter durch

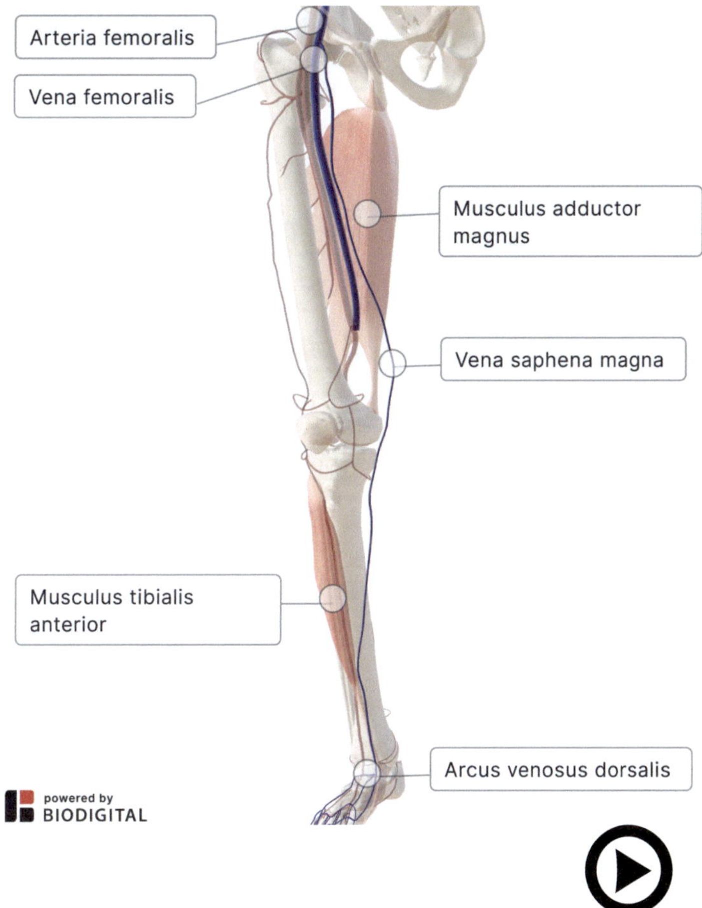

Abb. 7.32 V. saphena magna (© BioDigital) und Video 7.32 Palpation V. saphena magna (▶ https://doi.org/10.1007/000-61s)

die Valva tricuspidalis in den Ventriculus dexter zu transportieren. Von dort aus wird es durch die Valva trunci pulmonalis in den Truncus pulmonalis gepumpt und gelangt schließlich in den Lungenkreislauf. Dort wird es wieder mit Sauerstoff angereichert, um dann über das Atrium sinister durch die Valva bicuspidalis in den Ventriculus sinister und über die Valva aortae in die Aorta und somit in den Körperkreislauf zu gelangen. Dieser Mechanismus ist eine elementare Grundlage, um die Stellung der Hohlvenen im menschlichen Körper nachvollziehen zu können. Die untere Hohlvene ist zugleich die Einzige, welche über eine palpatorische Reizsetzung erreicht werden kann. Sie wird daher im folgenden Kapitel kurz in ihrer anatomischen Lage beschrieben, bevor die Betastungsanleitung folgt.

7.2.2.1 Palpation der V. cava inferior

Im vorherigen Kapitel wurde die Funktion der Hohlvene schon im Gesamtkomplex geschildert, weshalb in diesem Artikel genauer auf die anatomische Lage sowie die Reizsetzung über die Fingerbeeren eingegangen wird. Die V. cava wird in einen inferioren und einen superioren Anteil gegliedert, die beide in den Atrium dexter münden. Die unter Hohlvene entspringt dabei etwa in Höhe des 4.–5. Lendwirbelkörpers aus dem Zusammenschluss der rechten und linken V. iliaca communis. Sie steigt anschließend vor den Wirbelkörpern steil auf und verläuft dabei rechts der Aorta. Vor dem Eintritt in den Brustraum perforiert sie das respiratorische Diaphragma. Auf der rechten Herzseite ankommend, mündet sie innerhalb des Herzbeutels im Sinus venarum cavarum des Atrium dexter. Auf ihrem Weg nimmt sie das desoxygenierte Blut aus dem Bauchraum sowie der unteren Extremität auf.

Die V. cava superior entsteht dorsal des Manubriums aus den Zuflüssen der rechten und linken V. brachiocephalica. Sie transportiert somit das sauerstoffarme Blut aus der oberen Extremität und der Kopf- bzw. Halsregion in Richtung caudal über den Sinus venarum cavarum in den Atrium dexter.

Für die Betastung, die in Rückenlage durchgeführt wird, eignet sich lediglich die V. cava inferior. Hierfür werden die Kniegelenke unterlagert, sodass sich die Bauchdecke entspannt betasten lässt. Der auf der linken Seite stehende The-

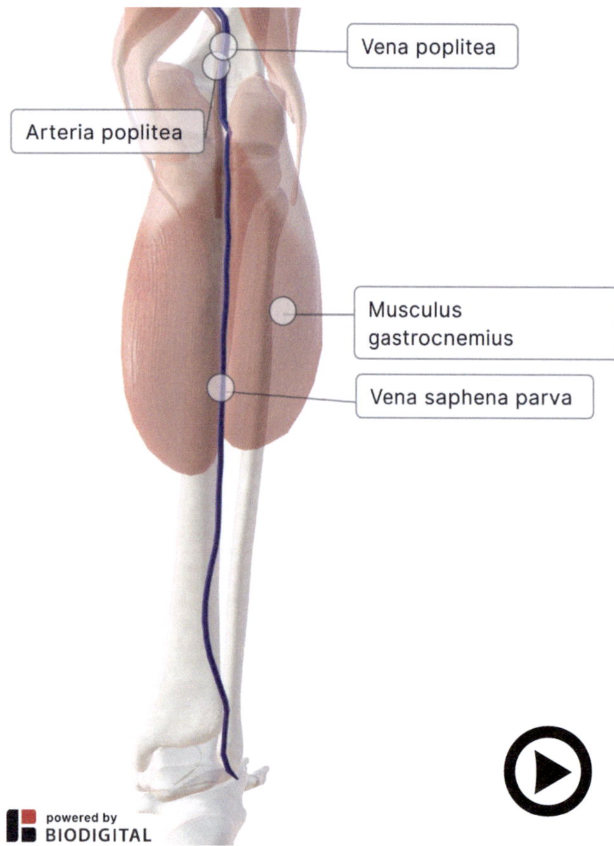

Abb. 7.33 V. saphena parva (© BioDigital) und Video 7.33 Palpation V. saphena parva (▶ https://doi.org/10.1007/000-61t)

rapeut spürt zunächst über einen tiefen Druck im Bauchraum mit den steil aufgestellten Fingerbeeren die Aorta auf. Wandern die Fingerbeeren von der linken zur rechten Körperseite, so verlassen sie die Aorta und treffen direkt im Anschluss auf die V. cava inferior und können diese mit einer Reizsetzung versehen.

▶ **Durchführungshinweis** Die Betastung sollte sanft erfolgen, da sie durch die Bauchdecke und Organe erfolgt und in der Tiefe als unangenehm empfunden werden kann (Abb. 7.35).

7.2.3 Venen im Bereich der oberen Extremität

Die obere Extremität wird von Venen entsorgt, die desoxygeniertes Blut aus der Peripherie zum Herzen leiten, sodass es dann über den Lungenkreislauf wieder mit Sauerstoff angereichert werden kann und in den Arterien zurück in die Peripherie läuft. Es existieren zahlreiche Venen, die das Blut aus den Fingern bis in die homolaterale V. subclavia transportieren. In den folgenden Kapiteln werden die Venen thematisch aufgeführt, welche palpatorisch erreichbar sind. Hierzu zählen die V. subclavia, die V. axillaris, die V. basilica et cephalica sowie die V. mediana cubiti, die oberflächigen Venen am Unterarm und das Rete venosum dorsale manus. Bei der Vorstellung ist zu beachten, dass die Venen aus der Peripherie in Richtung proximal bzw. zentripetal verlaufen und somit entgegengesetzt der Arterien das Blut fließen lassen. Daher wird die Reihenfolge sich von den kleineren hin zu den größeren Gefäßen erstrecken.

Der Klient befindet sich in einer entspannten Ausgangsstellung, damit Gewebsspannungen größtenteils vermieden werden, um das Palpationsgefühl zu erleichtern. Die Rückenlage ist empfehlenswert.

7.2.3.1 Palpation der V. subclavia

Die Schlüsselbeinvene entspringt etwa zwei Querfinger medial des Proc. coracoideus aus der V. axillaris und verläuft dorsal des Schlüsselbeins gemeinsam mit der A. subclavia in Richtung des Halses. Beide Gefäße werden durch den M. scalenus anterior getrennt, sodass die Vene anterior dessen in der vorderen Scalenuslücke weiter in Richtung Körpermitte fließt. In ihrem Verlauf hat das venöse Gefäß über die Fascia clavipectoralis eine direkte Aufhängung am Periost der Clavicula. In ihrem zentripedalen Verlauf vereinigt sich die V. subclavia mit der V. jugularis interna zur V. brachiocephalica, wodurch dann der rechte bzw. linke Venenwinkel entstehen. Der rechte Angulus venosus erhält dabei einen Zufluss über den Ductus lymphaticus dexter wohingegen der linke Venenwinkel mit Lymphflüssigkeit aus dem Ductus thoracicus gespeist wird. Durch zahlreiche Zuflüsse drainiert die V. subclavia desoxygeniertes Blut aus dem Arm, sowie der homolateralen Hals- und Kopfregion ab und bildet gleichzeitig einen potenziellen Zugang für einen zentralen Venenkatheter (Millington et al., 2019).

Die Betastung der Vene erfolgt über eine Reizsetzung in der Regio cervicalis lateralis bei der sich der Klient in Rückenlage befindet. Der auf der homolateralen Seite stehende Therapeut appliziert seine zunächst flach aufgelegten Fingerbeeren so, dass sich caudal die Clavicula, medial der M. sternocleidomastoideus und lateral der M. trapezius pars descendens befindet. In dieser lateralen Halspartie werden die Fingerbeeren nach und nach steiler gestellt, um in die Tiefe zu tasten. Sie treffen dabei auf die pulsierende A. subclavia, die dorsal der V. subclavia lokalisiert ist. Somit werden sie ventral der Arterie aufgelegt, um einen direkten Reiz auf das venöse Begleitgefäß zu setzen.

▶ **Durchführungshinweis** Die Betastung sollte zu Beginn vorsichtig erfolgen, da sich in dieser Region auch nervale Strukturen des Plexus brachialis befinden (Abb. 7.36).

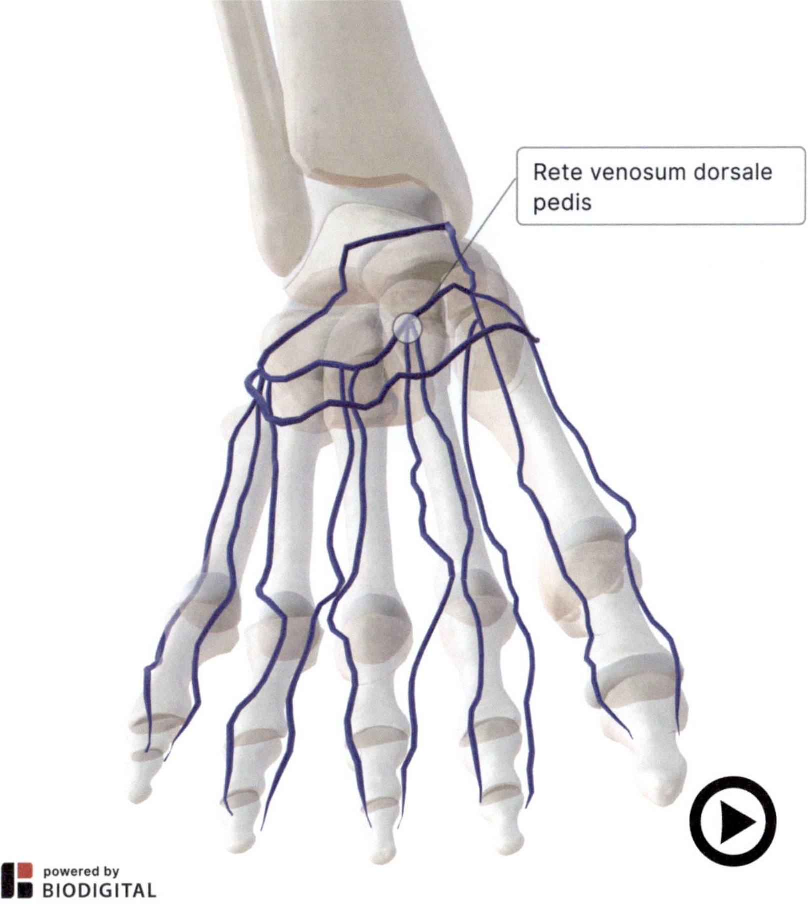

Abb. 7.34 Rete venosum dorsale pedis (© BioDigital) und Video 7.34 Palpation Rete venosum dorsale pedis (▶ https://doi.org/10.1007/000-61v)

7.2.3.2 Palpation der V. axillaris

Die Achselvene befindet sich, wie es der Name schon beschreibt, in der Achselhöhle und verbindet die V. brachialis und die V. basilica mit der V. subclavia. Sie entspringt im proximalen Drittel des Humerus aus dem Zusammenschluss der beiden erstgenannten Venen und verläuft am medialen Rand des Oberarms in Richtung proximomedial bis sie in die Schlüsselbeinvene mündet. In ihrem Verlauf nimmt sie zahlreiche Äste aus dem Bereich der Schulter auf und drainiert somit desoxygeniertes Blut aus der Arm- und Schulterregion sowie der lateralen Thoraxwand zum Herzen hin.

Für die Betastung wird der Patient in Rückenlage positioniert und der Arm passiv in leichter Abduktion im Schultergelenk gelagert. Der Therapeut appliziert die Zeige- und Mittelfingerbeere im Schnittpunkt zwischen dem unteren Rand des M. pectoralis major und des Caput breve des M. biceps brachii im medialen Bereich des Oberarms. Diese kreuzen sich im Bereich der Axilla und führen direkt zur V. axillaris. Das venöse Gefäß liegt direkt vor ihrer Begleitarterie, sodass bei der Betastung ebenfalls die Pulswelle der A. axillaris zur besseren Orientierung dienen kann. Die Fingerbeeren werden im beschriebenen Gebiet steil aufgestellt und beginnen einen Druck nach proximolateral in Richtung der Axilla zu erzeugen. Dabei treffen sie direkt auf die rundliche, elastische und verschiebliche V. axillaris.

▶ **Durchführungshinweis** Die Betastung sollte zunächst sanft begonnen werden, da sich direkt in der Nähe der Vene der N. ulnaris befindet, welcher bei der Betastung Missempfindungen im Arm erzeugen kann (Abb. 7.37).

7.2.3.3 Palpation der V. basilica

Die Basilarvene entspringt ulnarseitig aus dem Rete venosum dorsale manus und verläuft anteroulnar nach proximal bis in die Fossa cubitalis. Von der Ellenbogenbeuge aus zieht sie medial am Arm gemeinsam mit der A. brachialis und dem N. ulnaris sowie dem N. medianus weiter am Oberarm nach proximal. Sie perforiert etwa im mittleren Drittel des Humerus den Hiatus basilicus bis sie anschließend medial des M. coracobrachialis bzw. des Caput breve des M. biceps brachii und anterior des M. teres major und des M. latissimus dorsi, gemeinsam mit der V. brachialis, in die V. axillaris übergeht.

Für die Betastung wird der Klient in Rückenlage oder im Sitz mit passiv gelagertem Arm positioniert. Der Therapeut steht seitlich in Höhe der Ellenbogenbeuge und erfühlt zu-

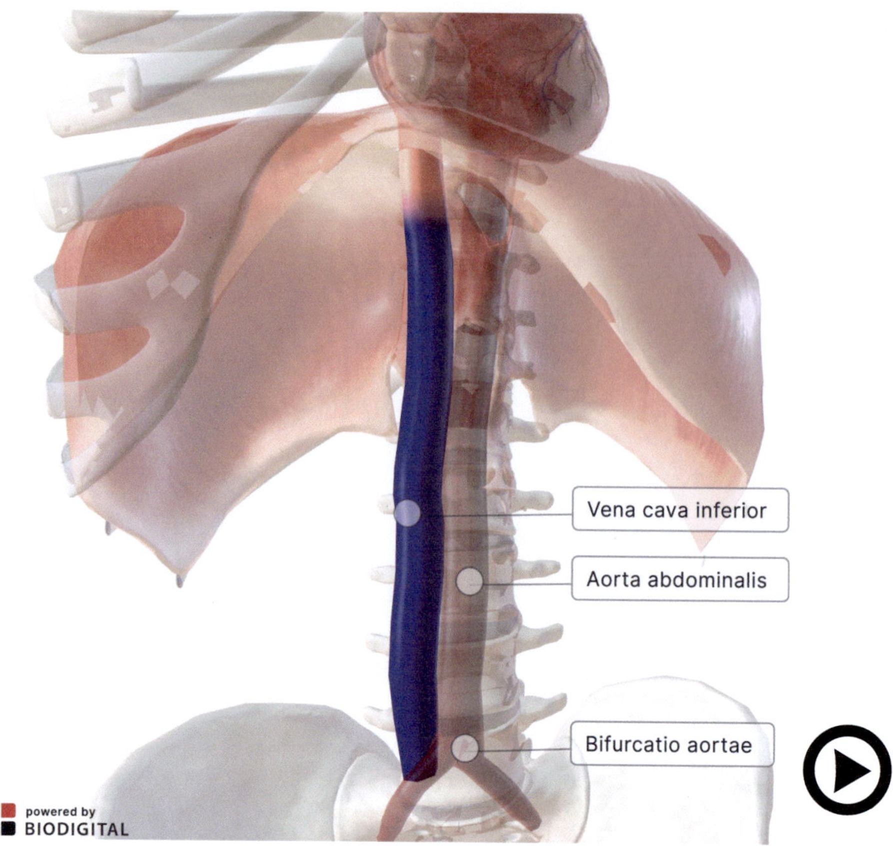

Abb. 7.35 V. cava inferior (© BioDigital) und Video 7.35 Palpation V. cava inferior (▶ https://doi.org/10.1007/000-61w)

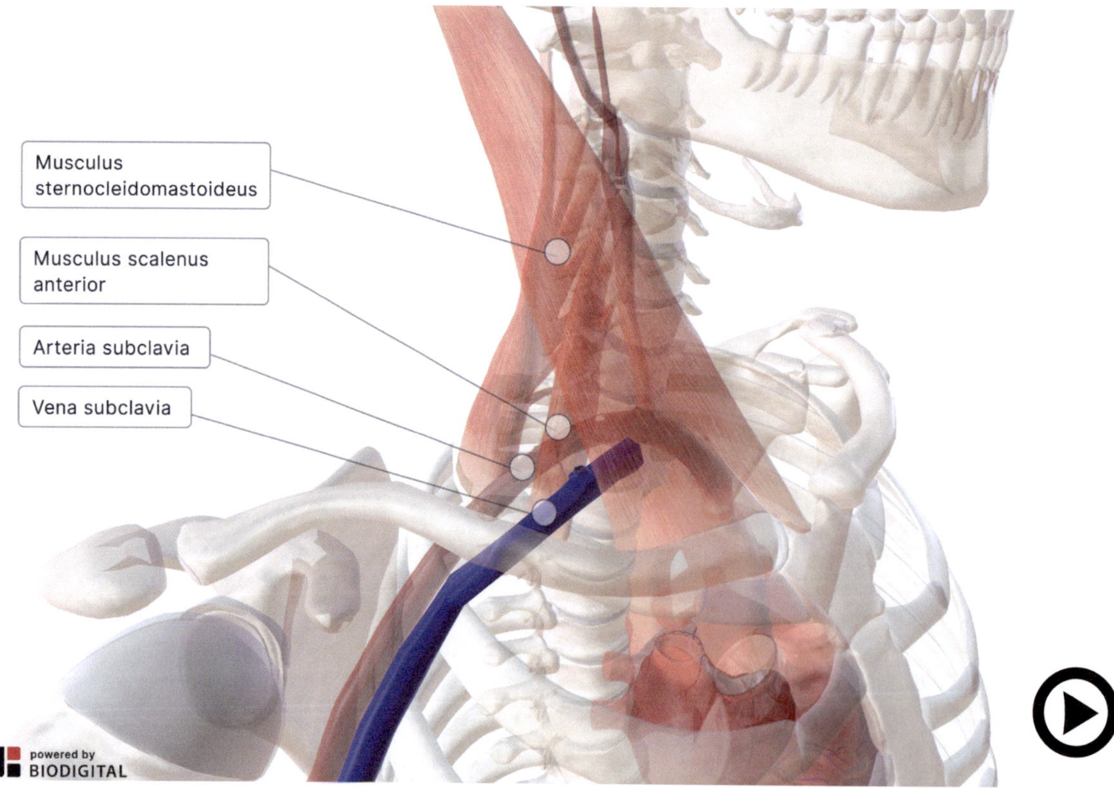

Abb. 7.36 V. subclavia (© BioDigital) und Video 7.36 Palpation V. subclavia (▶ https://doi.org/10.1007/000-61x)

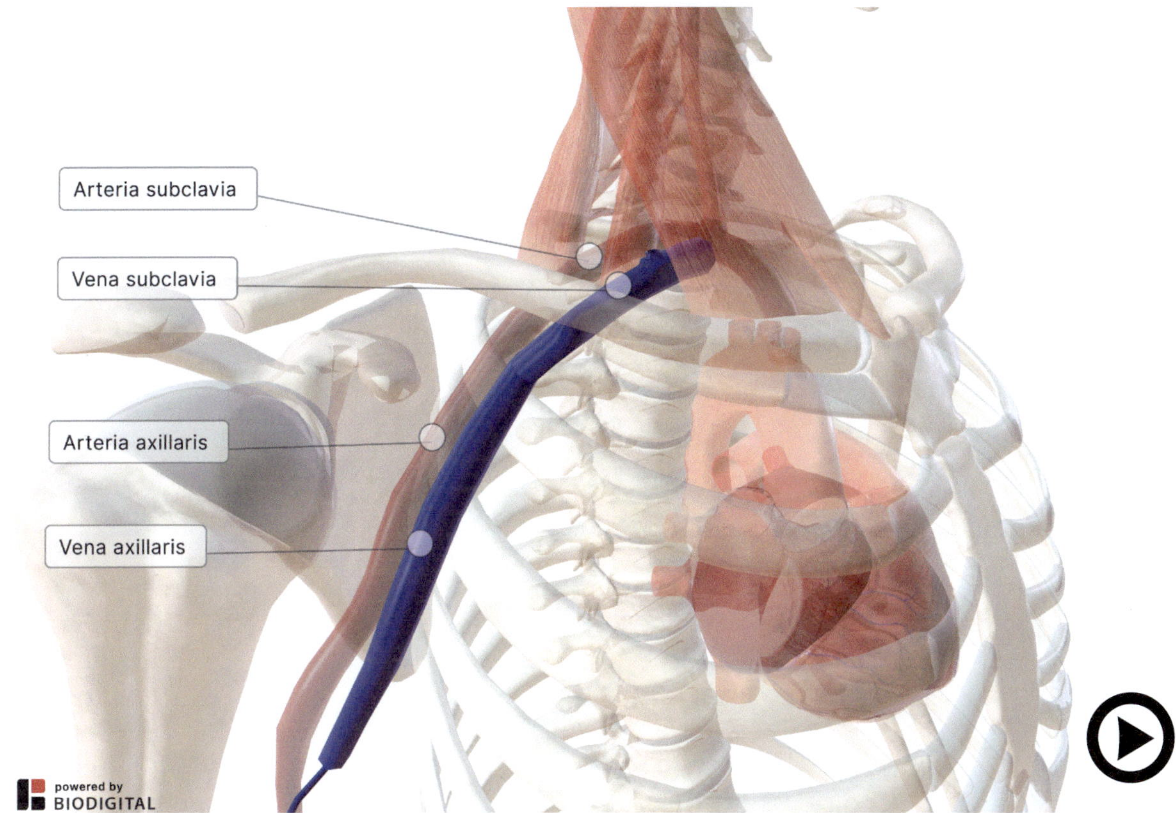

Abb. 7.37 V. axillaris (© BioDigital) und Video 7.36 Palpation V. axillaris (▶ https://doi.org/10.1007/000-61y)

nächst mit den Fingerbeeren den Puls der A. brachialis, die etwas ulnar der Mitte lokalisiert ist. Ausgehend von diesem pulsierenden Gefäß wandern die Fingerbeeren nach proximoulnar entlang des medialen Randes des M. biceps brachii und treffen auf die rundliche V. basilica, die gut verschieblich zum umliegenden Gewebe ist. Oftmals ist diese bereits im Sichtbefund auffindbar, da sie in der Ellenbogenbeuge oberflächig liegt und den zulaufenden Ast der querverlaufenden A. mediana cubiti empfängt. Wird der Oberarm proximal komprimiert, kommt es zu einem Stau in der Vene, was die Betastung präzisieren kann. Dieser Vorgang wird ebenfalls bei intravenösen Zugängen in der Medizin durchgeführt, bei der ebenfalls die V. basilica verwendet werden kann. Je nach anatomischer Beschaffenheit kann die Vene anschließend in ihrem weiteren Verlauf nach proximal und distal erfasst werden. Da sie jedoch von weiteren Strukturen überlagert wird, ist die Betastung in anderen Regionen herausfordernd.

▶ **Durchführungshinweis** Der weitere Verlauf der V. basilica ist nur palpatorisch zu erfassen, wenn die anatomischen Gegebenheiten dies zulassen (Abb. 7.38).

7.2.3.4 Palpation der V. cephalica

Die großlumige V. cephalica, die aufgrund ihrer anatomischen Gegebenheiten häufig für einen venösen Zugang in der Ellenbogenbeuge genutzt wird, entspringt radiodorsal aus dem Rete venosum dorsale manus im Bereich des Daumens (Harding et al., 2020). Ihr proximaler Verlauf, entlang des Radius, nimmt am proximalen Ende des distalen Unterarmdrittels eine kleine Wendung in Richtung palmar bzw. anterior und zieht dann steil am medialen Rand des M. brachioradialis in die Ellenbogenbeuge. Dort tritt sie häufig zentral in den Vordergrund bis sie dann über den lateralen Rand des Caput longum des M. biceps brachii in den Sulcus deltoideopectoralis eintaucht. Vom vorderen Rand des M. deltoideus pars clavicularis zieht sie nach medial in Richtung Clavicula durch die Regio infraclavicularis und mündet in die V. axillaris. In ihrem Verlauf wird die Vene vom N. radialis sowie dem N. musculocutaneus begleitet. Aufgrund zahlreicher zuführender Äste sowie Anastomosen im Bereich des Ellenbogens, drainiert die V. cephalica desoxygeniertes Blut aus dem gesamten Arm in Richtung Axilla.

Die Betastung der Vene erfolgt aus der Rückenlage bzw. dem Sitz. Der Therapeut orientiert sich zunächst visuell di-

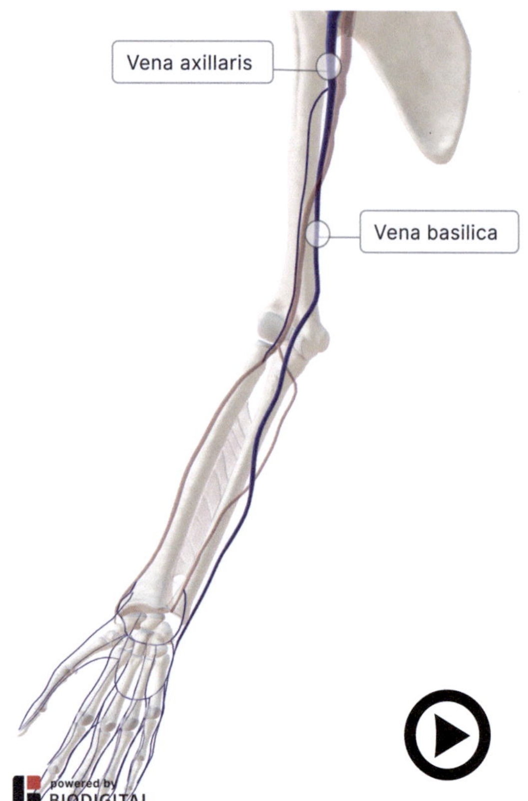

Abb. 7.38 V. basilica (© BioDigital) und Video 7.38 Palpation V. basilica (▶ https://doi.org/10.1007/000-61z)

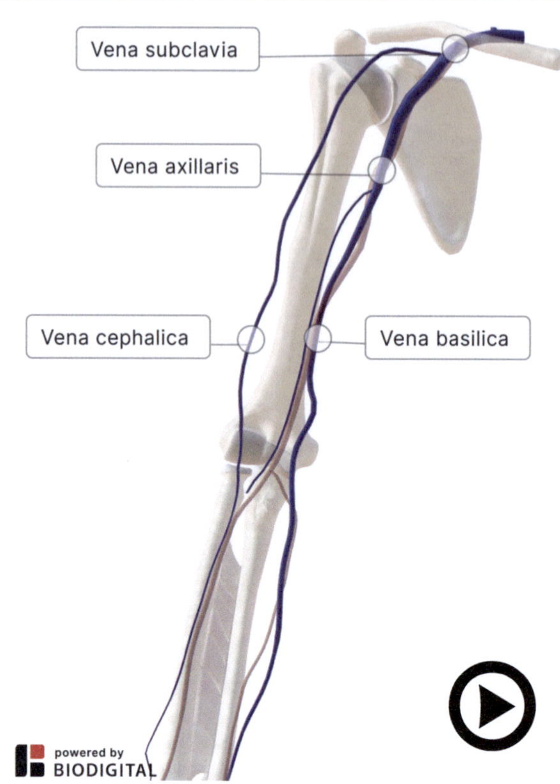

Abb. 7.39 V. cepalica (© BioDigital) und Video 7.39 Palpation V. cephalica (▶ https://doi.org/10.1007/000-620)

rekt im Zentrum der Ellenbogenbeuge. Hier ist die rundliche und bläuliche V. cephalica oftmals schon gut sichtbar. Zur Verdeutlichung kann der Arm maximal in Extension bewegt werden oder der Blutrückfluss im Oberarm durch eine zirkuläre Kompression reduziert werden, was zu einem gut sichtbaren Blutstau in der Vene führt. Anschließend kann das venöse Gefäß mit den Fingerbeeren erfasst und untersucht werden. Die elastische Vene ist gut verschieblich und kann je nach anatomischer Beschaffenheit in ihrem weiteren Verlauf palpiert werden.

▶ **Durchführungshinweis** Je nach Körperfettgehalt und Trainingszustand kann sie im gesamten Verlauf erfasst werden (Abb. 7.39).

7.2.3.5 Palpation der V. mediana cubiti

Als querverlaufendes, venöses Gefäß ist die V. mediana cubiti in der Fossa cubiti zu finden und verbindet in ihrem proximomedialen Verlauf die radial liegende V. cephalica mit der ulnar liegenden V. basilica. Das im Verhältnis zu anderen venösen Strukturen eher kurze Gefäß, ist oberflächig lokalisiert und lässt sich meist schon als schrägverlaufende Vene im Sichtbefund identifizieren. Aufgrund ihrer Lage und Größe eignet sie sich für venöse Zugänge sowie der Blutentnahme in der Ellenbogenbeuge.

Für die Betastung empfiehlt es sich den Klienten in Rückenlage oder im Sitz zu positionieren. Der Therapeut steht seitlich und orientiert sich in der Ellenbogenbeuge an dem querverlaufenden Gefäß. Zur Verstärkung kann der Arm gestreckt oder der Blutfluss über eine Blutsperre am Oberarm reduziert werden, sodass die Vene besser zum Vorschein kommt. Mit den Fingerbeeren wird anschließend das bläuliche, rundliche und leicht verschiebliche Gefäß erfasst.

▶ **Durchführungshinweis** Zur besseren Orientierung dient der M. pronator teres (Abschn. 5.9.3), der den gleichen Verlauf einnimmt, und an dessen proximalem Rand die V. mediana cubiti lokalisiert ist (Abb. 7.40).

7.2.3.6 Palpation der Venae superficiales antebrachii

Der gesamte Unterarm ist von oberflächigen Venen überzogen, die desoxygeniertes Blut von der Hand und dem Unterarm nach proximal in die Hauptvenen befördern. Es existieren zahlreiche Gefäße an der palmaren bzw. anterioren sowie dorsalen Fläche des Unterarms, die variabel auftreten können. Ein genauer Verlauf dieser venösen Gefäße, die als Gruppe zusammengefasst werden, ist daher nicht definierbar. Je nach anatomischer Beschaffenheit und aktueller Situation lassen sie

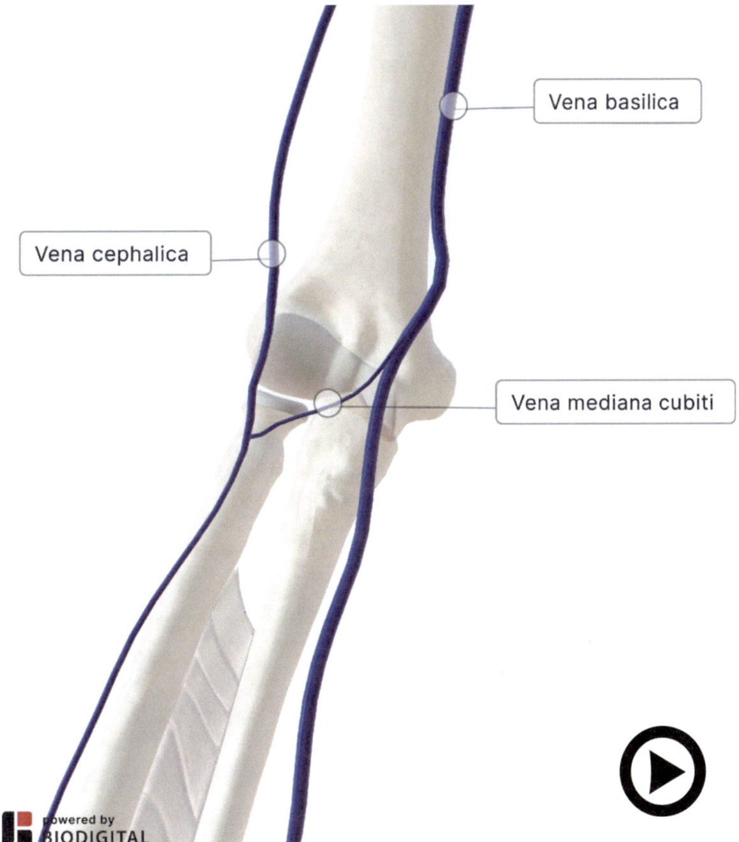

Abb. 7.40 V. mediana cubiti (© BioDigital) und Video 7.40 Palpation V. mediana cubiti (► https://doi.org/10.1007/000-621)

sich qualitativ unterschiedlich palpieren. Eine Möglichkeit sie besser zum Vorschein kommen zu lassen, ist eine proximale zirkuläre Kompression am Oberarm, welche das Blut staut, und somit zu einer Anschwellung der Venen führt. Auch eine sportliche Belastung bzw. Grifftätigkeiten der Hände können zu einer temporären Vergrößerung der Gefäße dienen.

Für die Betastung wird der Klient in Rückenlage oder im Sitz positioniert. Der Betastende orientiert sich zunächst visuell am Unterarm und sucht nach bläulichen Gefäßen, die sich über den Unterarm palmar- und dorsalseitig erstrecken. Oftmals sind die palmar oder anterior seitigen Venen besser zu finden. Anschließend können die elastischen Gefäße mit sanftem Druck über die Fingerbeeren erfühlt und gegenüber umliegendem Gewebe verschoben werden.

► **Durchführungshinweis** Vorbereitende Maßnahmen, welche die Durchblutung im Unterarmbereich anregen, verbessern das Auffinden der oberflächigen Venen am Unterarm (Abb. 7.41).

7.2.3.7 Palpation des Rete venosum dorsale manus

Das Venennetz auf dem Handrücken ist ein individuell ausgeprägtes System, welches venöses Blut aus den Vv. metacarpales dorsales in die V. cephalica auf der radialen und auf der ulnaren Seite in die V. basilica weiterleitet. Das Rete venosum dorsale manus ist epifaszial angelegt, sodass die einzelnen Gefäße meist schon im Sichtbefund aufzufinden sind. Je nach anatomischen Gegebenheiten und aktuellem Gefäßzustand, treten sie empor. Aufgrund ihrer Lage und Beschaffenheit werden die Venen häufig für die Anlage einen Venenkatheters genutzt (Takeshita et al., 2015).

Für die Betastung des Venennetzes am Handrücken wird der Klient in Rückenlage oder im Sitz positioniert. Sollten die Venen bereits ersichtlich sein, können sie direkt mit den Fingerbeeren erfasst werden. Es treten die besonderen Eigenschaften wie die bläuliche Färbung, die rundlich und elastische Form sowie die Verschieblichkeit unter der Haut als Paradebeispiel zum Vorschein. Sollten die Venen nicht unmittelbar ersichtlich sein, so kann eine kurzweilig angelegte zirkuläre Kompression am Unterarm sowie eine kurze, aber intensive Aktivierung der Hand- bzw. Unterarmmuskulatur, der besseren Anschaulichkeit dienen.

► **Durchführungshinweis** Vorbereitende Maßnahmen, welche die Durchblutung im Hand- und Unterarmbereich anregen, verbessern das Auffinden des Rete venosum dorsale manus (Abb. 7.42).

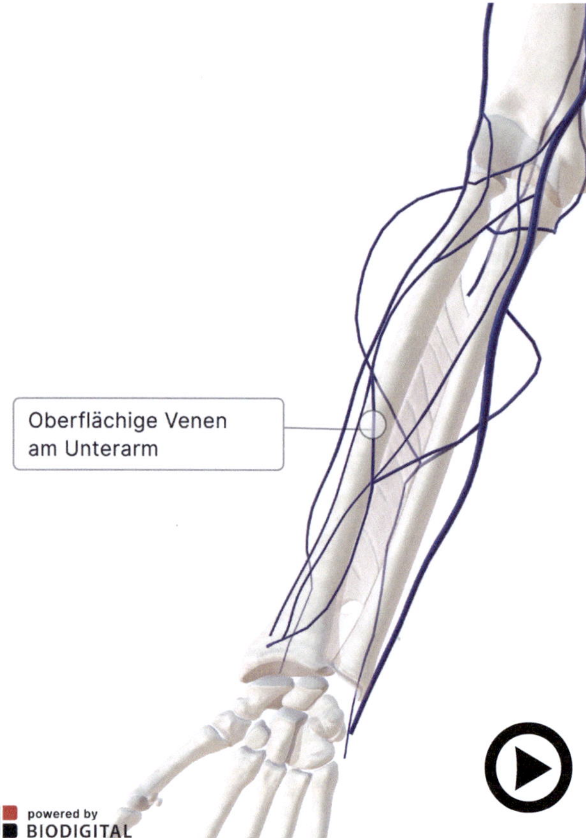

Abb. 7.41 Oberflächige Venen am Unterarm (© BioDigital) und Video 7.41 Palpation oberflächige Venen am Unterarm (▶ https://doi.org/10.1007/000-622)

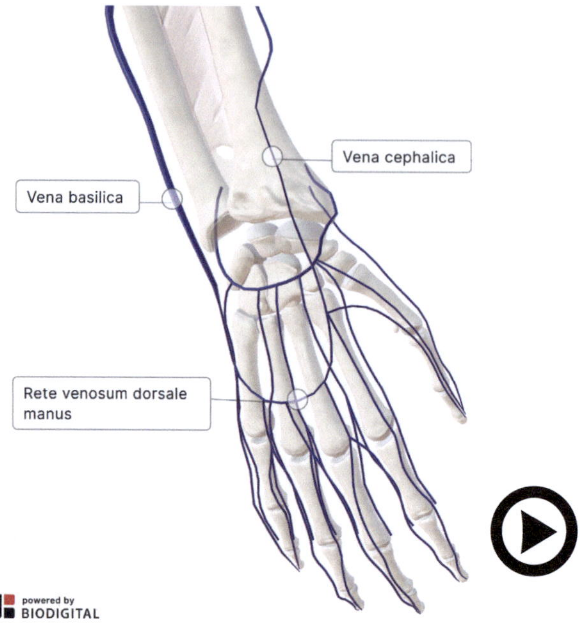

Abb. 7.42 Rete venosum dorsale manus (© BioDigital) und Video 7.42 Palpation Rete venosum dorsale manus (▶ https://doi.org/10.1007/000-623)

7.2.4 Venen im Bereich des Kopfes

Zahlreiche Venen drainieren desoxygeniertes Blut aus dem Kopf sowie der Halsregion in große Sammelvenen wie die V. jugularis externa, anterior et interna, die V. subclavia, die V. vertebralis und die V. cervicalis profunda. Diese münden über die V. brachiocephalica sowie die V. cava superior am Atrium dexter des Herzens, um das sauerstoffarme Blut in der Lungenkreislauf zu befördern und es dann sauerstoffreich in den Körperkreislauf zu pumpen. Für die Drainage bedarf es zahlreicher venöser Gefäße am Schädel, welche das Blut transportieren. Aus dieser Gruppe werden in den folgenden Kapiteln lediglich jene dargestellt, die palpabel sind. Hierzu gehören die V. temporalis superficialis, die V. facialis, V. angularis, die V. auricularis posterior sowie die V. occipitalis. Ihre Nähe zu den Arterien unterstützt den Betastenden häufig bei der Auffindung der rundlich, elastischen und bläulichen Gefäße. Bei der Vorstellung ist zu beachten, dass die Venen zentripetal verlaufen und somit entgegengesetzt der Arterien das Blut fließen lassen. Daher wird die Reihenfolge sich von den kleineren hin zu den größeren Gefäßen erstrecken.

Nach der Vorstellung der anatomischen Lage folgt die Palpationsanleitung für die jeweiligen Venen im Bereich des Kopfes. Es empfiehlt sich den Klienten in einer für den Kopf entspannten Lage zu positionieren. Es eignet sich die Rückenlage.

7.2.4.1 Palpation der V. temporalis superficialis

Die oberflächige Schläfenvene verläuft mit ihrer leicht occipital gelegenen, gleichnamigen Begleitarterie direkt vor dem Ohr von superior nach inferior und nimmt venöses Blut aus der seitlichen Gesichtsregion, sowie der Kopfschwarte auf und befördert jenes in die V. retromandibularis.

Das eher kurze venöse Gefäß ist vor dem Meatus acusticus externus erfühlbar. Der Klient wird in Rückenlage oder im Sitz positioniert, während der Therapeut mit den flächig aufgelegten Fingerbeeren zunächst den Puls der A. temporalis superficialis (Abschn. 7.1.4.3) in dieser Region ertastet. Wandern die Finger in Richtung anterior, treffen sie direkt auf die ebenfalls vertikal verlaufende, runde, elastische und gut bewegliche V. temporalis superficialis. Anschließend können sie das Gefäß quer zum Verlauf verfolgen.

▶ **Durchführungshinweis** Der Druck sollte zunächst mäßig erfolgen, um die Vene wahrnehmen zu können (Abb. 7.43).

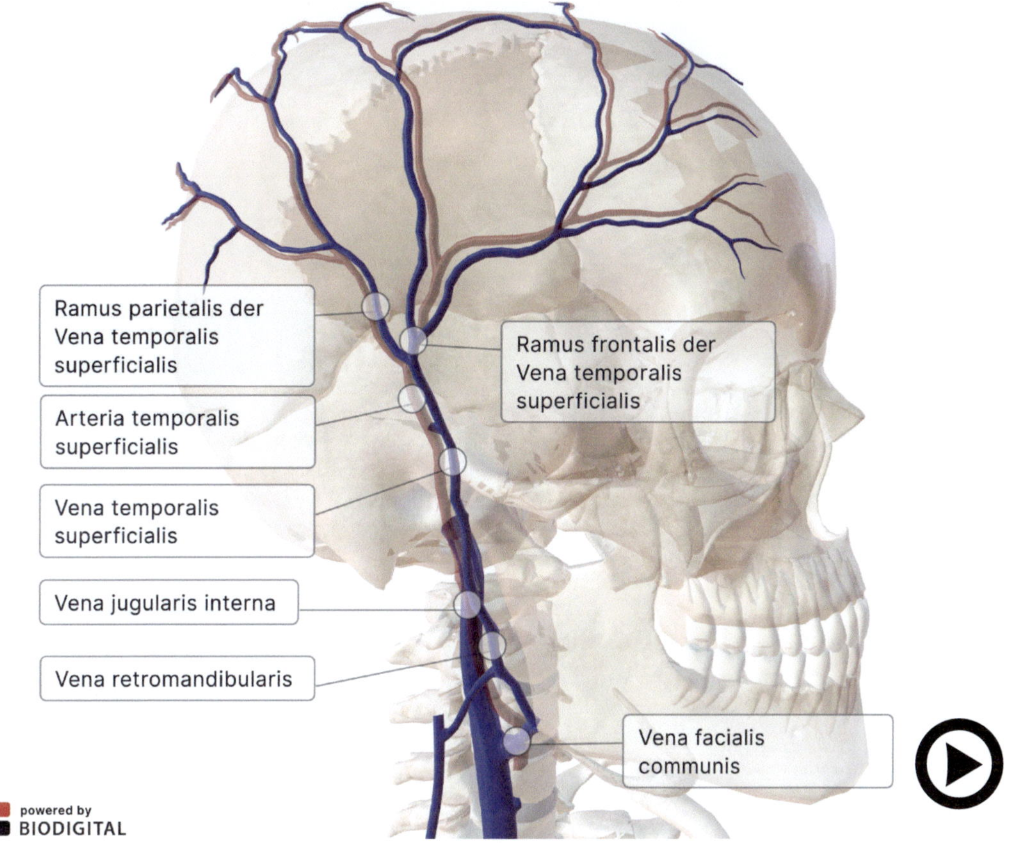

Abb. 7.43 V. temporalis superficialis (© BioDigital) und Video 7.43 Palpation V. temporalis superficialis (▶ https://doi.org/10.1007/000-624)

7.2.4.2 Palpation der V. facialis

Unter dem M. levator anguli oris entspringt die V. facialis aus der V. angularia und verläuft steil nach caudoposterior in Richtung des hinteren Drittels der Mandibula. Sie wird in ihrem Verlauf von zahlreichen Strukturen wie beispielsweise dem Bichat-Fettpfropf, dem M. risorius oder dem Platysma überdeckt. In ihrem Verlauf wird sie von der gleichnamigen Arterie begleitet. Direkt vor dem M. masseter zieht sie über den Unterrand der Mandibula, nimmt die V. retromandibularis im Bereich des Angulus mandibulae auf und geht durch das Trigonum caroticum in die V. jugularis interna über. Aufgrund ihrer zahlreichen Zuflüsse drainiert sie sauerstoffarmes Blut aus dem Bereich des Gesichts ab.

Für die Betastung, bei der sich der Klient in Rückenlage oder im Sitz befindet, steht der Therapeut seitlich in Höhe des Kopfes und nimmt mit den Fingerbeeren Kontakt zum M. masseter (Abschn. 5.11.1) der homolateralen Seite auf. Direkt anterior des vorderen Muskelrandes treffen sie auf die A. facialis, deren Pulswelle bei einem Druck gegen den Unterkiefer gut tastbar ist. Für die Palpation des gleichnamigen venösen Gefäßes müssen die Fingerbeeren wieder etwas nach posterior wandern, sodass sie zwischen dem vorderen Muskelrand und der Arterie auf die V. facialis treffen. Das rundliche und gut verschiebliche Gefäß kann sanft quer zum Verlauf von Zeige- und Mittelfingerbeere erfasst werden.

▶ **Durchführungshinweis** Die genaue anatomische Lagekenntnis ist von großer Bedeutung, um die V. facialis aufsuchen zu können. Es sollte dabei sanft vorgegangen werden, um das zarte Gefäße spüren zu können (Abb. 7.44).

7.2.4.3 Palpation der V. angularis

Lateral des Os nasale entspringt die V. angularis aus dem Zusammenfluss der V. supraorbitalis und der V. frontalis. Sie wird in ihrem Verlauf nach caudal am Nasenrand von der gleichnamigen Arterie begleitet und mündet etwa in Höhe der Nasenflügel etwas lateral unterhalb des M. levator anguli oris in die V. facialis. Sie erhält in ihrem Verlauf zahlreiche venöse Äste aus dem Bereich des Auges sowie der Nase und drainiert somit desoxygeniertes Blut aus diesen Regionen. Weiterhin anastomosiert sie mit der V. ophthalamica superior und bildet somit eine Brücke zwischen der Vena facialis und dem Sinus cavernosus.

Für die Palpation wird der Patient in Rückenlage oder im Sitz positioniert, während sich der Therapeut mit den Fingerbeeren am lateralen Rand der Nase an der A. angularis

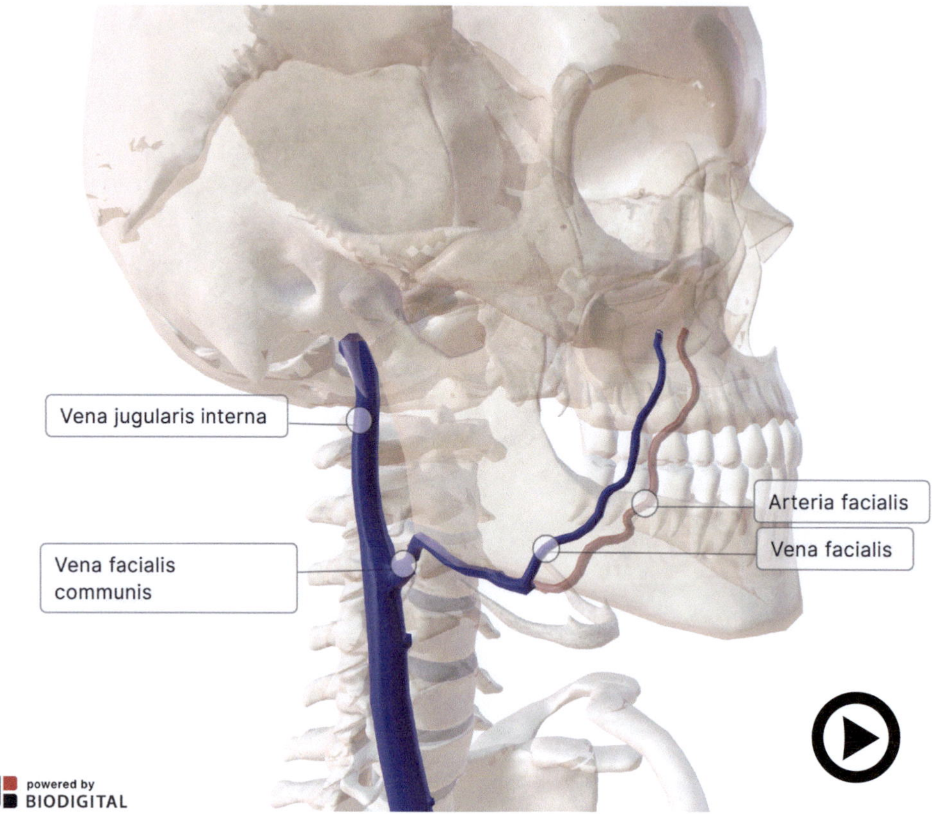

Abb. 7.44 V. facialis (© BioDigital) und Video 7.44 Palpation V. facialis (▶ https://doi.org/10.1007/000-625)

(Abschn. 7.1.4.6) orientiert. Ausgehend von der Arterie wandern die Fingerbeeren etwas weiter nach posterior und treffen direkt auf die V. angularis, auf die sie, flach angelegt, einen Reiz ausüben können.

▶ **Durchführungshinweis** Je nach anatomischer Beschaffenheit kann die Vene quer zu ihrem Verlauf erspürt werden (Abb. 7.45).

7.2.4.4 Palpation der V. auricularis posterior

Die Areale hinter dem Ohr werden von der V. auricularis posterior drainiert, die von den oberflächigen temporalen und occipitalen Venengeflechten gespeist wird. Hinter der Ohrmuschel verläuft sie nach caudoanterior und wird dabei von der gleichnamigen Arterie begleitet. Nachdem das venöse Gefäß anterocaudal des Ohrläppchens die A. carotis externa überquert hat, mündet sie anschließend in die V. carotis externa.

Für die Betastung orientiert sich der Palpierende an der A. auricularis posterior (Abschn. 7.1.4.10) im caudalen Bereich des Ohres. In dieser Region ist die Haut sehr zart, was die Palpation erleichtert. Der Klient ist in Rückenlage oder im Sitz gelagert und die Fingerbeeren von Zeige- und Mittelfinger erfühlen zunächst den Puls, indem sie flächig und sanft aufgelegt werden. Wandern sie nach caudal, treffen sie direkt auf das kleine, rundliche, elastische und gut verschiebliche venöse Gefäß. Dieses ist jedoch auch leicht zu verwechseln mit dem Nervenast des N. auricularis posterior, welcher sich direkt caudal anschließt und eher als feste, rundliche und verschiebliche Struktur erfühlbar ist.

▶ **Durchführungshinweis** Die Betastung muss oberflächig und sanft erfolgen, da sonst die zarten Gefäße abgedrückt werden, was eine präzise Palpation unmöglich werden lässt. Häufig ist daher lediglich eine Reizsetzung möglich (Abb. 7.46).

7.2.4.5 Palpation der V. occipitalis

Der Bereich des Hinterhauptes wird von der V. occipitalis drainiert. Sie erhält sauerstoffarmes Blut aus den Venengeflechten des Occiputs, im speziellen der Haut und den Muskeln, und leitet es occipital in die V. cervicalis sowie im lateralen Bereich des Kopfes in die V. vertebralis sowie in die V. jugularis externa weiter. Ihr Verlauf ist daher von occipital nach rostral. Sie wird dabei von der gleichnamigen Arterie und auch dem zugehörigen Nerv begleitet.

Die Betastung erfolgt aus dem Sitz oder der Bauchlage, sodass der Hinterkopf gut zugänglich wird. Der Therapeut steht in Höhe des Schädels und orientiert sich im Bereich des Hinterkopfes an der A. occipitalis

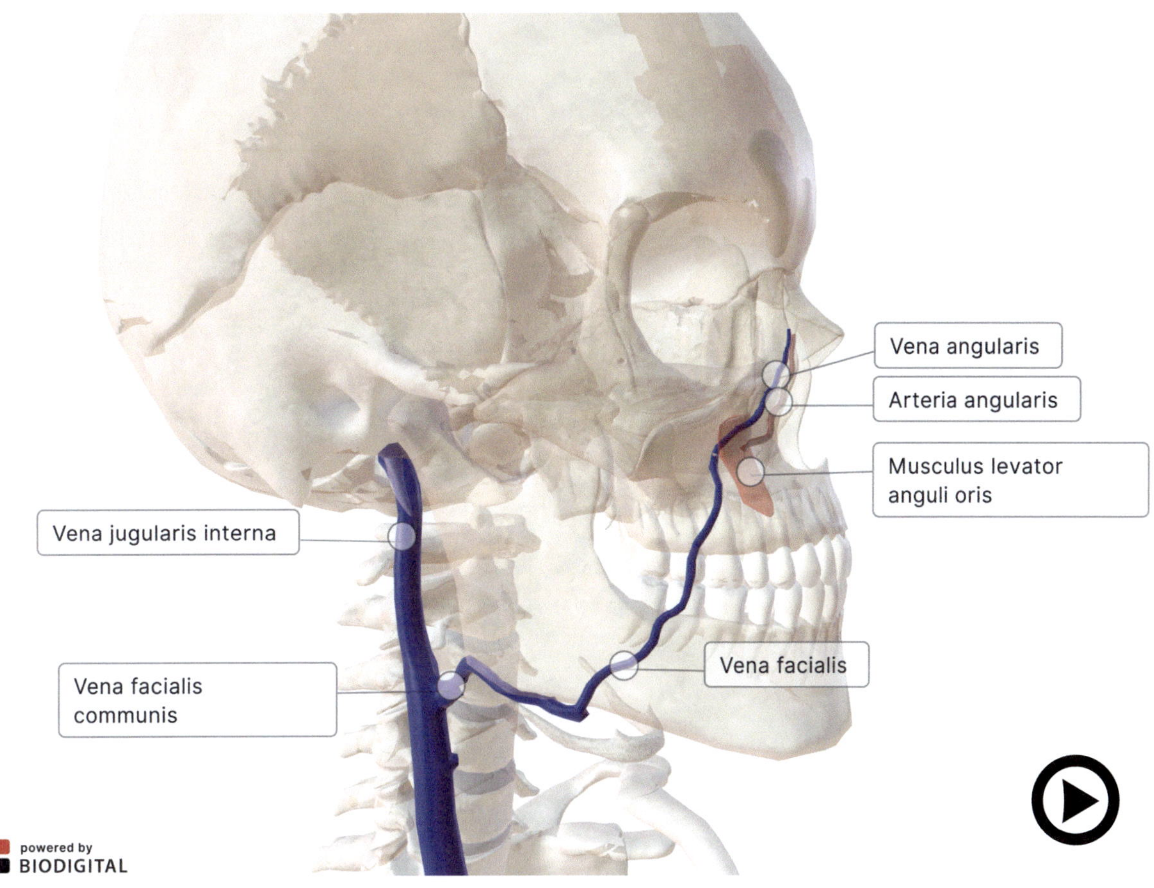

Abb. 7.45 V. angularis (© BioDigital) und Video 7.45 Palpation V. angularis (► https://doi.org/10.1007/000-626)

Abb. 7.46 V. auricularis posterior (© BioDigital) und Video 7.35 Palpation V. auricularis posterior (► https://doi.org/10.1007/000-60t)

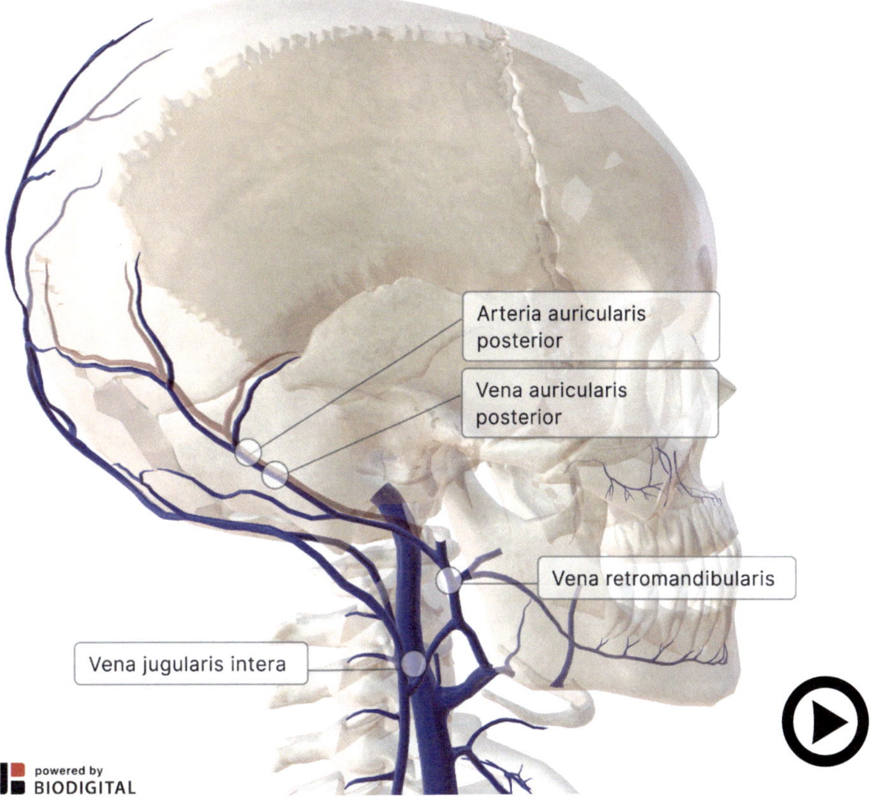

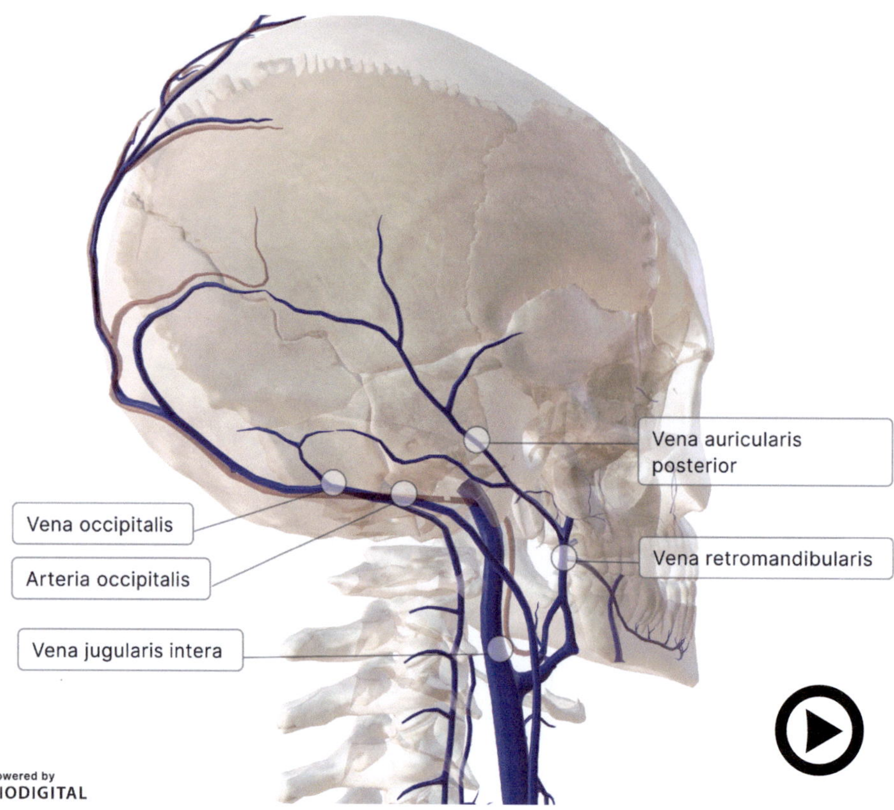

Abb. 7.47 V. occipitalis (© BioDigital) und Video 7.47 Palpation V. occipitalis (► https://doi.org/10.1007/000-628)

(Abschn. 7.1.4.11). Wird etwas superior der Arterie ein Druck appliziert, so erhält die V. occipitalis einen Reiz über die flächig aufgelegten Fingerbeeren. Aufgrund der direkten Nähe ist es schwierig die Vene separat zu erspüren. Sie kann anschließend in ihrem Verlauf mit der Arterie erfasst werden.

► **Durchführungshinweis** Bei der Betastung wird häufig zeitgleich ein Druck auf den N. occipitalis ausgeübt, der zu unangenehmen Empfindungen führen kann (Abb. 7.47).

Literatur

Cevirme, D., Aksoy, E., Adademir, T., & Sunar, H. (2015). A perplexing presentation of entrapment of the brachial artery. *Case Reports in Vascular Medicine*. https://doi.org/10.1155/2015/236193

Conte , S., & Vale, P. (April 2018). Peripheral arterial disease. *Heart, Lung & Circulation, 27*(4), S. 427–432. doi:https://doi.org/10.1016/j.hlc.2017.10.014

Ercan, S., Çetin, C., Yavuz, T., Demir, H., & Atalay, Y. (2018). Effects of isokinetic calf muscle exercise program on muscle strength and venous function in patients with chronic venous insufficiency. *Phlebology, 33*(4), 261–266. https://doi.org/10.1177/0268355517695401

Harding, I., Mannakkar, N., Gonna, H., Domenichini, G., Leung, L., Zuberi, Z., et al. (2020). Exclusively cephalic venous access for cardiac resynchronisation: A prospective multi-centre evaluation. *Pacing and Clinical Electrophysiology, 43*(12), 1515–1520. https://doi.org/10.1111/pace.14046

König, P., Hage, J., Bloem, J., & Prosé, L. (1994). Variations of the ulnar nerve and ulnar artery in Guyon's canal: A cadaveric study. *The Journal of Hand Surgery, 19*(4), 617–622. https://doi.org/10.1016/0363-5023(94)90270-4

Markert, B., Fraenzle, S., & Tieben, C. (2009). Information und Informationsverarbeitung. *Umweltwissenschaften und Schadstoff-Forschung, 21*, 483–486. https://doi.org/10.1007/s12302-009-0088-7

Millington, S., Lalu , M., Boivin, M., & Koenig, S. (May 2019). Better with ultrasound: Subclavian central venous catheter insertion. *Chest, 155*(5), S. 1041–1048. doi:https://doi.org/10.1016/j.chest.2018.12.007

Ntuli, S., Nalla, S., & Kiter, A. (June 2018). Anatomical variation of the Dorsalis pedis artery in a South African population – A cadaveric study. *Foot (Edinburgh, Scotland), 35*, S. 16–27. doi:https://doi.org/10.1016/j.foot.2018.01.002

Portugal, I., Ribeiro, I., Sousa-Rodrigues, C., Monte-Bispo, R., & Rocha, A. (2014). Distribution of saphenous vein valves and its practical importance. *Revista Brasileira de Cirurgia Cardiovascular, 29*(4), 564–568. https://doi.org/10.5935/1678-9741.20140038

Sakalihasan, N., Limet, R., & Defawe, O. (2005). Abdominal aortic aneurysm. *Lancet, 365*(9470), 1577–1589. https://doi.org/10.1016/S0140-6736(05)66459-8

Smith, J., Hariri, N., Oriowo, B., & Lurie, F. (13. February 2020). Cystic adventitial disease of the popliteal artery presenting with features of entrapment syndrome. *Journal of Vascular Surgery Cases and Innovative Techniques, 6*(1), S. 75–79. doi:https://doi.org/10.1016/j.jvscit.2019.10.009

Sobinsky, K., Borozan, P., Gray, B., Schuler, J., & Flanigan, D. (1984). Is femoral pulse palpation accurate in assessing the hemodynamic significance of aortoiliac occlusive disease? *The American Journal of Surgery, 148*(2), 214–216. https://doi.org/10.1016/0002-9610(84)90223-X

Takeshita, J., Nakayama, Y., Nakajima, Y., Sessler, D., Ogawa, S., Sawa, T., & Mizobe, T. (2015). Optimal site for ultrasound-guided venous catheterisation in paediatric patients: an observational study to investigate predictors for catheterisation success and a randomised controlled study to determine the most successful site. *Critical Care, 19*(1), 15. https://doi.org/10.1186/s13054-014-0733-4

Vorobeichik, L., & Abdallah, F. (2019). Femoral artery dissection after adductor canal block. *Anesthesiology, 130*(6), 1037–1038. https://doi.org/10.1097/ALN.0000000000002627

Younger, D. (2019). Giant cell arteritis. *Neurologic Clinics, 37*(2), 335–344. https://doi.org/10.1016/j.ncl.2019.01.008

Glossar

Australopithecus Ausgestorbene, afrikanische Menschenaffengattung, die vor 2–4 Millionen Jahren lebte

clinical reasoning Klinisch orientiertes logisches Denken

Entrapements Engpässe, durch die Strukturen wie Nerven und Gefäße in ihrem anatomischen Verlauf hindurch ziehen

Holismus Ganzheitslehre, in Bezug zur ganzheitlichen Sichtweise in Therapie und Befund

magic tissue Magisches Gewebe, in diesem Kontext die Knochenhaut aufgrund ihrer Vielzahl an Rezeptoren

mushy sign Matschiges Zeichen. Deutet bei der Betastung auf die Ansammlung von Flüssigkeit, wie beispielsweise Blut im Muskel, hin

periostal-diaphysäre oder chondral-apophysäre Ansätze Knöcherne und knorpelige Übergangsregionen für diverse Ansatzgewebe wie Muskulatur

range of motion Bewegungsausmaß von Gelenken

referred pain Übertragener Schmerz, der aus einer Region in einer andere ausstrahlt

Tabatière Bezeichnung für die Foveola radialis, die durch die Sehnen des M. abductor pollicis longus und die Sehne des M. extensor pollicis longus et brevis begrenzt wird

Tensegrity-Modell Tragwerksystem das in sich stabil aber auch in sich abhängig ist. Therapeutische Auffälligkeiten und Symptome können aufgrund von Zuggurtmechanismen abseits der ursächlichen Region auftreten

thixotrop Eigenschaft von nicht-newtonschen Fluiden. Durch äußere Einflüsse wie Bewegung, kann die Viskosität des Fluids abnehmen, die es nach Beendigung der Bewegung wieder zurückbekommt

viskoelastisches Material Anpassungsfähige, zähflüssige Eigenschaft von Geweben

R. Bauer, S. Wolfram, *Palpationsatlas*, https://doi.org/10.1007/978-3-662-64241-2

Stichwortverzeichnis

R. Bauer, S. Wolfram, *Palpationsatlas*, https://doi.org/10.1007/978-3-662-64241-2

N

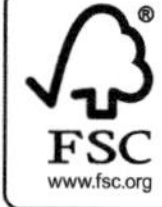
MIX
Papier aus verantwortungsvollen Quellen
Paper from responsible sources
FSC® C105338

If you have any concerns about our products,
you can contact us on
ProductSafety@springernature.com

In case Publisher is established outside the EU,
the EU authorized representative is:
Springer Nature Customer Service Center GmbH
Europaplatz 3, 69115 Heidelberg, Germany

Printed by Libri Plureos GmbH
in Hamburg, Germany